传统医学典籍整理与医术传承书系 第一辑

荆楚脉学

JINGCHU MAIXUE

主编◎齐凤军 高扬

长江出版传媒
湖北科学技术出版社

图书在版编目（CIP）数据

荆楚脉学 / 齐凤军，高扬主编 . —武汉 : 湖北科学技术出版社，2024.11

（传统医学典籍整理与医术传承书系 . 第一辑）

ISBN 978-7-5706-2793-6

Ⅰ . ①荆…　Ⅱ . ①齐…　②高…　Ⅲ . ①脉学　Ⅳ . ① R241.1

中国国家版本馆 CIP 数据核字 (2023) 第 147673 号

策　　划：冯友仁　　　　责任校对：童桂清

责任编辑：陈中慧　　　　封面设计：喻　杨

出版发行：湖北科学技术出版社

地　　址：武汉市雄楚大街 268 号（湖北出版文化城 B 座 13—14 层）

电　　话：027-87679468　　　　邮　　编：430070

印　　刷：武汉市华康印务有限责任公司　　　　邮　　编：430021

787×1092　1/16　24 印张　3 插页　610 千字

2024 年 11 月第 1 版　　　　2024 年 11 月第 1 次印刷

定　　价：128.00 元

《荆楚脉学》

编　委　会

主　编　齐凤军　高　扬

副主编　甘水咏　周丹妮　王宗佼　叶　雄　齐映峡　何生华

编　委（按姓氏拼音排序）

代　瑜　丁环宇　甘水咏　高　扬　何生华　洪勇良

李　丹　李慧丽　刘　益　毛　爽　齐凤军　齐　刚

齐映峡　任海涛　阮　祯　宋　杰　王虹雨　王　松

王煜杰　王宗佼　吴旻健　向　超　叶　雄　张　莉

赵　丹　周丹妮

主　审　李今庸　李　琳

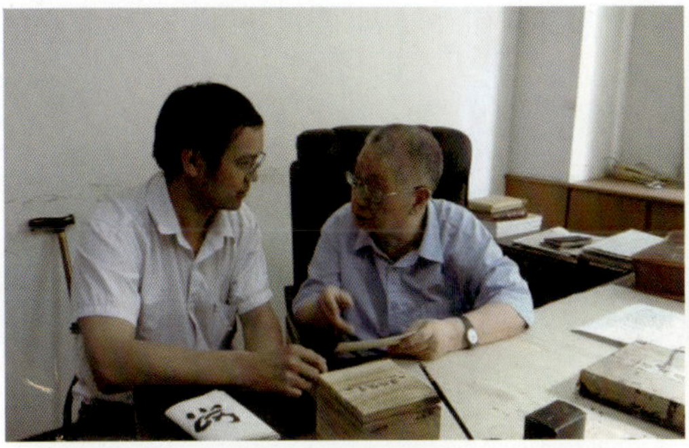

齐凤军向国医大师李今庸请教医学问题

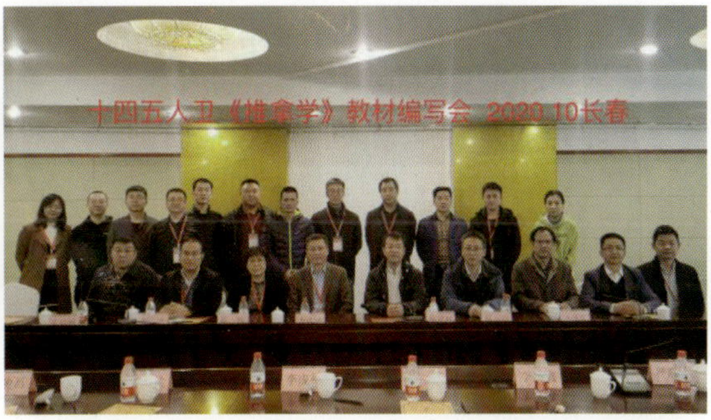

齐凤军参加“十四五”《推拿学》教材编写会

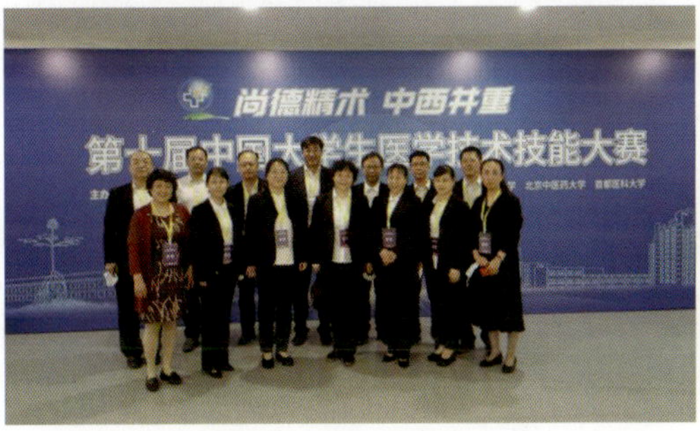

齐凤军担任第十届中国大学生医学能力大赛评委

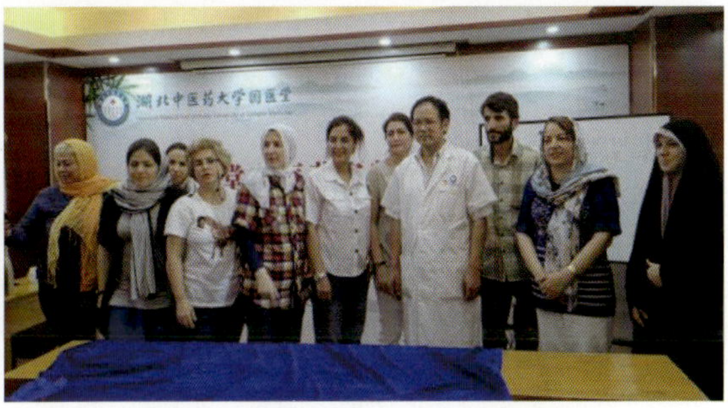

齐凤军对伊朗留学生进行临床指导

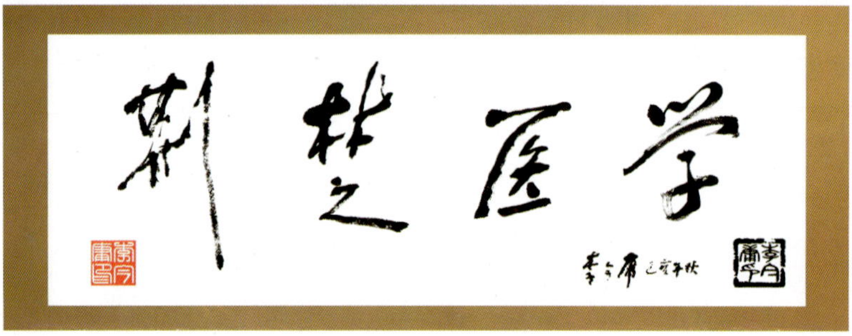

李今庸教授为荆楚医学题词

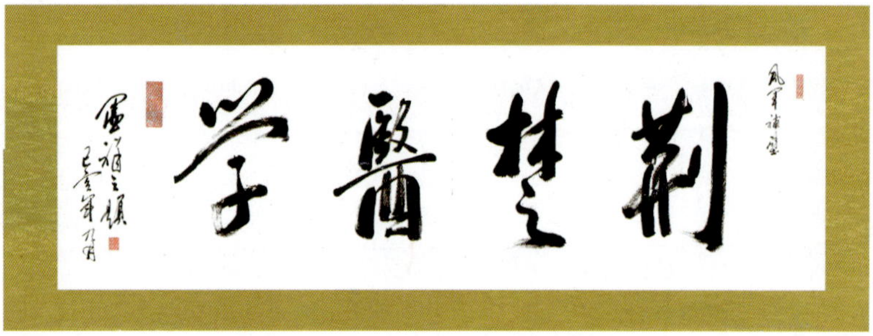

中医文化名人卢祥之为荆楚医学题词

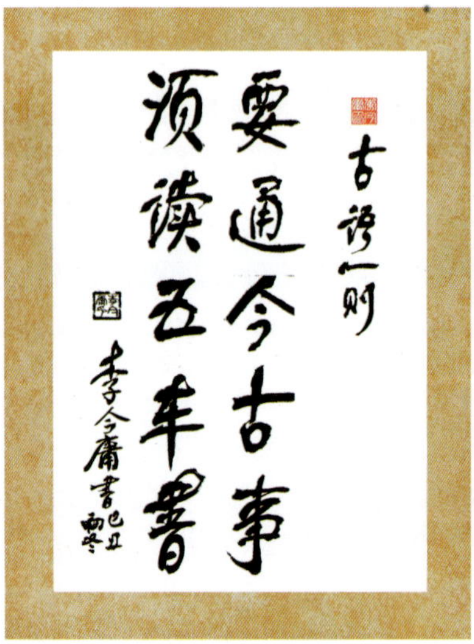

李今庸教授为荆楚医学整理人员题词

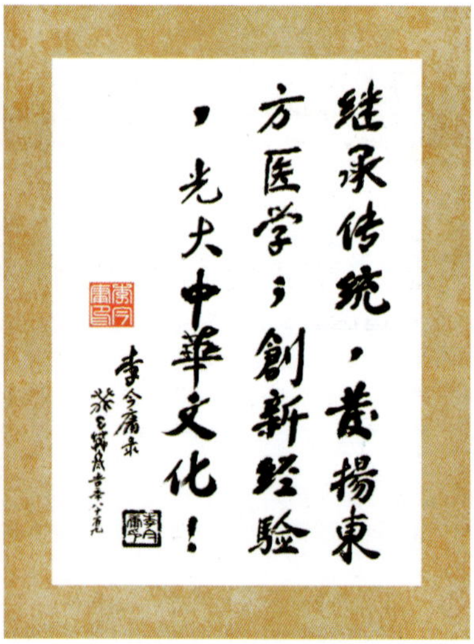

李今庸教授为中医事业题词

序

荆楚地域文化是中华民族文化的分支，也是其重要组成部分。研究地域文化，从总的目的来看，仍然是弘扬民族文化传统，但挖掘、收集、整理、厘清脉络和研究地方文献，其难度颇大。资料的挖掘、搜集甚至比某些图书的整理工作更难。因为它既难以找到许多流行的版本，也罕有现成的丛书基础，许多往往只有孤本或民间抄本流传，且散在各地图书馆乃至私人手中，这样对地域医学文化研究就是一个缺憾，不能全面反映地域医学发展水平，为传承留下遗憾。

荆楚古往今来培育了无数的政治家、军事家、文学家、科学家，其中医学家也代不乏人。据李今庸教授主编的《湖北中医学史稿》的编者们调查，距今 6000 ～ 5500 年前生于厉山（今湖北省随州市境内）的神农（前 3245—前 3080），即炎帝，是最早尝百草的医药学家，代表著作为《神农本草经》。自秦以来，荆楚除了有闻名海内外的张仲景、葛洪、王叔和、庞安时、释智缘、李时珍、万密斋、梁学孟、刘若金等大家之外，还有 700 余位医家，很多不为人知的医林人物，光大祖国的医药学事业。

荆楚历代中医名家，不仅对荆楚地区的医疗保健及人口繁衍昌盛，做出了不可磨灭的贡献，而且其学术理论、实践经验，丰富了祖国医学宝库。荆楚医学内容丰富，科目繁多，如内经、伤寒、金匮、风湿、本草、方剂、诊法、内科、妇科、针灸、导引、按摩、推拿、脉法、伤科、正骨、道医、儿科、眼科、喉科、医史、医案、医话，养生、杂录等各方面。

荆楚地域历史上名医辈出，著述浩繁，在祖国医学发展史上有其不可忽略的地位。由于种种原因，佚失大半，仅存珍籍，亦多藏于各大图书馆，借阅不易，湮没至今。荆楚医学具有浓郁的地方特色，是荆楚名医的汗水和心血的结晶。通过这项挖掘整理的工作，还可进一步弘扬荆楚优秀传统文化，提高荆楚中医药在国内外医药卫生界的地位和影响。

目前仅对荆楚针灸、脉学、伤科、正骨、导引、按摩、推拿这类经典要籍，以及佚失的民间传承抄本进行挖掘和收集整理，梳理脉络，厘清传承关系。不仅要搜集诸多书籍加以比较、选择引用，还要对相关内容进行校注、注释、翻译，其难度也是很大的。其实精准的标点、校注比较难，也与挖掘整理者的古典文化素养有着密切关系，不免会有未能读懂的语句，只是知其大意，或只知片段而加以评说。校点古籍往往一处不懂，就难以阐述其本意，甚至有的抄本是带有古代方言、俗语、俚语，读起来晦涩难懂，不明其意，似乎有点囫囵吞枣，不能点评到位，还要敬请各位专家和读者谅解。

基于“传承精华，守正创新”总纲。挖掘整理荆楚医学的珍籍、抄本，目的是传承、创新，从而应用于临床和研究。由于荆楚地域广阔，跨度久远，传承人的造诣有异，要客观地考量前人的著述都不容易。研究荆楚文献，会受某种成见的束缚，对某些湮沉已久的著述，或认为其中有迷信或糟粕成分就完全抛弃，这对传承文化不利，也不尊重古人的智慧。今人智慧有些超越古人，有些不及古人，要辨证对待。挖掘整理是为了更好继承、研究、利用，有些不懂或不明就里的智慧今天认为不科学，也许以后某一天会证明是科学的，也许要几代人甚至几十代人努力才能证明。

本套丛书得到了国医大师李今庸的支持。在李今庸教授主编的《湖北中医学史稿》基础上，又参考了《中国医籍考》《中国分省医籍考》两部工具书，尽力收罗荆楚针灸、脉学、伤科、正骨、导引、按摩、推拿等历代典籍和资料，但仍然存在挂一漏万。本次只是粗浅挖掘整理，并非训诂内行，于原著又多未及细读，不敢强作解释。通过挖掘整理获益匪浅，不仅得以略知荆楚传统医学遗产的丰富多彩，还从侧面进一步感受了我国传统医学的博大精深。由于时间紧、工作量大，书中若有疏漏和有些考校、注释、翻译不到之处，还要请同仁批评指正。

（国家级名老中医，湖北中医大师，湖北中医楷模）

辛丑年庚子月

前　言

现代医学检查高度发达，医生依赖现代设备检查。现代设备只能对比较严重的病理组织和血液、尿液成分进行诊断，而对于一些亚健康，临床指标还没有开始改变或变化不显著，只是器官功能性发生了一些细微改变，现代设备就不能进行准确诊断。只有中医的“望、闻、问、切”才能体现医生主观诊病能力，当务之急是提高医生的诊病能力。脉诊是中国医药学中一颗明珠。古代无数医学家在长期不断的实践中，形成了一整套关于摸脉搏来诊病的理论，这就是中医脉象学，并将它列为四大诊断方法之一，即切诊。通过脉搏的细微变化，再结合望诊、问诊、闻诊，对病人所患疾病做出诊断及治疗。

脉诊在我国有悠久的历史，它是我国古代医学家长期医疗实践的经验总结。春秋战国时期的名医扁鹊，便是以精于望、闻、问、切的方法，特别是以脉诊著名的。《史记》的作者司马迁说：“至今天下言脉者，由扁鹊也。”司马迁把我国古代脉诊的发明完全归功于扁鹊，并不确切。据历史记载，我国脉诊的渊源久远，传说中的上古医生僦贷季、鬼臾区等已经讨论了脉诊。到春秋战国时期，脉诊已经达到相当先进水平。当时出现的重要医学著作《黄帝内经》和稍晚出现的《难经》，已经对脉诊做了许多详细论述。1973 年湖南省长沙市马王堆三号汉墓出土的医药文献帛书，1983 年湖北省张家山汉墓出土的简书也有用脉诊判断疾病的宝贵文献。这些都说明早在 2000 多年前，脉学已成为我国古代医学的重要组成部分。据专家考释，这些帛书、简书所涉及的诊脉部位有两类：一是诊内踝上方 5 寸及内踝直上方的动脉处；一是诊下肢足少阴及上肢手太阴、手少阴三处动脉。而涉及的脉象只有盈与虚、滑与涩、静与动三组六种。此外，还有涉及预后判断的三阴脉死候脉象等。这些脉法较之《黄帝内经》，更为单纯简略，属于淳于意（又叫仓公）、《黄帝内经》之前的古脉法。

汉代脉诊更加普遍。《史记》记载的名医淳于意，就曾跟从他的老师公乘阳庆学习脉法达 3 年之久，并且接受了公乘阳庆传给他的《扁鹊脉书》。从《史记》记载的淳于意看病的“诊籍”（病案）中可以看出，他当时看病必先诊脉。在东汉名医张仲景的《伤寒杂病论》中，可以看出脉诊已经被广泛用于临床，并且有进一步的发展和提高。到了晋代，名医王叔和综合前代有关脉学的知识和经验，写成了《脉经》一书，成为我国现存最早的脉学专著。书中把脉分为 24 种，对每种脉象做了说明，并且叙述了各种切脉方法和多种杂病的脉证，把脉诊和病症进一步结合起来，使脉学成为一种更加规范化、系统化、科学化、临床化，简便易行的诊疗技术。

隋唐时期，大医家孙思邈对脉诊也极为重视，他所撰写的《千金要方》详细论述了诊脉的基本方法和要求以及各种脉象的主病和属性；后唐肖渊的《褚氏遗书》、宋储的《脉辨疑》、戴起宗著的《脉诀刊误》对男女脉象异同进行讨论；唐代王超由《灵枢》诊鱼际络脉法演变而来的小儿指纹望诊，在其所著的《水镜图诀》中最早记载并发展了这一方法。为小儿科发展提供了诊断学保障，这些都是在前面脉学基础上的整理和完善。

宋代脉诊主要朝着通俗化、图解化、纲领化方向发展，并产生了一批脉学著作，更加丰富、规范了脉法。《丹医秘授古脉法》认为"古之脉学真髓已不可见"。宋代庞安常在脉法上将《灵枢・终始》和《难经・三难》中的"人迎""寸口""尺""寸"诊法结合起来，且内蕴自己的独到之处："察脉之要，莫急于人迎、寸口，是二脉阴阳相应，如两引绳，阴阳均，则绳之大小等，故定阴阳于喉、手，配覆溢于尺、寸，寓九候于浮沉。"所以以脉象论"关格"，正是体现了这种思想。

明清以后，荆楚医家著述不断增多，许多名医都精通脉学，医家人才辈出。如明代万密斋所著《万氏秘传片玉心书》论述三关脉纹形态结构，及看三关诊病，入门候歌三首，辨虎口指脉纹诀，小儿脉法。万密斋《幼科发挥》也详细记载了三关脉纹变见歌。世代为医的李时珍家族，博洽经史，以医为业，行医四方，重视诊断，李言闻著有《四诊发明》八卷，惜已失传，但其部分内容，保存在李时珍著《濒湖脉学》一书中。《濒湖脉学》系李时珍在《四诊发明》基础上，掇菁撷华，增补精要，编撰而成。《濒湖脉学》认为切脉独取寸口，并在《脉经》24 脉的基础上，又增加了 3 种脉，使中医脉象增至 27 种。而且经过李言闻删补刊印的崔嘉彦《四言举要》一书，现尚存于世。明代，湖北枣阳人李盛春吸收了《脉诀举要》，王叔和的《脉经》，张仲景的《伤寒论》，东垣、丹溪等医家的脉学思想，并对其进行了总结。尤其是"论人禀天地及脉行应天之由"，"脉行考""论寸关尺""论寸关尺所主脉法""诊脉法""平脉贼脉歌""时脉歌""论八脉为诸病提纲""下手捷诀""论人迎脉""论气口脉""论色与脉""附诸症脉"简明扼要，阐述明晰。据不完全统计，明清时期整个中医脉学著述已不下 100 多种。其中虽有重复，但是仍不同程度地反映了我国古代脉学的发展。

近现代精于脉诊的医家辈出，如湖北中医学院（现湖北中医药大学）张梦侬在《临证会要》中对每一病的脉象描述比较详细，并根据脉象配伍用药，对脉象辨证了如指掌，如仲景之脉证一体，大道至简。著名伤寒大家李培生对《伤寒论》脉学研究比较深入，李培生认为《伤寒论》非常重视脉诊，在《伤寒论・辨阳明病脉证并治》中介绍了诊断脾约证靠的就是趺阳脉诊，并从趺阳脉以推断疾病预后，张仲景对趺阳脉的灵活应用，为后世留下了宝贵的经验。国医大师李今庸，被称为中医“内经王”“活字典”。他认为《黄帝内经》脉学理论是祖国医学理论的重要组成部分，详细阐述了《黄帝内经》脉象理论系统、脉学理论的源流、脉象形成的原理、脉学的基本思想及主要内容，对继承《黄帝内经》脉学传承，指导临床具有重要的现实意义。王光宇总结出了一套特殊的脉诊方法，名为“精准脉诊”，为中医脉学传承提供了快速、便捷的学习及临床应用的方法。

本人在几年前读过李今庸教授的《湖北中医学史稿》，立志要为荆楚医学做点事，也得到李今庸教授的支持，逐渐开始组织教师、研究生、临床医师开始荆楚地域中医脉学精华文献整理工作，越做就越觉得有价值和意义，将很多原来有价值或知识点来源不清楚的，通过这次整理，终于弄明白了，并展示于后学者。希望他们通过不断学习，成为临床守正创新的传承者，成为荆楚医学流派的继承者，而不至于出现断层现象。

基于传承经典、弘扬精华、守正创新的总纲，本荆楚医学流派研究团队挖掘荆楚地域中医脉学精华文献，将佚失于民间的脉学精粹，进行挖掘、整理、分析、注释、翻译，汇集成册，以便传承。由于时间紧，水平有限，力求尽量保存原著脉学思想，注释翻译不准、存在错误及有遗漏地方敬请传承人谅解。希望此次工作能挖掘出荆楚脉学精髓和灵魂，传承创新脉道内涵，形成荆楚脉学流派体系。

辛丑年庚子月

点校说明

1. 本丛书收集范围为先秦至近代时期荆楚脉学、风湿骨病、伤科、正骨、按摩、导引、推拿、针灸名医的中医药著作及民间传承内容，其中也包括长期在荆楚大地行医采药的非荆楚籍医家有关作品。此类专著比较少，都散在各医家典籍或著作中，为维持古籍原貌，采用原书版本，从中提炼出荆楚脉学导引、按摩、推拿、伤科正骨、针灸精华内容。丛书有些原文用繁体字，其他尽量采用简化字，以方便读者阅读。

2. 本丛书在编纂过程中，参考了湖北及有关省、地、县地方志，以及近现代医家及流派的介绍和有关资料。

3. 本丛书所录医学典籍、学术流派思想、临床流派传承，以祖籍属湖北者为主，亦涉及少量在湖北有医学活动的外地医家。主要按照朝代先后分类，医学活动和著述先后排列。

4. 本丛书内容来自荆楚名医经典著作或民间抄本中的一部分或全部，只收录有关脉学、导引、按摩、推拿、风湿、伤科、正骨、针灸内容，截取章节、段落，并不是全部内容，为了便于总结脉学、导引、按摩、推拿、风湿、伤科、正骨、针灸内容，将各医家关于这几个部分的内容提炼出来，形成荆楚流派传承脉络，便于探源寻根阅读。

5. 本丛书断句、句读，统一采用现代标点符号，便于阅读。

6. 原书中引用书名、书名加篇名及简称书名，统一加书名号。书名加篇名者，书名与篇名间加“·”，全部括于书名号中。

7. 原书无分段或分段有明显不妥，可能引起学习理解困难者，则重新进行整理分段、标注题号，便于阅读者记忆理解。

8. 用逐一比勘法订讹补缺，尽量体现原作者及原文本意。校勘的具体方法如下。

（1）底本与校本原文均残缺，可以计算字数的，每一个字用一个“□”表示（打印时占一个字）。若无法计算字数之处，用删节号。

（2）底本中确系明显错字，予以修改，凡异体字、古今字及俗写字，均以现代常用字为准；对某些通假字，则尽量恢复本字；对于只有繁体字没有简体字，就用繁体字代替。没有对应繁体字，只有造字，并校注说明。

（3）底本与校本不一致，而显系错讹、脱漏、衍文、倒文者，即在原文中改正或增删，并注释说明。

（4）凡底本与校本出现异文时，若属底本错脱衍倒者，均据校本给予改补删移，并注释说明；若两者难定是非者，两者并存，注释说明。底本与几个校本不一致，以地域传承版本为根本，进行参考补充，或校本有一定参考价值时，原文不改动，标注补充内容。

（5）原书中同一内容前后不一，根据文义进行修正，对错讹处予以改正，并注释说明。

（6）凡原书节引、义引他书文字，与引书文字虽有差异，而不影响文义者，均不予校改，亦不出注。

（7）本丛书与各书正文及原书凡有分卷目录者均删。原目录与原文不一致者，据正文改正目录。原文目录过于简略或烦琐者，据正文或增或删。

（8）原书为竖排本，其中提示上文之“右”字，有的仍然保留，有的改为“上”字。

（9）校注注释说明，均用[1][2][3]……顺序号码标记于所校勘字及句末字的右上角，然后在原文下逐条列出注释。

（10）对丛书中少数生僻字词及难以理解的名词术语，注释说明。

目　录

第一章　荆楚脉学源流 …… 1

第二章　《脉法》（马王堆出土的帛书） …… 10

第三章　《阴阳脉死候》（马王堆出土的帛书） …… 27

第四章　《脉书三》（张家山汉墓出土的简书） …… 40

第五章　汉代张仲景《伤寒论》《金匮要略》论脉法 …… 50

第六章　晋代王叔和《脉经》 …… 79

卷一 …… 82

卷二 …… 99

卷三 …… 113

卷四 …… 129

卷五 …… 152

卷六 …… 165

卷七 …… 186

卷八 …… 223

卷九 …… 249

卷十 …… 264

《脉经》断生死法 …… 272

第七章　宋代庞安常《脉法》 …………………………………………………………… 290

第八章　明代李言闻《四言举要》 …………………………………………………… 293

第九章　明代万密斋《万氏秘传片玉心书》卷之三………………………………… 327

第十章　明代李时珍《濒湖脉学》《脉诀考证》、《奇经八脉考》脉法 … 332

第十一章　明代李盛春《医学研悦·脉理原始》……………………………………… 359

参考文献 ……………………………………………………………………………………… 373

第一章　荆楚脉学源流

脉诊是中国传统医学中极为独特的疾病诊断方法。脉诊有源远流长的发展史，影响深远。《周礼·天官》有“以五气、五声、五色视其死生，两之以九窍之变，参之以九脏之动”的记载。唐代贾公彦说:“脏之动，谓脉之至与不至，谓九脏在内，其病难知，但诊脉至与不至也。”可见脉诊的方法在战国时期就已流行于世了;《黄帝内经》列出 21 脉，对诊脉的重要性、方法和有些脉的脉象、主病等都有精当的论述;《难经》以 1/4 的篇章专论脉诊，且都具体而切实。但这些论著都未能把病脉证治联系起来进行论述，使诊断与治疗不能很好地结合。西汉初年的淳于意精于脉法，他的老师公乘阳庆曾用《黄帝扁鹊脉书》教他，《史记·仓公传》里记载了他的医案 25 则，载脉 19 种，其中 21 案是病脉证治并论。

脉诊是通过按触人体不同部位的脉搏，以体察脉象变化的切诊方法，又称切脉、诊脉、按脉、持脉。我国古代医家在诊断疾病方面所采用的脉诊，是一项独特的诊法，是中医“四诊（望、闻、问、切）”之一，也是辨证论治不可缺少的重要依据。

一、脉诊的起源及脉学的演变

（一）脉诊起源于经脉循诊

司马迁认为脉诊起源于扁鹊所在的战国时代。扁鹊曾为赵简子视疾，赵简子昏厥，扁鹊入诊后，对周围的人说“血脉治也，而何怪”，意思是说病人的血脉正常，不必惊怪，病人会自然苏醒。有明确记载这种探查血脉所赋予切脉、脉诊的技术手段，应该确定在扁鹊所处的战国年代，但扁鹊之师年代更早，并没有文字记载。马王堆 4 种帛书提供的资料表明，在《足臂十一脉灸经》中，所有的脉字，都被写作“温”，这个字是脉字的异体字。其中，温字的声符“目”，其外形像血管壁，以“二”指代血管内的气与血，温字表示血管被切开，气血流到盆中之状。这个古老的脉的象形字，反映了当时医家对经脉本质的认识。很明显，脉指的就是血脉，也就是经脉。脉诊来源于对经脉的循诊。《脉法》中有一段文字记载了当时的脉诊:“相脉之道：左□□□走而按之，右手置踝而弹之”。所谓相脉，即审察脉，既包括用手触探，体会脉的搏动，又包括用眼睛观察脉的变化。这种诊脉方法，是用一只手弹脉，使脉怒张突起，用另一只手边按边移动，通过两手配合、手眼配合来检查经脉是否正常。这说明当时的诊脉与后世的诊脉方法的确有很大的差别。《足臂十一脉灸经》足厥阴脉之候记载:“循脉如三人参春，不过三日死，脉绝如食顷，不过三日死。”这样一段似乎与经脉学说内容不合的文字，表明当时的医家在探索足厥阴脉的走向和主病时，已经发现这条脉上的某个部位可以切到动脉的搏动，如果搏动异常乃至“如三人参舂”，或歇止时间过长乃至“脉绝如食顷”，预后情况则很严重。这一段插入的文字，揭示了脉诊的发现与经脉的关系。《阴阳十一脉灸经》在每一条脉之后都载有“是动则病”，《脉法》“相脉之道”载有“夫脉固有动者，骭之少阴，臂之太阴、少阴，是主动，疾则病”，说明当时的医家，已进一步发现在十一脉的每条脉上，都有固定的部位可以切到动脉的搏动，动脉搏动异常，则会产生一大类病症。

这一时期所发现的脉象并不多，《脉法》“相脉之道”仅总结了盈、虚、静、动、汩（滑）、涩六种脉。即“它脉盈，此独虚，则主病。它脉汩，此独□（涩），则主病。它脉静，此独动，则主病”。

以上可以看出：脉诊最初的概念是检查血脉，起源于对经脉的揗诊。在切揗经脉的过程中，发现了动脉的搏动。在研究动脉的过程中，掌握了几种简单的脉象。又以这些脉象，作为分析、判断经脉疾病的依据。

（二）脉学演变的历史见证

司马迁在《史记·扁鹊仓公列传》中记载了淳于意这位著名医家，从淳于意传记中，可以看到脉学演变的两点主要痕迹。

淳于意在年轻的时候，曾拜公乘阳庆为师。公乘阳庆是生于战国末年的人，家藏有“古先道遗传”的《黄帝扁鹊之脉书》，共十余种。淳于意在 39 岁时所追忆的 25 则医案，即是将这些医学理论著作验之于临床的结果。其中只有脉的记载，没有穴位的记载；治疗部位也是脉而不是穴。如“灸其足厥阴之脉”（《诊籍》10），“灸其左大阳明脉（《诊籍》13），“刺足阳明脉”（《诊籍》16）等，这与马王堆 4 种帛医书的记载完全一致。到淳于意晚年时，经脉这个新的概念已正式形成。这应当如同《足臂十一脉灸经》和《阴阳十一脉灸经》一样，是两种介绍经脉线路分布的著作。只是脉已被经脉的概念所取代，经脉仍然没有脱离脉的概念。

（三）脉诊和经脉分科

脉诊与经脉学说被分成两门学说，一方面是因为经脉学说本身的发展，需要修正经脉就是血脉这个早期的、不准确的概念，以及络脉大量出现之后，需要以经和络来区别主干与分支；另一方面是因为脉诊本身迅速得到发展，在诊断脏腑疾病中所显示的作用和价值越来越大、越来越高，不可能长期被束缚在经脉学说的体系中。在西汉初期，脉诊终于从经脉学说中脱颖而出，形成了一门独立的学科。脉，这个原来主要是指经脉的概念，也发生了演变，让位于脉诊。脉诊与经脉从初期鸿蒙一体到明确分立学派，在中国医学史上是一件具有划时代意义的事。

二、《黄帝内经》古诊脉法中的未解之谜

在传世本的《黄帝内经·素问》一书中曾保留了一种古老的在人体小腿部诊脉方法的文字记载，但是由于原文文字有所脱损改易，这种方法一直未能得到确切解释，而成为长期以来的未解之谜。这段文字的原文见于该书的《三部九候论》一篇中，其原文："以左手足上，上去踝五寸按之，庶右手足当踝而弹之。其应过五寸以上蠕蠕然者不病；其应疾，中手浑浑然者病；中手徐徐然者病；其应上不能至五寸，弹之不应者死。"王冰注："手足皆取之，然手踝之上，手太阴脉。足踝之上，足太阴脉……"《针灸甲乙经》卷四"三部九候第三"："以左手足上去踝五寸而按之，右手当踝而弹之。"《黄帝内经·太素》卷十四"诊候之一"首篇："以左手上去踝五寸而按之，右手当踝而弹之"。

由此对勘发现王冰注本的原文在这3句话中缺"而"字，衍"上""庶""足"三字，遂使全部文义无法解释。而《太素》本在"左手"后又脱"足"字，语句也欠通顺。故通览全文当以《甲乙经》本及全注本中的原文更为明确。正如全元起在其注文中所说的："内踝之上，阴交之出，通于膀胱，系于肾，肾为命门，是以取之，以明吉凶。"据此则可得到较完整的解释："医生将左手放在病人足内踝的上方五寸处压按，同时用右手手指弹拨内踝时，在左手处即可出现相应的波动感觉。"

敦煌出土医药残卷中发现《黄帝内经·素问·三部九候论》的古本佚文，其内容正好与传世本的《黄帝内经》基本相同。兹录其原文如下："以左手去足内踝上五寸，指微按之。以右手指当踝上微而弹之，其脉中气动应过五寸以上。蠕蠕然者，不病也（蠕蠕者，来有力）；其气来疾，中手恽恽然者，病也（恽恽者，来无力也），其气来徐徐，上不能至五寸，弹之不应手者，死也（徐徐者，似有似无也）；其肌肉身充，气不去来者，亦死（不去来者，弹之全无）。"以上括号内的文字均为原卷子之注文。通过敦煌卷子中的这段文字，特别是着重提出了"足内踝上五寸"和"指微按之"的字样，遂使《黄帝内经》中这段古诊脉法，原文中的操作方法更加明朗易解。因而也可以说是对《黄帝内经》古本佚文的一次重要发现。

马王堆帛书《脉法》原文缺损过半，全部只保存188字。尽管在这部《脉法》中也记载了上述在足踝部上方的这种诊脉法文字，但所余的蛛丝马迹已无法窥视其完整记录。张家山古墓出土的汉代竹简《脉书》释文发表后，在其所包括的5种古医籍中同时也有和马王堆出土帛书《脉法》（甲本）相同的《脉法》（乙本）一种。值得注意的是，在《脉法》（乙本）中共保存了312字，较之甲本多出124字，因而在很大程度上弥补了甲本文字严重缺损的地方，也在很大程度上弥补了《脉法》原书中记载的在足内踝上方探脉的古老诊脉方法。兹抄录有关的原文内容："相脉之道，左□□□□□（□而按之，右手直踝而簟之"。即"相脉之道，左手上去踝五寸而按之，右手直踝而弹之……"由此可知，这次张家山汉简《脉法》（乙本）的出土，再一次弥补与印证了踝上部位的古诊脉法原文，而追溯其历史

渊源也更为古老，是很值得重视的。

“分经候脉”传承之谜：廖育群研究“三部九候”“四时脉法”“人迎寸口脉法”等脉法，发现古代失传的“分经候脉”与现今所见中医诊脉之法不同的脉诊方法，并将这些早期的诊脉之法统称为“古脉法”。以“古脉法”之名概括并指称见之于古代医学经典而现今早已废弃不用的诊脉方法，由于其家学渊源，在家藏医书中，有一卷《丹医秘授古脉法》的抄本。《丹医秘授古脉法》抄本的主体内容是“十二正经”与“奇经八脉”的诊候之法，这种诊脉方法与现今所见通行的中医诊脉方法有所不同，该抄本来源于和正统中医理论体系与实用技艺完全不同的另一派之学。古脉法抄本作为医学知识的载体，不仅可以了解某种不见于典籍记述的医学理论与技术，还可以作为理解和研究传统医学发展和演变轨迹的佐证，切实地触摸到近代“各流派传统中医人物”之学问成因的通道。廖育群还保存有1962年周潜川先生在河北中医学院讲述“分经候脉法”时的讲课记录文稿，也是其“分经候脉法”之由来。

三、脉诊发展

（一）春秋战国时期

春秋战国时期为中医脉诊的萌芽时期，早期脉诊记载散见于古书中，如《史记·扁鹊仓公列传》载“至今天下言脉者，由扁鹊也”，《淮南子》《盐铁子》等均有记载。1973年，在长沙市马王堆汉墓中发现的十多种与中医药相关的帛书和简牍震惊了海内外医学界。研究人员经过两年多的努力，共整理出《足臂十一脉灸经》、《五十二病方》、《养生方》、《阴阳十一脉灸经》（甲本）、《脉法》、《阴阳脉死候》、《却谷食气》、《阴阳十一脉灸经》（乙本）、《杂疗方》、《胎产书》及《杂禁方》共十一本帛书，以及《导引图》《十问》《天下至道谈》《合阴阳方》四种简书，其涉及养生、中医经脉与针灸阴阳五行学说、中医方剂学等诸多中医药领域。同时，其内容也与诸多中医药名著相吻合。

由此可知，脉诊之起源，早于扁鹊，而扁鹊时期与《黄帝内经》成书年代大体一致，可见脉诊在《黄帝内经》之前就已经产生。扁鹊是我国历史上有记载的第一个运用脉法诊断疾病的人。早期脉诊起源于对经络血脉的检查，是对人体全身经络（包括十二经脉、络脉、经筋和皮部等）进行检查的中医诊断方法。研究发现，最早时期的诊脉方法是多种并用，其中诊经脉之动、视络脉色泽属于中医脉诊范畴。随着中医学的发展，单纯诊脉动的方法已与其他方法分开而独立，并发展为现今的独取寸口脉法。

（二）秦汉时期

秦汉时期，经济、文化有了显著的发展和进步，学术思想日趋活跃，特别是先秦时期的阴阳五行思想、儒家思想等，这些对脉诊学说的形成产生了重要的影响。《黄帝内经》《难经》《伤寒杂病论》等书的问世，进一步完善了脉诊的内容。东汉末年张仲景“勤求古训，博采众方……并平脉辨证为《伤寒杂病论》合十六卷”，贯理法方药为一系，张仲景《伤寒杂病论》以前的脉学著作，脉名和各脉的概念未完全统一，给学习和掌握脉诊带来困难。张仲景在继承前人脉学的基础上进行了一番合并、扬弃、创新工作，为王叔和编著《脉经》奠定了良好的基础，为后世脉学的渐趋完善创造了有利的条件。《伤寒论》全书 398 条，有 142 条载有脉象，共 25 脉，比《脉经》所载之脉还多一种。自此《黄帝内经》中的寒、热、陷下、钩、毛、石、坚、瘦、横、喘、搏等脉，《难经》中的复、溢、关、格、阴阳乘、离经、夺精、命绝、无魂等脉，皆不见或少见于中医书籍。

《脉经》中之伏、革、软、散四脉为《伤寒论》所无，《伤寒论》中之大、小、长、短、疾五脉为《脉经》所无，其余 20 脉之名称皆同。后世去《伤寒论》中之大、小两脉，加《脉经》中之伏、革、软、散四脉（改“软”为“濡”），再加《难经·四难》中之牢脉，便为现在通行的 28 脉了。至此，脉的名称、数目和各脉的体状、主病等才基本统一，促进了中医诊断、治疗学的发展。

张仲景把《黄帝内经》《难经》等古典医籍的理论和临床实践更具体地结合起来，树立了辨证论治的典范，推动了中医学的发展。

张仲景在脉学应用临床方面，有脉症互参、舍脉从症、舍症从脉、三部九候、重视尺脉等原则。

（三）魏晋南北朝时期

至魏晋时期，随着脉学内容的完善充实，脉诊实用性的提高，其临床意义越来越大。但是“脉理精微，其体难辨……在心易了，指下难明”，而“遗文远旨，代寡能用，旧经秘述，奥而不售”，因此脉诊的传授、学习均很困难。西晋王叔和在《黄帝内经》《伤寒杂病论》的基础上，结合自己的体会，撰成中国也是世界上最早的一部脉诊专著——《脉经》。《脉经》在脉学上保存了晋以前大量的有关诊脉的方法、意义及脉象病理等方面的资料，确立了“独取寸口”诊脉部位，确定了 25 种脉象的脉名和指感形态，并初步确定了“寸口三部”与脏腑的对应关系。《脉经》一书集西晋以前脉学之大成，分述九候、寸口、二十四脉等脉法，还完善了“寸口三部”与脏腑的对应关系。此外，还制定了脉名与脉形的规范。《脉经》对前人沿用的脉名及脉形进行了研究总结，归纳为浮、芤、滑、数、革、软、弱、散、缓、迟、结、代、动等 25 种脉象。《脉经》中脉名、脉形的规范为后世脉法的准则制定奠定了基础。由此可知，《脉经》的成书起到承前启后的作用，是脉学形成的标志，它标志着中医脉诊进入了一个新的时代。

（四）隋唐时期

隋唐时期的大医家孙思邈对脉诊也极为重视，他所撰写的《千金要方》详细论述了诊脉的基本方法和要求以及各种脉象的主病和属性。后唐肖渊《褚氏遗书》根据《难经·十九难》写道："脉有顺逆，男女有恒而相反……男子之脉在关上，女子之脉在关下……"又写："男子阳顺，自下生上，故右尺为受命之根，万物从土出，故右关为脾，脾生右寸肺，肺生左尺肾，肾生左关肝，肝生左寸心。女子阴逆，自上生下，故左寸为受命之根，万物从土出，故左关为脾，脾生左尺肺，肺生右寸肾，肾生右关肝，肝生右尺心。"把男女的经脉分配完全颠倒过来。宋储《脉辨疑》亦有类似说法，戴起宗著《脉诀刊误》指出："男女形气精血虽异，而十二经脉所引止始终，五脏之定位则一也，安可以女子位为反耶！"才纠正了这种谬论，但男左女右、男子主气、女子主血的说法，则至目前未有改变。

唐代王超《仙人水镜图诀》在宋代绍兴间刘昉《幼幼新书》引《仙人水鉴》曰："夫小儿托质胞胎成形，血气诞生之后，三岁之间，荣卫未调，筋骨轻软，肠胃微细。"小儿指纹脉法是为 3 岁以下小儿脉搏细数、诊脉难凭而创，诊病时视小儿虎口及食指风、气、命三关的静脉形色变化来判断病之寒热虚实。此法在北宋后逐渐流行，后世医家多奉此三关脉法，至今仍有一定的参考价值，故王超对中医望诊的贡献是不应忽视的。小儿指纹望诊为小儿科发展提供了诊断学保障，通过观察小儿食指桡侧显露的脉络（又名"脉纹""脉形""虎口纹"），亦即皮下浅表静脉的浮沉、颜色、部位和形状的变化，来辨别疾病的表里、寒热、虚实和轻重的一种望脉络纹方法。这种方法是由《灵枢》诊鱼际络脉法演变而来的，唐代医家王超在其所著《水镜图诀》中最早记载并发展了这一方法。

（五）宋金元时期

宋代医学发展由于政府的参与和支持，士人学子尚医蔚然成风，是医学教育达到顶峰的一个时期。此时期名医辈出，北宋庆历至元符年间庞安时（1042—1099），字安常，蕲州新水（今湖北省浠水县）人，是我国古代著名医学家。其医术高超，针药并用，为人治病十愈八九，名震于江淮间。庞安时遍阅神农黄帝经方、扁鹊《黄帝八十一难经》（简称《难经》）、皇甫谧《甲乙经》等书，以及经传百家涉及医学理论的书籍，能够融会贯通，深得其中的秘要。并认为："察脉之要，莫急于人迎，寸口，是二脉阴阳相应，如两引绳，阴阳均，则绳之大小等……故定阴阳于喉、手，配覆溢于尺、寸，寓九候于浮沉，分四温于伤寒。此皆扁鹊略开其端。"所以在以脉象论"关格"时，正是体现了这种思想。脉法上，庞安时常将《灵枢·终始》和《难经·三难》的"人迎""寸口""尺""寸"诊法结合起来，在论述"关格"之义时，他指出"所谓关格者，覆溢是也"，提出了"阴生于寸动于尺""阳生于尺动于寸"的尺寸阴阳的互根理论，论述了寸口四倍于尺中，脉象自关以上溢于鱼际，而关后之脉伏行，乃阴盛乘阳，曰外关内格者，为阴拒阳而外出，此即所谓寸口倍于人迎，为关阴之脉者也；尺中四倍于寸口，脉象自关以下覆入尺泽，而关前之脉伏行，乃阳亢乘阴，曰内关外格，为阳拒阴而内入者，此即所谓人迎四倍于寸口，为格阳之脉者也。这两种脉象均主死候。具体如下。外关内格（溢）：是寸口四倍于尺中，则上鱼而为溢，故言溢者，寸倍尺极矣。溢之脉，一名（外）关，一名内格，一名阴乘之脉，曰外关者，自关以上外脉也，阴拒阳而（外）出也，故曰外（误，当作“内”）格。尺寸阴阳互根：阴生于寸动于尺，脉象自关以上溢入鱼际而关以后之脉伏行，是为阴壮乘阳而阳竭，阳竭则死，脉有是者死矣，此所谓寸口四倍于人迎，为关阴之脉者也。内关外格（覆）：是尺中倍于寸口至三（误，当作“四”）倍，则入尺而为覆，故言覆者，尺倍寸极矣，覆之脉，一名内关，一名外格，一名乘阳之脉，内关者，关以下内脉也，外格者，阳拒阴而内入也。尺寸阴阳互根：阳生于尺动于寸，脉象自关以下覆入尺泽，而关以前之脉伏行，则为阳亢乘阴而阴竭，（阴竭）亦死，脉有是者死矣，此所谓人迎四倍于寸口，为格阳之脉（者）也。

宋代脉诊主要朝着通俗化、图解化、纲领化方向发展，并产生了一批脉学著作。南宋施发的《察病指南》绘有33幅脉象示意图，以形象的图画解释中医脉学的特征；戴起宗著有《脉诀刊误》，对《脉诀》中语义不明、内容有误之处，考核辨妄，详为订正。

（六）明清时期

明代尊崇儒学，倡导孝悌，“不为良相，便为良医”，当时有大批知识分子由儒入医，大大提高了从医者的整体文化素养和知识结构，医者的社会地位也相应得到了很大的提高。“父母不知医为不慈，子女不知医为不孝”的社会风俗由此形成，也由于明代的政治原因和社会结构特点，社会各行业严格遵守世袭制度，明代医家均世代业医，医门之家中，子孙后代世袭岐黄，或父子相继，或翁婿相传，有利于医学事业的可持续发展并走向专业化。如明代李言闻出身医学世家，博洽经史，以医为业，行医四方，著有《医学八脉注》《四诊发明》，《濒湖脉学》系李时珍在《四诊发明》基础上，掇菁撷华，增补精要，编撰而成的。《濒湖脉学》亦认为切脉独取寸口，并在《脉经》24脉的基础上，又增加了3种脉，使中医脉象增至27种。

明代万密斋（1499—1582）所著《万密斋医学全书》对临床医学具有较高的参考价值，子目有《万氏儿科》《妇科发挥》等10多种，108卷。其中《万氏秘传片玉心书》论述三关脉纹形态结构及看三关诊病、入门候歌三首、辨虎口指脉纹诀和小儿脉法。明代李盛春，湖北江陵人，后移居枣阳。李盛春吸收了《脉诀举要》、王叔和的《脉经》、张仲景的《伤寒论》、东垣、丹溪等医家的脉学思想，并进行了总结。尤其是“论人禀天地及脉行应天之由”“脉行考”“论寸关尺”“论寸关尺所主脉法”“诊脉法”“平脉贼脉歌”“时脉歌”“论八脉为诸病提纲”“下手捷诀”“论人迎脉”“论气口脉”“论色与脉”“附诸症脉”简明扼要，阐述明晰，对论脉，不啻详者，然症之所见，脉有所宜，似是而非，脉有所辨，细阅先哲，历历可验，谨附于篇，临症详玩。

据不完全统计，清代以前脉学著述已不下100多种。其中虽有重复，但是仍不同程度地反映了我国古代脉学的发展。清代叶子雨亦认为：“鱼际为寸，太渊之高骨为关，经渠为尺，《内经》无关部，至《难经》始提出，并以此三部分为九候”。此后，寸口脉中寸关尺三部的定位，在认识和应用上得到了统一，现代医家及诸多医书多是这个观点。

脉诊有着悠久的历史，几千年来经过历代医家的潜心研究，并从临床实践中不断地积累经验，从而形成了目前较系统的理论。

（七）近现代时期

近现代湖北没有出现李时珍这样的脉学大家，但精于脉诊的医家不少，如湖北中医学院（现湖北中医药大学）张梦侬（1896—1977）在《临证会要》论述内科门、外科门、妇科门、儿科门，外感杂病门等疾病证型、证候、病因、治法、用法、方药、附注等，论述简洁明了，对每一病的脉象描述都比较详细，根据脉象配伍用药。如记载弦脉不同病证的不同脉象，如脉浮弦紧，弦数有力，浮弦而数，弦细而濡，弦滑数，弦数，弦滑，浮弦紧，浮弦，弦滑实大，弦滑寸大，弦缓弱，弦长有力，弦转缓，弦细缓涩，沉弦而数，弦而迟，浮洪弦滑，弦劲、滑数有力，弦数、两寸俱芤，弦缓、按之反涩，沉弦而缓、至数如常等，说明张梦侬对脉象辨证研究十分深入。

李培生（1914—2009）是著名伤寒大家，对《伤寒论》脉学研究比较深入。李培生认为《伤寒论》非常重视脉诊，开篇就是“辨脉法第一”“平脉法第二”，并且几乎各篇目均冠以“辨 ×× 病脉证并治”字样。全书脉诊法以寸口诊法为主，兼论趺阳脉，还有少量的少阴脉诊。《伤寒论》强调尺寸脉象与其以阴阳为总纲的指导思想有关，从其脉诊法多以阴阳论尺寸、鲜提关部来看，乃是一种阴阳脉诊法，而且它没有说明寸关尺的长度，更没有将寸口脉分候脏腑，与《脉经》差异悬殊，这与现代中医将寸口脉分为六脏脉而诊察脏腑的脉诊法不同，二者完全是两套诊脉思路。趺阳诊法诊脉的部位是“趺阳”，即冲阳穴，乃胃经的原穴，诊察的目标是脾胃，即后天之本；少阴诊法诊脉的部位是“少阴”，即太溪穴，乃肾经的原穴，诊察的目标是肾，即先天之本。在《伤寒论》中，这两种诊法几乎总是相提并论，从身体部位来看，趺阳脉在足背高点，太溪脉在内踝后，二者也很靠近，可以同时切诊。仲景非常重视胃气，这可从其对趺阳脉的重视看出。如《伤寒论·辨阳明病脉证并治》介绍了诊断脾约证靠的就是趺阳脉诊，并从趺阳脉以推断疾病预后，张仲景对趺阳脉的灵活应用，为后世留下了宝贵的经验。

李今庸（1925—2022），国医大师，教授，中医“内经王”，被人称为“活字典”。他对《黄帝内经》研究十分深入，认为《黄帝内经》脉学理论是祖国医学理论的重要组成部分，是后世脉学医家用来研究脉象的原理、部位、方法、生理功能及其病理变化重要理论依据。在其对《黄帝内经》的研究文献中，详细阐述了《黄帝内经》脉象理论系统，脉学理论的源流，脉象形成的原理，脉学的基本思想及主要内容，促进了后世医家对《黄帝内经》脉学理论的继承和发展，为《黄帝内经》脉学理论作为临床诊断与治疗提供有价值的诊疗手段，对《黄帝内经》脉学传承与临床结合做出了贡献。

梅国强（1939—），国医大师，主任医师，二级教授、博士生导师。梅国强于 1962 年 7 月至 1964 年 6 月师承著名中医内科专家洪子云教授。梅国强长期从事《伤寒论》的临床、教学、科研工作，致力于传承、发扬中医药事业，潜心研究经方脉学治病的内在机制，临床擅长切脉活用经方、兼用时方治疗心血管、消化等系统的常见病及疑难杂症。

王鹏（1940—），湖北中医药大学内科教授、博士生导师，主任医师。从事中医临床工作 50 年，从事教学、科研工作 30 余年。对内科常见病、多发病及疑难杂症有独到的见解和临证经验。尤其擅长切脉诊断内科各种疾病，中医中药治疗呼吸内科急慢性支气管炎、支气管哮喘、支气管扩张、慢性阻塞性肺疾病、肺心病及间质性肺炎等。在大量临床实践基础上，逐步体会和认识到肺阳虚是呼吸系统疾病中的重要病机，遂率先进行肺阳虚的实验研究和临床观察。

齐凤军（1965—），湖北中医药大学教授、博士生导师，武汉中青年名中医，作为中医全息脉学创始人，在《全息诊疗学》中详细介绍了全息脉学思想，将寸口脉分三部九候，进行全息定位,将复杂人体全息对应寸关尺三部（寸关尺三部是人体全息缩影）。根据脉象的形态、动态、脉率、长短、虚实等将 28 种脉象分为 6 个大类，从脉学分析人的性格特性、心理状态，及七情定位及脉象特征。以脉定脏腑，以脉定部位，以脉定气血，以脉定辨证，以脉定证型，以脉定药，以脉定方等，集脉证、药、方三合一体。并在《左右关脉与脾肝内在联系的探讨》一文探讨了左关脉应对应于脾胃，右关脉对应于肝胆，才符合人体脏腑对应原则，通过临床实践，符合临床疾病发病规律，能准确判断疾病的定位、病性，提高临床诊断水平。

荆楚大地，中医脉学历代有传承，传承有创新，继承有精粹，逐渐形成荆楚脉学流派体系。后学者不断探讨脉学理论及临床应用，为丰富中医诊疗技术不断提供中医脉学新理论新技术。

第二章 《脉法》（马王堆出土的帛书）

一、考释概要

1973年湖南省长沙市马王堆3号汉墓出土的《脉法》(帛书)，是古代医家传授弟子应用灸法和砭法的一种民间教材。全文仅300余字，出土时已严重残损，帛书整理小组乃根据原文首句的“以脉法明教下”而命名为《脉法》。这里所说的“脉”，它既有后世医书中的“经脉”之义，也有血脉（血管）之义，同时也具备“脉诊”诊病价值。它是目前所见最早提出“气”的传导路径，人体气与脉的关系和确立，治病取有余而益不足的虚实补泻概念的古医籍，提到用砭石刺破血管（脉）用以排除脓血的治疗方法，以及根据脉搏诊察疾病的方法等。此外，本书的第一句话及最末一段文字都特别提出了将这种脉法传授给学生的重要性，说明此书是古时师徒授受的一种民间灸法、砭法以及以脉诊治病的秘本。《脉法》的出土古传本共有两种。其中马王堆汉墓帛书有一种，即甲本；张家山汉墓简书有一种，收入《脉书》中，今称乙本。两种传本以乙本保存的文字最完整，故今以乙本为基础，用甲本相互校补订正，凡所补订的原文均出校注记明。

从《脉法》乙本不避汉惠帝名讳的“盈”字来看,其抄写年代至少在公元前2世纪以前。

二、学术价值

1.《脉法》首先叙述人体各种疾病的名称

马王堆帛书中的《阴阳十一脉灸经》《脉法》《阴阳脉死候》所载病名基本类同，结合《脉法》乙本可知，首先叙述了人体各种疾病的名称。

2. 最早记载根据脉搏诊察疾病的方法

汉代初年民间流传的脉书，并非一种。《史记·扁鹊仓公列传》记淳于意于吕后八年得见公乘阳庆，“庆有古先道遗传黄帝、扁鹊之脉书，五色诊病，知人生死，决嫌疑，定可治，及药论书，甚精”。后淳于意师事公乘阳庆，所受医书有《脉书上下经》《五色诊》《奇咳术》《揆度阴阳外变》《药论》《石神》《接阴阳》，共计7种。上述书目记载了脉的相关内容。

3. 提出经脉养生理念

根据《脉法》内容总结出的养生规律和养生理念，应当让头部显露在衣服之外，而使之耐寒，让足部及下肢隐匿在衣服之内，而使之保温。这是顺应人体内气的生理分布原则所提出的。同样的原则也适用于治疗疾病方面，即对于有余的实证要采用泻法，对于不足的虚证要采用补法。

4. 最早提出经脉放血疗法

《脉书》最早提出砭石治疗痈肿的原则和方法，虽未直接提到痈肿的起因，砭石刺破血脉的原则，在《黄帝内经》中也有类似的记载，如《素问·长刺节论》："治腐肿者，刺腐上，视痈小大深浅刺，刺大者多血，小者深之。必端内针为故止。"就是根据本书中的治疗原理而发挥的。

三、原文解读

原文一

以[1]脈[2]法明[3]教[4]下[5]，脈亦[6]聖[7]人之所貴[8]也[9]。

【语释】

本书是将脉法的知识传授给弟子，使其学习、掌握诊断和治疗的方法。因为脉是人体重要组成部分，对生命很重要，受到学问、道德很高的人的高度重视。

【考注】

[1] 以：义同用。《素问·经脉别论》："揆度以为常也。" 杜注："以，用也。"《广雅·释诂四下》："以，用也。"

[2] 脈：甲本作"脉"。通假。参见《阴阳十一脉灸经》【原文一】注。

[3] 明：明白，明确。《国语·周语》："尊贵明贤。" 韦注："明，显也。"

[4] 教：教育。《释名·释言语》："教，效也。下所法效也。"《吕氏春秋·简选》："欲其教也。" 高注："教，习也"。

[5] 下：旧称在下位的人，包括臣、民、幼小、后辈而言。本书则指学生、学徒。

[6] 脈亦：甲本同。乙本作："夫脉者"。亦：语助词。《经传释词》卷三："亦，承上之词也。若《书·康诰》曰：'怨不在大，亦不在小'是也。"《经词衍释》："亦者，不过之义，犹祗词特词也。" 亦字在此句中有"也"，"也，即"之义。

[7] 聖：乙本同。甲本作"听"。"圣"与"听"上古音均耕部韵。"圣"为书母，"听"为透母。故"听"假为"圣"。下同。古代指学识、道德很高的人。

[8] 貴：重视，尊重。

[9] 也：甲本作"殹"，古写。参见《阴阳十一脉灸经》【原文十九】注，下同。

【按语】

本条首先论述《脉法》之所以命名为《脉法》的宗旨，并指出脉在人体中具有生理、病理以及治疗上的价值。这里所说的脉和《足臂十一脉灸经》《阴阳十一脉灸经》二书中的"脉"字同义，也就是《黄帝内经》等医书中所说的经脉或经络。

原文二

氣也者[1]，利下而害上[2]，從暖而去[3]清焉[4]。

【语释】

人体内的气，对于身体下部可以产生有益的影响，而对于身体上部可以产生有害的影响。同时，体内的气还具有趋向温暖和屏除寒凉的特性。

【考注】

[1] 氣也者：甲本、乙本“也”均作“殹”。“气”字本义指物质的气体状态。在中医古书中的气有人体内气和人体外气的区别。内气系指身体内部的功能状态（活动能力）或传导感觉而言。如“真气”“正气”“宗气”（均见《灵枢·刺节真邪》），“经气”（《素问·离合真邪论》），“大气”（《灵枢·五味》），“营气”“卫气”（均见《灵枢·卫气》），“胃气”（《灵枢·口问》），“脉气”（《周礼·天官》“兽医”条“以动其气”郑玄注：“气，谓脉气”）等。

外气则指外界致病的因素而言。如：“天气”“地气”“湿气”（均见《素问·阴阳应象大论》），“寒气”（《素问·举痛论》），“气，谓风、热、湿、燥、寒。”（《素问·天元纪大论》王注。）“六气，曰：阴，阳，风，雨，晦，明”（《后汉书·刘瑜列传》李贤注）等。

本书中所说的“气”，从全文内容来分析，均系指体内的气。特别是指脉气的传导活动说的。

[2] 利下而害上：乙本同。甲本“利”讹作“到”，又缺，“害”字。

“利”字在此处有二义。其一为便利、利益。其二为养育。“下”字在此处统指人体下半身。《素问·厥论》：“阳气衰于下则为寒厥。阴气衰于下则为热厥。”王注：“下，谓足也。”《说文解字·足部》：“足，人之足也，在下，从止、口。”又可参见《足臂十一脉灸经》【原文一】“足”字注。“害”字在此处有二义。其一为妨碍；其二为损伤，有损。“上”字在此处统指以头部为主的人体高位而言，也是和本书下文“寒头而暖足”的“头”字相对应的。上字古文作“丄”。《说文·丄部》：“丄，高也。此古文‘上’，指事也。”

[3] 去：排除。“清”字义为寒冷，凉。《素问·五常政大论》：“审平之纪，……其候清切。”

[4] 從暖而去清焉：甲本缺“从暖而去清”。乙本无“焉”字，又“暖”作“煖”。按，“煖”为“暖”字古异写，或又作“煗”“暝”。

【按语】

本段文字是总结人体内气的生理特征，其中提出的“利下害上”和“从暖去清”两条规律，都是在大量日常生活与医疗实践的基础上归纳出的结论，而且也都是和中医理论体系的论述完全一致的。

原文三

故聖人[1]，寒[2]頭[3]而暖足[4]。治病者取[5]有餘[6]而益[7]不足[8]也。

【语释】

因此，根据学识、道德高超的人总结出的养生规律，应当让头部显露在衣服之外，而使之耐寒，让足部及下肢隐匿在衣服之内，而使之保温。这是顺应人体内气的生理分布原则所提出的。同样的原则也适用于治疗疾病方面，即对于有余的实证要采用泻法，对于不足的虚证要采用补法。

【考注】

[1] 故聖人：甲本无“故”字。“圣人”作“学识、道德高超的人”。

[2] 寒：本义为寒冷。此处的“寒”字为其引申义，即使之受冻。

[3] 頭：头面部。故此处的“头”字与上文“害上”的“上”字相互对应。

[4] 暖足：甲本、乙本“暖”均作“煖”。其本义为温暖。此处用其引伸义，即使之加温（增加温度）。“足”字泛指下肢部言（参见《足臂十一脉灸经》注），又与上文“利下”的“下”字相互对应。

[5] 取：本义为获取。本书此处用“取”字对“有余”疾病（即实证）采用损减或祛除的原则进行治疗。也就是《黄帝内经》等医书中所说的泻法。

[6] 餘：乙本讹作“徐”，形误。

[7] 益：增加、补充。此处的“益”字，相当于《黄帝内经》等医书中所说的补法。

[8] 不足：此处的“足”字义为满足。“不足”义即有所亏损，相当《黄帝内经》等医书中所说的虚证。

【按语】

关于头（或头面）可以耐寒的思想及其理论，在《黄帝内经》《难经》等书中均有阐述、发挥。如《灵枢·邪气藏府病形》：“黄帝问于岐伯曰：‘首面与身形也，属骨连筋，同血合于气耳。天寒则裂地凌冰，其卒寒或手足懈惰，然而其面不衣何也？’岐伯答曰：‘十二经脉，三百六十五络，其血气皆上于面而走空窍。其精阳气上走于目而为睛。其别气走于耳而为听。其宗气上出于鼻而为臭。其浊气出于胃，走唇舌而为味。其气之津液皆上熏于面，而皮又厚，其肉坚，故天气甚寒不能胜之也。’”

原文四

故氣上而不下[1]，則視有過之脈[2]，當還而灸之[3]。病甚[4]，而[5]上於還二寸益爲一灸。

【语释】

凡出现逆气上行而不能回降的病机时，可首先诊断是哪一条脉所患的症状，并在该脉循行径路上与逆气相反的部位（相当于身体上部相反方向的四肢远端处）用灸法治疗。对于病势沉重的病人，还可以在该施灸部位的上方 2 寸处再增加一个部位施用灸法。

【考注】

[1] 故氣上而不下：甲本，缺“故气”二字。“上”“下”之义参见前注。

[2] 则視有過之脈：甲本缺“则视有”三字。“过”字义为过失，错误。此处“有过之脉”指患病的经脉。《素问·脉要精微论》：“故乃可诊有过之脉。”王注：“过，谓异于常候也。”

[3] 當還而灸之：“当”字甲本讹作“会”，其义为应当。“还”字甲本及乙本原作“環（环）”。“还”与“环”音义相通。“还”字义为返回或相反。“灸”字甲本、乙本均作“久”，假字，参见《足臂十一脉灸经》【原文二】注。

[4] 甚：剧烈，沉重。

[5] 而：语助词，义同“则”。

【按语】

此段是进一步申论由于气有“害上”的特性，故当逆气上冲，滞留不下而产生疾病时的诊治方法。

首先，根据古经脉书（主要包括《足臂十一脉灸经》《阴阳十一脉灸经》及《灵枢》等）的记述，人体十一条（或十二条）脉各自均有其所患的疾病症候。本条所谓“有过之脉”，就是指在逆气上冲时所呈现的具体症状是属于何脉者，即可确定该脉是有病的脉。

其次，在利用灸法治疗所选用的体表刺激部位是和发病的身体上方完全相反方向的病脉终端，正是根据前面所说的“取有余而益不足”原理确定的。而对于重病患者，则进一步采用增加刺激部位以加强其刺激量的方式，这是非常合理的。

原文五

氣一上、一下[1]，當郄與肘之脈而砭之[2]。

【语释】

凡逆气或是向上行，或是向下降的交替出现时，应在下肢膝腘窝或上肢肘窝部的脉上用砭石做泻血治疗。

【考注】

[1] 氣一上，一下：甲本缺“一上一下”四字。按。此处两个“一”字均为副词，其义为：或……或……。如《词诠》卷七引《左传·昭公五年》：“一臧一否，其谁能常之。”同书《昭公十六年》：“一共一否，为罪滋大。”《谷梁传·庄公十八年》：“一有一亡，曰有。”……等例均是。

[2] 當郄與肘之脈而砭之：甲本“当”讹作“出”。“郄”，甲本、乙本均作“脟”。“脟”假为郤，与郄同，即膝部。参见《足臂十一脉灸经》【原文一】注。“肘”字乙本讹作“肘”，形误。

“当”，甲本讹作“出”。当字之义为值，在。

“砭之”甲本缺此二字。乙本“砭”作“砚”，古写。《玉篇·石部》“砚”条：“以石刺病也。”“砭”条：“同上（砚字）。”在《集韵》一书的卷四《平声下·砚》“砭”与“砚”为同条异写（悲廉切）。而卷八《去声下·验》位与砚亦为同条异写（陂廉切）。以上二处均引《说文》释为“以石刺病也”。仁和寺卷子本《太素》卷十九《知针石》凡砭字均作“砚”（如“制针砚石大小”）。

兹据上述，可知砭与砚二字全同。

【按语】

本段所说的“气一上，一下”，也就是指逆气时而上，时而下的一种间歇性病理发作过程。这里所说的“一上”，亦即逆气上冲。根据《黄帝内经》等古医书的论述，凡属逆气向上，均系病候。凡逆气所上之处则多为身体上部的器官要害所在。如气上冲头（《素问·方盛衰论》：“气上而不下，头痛癫疾。”），“气上冲胸”（《素问·论疾诊尺》《金匮要略·痉湿暍病脉证》），“气上迫肺心”（《素问·评热病论》），“气上逆满于胸中”（《灵枢·论勇》）等均是。

至于“一下”，则系指逆气下降而言。在通常情况下，凡属逆气下降，则致病因素消除，而疾病得愈。这种治愈过程，主要是由于施用针石、药饵治疗的结果，在《黄帝内经》中多称之为：“气下乃止”（语见《灵枢》一书的《九针十二原》《热病》《刺节真邪》《胀论》等篇）。而这是和本段中所说的间歇性症状的“一下”完全不同的。

本段提出治疗厥逆类的疾病采用四肢的膝部和肘部作为刺激部位的方法，在《黄帝内经》中仍继续使用，唯其所用的治疗手段则改用熨法。如《灵枢·刺节真邪论》：“治厥者，必先熨调和其经，掌与腋，肘与脚，项与脊，以调之，火气已通，血脉乃行……”

至于此处利用医疗工具——砭石（又称“镵石”）来刺“脉”的医疗方法，应当是用来刺破皮下静脉血管的一种泻血疗法。正如《鹖冠子·世贤》所说的“镵血脉”法。这也是和《黄帝内经》用针直接刺入人体皮下孔穴的方法有所不同的。

原文六

用砭[1]啓脈[2]者必如[3]式[4]：癰腫有膿[5]，則稱[6]其大小而爲之砭[7]。

【语释】

凡是应用砭石刺破血脉治疗痈肿的时候，必须按照一定的规则。这是由于痈肿病要引起化脓，所以首先要考察化脓程度的大小深浅等情况来确定具体施用砭法的手术。

【考注】

[1] 砭：乙本作“砚”，为砭字异写（见上条注），甲本作“砚”，

[2] 啓脈：启，义为开启。本书此处启字义为切开，割破。今俗称外科手术为“开刀”，仍称“开”字。“脉”字在此处指血管。“启脉”即刺破血管。

[3] 如：遵从，遵照，依照。

[4] 式：法则，规则。

[5] 癰腫有膿：甲本“痈”作“壅”。

[6] 则稱：乙本，缺“则”字。“称”字义为度量，权衡。

[7] 而爲之砭：甲本缺“为”“砭”二字。

【按语】

由本条以下5条均讨论砭石治疗痈肿的原则和方法，虽未直接提到痈肿的起因，但砭石是用来“启脉”的，这说明古人认为痈肿的产生和治疗都和脉有直接关系。

本条重点谈到砭石刺破血脉的原则，在《黄帝内经》中也有类似的记载，如《素问·长刺节论》：“治腐肿者，刺腐上，视痈小大深浅刺，刺大者多血，小者深之。必端内针为故止。”

原文七

砭有四害[1]。一曰[2]：膿深而[3]砭淺[4]，謂之[5]不遝[6]。

【语释】

在用砭石刺破血脉治疗痈肿的时候有4条禁忌。第一条：脓肿的部位很深，但砭刺的位置很浅，砭刺的结果没有达到病所，这叫作不及。

【考注】

[1] 砭有四害：甲本脱“砭”及“害”字。害，义为禁忌。

[2] 一曰：乙本同。甲本无。

[3] 而：甲本缺。

[4] 淺：甲本作“輚”。

[5] 謂之：乙本“謂”作“胃”。谓与胃上古音均匣母，物部韵。同音通假。下同。甲本“之”讹“上”字。

[6] 不遝：遝（dá，答）义为及。

【按语】

自本条以下至【原文九】分别根据痈肿的部位的大、小、深、浅和用砭石刺破的程度提出了4条禁忌，这与《黄帝内经》中用针治疗痈肿的理论也是一致的。唯《黄帝内经》已改用“九针”代替砭石。《灵枢·官针》：“九针之宜，各有所为，长短大小，各有所施也。

不得其用，病弗能移。”

又按，本条所说的“脓深”“砭浅”所造成的危害，据《灵枢·官针》的说法即：“病深，针浅，病气不得泄，支为大脓。”而清代许克昌在《外科证治全书》卷五“针法”中也说：“肉厚，针浅，则毒脓不出，反益其痈。”都进一步说明了应用针石不当引起的不良后果。

原文八

二曰[1]：膿淺而砭深，謂之太[2]過[3]。

【语释】

第二条：脓肿的部位很浅，但砭刺的位置过浅，破坏了体内深部的正常组织，这叫作太过。

【考注】

[1] 二曰：乙本同，甲本无。

[2] 太：甲本无，乙本作“泰”，古文互通。参见《足臂十一脉灸经》【原文一】注。

[3] 過：超过，逾越，太过。

又，“过”后甲本有“二害”二字，乙本无。

【按语】

本条所说的“脓浅”“砭深”，据《灵枢·官针》“疾浅，针深，内伤良肉。”又，《外科证治全书》卷五：“如皮薄，针深，则反伤好肉，转增其溃。”

原文九

三曰[1]：膿大[2]而砭小，謂之斂[3]，斂者，惡[4]不畢[5]。

【语释】

第三条：脓肿的面积很大，但砭刺的区域过小，这叫作收敛。收敛的结果是使病脓的秽垢不能被全部排除。

【考注】

[1] 三曰：乙本同。甲本无。

[2] 膿大：“大”字以后至“毕”字，甲本全缺。

[3] 斂：原作“淦”。其义为浸渍，沾染，但与此条病机相违。李学勤氏意见改定为“敛”（同淦）。“敛”字义为收敛，约束，紧缩。正与本书下一条的“泛”字相互对应。

[4] 惡：义为污秽。《左传·成公六年》：“有汾、浍以流其恶。”杜注：“恶，垢秽。”《管子·水地》：“夫水淖弱以清，而好灑人之恶。”尹注：“恶，垢秽也。”

[5] 畢：结束，完结。《尔雅·释诂》：“毕，尽也。”《广雅·释诂三》：“毕，竟也。”《尚

书・大诰》："攸受休毕"。孔疏："毕，终也。"不毕即不尽。

又，"毕"字后甲本又有"四害"二字，乙本无。

【按语】

本条所说的"脓大""砭小"，据《灵枢·官针》："病大，针小，气不泄泻，亦复为败。"

原文十

四曰[1]：膿[2]小而砭大，謂之泛[3]。泛者，傷良肉[4]也[5]。

【语释】

第四条：脓肿的面积很小，但砭刺的区域很大，破坏了脓肿周围的正常组织，这叫作泛滥。泛滥的结果是损伤了健康的肌肉组织。

【考注】

[1] 四曰：乙本同。甲本无。

[2] 膿：甲本缺。

[3] 泛：泛（同氾，汎）字义为泛滥，为水涨溢之貌。

[4] 傷良肉：乙本同。甲本作"石食肉"。"食"乃"蚀"之假字，古籍中多以"食"字代之。

[5] 也：甲本、乙本均作"殹"，古写。又，"也"字后甲本又有"四害"二字，乙本无。

【按语】

本条所说的"脓小""砭大"，据《灵枢·官针》："病小，针大，气泄太甚，疾必为害。"

原文十一

膿多而深者[1]，上黑而大[2]。膿少而深者[3]，上黑而小。膿多而淺者，上白而大。膿少而淺者，上白而小[4]。此不可不察也[5]。

【语释】

凡是脓液量多，位于身体深层的，其外观多呈现黑色，其病变的面积大。凡是脓液量少，也位于身体深层的，其外观也呈现黑色，其病变的面积则小。凡是脓液量多，而位于身体浅层的，在脓肿部位的外观多呈现白色，其病变的面积也大。凡是脓液量少，也位于身体浅层的，在脓肿部的外观上也呈现白色，其病变的面积则小。以上在诊察脓肿时应注意分辨。

【考注】

[1] 膿多而深者：甲本，缺"多而深者"。

[2] 上黑而大：甲本缺"上黑"二字。"上"字在此处系指身体表面而言。

自"膿少而深者"至"上白而大"——甲本全缺。

[3] 朧少而深者：甲本缺“而”与“者”字，“少”作“小”。在古籍中其义也互通。如《尔雅·释木》：“小，少也。”《史记·秦始皇本纪》：“少近官。”索隐：“少，小也。”

[4] 上白而小：甲本全缺。

[5] 此不可不察也：甲本缺“此不可不”四字，“察”字义为辨别。《礼记·礼器》：“观物弗之察矣。”郑注：“察，犹分辨也。”

【按语】

本段包括 4 条文字，均系论述鉴别痈肿病化脓程度的方法。主要是以痈肿外形的色泽明暗对比（黑与白）为指标考察化脓部位的深浅。以痈肿外形的面积大小程度为指标考察化脓病变范围的大小。这种方法不仅在临床上简便易行，而且具有明确的客观标准，也是完全符合科学结论的。

原文十二

有朧者，不可灸[1]也。

【语释】

凡是痈肿已出现化脓时，就不可用灸法治疗。

【考注】

[1] 可灸：甲本缺。“灸”乙本作“久”，通假。参见《足臂十一脉灸经》【原文二】注。

【按语】

本条虽然只有 7 个字，但却完整地提出了凡痈肿病在其已经化脓之后禁用灸法的规则。按，痈肿一类疾病在古医籍中通常分为两个阶段。第一阶段为痈肿初起时患处红、肿、胀、痛，此时尚未化脓，故可以施用灸法（但在本书中尚未涉及此点）。第二阶段为痈肿的化脓期，此时脓汁已经形成，故治疗方法只宜在脓肿充分成熟后用刀、针、砭石等工具切开排除脓液，不可再用灸法。这也是和本书前面【原文六】所提到的“痈肿有脓则称其小而砭之”的疗法前后呼应，并行不悖的。

同时，本书所说的痈肿化脓禁忌灸法，也同样为《黄帝内经》及其他后世医书所遵循。如《灵枢·玉版》：“其已成脓血者，其唯砭石、铍针之所取也。”《素问·病能论》：“夫痈气之息者，宜以针开除去之。夫气盛血聚者，宜石而泻之。”《小品方》：“是以治痈疽方有灸法者，治其始。其始中寒未成熟（热）之时也。”（《医心方》卷十五治痈疽未脓方第二引文。）《集验方》：“凡痈疽之疾，未见脓宜疗之，当上灸三百壮。”《圣济总录》卷一百二十八“辨痈疽宜灸不宜灸法”：“凡痈疽、发背初生，……须当上灸之。”又“痈疖成脓之后亦令灸之，皆能害人。”以上，都是属于上述禁灸理论的继承和发展。

原文十三

相脈之道[1]，左手上去踝五寸而按之[2]，右手直踝而探之[3]。

【语释】

诊察脉象的部位和方法：医者将左手手指放在患者足内踝上方 5 寸处的动脉应手处切脉。同时用右手手指在患者足内踝直上方的动脉应手处压按探摸，采取对照的方式查验两处脉象的区别。

【考注】

[1] 相脈之道：乙本同。甲本全缺。

“相”字义为视，省视，选择。“相”字在此处为其引申义：考察。

[2] 左手上去踝五寸而按之：甲本帛书在此句上方纵裂为两截，故“而”字以上均缺，所欠字数不详。乙本在“左”字以下约缺六字。今暂据《黄帝内经·太素》卷十四“诊候之一”补“手上去踝五寸”六字。又，乙本复缺“而”字，今据甲本补，与《黄帝内经·太素》合。

“按”字《黄帝内经·太素》同。甲本、乙本均作“案”。按与案上古音均影母，元部韵，同音通假。“按”字义为抚按。在古医籍中多指用手按脉诊病或加压于身体某些部位。前者如:《汉书·王嘉列传》:“内侍案（按）脉。”颜注:“案，谓切诊也。”《史记·扁鹊仓公列传》:“不待切脉。”裴注:“切，按也。”后者如:《素问·气厥论》:“按腹不坚。”《灵枢·论疾诊尺》:“按其手足上，窅而不起者，风水肤胀也。”同上《官针》:“按绝其脉乃刺之。”均是。本书在此处的按字当指前者，即切脉之义。

[3] 右手直踝而探之：乙本同。甲本全缺。《黄帝内经·太素》“直”作“当”字。按，直与当二字字义相同。“直”字在此处有不偏，不曲之义。《礼记·月令》踝（huái，怀）即踝骨。指在上、下肢的手、足腕关节部上方的左、右高骨而言。按，踝字本从足。足之踝又分内踝及外踝。前者系胫骨下端之隆起部，后者为腓骨下端之隆起部。

此外，在古籍中踝字也用于上肢手腕部的手踝（犹如“指”字从手，但古医籍中指字兼指手指和足趾）。以《黄帝内经》为例，据《灵枢·经脉》“小肠手太阳之脉”:“起于小指之端，循手外侧上腕，出踝中。……”即是其例。其他像《医宗金鉴·刺灸心法要诀》也记有:“(手腕）外侧之骨，名曰高骨。……亦名踝骨。”均是其例。其中手踝在小指侧者为尺骨下端之隆起部，在拇指侧者，为桡骨下端之隆起部。总括以上足踝和手踝在人体左、右侧各有 4 块踝骨，但在本书此处所记的踝字并未具体分辨，惟敦煌出土残卷中的《素问·三部九候论》佚文作“足内踝”三字。故今语释暂从其说。“探”字原作簟。假为撢。王力在《同源字典》中也说:“按，探、撢实同一词”；据此，本释文定为“探”字。“探”字义为摸索，试探，深入探求。

【按语】

自本条至【原文十五】均论述脉象的诊法，而本条则首记诊脉的部位和方法。全条虽有多字残脱，但从其内容来看，即医者分别以左、右手在患者小腿部动脉的不同部位用同时切压相互比较的检验脉象方法却和《黄帝内经》所记载踝部上方的诊断部位和方法全同，而其原文也基本一致，且可用以相互校补。这种难得的契合不仅进一步证实了在踝部上方探脉诊断法的渊源甚古，也为深入发掘这种湮没已久的医学遗产提供了宝贵的原始资料。唯见于《黄帝内经》中的这种诊法佚文，在传世及出土的《黄帝内经》几种不同传本系统（包括传世的《素问》《黄帝内经·太素》《针灸甲乙经》及敦煌出土的《黄帝内经》残文）中其个别文字相互间也小有出入。本书上面的释文则暂依《黄帝内经·太素》本补入佚文。

原文十四

他脈盈[1]，此獨虛，則主病[2]。他脈滑[3]，此獨濇，則主病[4]。他脈靜[5]，此獨動，則主病[6]。

【语释】

如果在右手指下的脉象呈充实满盈之状，而在左手指下的脉象呈现虚弱无力，即证明被检查者患有疾病。

如果在右手指下的脉象呈现滑动流利之状，而在左手指下的脉象呈现滞涩不畅，即证明被检查者患有疾病。

如果在右手指下的脉象呈平静和缓之状，而在左手指下的脉象呈现搏动不宁之状，即证明被检查者患有疾病。

【考注】

[1] 他脈盈：甲本缺。乙“他”作“它”。本书释文仍用“他”字。此处的“他脉”，系承接上文，指右手在“直踝”部诊察之脉象。

“盈”字义为充实，满溢，饱满。

[2] 此獨虛，則主病：甲本缺“此”字。“此”指“此脉”，乃与“他脉”对应之词，又系承接上文，指左手在“踝上五寸”部诊察之脉象。“獨”字义为单独。

“虚”字与“实”字是中医论述人体抗病能力强弱的一种相对的指标。《素问·评热病论》:“邪之所凑，其气必虚。”同上《通评虚实论》:“邪气盛则实，精气夺则虚。”同上《玉机真藏论》:“虚，谓真气不足也。”同上《调经论》:“虚者，聂辟气不足。”同上，又:“有者为实，无者为虚。”

[3] 他脈滑：甲本“滑”作“汩”。按，《素问·脉要精微论》在论述作为脉象的滑脉时说:“滑者，阴气有余也。”王注:“阴有余则气多，故脉滑也。”（林亿校注:“详‘气’多，疑误。当是‘血多’也。”）

[4] 此獨濇，則主病：甲本缺“濇”及“病”字。乙本濇作衛（shuai 率）。《素问·脉要精微论》在论述作为脉象的濇脉时说:“濇者，阳气有条也。”

[5] 他脈靜：甲本缺“静”字。“静”字义为安静，安宁。按，“静”在《黄帝内经》脉法中又有和或和缓之义。如《灵枢·终始》：“谷气来也，徐而和。”

[6] 此獨動，則主病：甲本全缺。乙本“主”讹“生”字。动字义为动摇，跳动或不宁。按，动在《黄帝内经》脉法中又有疾，或疾促之义。如《灵枢·终始》：“邪气来也，紧而疾。”

【按语】

本条是根据患者自身脉象对比的一种诊脉方法。值得注意的是,《脉法》中的这种诊脉法和其后的《黄帝内经》等书中的诊脉法具有以下几个显著不同特点。

（1）在诊脉的目的方面：本书诊法主要是通过脉象来判断是否患有疾病，但并未要求通过脉象诊断以确定所患的具体病证是什么。

（2）在诊脉的部位和方法方面：本书诊法是以下肢踝部上方动脉的两个位置点，用双手按脉对比的测验法。而在《黄帝内经》一书中则进一步提出了寸口诊脉法、三部九候诊脉法和寸口与人迎对比诊脉法，在《伤寒论》一书中则进一步提出了寸口与趺阳对比诊脉法等，都是本书《脉法》所无的。这说明自《黄帝内经》以后的诊脉技术不论在部位和方法上都有了很大发展。

（3）在脉象性质和疾病关系的理解方面：本书诊法共提出 3 组，共 6 种脉象。即盈与虚，滑与涩，静与动。这组相互对应的脉象主要是从动脉搏动的强度（力量）、流畅性和节律性的对比角度上来观察正常人与病人之间的变化的。由于本书没有将脉象的异常特征和其所主的具体病症结合起来，因而《脉法》所提出的盈、虚、滑、涩四字并不完全等于《黄帝内经》等书所记具有病脉性质的实脉、虚脉、滑脉和涩脉。而动字则既不同于《黄帝内经》中的生理妊脉（《素问·平人气象论》《灵枢·论疾诊尺》），又不同于《脉经》中的动脉（所谓：“动脉见于关上，无头尾。……”者）。至于静字，作为脉象更是不见于传世古医书中。

最后，关于《脉法》按脉的部位在内踝之上虽有在上与在下的区别，但均属同一动脉（今名：颈后动脉），只是有远心端和近心端的不同。事实上在同一患者身上这种脉象对比的差异，主要是由于人体功能失调所引起的病理结果，因而其诊脉的目的主要是以有无疾病为衡量标准，故较之《黄帝内经》中的诊脉法其有更为淳朴的早期时代特征。

原文十五

夫脈固有動者[1]，骭之少陰[2]，臂之泰陰、少陰[3]。是主動[4]，疾則病[5]，此所以論有過之脈也[6]，其餘謹視當脈之過[7]。

【语释】

人体上的脉在体表部本来即可触按到具有搏动的（动脉）有 3 条，即足（骭）少阴脉，臂（手）太阴脉和臂（手）少阴脉。它们均在正常的生理状态下经常维持跳动。但如果跳动的次数增加，超过了正常限度则产生疾病。以上这 3 条脉都是用来确定是否有病的诊断部位，此外还要根据全身十一条脉各自所主的病候，然后做出判断。

【考注】

[1] 夫脈固有動者：甲本全缺。“夫”字为句首助词。“脉”在此处系泛指全身十一条脉的总称（参见《足臂十一脉灸经》等书）。“固”字义为本来，必然。“动”，指脉搏跳动。参见本书【原文十四】注。

[2] 骭之少陰：甲本脱“骭”，骭（gàn，干）字义同“胫”，指小腿，或小腿骨而言。“骭”在本书中用代“足”字，系泛统下肢诸脉而言，与《足臂十一脉灸经》及《内经》等书用“臂”或“手”字泛统上肢诸脉之义相当。

[3] 臂之泰陰、少陰：甲本同。乙本“太”作“钜”。钜与大字同义，又与“太”字互通，参见《阴阳十一脉灸经》【原文一】注及《足臂十一脉灸经》【原文一】注。全句指手太阴、手少阴二脉。

[4] 是主動：乙本同。甲本“是”作“氏”，又缺“动”字。

[5] 疾則病：甲本缺“疾”与“病”二字。“疾”字有疾病，疼痛和急速诸义。本条此处的“疾”字指脉的跳动迅速加剧。

[6] 此所以論有過之脈也：甲本缺“所以论有过之脉也”八字。“也”字乙本作“殹”，古写。“过”字本义为过失，错误。此处引申义指病患、疾病。

[7] 其餘謹视當脈之過：甲本全缺。“谨”字在此处为副词敬语。《词诠》卷四：“谨，表敬副词。……但为语言中表敬之形式，无实义也。”

“视”字义为看，观察。

“当”字义为相当，相应。本条所谓“当过之脉”，是指全身十一条脉所主的病候，至于各脉具体病候的名称，可参见《足臂十一脉灸经》《阴阳十一脉灸经》等书。

【按语】

本条记载在人体体表可以触及动脉跳动的经脉名称及其在诊断学上的应用。其中提出的共 3 条经脉，即足少阴脉、手太阴脉和手少阴脉。而在《黄帝内经》的“三部九候”篇中同样也记有可供脉诊用的体表动脉跳动处已有 9 处之多，也即所谓“九候”。即“上部天，两额之动脉。上部地，两颊之动脉。上部人，耳前之动脉。中部天，手太阴也。中部地，手阳明也。中部人，手少阴也。下部天，足厥阴也。下部地，足少阴也。下部人，足太阴也”。可见，在“九候”的经脉名称中除包括了本书的 3 条脉名外，又新增加了 6 条脉名。

但是，不论本书的 3 条动脉或《黄帝内经》的 9 条动脉，都只是提到经脉之名，并没有记出其体表部位，为了提供参考，特将隋唐时杨上善、王冰二氏对“九候”具体部位的说法和本书与《黄帝内经》原文对照。

但是，不论本书的三条动脉或《黄帝内经》的九条动脉，都只是提到经脉之名，并没有记出其体表部位，为了提供参考，将《黄帝内经·三部九候论》与《脉法》具体脉动部位分析如下。

《素问·三部九候论》所描述的九个位置：上部天，即两额太阳脉处动脉；上部地，即两颊大迎穴处动脉；上部人，即耳前耳门穴处动脉；中部天，即两手太阴气口、经渠穴处动脉；中部地，即两手阳明经合谷处动脉；中部人，即两手少阴经神门处动脉；下部天，即足厥阴经五里穴或太冲穴处动脉；下部地，即足少阴经太溪穴处动脉；下部人，即足太阴经箕门穴处动脉。故而下部之天可以候肝脏之病变，下部之地可以候肾脏之病变，下部之人可以候脾胃之病变。《脉法》中脉动只记载了臂（手）太阴脉太渊处脉动，臂（手）少阴脉神门处脉动，足（骭）少阴脉太溪处脉动。由此说明《脉法》脉动理论早于《黄帝内经》脉动理论。

原文十六

治病之法[1]：視先發[2]者而治之。數脈俱發病，则擇[3]其甚[4]者，而先治之。

【语释】

治疗疾病的原则：根据最早出现的症状进行治疗。如果几条脉同时出现异常脉象，则选择其中症状最重的脉首先进行治疗。

【考注】

[1] 治病之法：自“治病”二字以下至“先治之”共 25 字，甲本全无，今据乙本。“法”字义为法则。

[2] 發：发生，发作。

[3] 擇：选择。

[4] 甚：剧烈，沉重。

【按语】

本条文字只见乙本，主要论述治病先后的 2 条原则：①先发病的症状先治。②发病重的症状先治。这种治有先后的医疗思想及原则同样也在《黄帝内经》中有所阐述，但二者相较在《黄帝内经》中已有了很大的改进和扩充而更趋于完善化。综括《黄帝内经》所提出的治疗先后原则主要有以下 4 个方面。

（1）根据病有标、本及有余、不足的差异来确定治疗的先后。如“病发而有余，本而标之，先治其本，后治其标。病发而不足，标而本之，先治其标，后治其本。”（《素问·标本病传论》。重文又见《灵枢·病本》。）

（2）根据病有内、外及阴、阳的差异来确定治疗的先后。如“病生于内者，先治其阴，后治其阳，反者立甚。病生于阳者，先治其外，后治其阴，及者益甚。”（《灵枢·五色》。）“病先起于阴者，先治其阴，而后治其阳。病先起于阳者，先治其阳，而后治其阴。”（《灵枢·终始》。）

（3）根据病有阴阳虚实（盛）的相互差异来确定治疗的先后。如“阴盛而阳虚，先补其阳，后泻其阴而和之。阴虚而阳盛，先补其阴，后泻其阳而和之。”（《灵枢·终始》。）

（4）根据四时季节病有标本的差异来确定治疗的先后。如“春夏先治其标，后治其本。秋冬先治其本，后治其标。”（《灵枢·师传》。）

由此可见，在《脉法》中尚未能广泛地涉及辨别病的标本、阴阳、内外、虚实及季节等因素，故其所提出的治疗原则具有更加古老的色彩。

原文十七

脈之玄[1]，書而熟[2]學之。季[3]子忠謹[4]，學□□□見於爲人□□□□□□□言不可不察也。

【语释】

本书脉法的知识深奥，要抄录下来并且认真学习。凡是初学的后生都要诚实谨慎地从事。（按，由“谨”字以下至“言”，约十六字，缺文间断残脱，读不成文，语释暂缺。）这是不可不了解的。

【考注】

[1] 脈之玄：自“脉之”二字以下至“不察也”共约 23 字，乙本全无，今据甲本。

[2] 熟：熟练，精审。

[3] 季：幼小，幼子，少小。

[4] 謹：谨慎。

【按语】

本条是《脉法》的结语。其中特别强调“脉法”是一门很深奥的学问，学医的人一定要认真对待，深入学习掌握，然后才可以应用于病人。

原文十八

凡三陽[1]，天氣[2]也，其病唯折骨裂□[3]、膚一死。凡三陰[4]，地氣[5]也。死脈[6]也，陰病而亂[7]，則不過十日而死。三陰腐臟爛腸而主殺[8]。凡視死徵，□□五死，唇反人盈[9]，則肉先死。齦齊齒長[10]，則骨先死。面黑目睘視斜[11]，則氣先死。汗出如絲，榑而不流[12]，則血先死。舌捆橐拳[13]，則筋先死。五者扁有，則不活矣。凡徵五，一徵见，先活人。

【语译】

凡是三阳脉，都行天气，三阳脉所生病变，只有在骨头折断、皮肉撕裂的情况下，才会导致死亡。凡是三阴脉，都行地气，属死脉，三阴脉所生病变，会使人五脏腐烂，关系到生命的死亡，如果三阴脉病同时出现混杂现象，那么，不出 10 天，病人就会死亡。判断死症的征兆：口唇外翻、人中肿满，是肌肉先死的征兆；牙龈软缩、牙齿变长，是骨先死的征兆；颜面黯黑、眼珠发直、目光歪斜，是血先死的征兆；汗出细如丝线，附着在皮肤表面而不流动，是气先死的征兆；舌头捆卷、睾丸卷缩，是筋先死的征兆。五者皆有，则不能活。属于死亡的症候征兆大抵有此 5 类。只要有一种死兆出现，就应当尽快救治。

【考注】

[1] 三陽：指巨阳、少阳、阳明三条脉。

[2] 天氣：《灵枢·经水》："天为阳。"《灵枢·九针论》："天者，阳也。"《素问·太阴阳明论》："阳者，天气也，主外。"

[3] 折骨裂□：脱损字，应据《阴阳》补作"膚"，折骨裂肤，骨头折断，皮肉撕裂。

[4] 三陰：太阴、厥阴、少阴三条脉。

[5] 地氣：《灵枢·经水》："地为阴。"《素问·太阴阳明论》："阴者地气也，主内。"地气主生长，马王堆汉墓帛书《十六经·观》："待地气之发也，乃萌者萌而孳者孳。"三阴脉同病，好像地气绝断，则为死脉。"

[6] 死脈：指三阴脉受邪，是无法医治，危及生病的重病。敦煌卷子佚名唐抄本《平脉略例·甲本》亦云："阳病易治，阴病难治。"

[7] 陰病而亂：乱，混杂。阴病而乱，指三阴之病混杂出现。

[8] 腐臟爛腸而主殺：比喻三阴患病都是会令五脏腐烂，危及生命的重病。

[9] 唇反人盈：反，即翻。参见前"足外反"注。唇反，唇缘外翻。盈，肿满。人盈，人中肿满。类似句子，亦见于《难经·二十四难》："肌肉不滑泽，则人中满，人中满则唇反，唇反则肉先死。"

[10] 齦㾓齒長：与《灵枢·经脉》"肉软却故齿长"义同，指因牙龈肌肉软缩，齿根外露，致使牙齿外露部分增多变长。

[11] 面黑目睘视斜：《素问·诊要经终论》："目睘系绝。"

[12] 汗出如絲，榑而不流：榑，读为傅。傅，通附，附着。

[13] 舌捆橐拳：捆，缠束。《说文解字》"捆，缠束也。"橐，阴囊。《说文解字》："橐，囊也，从橐省石声。拳，卷，曲。舌见橐拳，义同《灵枢·经脉》之"舌卷卵缩"，指舌体卷曲不伸，睾丸上缩。皆为足厥阴肝经气绝证候。肝主筋，肝脉经外阴，上循咽喉，当火热燔灼肝经，病情发展到危重时，则其筋脉挛缩，故舌卷曲不伸，睾丸上缩，常见于急性热病的衰竭期或严重脑血管病变。

【按语】

本条是参考张家山汉墓《脉书三》，将马王堆《脉法》残缺部分进行补充。此段主要强调生死脉的征兆。

第三章 《阴阳脉死候》（马王堆出土的帛书）

一、考释概述

《马王堆医学文化》对《阴阳脉死候》进行了考证研究,《阴阳脉死候》总共只有4行、100余字，排列在《脉法》之后。在前面3种帛医书对脉的分布、主病、治疗、诊断进行了全面论述之后，此书又对三阴脉、三阳脉病的死候做了原则性的概括和提示。此外，书中还根据病人濒死前的种种表现，用气、血、骨、肉、筋的相关理论进行了初步的归纳。

二、学术价值

1.《阴阳脉死候》的病理概况

原文说:“凡三阳，天气也，其病唯折骨、裂肤一死。凡三阴，地气也，死脉也，阴病而乱，则不过十日而死。三阴腐脏烂肠而主杀”。

三阳，即太阳、少阳、阳明；三阴，即太阴、少阴、厥阴。三阳、三阴的概念，是从阴阳的概念分化而来的。老子说:“一阴一阳之谓道”。这是古人对事物分类的一种方法。凡是向上的、向外的、性热的、旺盛的都属于阳；凡是向下的、向内的、性寒的、衰弱的都属于阴。先秦诸子的著作中，只有阴阳的概念。三阴、三阳之说，首见于马王堆医书中。而且这种概念的出现，可能完全是为了划分足部6条脉而确立的。

从这里来看,《阴阳脉死候》中的“阴病而乱”，即《足臂十一脉灸经》中的“三阴之病乱”，指足三阴脉的病症同时出现，情况比较严重，“则不过十日死”。有人从经络感传的角度，对“阴病而乱”的8例患者进行临床观察，发现这些患者都有从四肢的阴面趋向于胸腹部病灶处的感传线，两侧共8条。其中，心肌梗死3例，慢性胆囊炎急性发作、兼中毒性休克2例，肺脓疡、慢性膀胱炎与坏死性阑尾炎合并周围脓肿各1例，这3例均伴有阳经感传。这8例病人在现代医疗条件下经抢救或积极治疗均未死亡。但也证实“阴病而乱”确实是一类十分严重的疾病，在几千年前，能够认识到这一点，是十分了不起的。

《阴阳脉死候》最后以“三阴腐脏烂肠而主杀”结束了这一段。从病理学的角度,认为烦心、心痛、腹胀、不能食、不能卧、溏泄、呃逆这些严重症候，是脏与肠这些体内器官腐烂而引起的，因此主死。这些症候，确实在某些严重疾病的发展过程中出现，是危险的征兆，但不一定“主杀”。这反映当时对疾病的治疗，尚缺乏更有效的手段。其中很多死症，在《伤寒杂病论》中，已找到了救治的方法，特别在现代医学条件下，更容易转危为安。

尤其值得一提的是，上述所有关于死候的种种记载，在现存的《黄帝内经》中已全部删除而未见到，却在《伤寒杂病论》中的太阴病、少阴病、厥阴病中处处可见。《伤寒杂病论》中关于三阳病较轻、三阴病较重的整体思想也与《阴阳脉死候》完全吻合。说明张仲景的《伤寒杂病论》不仅继承了《素问·热论》关于六经辨证的内容，甚至也继承了早于《黄帝内经》的《足臂十一脉灸经》《阴阳十一脉灸经》和《阴阳脉死候》经典祖本的内容。

2. 五死及其理论价值

在《阴阳脉死候》中，除了原则性地论述三阴脉、三阳脉死候之外，还有一段文字，描述了濒死前所呈现的各种危候。在病理机制上，不属于阴阳脉的病变范围，《足臂十一脉灸经》与《阴阳十一脉灸经》均不见类似的记载。作者简单地将这些死候称作“□□五死”，并且以一种完全不同于三阴脉、三阳脉的理论，即气、血、骨、筋、肉的相关理论，进行了概括和分析。

这一段原文：“凡视死征，□□五死，唇反人盈，则肉先死；龈齐齿长，则骨先死；面黑，目瞏视斜，则气先死；汗出如丝，傅而不流，则血先死；舌陷卵卷，则筋先死。五者偏有，则不活矣。”

这段文字，基本上见载于《灵枢·经脉》和《素问·诊要经终论》中，但做了某些改动和扩充。

“唇反人盈”，即人中胀满，嘴唇变形。反，变也，见《列子·仲尼》：“夫能仁而不能反”。盈，满也。人即人中部，上唇至鼻下。“唇反人盈，则肉先死”，在《灵枢·经脉》中衍化为：“足太阴气绝者，则脉不荣肌肉。唇舌者，肌肉之本也，脉不荣，则肌肉软；肌肉软，则舌萎，人中满；人中满，则唇反；唇反者，肉先死。”这一段对帛书原文基本未做改动，并就唇与肉的生理关系做了进一步阐述。

“龈齐齿长”，意即牙龈萎缩，看似牙齿变长了。“龈齐齿长，则骨先死”，在《灵枢·经脉》中衍化为“足少阴气绝，则骨枯。少阴者，冬脉也，伏行而濡骨髓者也。故骨不濡，则肉不能著也；骨肉不相亲，则肉软却；肉软却，故齿长而垢，发无泽；发无泽者，骨先死”。这一段也对帛书原文基本未做改动，并就齿与骨的生理关系做了进一步阐述。

“目瞏视斜”即两眼僵直或斜视，目珠不能转动。“面黑，目瞏视斜，则气先死”，在《素问》与《灵枢》中有了很大的改动。《素问·诊要经终论》将“目瞏视斜”归于少阳脉临终症候；“少阳终者，耳聋百节皆纵，目瞏绝系，绝系一日半死”。《灵枢·经脉》将“面黑”归于“血先死”的症候，将“目瞏视斜”弃之不取，将“气先死”全部更换了其他症候：“手太阴气绝，则皮毛焦。太阴者，行气温于皮毛者也。故气不荣，则皮毛焦；皮毛焦，则津液去皮节；津液去皮节者，则爪枯毛折；毛折者，则毛（气）先死”。

“汗出如丝，傅而不流”，即汗出黏稠，用手指拈之成丝，附着于皮肤而不流。也就是俗语说的油汗、绝汗。“汗出如丝，傅而不流，则血先死”，在《灵枢·经脉》中将这个症候归入六阳气绝中，将“血先死”与上述“气先死”中的“面黑”归于“手少阴气绝”中，做了很大的改动：“六阳气绝，则阴与阳相离，离则腠理发泄，绝汗乃出。故旦占夕死，夕占旦死”。“手少阴气绝，则脉不通。少阴者，心脉也；心者，脉之合也。脉不通，则血不流；血不流，则髦色不泽。故其面黑如漆柴者，血先死”。

“舌陷卵卷”即舌体卷曲、睾丸上缩。“舌陷卵卷，则筋先死”，在《灵枢·经脉》中衍化为“足厥阴气绝，则筋绝。厥阴者，肝脉也；肝者，筋之合也；筋者，聚于阴器，而脉络于舌本也。故脉弗荣，则筋急；筋急，则引舌于卵。故唇青、舌卷、卵缩，则筋先死”。这段也基本上是在帛书原文的基础上进行了一些阐述。

总之，《阴阳脉死候》的作者采取了包含气、血、筋、骨、肉的新理论。这在当时，可能只是一种新的尝试。但恰恰这种新的思维方法给了《灵枢·经脉》作者极大的启示。《灵枢·经脉》根据架构经络脏腑体系的需要，将“五死”进行适当的调整，重新将其纳入十二经脉系统中，予以合理的解释，并将“气、血、骨、肉、筋”分别与“肺、心、肾、脾、肝”联系起来，又与皮、毛、爪、面、齿、唇和人中、舌及卵联系起来，形成了五组模式。即，第一组：肺—气—皮、毛、爪，第二组：心—血—面，第三组：脾—肉—唇、人中，第四组：肾—骨—齿、发，第五组：肝—筋—舌、卵。这五组模式，正是中医最重要的理论脏象学说的核心部分。因此，有人认为应该把《阴阳脉死候》看作是脏象学说的本源。这种观点，不失为一种卓越的见解。

3. 根据不同版本互相参照

《阴阳脉死候》和《脉法》一样，都是同抄在《阴阳脉灸经》甲本的尾部，也是帛书整理小组根据内容命名的，全文约100字。《阴阳脉死候》认为三阳脉属天气，主外、主生，三阳脉病一般不至于死，其中只有折骨裂肤，才有死的可能性。三阴脉属地气，主内、主杀，其病多为腐脏烂肠，常易引起死亡。

《阴阳脉死候》的出土古传本共有两种。其中马王堆汉墓帛书有一种，今称甲本。张家山汉墓简书有一种，收入《脉书》中，今称乙本。今以乙本为基础，用甲本相互校补订正，凡所补订的原文均出校注说明。

三、原文解读

原文一

凡三陽[1]，天氣[2]殹（也）[3]。其病唯[4]折[5]骨、列（裂）[6]膚[7]，一死。

【语释】

凡是三阳脉，在人体内象征着天阳之气，在它们的疾病中只有全身严重的骨骼折断和肌肤碎裂，才是一种死亡的症候。

【考注】

[1] 三陽：指太阳脉、少阳脉及阳明脉。

[2] 天氣：泛指阳气。《素问·生气通天论》："阳气者，若天与日，失其所则折寿而不彰。"同上《阴阳应象大论》："积阳为天，积阴为地。阴静阳躁，阳生阴长，阳杀阴藏。阳化气，阴成形。"

[3] 殹："也"的古写。下同。

[4] 唯：只有，独。

[5] 折：断裂。《玉篇·手部》："折，断也。"折骨即骨折，参见《足臂十一脉灸经》【原文二十二】注。

[6] 裂：甲本作"列"。"裂"与"列"同音通假。裂字义为分离，分裂。

[7] 膚：乙本缺。甲本作"肤"，古异写。肤字有皮、肉及剥离诸义。释为皮者。据此可知此处的"裂肤"死候，实指全身重大创伤所致的肌肉断碎撕裂症状，绝非因寒冷而在四肢手足出现的皮肤皲裂。

【按语】

本条论三稍脉死候，包括手三阴脉和足三阳脉。在《灵枢》和《难经》中均称为"六阳气绝"；其表现的症候："阴阳相离，腠理发泄，绝汗乃出。"（《灵枢·经脉》。）"绝汗乃出，大如贯珠，转出不流。"（《难经·二十四难》。）而在《素问·诊要经终论》及《灵枢·终始篇》则均将三阳脉分为太阳、少阳、阳明三种死候，其表现的症候分别是："太阳之脉其终也戴眼，反折，瘛疭，其色白，绝汗乃出，出则死矣。少阳终者，耳聋，百节皆纵，目睘绝系，绝系一日半死。其死也，色先青白，乃死矣。阳明终者，口目动作，善惊，妄言，色黄，其上下经盛不仁，则终矣。"

又按，本条谓三阳病的死候是"折骨、裂肤"与《足臂十一脉灸经》【原文二十二】"阳病折骨、绝筋而无阴病，不死。"之说相反。

原文二

凡三陰[1]，地氣[2]殹（也）。死脤[3]（脈）殹（也），陰病而亂，則不過十日而死[4]。三陰𦙶（腐）臧（臟）煉（爛）腸而主殺[5]。

【语释】

凡是三阴脉，在人体内均象征着地气。其死脉的症状：三阴脉的病症出现错综紊乱的现象，则过不了十天就要死亡。三阴脉的病症引起五脏和胃肠溃烂的，都要死亡。

【考注】

[1] 三陰：指太阴脉，少阴脉，厥阴脉。

[2] 地氣：泛指阴气。

[3] 死脈：古医书中一般多释为表现死亡征兆的脉搏现象。如《素问·平人气象论》:“人一呼吸脉四动以上曰死，脉绝不至曰死。乍疏乍数曰死……人无胃气曰逆，逆者死。”同篇又记有“死肝脉”“死肺脉”“死肾脉”和“死脾脉”等死脉名称。《难经·十四经》则作：“一呼六至，一吸六至，为死脉也。”等。均属于死脉之类。但在本书中所说的死脉非指脉搏，而是和脉病有关的死亡病候。

[4] 陰病而亂，則不過十日而死：甲本缺“阴”及“不”二字。乙本此十一字在下一句“腐脏烂肠而主杀”之后。

[5] 三陰腐臟煉腸而主殺：乙本缺“三阴”二字。甲本“腐”作“胕”,古异写。“臟”字甲本、乙本均作假为“臧”，假为“藏”。“藏”与“臧”上古音均阳部韵。藏为从母，臧为精母，在古籍中此二字也多互通。而“藏”字在后世医书中多书作“臟”，今简化为“脏”。《素问·气穴论》；“藏俞五十八。”王注：“藏，谓五藏也。”“爛”字甲本作“炼”，乙本作“阑”。爛与炼、阑上古音均来母，元部韵，均同音通假。

【按语】

本条与《足臂十一脉灸经》【原文十三】“三阴之病乱，不过十日死。”内容基本相同。

原文三

凡視死徵[1]，□□五死[2]，脣反[3]人盈[4]，則肉先死[5]。

【语释】

凡是诊断将要死亡的征兆，共有5类死候。其一是口唇外翻，口周围的人中部位肿胀，这是肉先死的症状。

【考注】

[1] 凡視死徵：乙本同。甲本全缺。“征”字义为征兆，迹象。“死征”即死亡的症候征兆。

[2] □□五死：甲本“五死”前缺二字。乙本全缺。

[3] 脣反：《灵枢·经脉》及《难经·二十四难》均作唇反。按，“反”字应假为“翻”。唇翻即口唇肌肉弛缓，向外方翻转之状。

[4] 人盈：据《灵枢·经脉》作“人中满”。故“人”字乃“人中”之略。人中即鼻和口部之间的部位。《医宗金鉴·刺灸心法要诀》卷八十：“人中者，鼻柱之下。唇之上，穴名水沟。”《类经图翼》卷三：“人中，唇之上，鼻之下也。”“盈”与满字同义。此处的“人盈”即人中盈，与《灵枢·经脉》：“人中满”之义同。

[5] 肉先死：乙本同。甲本缺“先死”二字。

【按语】

《灵枢·经脉》记“肉先死”云：“足太阴气绝者则脉不荣肌肉。唇舌者，肌肉之本也。

脉不荣则肌肉软，肌肉软则舌萎，人中满。人中满则唇反。唇反者肉先死。甲笃乙死，木胜土也。”《难经·二十四难》：“足太阴气绝，则脉不营其口唇。口唇者，肌肉之体也。脉不营，则肌肉不滑泽，则肉满。肉满则唇反。唇反则肉先死。甲曰笃，乙曰死。”

原文四

䶔瘠[1]齒長[2]，則骨先死[3]。

【语释】

牙龈部组织萎缩，牙齿老化而枯槁憔悴，这是骨先死的症状。

【考注】

[1] 龈瘠：甲本全缺。乙本“瘠”作“齐”。瘠字义为枯瘦，消瘦。瘠在此处为其引申义：萎缩。龈瘠即牙龈萎缩的退行性病变。

[2] 齒長：乙本同。甲本全缺。按，齿长之义历代医家诠释《黄帝内经》注文均未作解。考“长”字古义之一为老，或衰老。故齿长应指牙齿老化衰退之现象。复据《素问·诊要经终论》及《灵枢·经脉》均在“齿长”后记有“而垢”二字。而在《难经·二十四难》则记作“齿长而枯”。垢字义为污浊。如《说文解字·土部》：“垢，浊也。”枯字义为枯瘠。可知“垢”“枯”均指牙齿枯槁萎退之状，与牙齿衰老（“齿长”）之义相符，故今据以作释。

[3] 則骨先死：乙本同。甲本缺“则”字。

【按语】

《灵枢·经脉》记“骨先死”云：“足少阴气绝则骨枯，少阴者冬脉也，伏行而濡骨髓者也。故不濡则肉不能著也。骨肉不相亲则肉软却，肉软却故齿长而垢，发无泽。发无泽者，骨先死。戊笃己死，土胜水也。”《难经·二十四难》：“足少阴气绝，即骨枯。少阴者，冬脉也。伏行而温于骨髓，故骨髓不温，即肉不着骨，骨肉不相亲，即肉濡而却，故齿长而枯，发无润泽，无润泽者骨先死。戊曰笃，己曰死。”对于“齿长而垢”的解释，如王冰注云：“足少阴气绝则骨不软，骨硬则龂上宣，故齿长而积垢污。”（《素问·诊要经终论》。）马莳注云：“肾气绝则骨枯，肉脱，齿槁。”（出处同上。）张介宾注云：“肾主骨，肾败则骨败，故骨根不固，长而垢也。”（《类经》卷十八。）

原文五

面黑[1]，目環（睘）[2]，視褻（衺）（斜）[3]，則氣先死[4]。

【语释】

脸上的颜色暗淡灰黑，目光发直，眼珠斜视，这是气先死的症状。

【考注】

[1] 面黑：甲本同。乙本“黑”作“墨”。《素问·诊要经终论》：“少阴终者，面黑。”

（《灵枢·终始》同。）同书《脉解篇》：“少阴所谓面黑如地色者，秋气内夺。故变于血也。”

[2] 目瞏：甲本同（甲本原释文假为“环”，非是）。乙本“瞏”作“圜”，形近致讹。瞏（qióng，穷[去声]）古又书作“瞏”。《说文解字·目部》：“瞏，目惊视也。从目，袁声。”《素问·诊要经终论》：“目瞏系绝。”王注：“瞏，谓直视如惊貌。”

[3] 视斜：“斜”，甲本作“衺”，乙本作“雅”。按，衺即古“衺”字。二者均从衣，牙声。而衺又“邪”之异写。

[4] 則氣先死：甲本同。乙本“气”讹作“血”，与下一条“血”讹作“气”互易。今据甲本，《灵枢·经脉》《难经·十四难》及所属系少阴脉死候改正。

【按语】

在《灵枢·经脉》和《难经·二十四难》中均无“气先死”的记述，而有“毛先死”一称，其症状也与本书“气先死”不同。但本段“气先死”的症候却分别见于《素问》和《灵枢》的另外两篇论述六经终候的记文。惟其中“面黑”之症可见《素问·诊要经终论》“少阴终”的死候（《灵枢·终始》同）。而“目瞏视邪”之症则见于《素问·诊要经终论》“少阳终”的死候（《灵枢·经终》作“目瞏系绝”）。由此可见上述“气先死”的记文在其后医书传抄过程中所出现的分化现象。

原文六

汗出如絲[1]，傅而不流[2]，則血先死[3]。

【语释】

全身出汗如蚕丝之状，连绵不断，性质黏着而排泄不畅快，这是血先死的症状。

【考注】

[1] 汗出如絲：丝，指蚕丝。

[2] 傅而不流：乙本“傅”作“榑”。傅字义为附，附着。

[3] 則血先死：甲本同。乙本“血”讹“气”字。

【按语】

《灵枢·经脉》记“血先死”云：“手少阴气绝则脉不通，脉不通则血不流，血不流则毛色不泽，故其面黑如漆柴者，血先死，壬笃癸死，水胜火也。”《难经·二十四难》：“手少阴气绝，则脉不通。脉不通则血不流。血不流则色泽去，故面黑如黧。此血先死。壬日笃，癸日死。”

又按，本条所说的“汗出如丝，傅而不流”主要是汗液黏稠的结果。《素问·诊要经终论》“太阳之终”死候有“绝汗乃出”之症。王冰注谓：“绝汗，谓汗暴出，如珠而不流，旋复干也。”也是指汗液黏稠，流而不畅者，惟本条所主死候之脉与之不同。

原文七

舌陷[1]，橐（卵）[2]捲（卷）[3]，则筋先死[4]。

【语释】

舌头向后方塌陷，男子的阴囊挛缩，这是筋先死的症状。

【考注】

[1] 陷：甲本讹作“掐”，形近而误。乙本作“掴”。掴假为陷。陷字义为下沉，陷落。舌陷即舌肌萎缩下陷之症，也称“舌卷”（见《素问·诊要经终论》及《灵枢·经脉》，同书《终始》等。）

[2] 卵：甲本作“橐”。乙本作“橐”。橐字从卵，从橐，当为古之合文。橐（驼，tuó）字义为囊，在古医籍中二字均指男子阴囊（睾丸）。如《素问·热病篇》：“囊纵，少腹微下。”同上“故烦满而囊缩。”均是。而卵字在古医籍也指阴囊。如《神农本草经》下品有豚卵一药，《本草纲目》卷五十释为“牡猪外肾”（睾丸）即其明证。又如《灵枢·五色》：“男子色在于面王，为小腹痛，下为卵痛。”同书《经脉》“舌卷，卵缩。”《素问·诊要经终论》：“则舌卷，卵上缩而终矣。”王冰注：“《灵枢经》曰：‘肝者，筋之合也。筋者聚于阴器，而脉络于舌本。故甚则舌卷，卵上缩也。’又以厥阴之脉过阴器故尔。”《难经·十四难》：“筋缩引卵与舌卷。”《太玄经·难》：“卵破石䝙。”范注：“卵，阴物也。”等均可作为旁证。

[3] 卷：义为卷曲，或书作捲。甲本作“卷”，乙本作“拳”。拳假为卷。卵卷义同卵缩，均指睾丸挛缩而上升缩小。

[4] 则筋先死：甲本，缺“则筋”二字。

【按语】

《灵枢·经脉》记“筋先死”云：“足厥阴气绝则筋绝。厥阴者肝脉也。肝者，筋之舍也。筋者聚于阴气，而脉络于舌本也。故脉弗荣则筋急，筋急则引舌与卵。故唇青，舌卷，卵缩，则筋先死。庚笃辛死。金胜木也。”《难经·二十四难》：“足厥阴气绝即筋缩，引卵与舌卷，厥阴者肝脉也。肝者，筋之合也。筋者，聚于阴器而终于舌本。故脉不营，则筋缩急。筋缩急引卵与舌，故舌卷卵缩，此筋先死。庚日笃，辛日死。”

原文八

五者扁（偏）[1]有，则不沽（活）[2]矣。凡[3]徵[4]五。一徵見，先活人[5]。

【语释】

以上 5 种死候同时出现，则病人一定不能活命，属于死亡的症候征兆大抵有此 5 类。只要有一种死兆出现，就应当尽快救治。

【考注】

[1] 徧：甲本、乙本均作“扁”，徧同遍字。

[2] 活：生存，活命。

[3] 凡：甲本自“凡”字以下至本书之末全无。今依乙本。

[4] 徵：乙本作“征”，下同。按：征与徵古义不同，前者主作征伐解，后者则有徵兆，徵验之义。但今国内简化字二者通用。为免混淆起见，本书暂仍用徵字。征字假为“证”，上古音二者均章母纽。征为耕母。证为蒸母韵。而证与徵又为叠韵之同源字，其义也可互通。

[5] 活人：救治好垂死的病人。

【按语】

本条的“五者徧有”，即五阴死脉俱见，《灵枢·经脉》作“五阴气俱绝”。云：“五阴气俱绝则目系转。转则目运。目运者为志先死。志先死则远一日半死矣。”《难经·二十四难》：“三阴气俱绝者。则目眩转，目瞑。目瞑者，为失志。失志者，则志先死。死即目瞑也。”

又按，本书所说的气先死、血先死、肉先死、骨先死和筋先死五种死症，在《灵枢·经脉》和《难经·二十八难》也有记载。惟后二书均无“气先死”，而改为“毛先死”。因而形成了毛、血、肉、筋、骨五种体内的实质组织与五行学说即金、火、土、木、水相互配合的关系。这是因为肺主皮毛（金），心主血脉（火），脾主肌肉（土），肝主筋（木）和肾主骨（水）对应之故。但是在本书中所提出的五种体内组织中只有血、肉、筋、骨四种为实质组织。至于“气先死”的“气”字，既非实质组织，也不和五行学说相对应。兹列表3–1如下。

表 3–1　五体与五行之配合对照表

出处	五行配合					其他
《素问·阴阳应象大论》	木	火	土	金	水	—
	肝	心	脾	肺	肾	—
	筋	脉	肉	皮毛	骨	—
《灵枢·经脉》 《难经·二十四难》	筋	血	肉	毛	骨	—
《阴阳脉死候》	筋	血	肉	—	骨	气

上表说明在本书中的五种死候，尚未与五行学说配合，也是其成书更古的一个标志。

此外，除本书、《灵枢·经脉》及《难经》记有五种死候外，在《素问·诊要经终论》

及《灵枢·终始》也记有死候之文，但却是根据六经之顺序排列者，与五种死候之说不仅互有参差出入，而且在其基础上又有所发展。现仍列表如下，以供参考。

表 3-2 古医籍中死候的对照表

<table>
<tr><th colspan="3">《阴阳脉死候》
记录</th><th colspan="3">《灵枢·经脉》
（附：《难经·二十四难》校文）</th><th colspan="2">《素问·诊要精终论》
（附《灵枢·终始》校文）</th></tr>
<tr><th>脉</th><th>死候</th><th>先死</th><th>脉</th><th>死候</th><th>先死</th><th>脉</th><th>死候</th></tr>
<tr><td rowspan="3">三阳（一死）</td><td rowspan="3">折骨，裂肤</td><td rowspan="3">—</td><td rowspan="3">六阳（气绝）</td><td rowspan="3">腠理发泄，绝汗乃出。</td><td rowspan="3">—</td><td>太阳之终</td><td>戴眼反折瘛疭，其色白，绝汗乃出，出则死矣。(《灵枢·终始》末二句之作:“绝皮乃绝汗,绝汗乃终矣”。)</td></tr>
<tr><td>少阳之终</td><td>耳聋，百节皆纵，目睘绝系，绝系一日半死，其死也,色先青白乃死矣。(《难经》无“睘”字，作“目系绝”。又无“矣”字。)</td></tr>
<tr><td>阳明之终</td><td>口目动作，善(《灵枢·终始》作“喜”)惊，妄言，色黄，其上下（“下”后有“行”）经盛（“盛”后有“而”），不仁，则终矣。</td></tr>
<tr><td rowspan="2">三阴（五死）</td><td>目睘，视邪</td><td>气先死</td><td>手太阴（气绝）</td><td>皮毛焦，爪枯，毛折。</td><td>毛（先死）</td><td>太阴之终</td><td>腹胀闭，不得息，善噫（《灵枢·终始》作“气噫”），善呕，呕则逆，逆则面赤，不逆则上下不通，不通（《灵枢·终始》无后“不通”）则面黑，皮毛焦而终矣。</td></tr>
<tr><td>汗出如丝，傅而不流</td><td>血先死</td><td>手少阴（气绝）</td><td>血不流，面如漆柴。(《难经·二十四》作“如黧”。)</td><td>血（先死）</td><td>—</td><td>—</td></tr>
</table>

续表

《阴阳脉死候》记录			《灵枢·经脉》（附：《难经·二十四难》校文）			《素问·诊要精终论》（附《灵枢·终始》校文）	
三阴（五死）	唇反，人盈	肉先死	足太阴（气绝）	肌肉软，舌萎，人中满，唇反。	肉（先死）	—	—
	龈瘠，齿长	骨先死	足少阴（气绝）	骨枯。齿长而垢。（《难经·二十四》作“枯”。）发无泽。（《难经·二十四》作“无润泽”。）	骨（先死）	少阴之终	面黑，齿长而垢，腹胀闭（《灵枢·终始》无后有“塞”字），上下不通而终矣。
	舌陷，卵卷	筋先死	足厥阴（气绝）	筋绝，唇青，舌卷，卵缩。（《难经·二十四》作：“筋缩引卵与舌卷”。）	筋（先死）	厥阴（之终）	中热，嗌干，善溺，心烦，甚则舌卷，卵上缩而终矣。
	—	—	五（《难》作“三”）阴气俱绝	目系转。目运。（《难经·二十四》作：“目眩转，目瞑。”）	志（先死）	—	—

原文九

夫流水不腐[1]，户樞[2]不蠹[3]，以其動[4]。動則實四肢[5]，而虛五臟。五臟虛則玉體[6]利[7]矣。

【语释】

凡是经常不断的流水是不会腐烂变质的，凡是经常开关的门轴也是不会受到虫蛀侵蚀的。其原因就是它们都在不间歇地运动着。人体也是同样，经常参加运动就可以使四肢得到充实，而五脏得以空虚。五脏空虚，就可以使运动者的身体得到很大好处。

【考注】

[1] 流水不腐：乙本“流”作“留”。

[2] 户樞：枢乙本作“貙”。枢为门上的转轴，又称户轴。

[3] 不蠹：蠹（渡，dù）乙本作“橐”。蠹与橐同音通假。蠹即蛀虫。“不蠹”即不被蛀虫所啮。

[4] 動：动作，运动。《素问·五运行大论》：“其变动。”

[5] 肢：乙本作“支”。支与肢同音通假。

[6] 玉體：原义为对别人的尊称。此处指对善于养生者的尊称。

[7] 利：利益，便利。

【按语】

本段论述身体经常运动可以养生保健之理。所谓“流水不腐，户枢不蠹”，本系先秦时期流行的两句养生成语。早在春秋之际的《墨子》一书就记有：“户枢免瑟”（见《经说上篇》）之说。汉代名医华佗在教诲弟子吴普时则提出：“人体欲得劳动，但不当使极耳。动摇则谷气得销，血脉流通，病不得生。譬如户枢，终不朽也。”（《后汉书》卷一百二十一华佗列传。）《阴阳脉死候论》所提出的通过运动锻炼可以达到“实四肢而虚五脏”的效果和“玉体利”的健身防病目的，充分体现了中国医学对人体阴阳表里必须相互协调与统一的辨证思想。正如《黄帝内经》所说的：“用阴和阳，用阳和阴。”（《灵枢·五色》。）“凡阴阳之要，阳密乃固。”（《素问·生气通天论》。）和“谨察阴阳所在而调之，以平为期。”（《至真要大论》。）《阴阳脉死候》所总括的这种运动理论，正是古代医家通过大量细致地观察人体运动实际的内在规律所得出的客观结论，也是完全符合现代运动生理学原理的。

原文十

夫乘車食肉者[1]，春秋必洒[2]，洒則脈爛烂而肉死。

【语释】

生活优越经常吃肉的贵族阶层的人，春秋季节必须把吃的肉食排泄出去，不排泄出去则脉管动脉硬化，血管堵塞溃烂而死。

【考注】

[1] 乘車食肉者：泛指生活优越的贵族阶层人士。

[2] 洒：此字为竹简原文，但不见传世字书，其音义均未详，暂缺待考。

【按语】

本条当是告诫享受厚禄的贵族阶层在养生时应注意的事项。其具体内容尚有待进一步研究。

原文十一

脉盈而虚之[1]，虚而實之[2]，靜則待之[3]。

【语释】

属于实脉的病症应当用泻法，属于虚脉的病症应当用补法。诊脉要在安静的条件下细心察辨脉象。

【考注】

[1] 脉盈而虚之：盈字义为充实，满溢。参见《脉法》【原文十四】注。“脉盈”犹指实

脉。虚字在此处义为使之空虚，相当治则中的泻法。故此全句即“实者泻之”之义，如《素问·三部九候论》：“实则泻之。”《灵枢·大惑论》：“盛者泻之。”（同书《通天》同。）同书《根结》：“有余者泻之。”

[2] 虚而實之：虚字在此处系指脉象呈虚脉者，属于正气不足或精气亏损之象。如《素问·玉机真藏论》：“此谓五虚。”王注：“虚，谓真气不足也。”同上，《调经论》：“阴之生虚奈何？”王注：“虚，谓精气夺也。”故此全句即“虚者补之”之义。如《素问·三部九候论》：“虚则补之。”《灵枢·大惑论》：“虚者补之。”（同书《通天》同。）同书《根结》：“不足者补之。”

[3] 靜則待之：乙本静作“诤”。静字义为安静。《素问·生气通天论》：“静则多言。”王注：“静，谓安静。”

“待”字乙本作“侍”。上古音待与侍均之部韵。待为定母，侍为禅母。故侍假为待。在本句中可释为耐心考察。

【按语】

本条论述根据脉象所应采取的医疗方针，以及诊脉时的具体要求。最末一句提到“静以待之”的话，指出诊脉必须要在安静的环境中进行，以便使医者专心致志，力求避免各种外界干扰。而这种诊脉要求，同样也在《黄帝内经》中有所体现，如《素问·脉要精微论》，“是故持脉有道，虚静为宝”（按，“宝”字原作“保”，通假。今依林亿校注及《甲乙经》改正）。同上篇：“诊法常以平旦，阴气未动，阳气未散，饮食未进，经脉未盛，络脉调匀，气血未乱，故乃可诊有过之脉。”等均是。

第四章 《脉书三》（张家山汉墓出土的简书）

一、考释概述

1983年12月至1984年1月，湖北省江陵县（今荆州市）清理了张家山247号汉墓，出土竹简内容为汉代典籍。

张家山汉简《脉书》被抄写在65枚竹简上，共2000多字。《脉书》是有关古代证候、脉学、针灸方面的内容，是《灵枢·经脉》的一种祖本，《脉书》中有部分内容可与《灵枢·经脉》对读互勘，同时还与先前出土的马王堆帛书中的《五十二病方》《阴阳十一脉灸经》有诸多相同内容。

二、学术价值

张家山《脉书》是研究经脉与疾病关系，为后世用脉诊诊断疾病提供依据，本书内容可分5个部分。

（1）主要论述病候症状，依次叙述了67种疾病的名称及简要症状，涉及内科、外科、五官科、妇科、儿科病症。

（2）《脉书》内容与马王堆医书《阴阳十一脉灸经》甲、乙两本完全相符，因此两者对读互相弥补，有望使《阴阳十一脉灸经》得到最大程度复原。

（3）《脉书》内容与马王堆医书《阴阳脉死候》基本相同。

（4）《脉书》论述人体骨、筋、血、脉、肉、气等组织或生理功能及其发病为“痛”的症候特征。

（5）《脉书》内容与马王堆帛书《脉法》基本相同，同样可以弥补帛书缺文。这五部分内容都与马王堆医书有密不可分的关系，对研究先秦、秦汉的中医针灸文化有着非常重要的作用，这对两者的整理与复原有非常大的帮助，比如张家山《脉书》没出土时，不少学者以为马王堆帛书的针灸文献有4种:《足臂十一脉灸经》《阴阳十一脉灸经》《脉法》和《阴阳脉死候》。但张家山汉简《脉书》出土以后，两者对照就会发现《阴阳十一脉灸经》《脉法》和《阴阳脉死候》与张家山《脉书》的第二部分内容大体相同，并且可以互相校勘而补充缺文。据此可知马王堆出土的针灸书其实只是两种。同时马王堆帛书《阴阳十一脉灸经》也有内容相同的两种，两者对比可知，张家山汉简《脉书》其实是《阴阳十一脉》的传本之一。

三、原文解读

原文一

凡三陽[1]，天氣[2]毆，其病唯折骨裂□[3]一死（1）。

【校勘】

（1）折骨裂□一死：《阴阳》“折骨列肤一死”。

【考注】

[1] 三陽：指巨阳、少阳、阳明三条经脉。

[2] 天氣：《灵枢・经水》。“天为阳。”《灵枢・九针论》：“天者，阳也。”《素问・太阴阳明论》：“阳者，天气也，主外。”

[3] 折骨裂：缺损字，应根据《阴阳》作“肤”。肤裂骨折，骨头折断，皮肉撕裂。

【语释】

凡是三阳脉，都行天气，三阳脉所生病变，只有在骨头折断，皮肉撕裂的情况下，才会导致死亡。

原文二

凡三陰[1]，地氣[2]毆，死脉[3]毆（1），腐臧闌腸而主殺（2）[4]。陰病而亂（3）[5]，則不過十日而死（4）。

【校勘】

（1）《阴阳》同。

（2）腐臧闌腸而主殺：《阴阳》将此句置于“阴病而乱，则不过十日而死”后，“腐”前衍“三阴”，“阑”作“炼”。

（3）陰病而亂：《阴阳》脱损“阴”字。

（4）則不過十日而死：《阴阳》脱损“不”字，整理小组补同。

【考注】

[1] 三陰：太阴、厥阴、少阴三条经脉。

[2] 地氣：《灵枢・经水》：“地为阴。”《素问・太阴阳明论》：“阴者地气也，主内。”地气主生长，马王堆汉墓帛书《十六经・观》：“待地气之发也，乃萌者萌而孳者孳。”三阴脉同病，如同地气绝断，是为死脉。

[3] 死脉，指三阴脉受邪，是无法医治，危及生命的重病。敦煌卷子佚名唐抄本《平脉略例・甲本》亦云：“阳病易治，阴病难治。”

[4] 腐臧闌腸而主殺：臧，读为脏。闌，读为烂。此句指三阴患病都是会导致五脏腐烂，甚至会危及生命的重症。

[5] 陰病而亂：乱，混乱，杂乱。陰病而亂，指三阴之病混杂出现。

【语释】

凡是三阴脉，都行地气，属死脉，三阴脉所生病变，会使人五脏腐烂，关系到生命的死亡，如果三阴脉病同时出现混杂现象，那么不出十天，病人就会死亡。

原文三

凡視死徵（1）[1]，唇反人盈[2]，則肉先死（2）。齦齊齒長[3]，則骨先死（3）。面墨目圜視雕[4]，則血先死（4）。汗出如絲，榑而不流[5]，則氣先死（5）。舌捆橐拳[6]，則筋先死（6）。

【校勘】

（1）凡視死徵：《阴阳》作“□□五死”。《灵枢·经脉》《脉经》卷六、《甲乙》卷二无。

（2）唇反人盈，則肉先死：《阴阳》脱损“先死”二字，整理小组补同。《灵枢·经脉》《甲乙》卷二均作“人中满则唇反，唇反者肉先死”。《脉经》卷五作“病人唇青，人中反者，三日死。病入唇反，人中满者，死。”

（3）齦齊齒長，則骨先死：《阴阳》脱损前 5 字，整理小组补第 5 字同。《灵枢·经脉》作“肉软却故齿长而垢，发无泽，发无泽者，骨先死”。《脉经》卷五作：病上齿忽变黑者，十三日死。病人唇肿齿焦者，死”。《甲乙》卷二作“肉软却故齿长而垢，发无润泽，无润泽者骨先死”。

（4）面墨目圜視雕，則血先死：《阴阳》作“面黑目睘视斜，则气先死”。《脉经》卷五作“病人面黑，目直视，恶风者，死”。《甲乙》卷二作“故面色如黧者，血先死”。

（5）汗出如絲，榑而不流，則氣先死：《阴阳》作“汗出如丝，傅而不流，则血先死”。《灵枢·经脉》《甲乙》卷二无此句，但有另一说，《灵枢·经脉》作“故气不荣则皮毛焦，皮毛焦则津液去皮节，津液去皮节者，则爪枯毛折，毛折者，毛先死”。《甲乙》卷二作“气弗营则皮毛焦，皮毛焦则津液去，津液去则皮节着，皮节着则爪枯毛折，毛折者毛先死”。《脉经》卷五作“病患发直者，十五日死。病患发如干麻，善怒者，死”，“病患汗出不流，舌卷黑者，死”。

（6）舌捆橐拳，則筋先死：《阴阳》作“舌掐缩卷”，脱损“则筋”二字，整理小组补同。《灵枢·经脉》《甲乙》卷二均作“故唇青舌卷卵缩则筋先死。”《脉经》卷五作“舌卷卵缩者，必死”。

【考注】

[1] 凡視死徵：徵，征兆，迹象。死徵，指前面三阴病而言。

[2] 唇反人盈：反，即翻。参见前“足外反”注。唇反，唇缘外翻。盈，肿满。人盈，人中肿满。

[3] 齦齊齒長：与《灵枢·经脉》“肉软却故齿长”义同，指因牙龈肌肉软缩，齿根外露，致使牙齿外露部分增多变长。

[4] 面墨目圜視雕：圜，读为睘。《说文解字》：“目惊视也”，《素问·诊要经终论》：“目睘绝矣。”王冰注：“睘，谓直视如惊貌”。雕，比喻如雕眼一样直视。

[5] 汗出如絲，榑而不流：榑，读为傅。傅，通附，附著。

[6] 舌捆橐拳：捆，缠束。《说文解字》：“捆，缠束也。”橐，阴囊。《说文》：“橐，囊也，从橐省石声。”拳，卷，曲。舌见橐拳，义同《灵枢·经脉》之“舌卷卵缩”，指舌体卷曲不伸，睾丸上缩。皆为足厥阴肝经气绝证候。肝主筋，肝脉经外阴，上循咽喉，当火热燔灼肝经，病情发展到危重时，则其筋脉挛缩，故舌卷曲不伸，睾丸上缩，常见于急性热病的衰竭期或严重脑血管病变。

【语释】

判断死症的征兆：口唇外翻，人中肿满，是肌肉先死的征兆。牙龈软缩，牙齿变长，是骨先死的征兆。颜面黯黑，眼珠发直，目光歪斜，是血先死的征兆。汗出细如丝线，附着在皮肤表面而不流动，是气先死的征兆。舌头捆卷，睾丸卷缩，是筋先死的征兆。

原文四

凡徵五，一徵見，先活人，夫留水不腐，户貙不橐，以其動[1]。動則實四肢而虛五臧[2]，五臧虛則玉體[3]利矣。夫乘車食肉者[4]，春秋必渝[5]，不齒則脈闌而死，脈盈而洫之[6]，虛而實之，静則侍之[7]。

【考注】

[1] 留水不腐，户貙不橐，以其動：留，通流。马王堆汉墓帛书《十六经·本伐》：“是以方行不留。”貙，读为枢，旧式门的转轴或承轴臼。读为囊。动，活动，运动。

[2] 動則實四肢而虛五臧：虚，空虚。与实相对。此处引申为舒畅，自如。脏，虚五脏，五脏血脉通畅，功能正常。引申为排除杂念，精神专一。

[3] 玉體：犹言尊贵之体，对别人身体的敬称。

[4] 乘車食肉者：乘车者，古代贵族才有资格和条件乘车。此句代指富贵淫逸，生活侈靡者。

[5] 春秋必渝：渝，疑为泗字之别样。泗读为泻，一声之转。《养性延命录》云：“重衣厚褥，体不劳苦，以致风寒之疾，厚味脯腊，醉饱厌饮，以致聚结之病。”特别指出那些违背“流水不腐，户枢不蝼”这一养生之道的人，易患“积聚不消之疾，及手足痹蹶，面目黧皯”，《脉书三》所说的君子，亦即“乘车食肉者”，“其气乃多，其血乃淫，气血腐闻，百节皆沉”，与陶弘景所述情状可以互证，根据中医“审有余不足，盛则泻之”的治则，故云“春秋必泻”。《素问·八正神明论》：“泻必用方，方者，以气方盛也，以月方满也，以日方

温也。”春秋即日方温之时，故得泻之。又《灵枢·通天》云：“太阴之人，贪而不仁，下齐湛湛，好内而恶出，心和而不发，不务于时，动而后之。”“太阴之人，多阴而无阳，其阴血浊，其卫气涩，阴阳不和，缓筋而厚皮，不之疾泻，不能移之。”《脉书三》“乘者食肉者”与此“太阴之人”甚为相似，治法亦同。

[6] 脉盈而洫之：盈，满。洫，虚。《管子·小称》：“是以长者断之，短者续之，满者洫之，虚者实之。”尹知章注，“洫，虚也。”与后文“虚而实之”对文。一说，本书下文云“脉者渎也”，谓脉如沟渎，则务使通畅。《左傳·襄公三十年》注，“洫，沟也。”

[7] 静则侍之：静，《礼记·儒引》：“静而正之。”本句所述当为阴阳和平之人，气血调和，经脉通畅，盈虚合度，故当以静处之，保持这种健康状态。《素问·五常政大论》：“夫经络以通，血气以从，复其不足，与众齐同，养之和之，静以待时，谨守其气，无使倾移，其形乃彰，生气以长，命曰圣王。”

【语释】

以上共有5种征兆，如果只出现一种征兆，首先要设法救活病人。流动的水不会腐臭，转动的门轴不会被蛀蚀，这是因为它们经常运动的缘故。一运动就会使四肢充实，内脏血脉通畅，内脏通畅对身体必定大有益处。那些成天坐车乘马，吃膏粱之肉的人，春秋季一定要用泻法治疗。不“泻”就会血脉腐烂而死去，当脉象过于充实时应使其泻泄。脉象空虚时，应使其坚实。脉象应时常保持在平静的状态。

原文五

夫骨者柱殹，筋者束殹[1]，血者濡殹[2]，脈者瀆殹[3]，肉者附殹[4]，氣者朐殹[5]。故骨痛如斲，筋痛如束[6]，血痛如浞[7]，脈痛如流，肉痛如浮[8]，氣動則憂[9]。夫六痛皆存於身而莫之智治，故君子肥而失其度[10]，是胃筋骨不勝其任。其氣乃多，其血乃淫[11]，氣血腐爛，百節皆沉[12]，款廿末[13]，反而走心。不此豫治，且聞哭音（1）。夫脉者，聖人之所貴殹（2），氣者（3），利下而害上[14]，從煖而去清（4）[15]，故聖人寒頭而煖足（5）。治病者取有餘[16]而益不足（6），故氣上而不下（7），則視有過之脈（8）[17]，當環而久之（9）[18]。病甚而上於環二寸益為一久（10）[19]。氣一上一下（11），當郄與胕之脈而砭之（12）[20]。用砭啓脉必如式（13）[21]。癰腫有農[22]，稱其大小而為之砭（14）。砭有四害（15），一曰農深而砭淺，胃之不逐（16）[23]；二曰農淺而砭深，胃之太過（17）；三曰農大而砭小，胃之瀸[24]，瀸者惡不畢（18）；四曰農小而砭大，胃之泛，泛[25]者傷良肉殹（19）[26]。

【校勘】

（1）从“夫骨者”至“且聞哭音”，不见于他本。

（2）夫脉者，聖人之所貴殹：《脉法》作“脉亦听人之所贵殹”。

（3）氣者，《脉法》作“气殹者”。

（4）利下而害上，從煖而去清：《脉法》作“到下一□□□□□□□□□□□焉”。

（5）故聖人寒頭而煖足：《脉法》夺“故”字，“圣”作“听”。

（6）治病者取有餘而益不足：《脉法》作“治病者取有余而益不足殹”。

（7）故氣上而不下：《脉法》脱损“气”字。“气”前夺“故”字。

（8）則視有過之脈；《脉法》作“□□□□□□过之□”。

（9）當環而久之：《脉法》作“会环而久之”。

（10）病甚而上於環二寸益為一久：《脉法》作“病甚，阳上于环二寸益为一久。”

（11）氣一上一下：《脉法》夺。

（12）當胎與胕之脈而砭之：《脉法》作“气出胎与肘，口一久而口”。

（13）用砭啓脉者必如式：《脉法》“砭”作“碧”。

（14）癰腫有農，稱其大小而為之砭：《脉法》作“壅种有脓，则称其小大而□□之”。

（15）砭有四害：《脉法》脱损前两字及最后一字，整理小组最后一字补同。

（16）一曰農深而砭淺，胃之不遝：“《脉法》作“脓深碧輚，胃之不沓，一害”。

（17）二曰農淺而砭深，胃之太過：《脉法》作“脓辍而碧深，胃之过，二害”。

（18）三曰農大而砭小，胃之澰，澰者惡不畢：《脉法》作“脓大而碧小，□□而大□□□，三害”。

（19）四曰農小而砭大，胃之泛，泛者傷良肉殹：《脉法》作“脓小而氾石大，胃之碧□，碧□者，石食肉殹，四害”。

【考注】

[1] 筋者束殹：束，名词，捆缚的绳子。

[2] 血者濡殹：濡，液汁，液体。《素问·五常政大论》：“其实络濡。”王冰注：“濡，有汁也。”《说文解字·水部》：“汁，液也。”

[3] 脈者瀆殹：渎，沟渠。《说文·水部》：“渎，沟也。”

[4] 肉者附殹：附，附着。

[5] 氣者朐殹：朐，读为句，曲、弯曲、屈曲。《难经·二十二难》，“气主呴之，血主濡之。”

[6] 筋痛如束：束，作动词。捆缚，约束。

[7] 血痛如浞：浞，沾湿，浸渍。

[8] 肉痛如浮：浮，漂浮，不牢固。

[9] 氣動則憂：忧，疾，疾病。此句言阴阳之气运化失度而被扰乱，即出现了《素问·六元正纪大论》所说的“乱天地之经，接阴阳之纪”的情状。

[10] 君子肥而失其度：度，限度、限制。注：“度、限度。”失其度：超过限度。

[11] 其血乃淫：淫，过。疏："淫者，过也。过其度量，则谓之淫。"

[12] 百節皆沉：百节，指全身关节。沉，沉重。此指风湿痹痛之症。

[13] 欵廿末：欵，同款。《玉篇·穴部》："欵，塞也。"廿末，殆指手指十，足趾十，共二十，末谓末端。人体的经脉大多起止于手足，故"欵廿末"为经脉阻塞，气血不畅的严重症状，故下文云气血"反而走心"，且闻哭音。

[14] 氣者，利下而害上：阳气向下运行，对人体有益，向上运行，对人体却有害。

[15] 從煖而去清：从，跟随。

[16] 餘：应据《脉法》改作"余"。

[17] 有過之脈：脉搏超过正常的位置。《脉经卷一·辨尺寸阴阳荣卫度数第四》："脉有太过，有不及，有阴阳相乘，有覆，有溢，有关，有格，何谓也？然：关之前者，阳之动也，脉当见九分而浮。过者，法曰太过；减者，法曰不及。遂上鱼为溢，为外关内格，此阴乘之脉也。关之后者，阴之动也，脉当见一寸而沉。过者，法曰太过；减者，法曰不及。遂入尺为覆，为内关外格，此阳乘之脉，故曰覆溢。是真脏之脉也，人不病自死。"

[18] 當環而久之：当，应当。环，环绕，围绕。久，读为灸。本句意为应当围绕病脉处实行灸疗。

[19] 病甚而上於環二寸益為一久：益，增加。久，读为灸。

[20] 當郄與肘之脈而砭之：肘，同跗。《集韵·虞韵》："跗，足也，或作肘。"郄与跗之脉，指足太阳脉和足少阳脉。

[21] 用砭啓脉必如式：砭，通砭。古代治病用的石针。《玉篇·石部》："砭，刺也。以石刺病也。"《素问·异法方宜论》："其病皆为痈疡，其治宜砭石。"王冰注："砭石，谓以石为针也。"启，打开，《广雅·释诂》："启，开也。"启脉，指打开脉的孔穴而泻泄之。

[22] 癰腫有農，稱其小大而為之砭：痈，肿脓疮。《素问·五常政大论》："分溃痈肿。"王冰注："肿脓疮也。"农，读为脓。称，衡量，揣度。称其大小而为之砭，意为根据痈的大小，脓的深浅，使用大小与之相适宜的砭石来治疗。砭石适宜疗痈，也见于《素问·异法方宜论》："东方之域……鱼盐之地……鱼者使人热中，盐者胜血，故其民皆黑色疏理，其病皆为痈疡，其治宜砭石"。

[23] 不遝：还，及。《广雅·释言》："还，及也。"不还，不及。

[24] 澰：读为敛，不足。《广雅·释诂三》："澰，少也。"

[25] 泛：普遍，广泛。《庄子·秋水》："泛泛乎其若四方之无穷，其无所畛域。"成玄英疏，"泛泛，普遍之貌也"。

[26] 从"砭有四害"至"傷良肉殹"，是谈砭石之大小若与痈脓不相称，会造成 4 种害处。类似语句亦见于《灵枢·官针（第七）》："疾浅针深，内伤良肉，皮肤为痈；病深针浅，病气不泻，支为大脓；病小针大，气泻太甚，疾必为害；病大针小，气不得泻，亦复

为败。”又，《针灸甲乙经》卷五亦云：“疾浅针深，内伤良肉，皮肤为痈；疾深针浅，病气不泻，反为大脓；病小针大，气泻大盛，病后必为害；病大针小，大气不泻泄，亦为后败。夫针之宜，大者大泻，小者不移。”不过《脉书》仅局限于论脓的大小与砭石大小的关系，而《灵枢》和《针灸甲乙经》已扩大到论病与针的关系。

【语释】

骨头如同支撑人体的柱子，筋如同捆缚人体的绳子，血如同人体内的汁液，脉如同人身上的小渠，肉是附着在人体上的，气如同弯曲的东西。因此，骨头疼痛时，好像柱子被折断；筋痛时，好像被捆缚起来一样；血液疼痛时，像被搅痛一样；脉痛就像水在流淌；肉痛时，像飘动一样，气被扰动就会生病。以上6种痛症都集于一身，就无法治疗了。所以，当君子的肥胖超过限度，这就叫作筋骨不能胜任。这样的人阳气会太多，血液大大超过身体的需求。多余的气血会腐烂，全身的骨节都会沉重，气血阻塞手指、足趾后，反而会使疾病攻入心中，到这时还不尽快治疗，那么，用不了多长的时间，就会听到哭丧的声音。因此，脉是圣人十分重视的，三阳之气的向下运行对人体有益，向上运行则对人体有害，它的本性就喜欢追逐温暖、远离清寒，故圣人都采取使头部清凉、足下温暖的方法。治病的时候，要掌握减少多余、补足不足的原则，因此，当阳气上行而不循归于下，就要仔细诊视那超过正常运行的脉，围绕病脉处实行灸疗。病情严重时，应围绕病脉处二寸，增加一次灸疗。气一上一下时，应当在经过䐐和跗的足太阳脉和足少阳脉上用砭石治疗。用砭石开启脉气一定要符合规则，痈肿形成后，常常有脓汁，应根据脓肿的大小而选择合适的砭石，如果不合标准，用砭石治疗也容易产生4种害处：第一，脓肿深但砭石进入浅，这种情况叫作不及。第二，脓肿浅但砭石进入深，这种情况叫作太过。第三，脓肿大但砭石小，这种情况叫作不够，不够就不能将脓血烂肉排除干净。第四，脓肿小但砭石大，这种情况叫作广泛，广泛则会使好的肌肤受到伤害。

原文六

農[1]多而深者，上黑而大（1）；農少而深者，上黑而小；農多而淺者，上白而大；農少而淺者，上白而小，此不可以察毆。有農者不可久[2]毆（2）。

【校勘】

（1）農多而深者，上黑而大：《脉法》“农”作“脓”。脱损“多而深者，上黑”，整理小组补同。

（2）此前《脉法》脱损严重，作“□脓小□□□□□□□□□此□□□□□□□□□□”。

【考注】

[1] 農：读为脓。后同。

[2] 久：读为灸。

【语释】

脓多而且深的，表层黑，面积大；脓少而且深的，表层黑，面积小；脓多而且浅的，表层白，面积大；脓少而且浅的，表层白，面积小。这些情状都不能不仔细观察。有脓的不能用灸法治疗。

原文七

相脈之道[1]，左□□□□□案之，右手直踝而簞之（1）[2]。它脈盈，此獨虛[3]，則主病（2）。它脈滑，此獨衛[4]，則主病。它脈静，此獨動[5]，則生病（3）[6]。夫脈固有動者，骭之少陰，臂之鉅陰、少陰，是主動[7]，疾則病。此所以論有過之脈殹（4）[8]，其餘謹視當過之脈（5）。

【校勘】

（1）相脉之道，左□□□□□案之，右手直踝而簞之:《脉法》脱损严重，仅存“走而求之”。(“案”作“求”。)

（2）它脈盈，此獨虛，則主病:《脉法》脱损严重，仅存“□虚则主病”。

（3）它脈滑，此獨衛，則主病。它脉静，此獨動，則生病:《脉法》脱损严重，作“它脉□此□□则□□它脉□□□□□□□□”。

（4）夫脈固有動者，骭之少陰，臂之鉅陰、少陰，是主動，疾則病。此所以論有過之脈殹:《脉法》脱损严重，作“□□□□□□足之少阴，臂之大阴、少阴。氏□□□则□此□□□□□□□□”。

（5）其餘謹視當過之脈:《脉法》脱损。此句后衍“脉之系，书而孰学之，季子忠谨学□□□□见于为人□□□□□□言不可不察殹”。

【考注】

[1] 相脈之道：相，省视，察看。《说文·目部》：“相，省视也。”相脉，即诊脉，亦称切脉。《素问·脉要精微论》：“五色，观五脏有余不足，六府强弱，形之盛衰，以此参伍，决死生之变。”

[2] 左□□□□□案之，右手直踝而簞之：“案”前据《脉法》可补上“走而”二字。走，读为奏，簞，读为弹，皆为一声之转。这句话颇令人费解。《素问·三部九候论》云：“以左手足上，上去踝五寸按之，庶右手足当踝而弹之。”似可补此处缺文，如是，则两句意为：用左手凑近病人内踝上按着，用右手指当踝上叩弹，医生以左右感受脉的搏动情况。晋代以前诊脉用遍身诊法，晋代以后才独取寸口。

[3] 它脈盈，此獨虛：此脉当指足少阴肾脉。前引“右手当踝而弹之”。全元启注云：“内踝之上，阴交之出，通于膀胱，系于肾，肾为命门，是以取之，以明吉凶。”又，《素问·三部九候论》：“下部地，足少阴也。”王冰注：“谓肾脉也，在足内踝后骨上陷中，大太之分，

应动手。”《灵枢·邪气藏府病形》:“肾脉缓甚为折脊，微缓为洞，洞者食不化，下嗌而出。”

[4] 它脈滑，此獨衛：滑，滑脉。《素问·脉要精微论》所述脉象中有滑脉。衛，读为涩，上古两字均为生字母，其韵部“物”、“缉”旁转，故得通借。涩，同濇。《灵枢·邪气藏府病形》云：肾脉“濇甚为大痈，微濇为不月沉痔。”马莳注：“肾得濇脉而甚，则精血俱衰，内为大痈。若得濇脉而微，则精血亦衰，当为经闭与痔下也。”

[5] 它脈静，此獨動:《灵枢·邪气藏府病形》:“肾脉急甚为胃癫疾；微急为沉厥奔豚，足不收，不得前后。”张志聪注：“肾为阴脏而主骨，阴寒太甚，故为骨癫疾。肾为生气之原，正气虚寒，则为沉厥。虚气反逆，故为奔豚，阴寒在下，故足不收。肾开窍于二阴，气虚不化，故不得前后也。”

[6] 則生病：生，当据《脉法》及本段前相同句式改为“主”。

[7] 是主動，疾則病：主，守。《广雅·释诂三》:“主，守也。”疾，急速。《尔雅·释言》:“疾，壮也。”郭璞注:“壮，壮事，谓速也。”本句意为骭少阴（肾）脉、臂太阴（肺）脉、臂少阴（心）脉宜动，即阴中有阳之义，然而脉气太过，变为迅疾，则会生病。《灵枢·动输》亦有“三经独动”之说。谓“经脉十二，而手太阴，足少阴，阳明独动不休”，与本书有所差异。

[8] 有過之脈：超过正常范围的脉搏。《素问·脉要精微论》:“诊法常以平旦，阴气未动，阳气未散，饮食未进，经脉未盛，络脉调匀，气血未乱，故乃可诊有过之脉。”王冰注：“过，调异于常候也。”

【语释】

诊脉的方法，即用左手……按着内踝，用右手指在踝上轻轻叩弹，其他脉皆充实，只有这条脉空虚，就标志着生病。其他脉皆流畅，只有这条脉迟缓，就标志着生病。其他脉皆平静，只有这条脉在躁动，就标志着生病。脉象中本来就有以动为常的，譬如足少阴脉、手太阴脉、手少阴脉，这些脉本来就宜动，但如果它们的搏动过于迅速，就患病。以上举这些例子，主要用来论证超过正常范围的脉搏，至于其他情况，则应仔细观察有关经脉所经过之处。

原文八

治病之法，視先發者而治之，數脈俱發病，則擇其甚者而先治之。

【语释】

治病的方法，要观察了解首先发病的脉并且要首先治疗该病。当数条脉共同发病时，则应找出其中病情最严重的那条脉，并首先治疗这条脉上的病。

第五章　汉代张仲景《伤寒论》《金匮要略》论脉法

一、传承概要

张仲景（150～154—215～219），名机，字仲景，东汉南阳涅阳县（今河南省邓州市穰东镇张寨村）人。东汉末年著名医学家，被后世尊称为医圣。张仲景广泛收集医方，将理法方药融合在一起，创立六经辨证的理论体系和辨证方法，撰著《伤寒杂病论》（后人分为《伤寒论》与《金匮要略》），被后世称为“众法之宗，群方之祖，医门之圣书”，为历代医生所尊崇。在《伤寒杂病论》原序中张仲景痛心疾首地说道：“观今之医，不念思求经旨，以演其所知，各承家技，始终顺旧，省疾问病，务在口给；相对斯须，便处汤药，按寸不及尺，握手不及足，人迎趺阳，三部不参。”这是当时普遍存在的不明脉理的问题。他以六经分证为基础所创立的辨证论治原则，是中医临床的基本原则。《伤寒杂病论》创造了很多剂型，记载了大量有效的方剂。这是中国第一部确立辨证论治法则的医学专著，是中国医学史上影响最大的著作，是后学者研习中医必备的经典著作，受到医学生和临床医生的广泛重视。《伤寒论》《金匮要略》主要以脉诊、腹诊诊断为主，根据脉诊与证症相符配以中药方剂，并结合针灸、按摩治疗为辅。张仲景所在时期脉学处于一个承前启后的关键时期。清代名医徐大椿对张仲景脉学极为推崇，赞“其脉法，亦皆《黄帝内经》及历代相传之真诀”，以此可见张仲景脉学对后世医学影响之深远。

二、学术价值

1. 诊脉当取太过不及

《金匮要略·胸痹心痛短气》提出的诊脉原则：“夫脉当取太过、不及。”《黄帝内经·玉机真藏论》中说：“其气来实而强，此谓太过，病在外；其气来不实而微，此谓不及，病在中。”张令韶说：“阳气刚而有余，大浮滑动数，具刚之体而主有余，故名阳；阴气柔而不足，沉涩弱弦微，具柔之体而主不足，故名阴。”如《伤寒论》186 条：“伤寒三日，阳明脉大”。281 条：“少阴之为病，脉微细，但欲寐也”，其中的脉大、脉微细都是或取太过或取不及。再如《金匮要略·血痹虚劳病》曰：“夫男子平人，脉大为劳，极虚亦为劳。”这是《难经》说的“脉病形不病”，“脉大”极虚（芤脉）也是取太过与不及。诊脉取太过与不及是诊取病脉最大的法则，这一原则对后世产生了深远的影响。脉诊的意义在于获取病脉，所谓病脉就是从正常脉象中游离、剥离出来的独特脉象。脉学中有“独处藏奸”之说，

“独处藏奸”就是张景岳在张仲景取太过与不及基础上进一步发展脉学理论的结果。张景岳在《景岳全书》中说：“乖处藏奸，此其独也。”独是什么？独就是不同。脉有三部，两手六部，如五部同等，一部不同，那便是病，所谓不同是独大、独小、独虚、独实也。

张仲景诊脉不但注意脉搏的位置（浮沉）、速率（迟数）、强弱（虚实）、形态（弦滑洪细涩）、节律（结代促）等，还重视脉之气势上太过与不及，且对脉形存在的太过与不及也非常重视。如张仲景把寸口脉（桡动脉）有寸前“微出寸口”，寸关之间有“上关上”，关尺之间有“微下关”这样的提法，所以在《伤寒论》中又有“脉浮大，上关上……”，《金匮要略·血痹虚劳》有“关上小紧……”“寸口、关上微……”。《伤寒论》：“若数脉见于关上，上下无头尾，如豆大，厥厥动摇，名曰动也。”《伤寒论》还有：“动则为痛。”如在胃脘部出现不适时，上关上则脉形变粗，滑动也较其余各部明显，因而定名为“上关上滑”。又如胃幽门部和十二指肠部出现梗阻时，微下关脉形变粗，滑动较明显，因而定名为“微下关滑”。如心下有痰饮的病例，在整个关部（包括上关上、中关上、微下关）脉形如纺锤体，两端较细，中间粗，出现滑脉。又如经文说：“少阴之为病，脉微细……”在临床上所遇到的多为左尺部微细，两寸、关不一定微细。另外，寸尺的太过和不及，在不同的病证中也有明显的不同，应当四诊合参。

2. 以脉辨证，凭脉用药

《伤寒论》提出“主脉辨证”的概念，其实质就是以脉辨证，凭脉用药，脉象作为主要手段和方法在辨证论治过程中起着重要作用。如《伤寒论》37 条：“太阳病，十日已去，脉浮细而嗜卧者，外已解也，设胸满胁痛者，与小柴胡汤。脉但浮者，与麻黄汤。”太阳病日久，有多种转归，一是脉象由浮紧变为浮细，说明太阳表邪已去，由于正气尚未复常，病人可能会出现身体困倦、嗜卧的情况，这是病情向愈的征兆；如果病虽日久，但脉仍然见浮（紧），说明仍在太阳，当以汗解用麻黄汤，在麻黄汤基础上化裁的大青龙汤，为发汗峻剂（麻黄用量 6 两，再加生姜 3 两），非寒邪郁表不可用之，怎么知道是寒邪郁表？《伤寒论》38 条有两个要点：“脉浮紧，不汗出而烦躁”，“若脉微弱，汗出恶风者，不可服之。”这里脉象是非常重要的。另《伤寒论》61 条：“下之后，复发汗，昼日烦躁不得眠，夜而安静，不呕不渴，无表证，脉沉微，身无大热者，干姜附子汤主之。”干姜附子汤证通常又称为阳虚烦躁证，烦躁多见于热证，此处除烦躁外其他都是阴性症状，何以辨阳虚？这里的脉象“沉微”就起到了一锤定音的作用。《金匮要略·水气病》：“水之为病……脉沉者宜麻黄附子汤；浮者宜杏子汤。”同为水气病，脉浮病在表，脉沉则在里，分别用不同方剂。再如《伤寒论》27 条：“太阳病，发热恶寒，热多寒少，脉微弱者，此无阳也，不可发汗。”此处指出汗法要以脉浮为依据，表证如果脉不浮用汗法则要小心，如果太阳病脉不浮反沉怎么办？这说明很有可能是太阳病由表入里，要温阳解表，在《伤寒论》301 条就指出：“少阴病始得之，反发热，脉沉者，麻黄细辛附子汤主之。”在这里脉象亦是一个关键性依据。

3. 脉症互参、同脉异治

《素问·脉要精微论》说:“切脉动静而视精明，察五色观五脏有余不足，六腑强弱，形之盛衰，以此参伍，决死生之分。”《伤寒论》在这方面确立了脉症互参、同脉异治思想，启示后学医家对每一个具体的病人都要从多方面搜集材料进行综合分析，脉证互参，才能做出正确的诊断，施以正确的治疗。以浮数之脉为例，有52条的麻黄汤证、57条的桂枝汤证、72条的五苓散证、259条的可下证。仔细品味条文，便可看出同脉异治的原因，是综合了现症、病程、治疗经过、误治、失治等情况，做出的诊断，定出的治疗法则。

4. 舍症从脉和舍脉从症

“舍症从脉”，是说不管其症如何，都应以脉象为依据来判断和治疗现证，也就是说症状是标，不是疾病本质;“舍脉从症”，是说不管其脉如何，都应以症状为依据来判断和治疗现证，也就是说脉象是标，不是疾病本质。即16条“观其脉证，知犯何逆，随证治之”之意。“观”的过程就是“舍”和“从”的过程，只有经过这一过程的去伪存真，才能做出正确的诊断（知犯何逆），也才能做出相应的治疗（随证治之）。

舍症从脉：如27条“太阳病，发热恶寒，热多寒少”是表寒里热之证，应用桂枝二越婢一汤发汗清里，但如“脉微弱者”，即是“无阳”之征，便“不可发汗”。发汗伤阳，是犯“虚虚之戒”，其后果是不堪设想的。这与286条“少阴病，微脉，不可发汗，亡阳故也”之文，遥相呼应。可知此处的舍，是舍其证之缓；此处的从，是从其脉之急。此时不治其表，可无大的问题；如治其表，必然危及生命。如治其里（如温阳益气之法），不仅可使虚阳得复，而且有时可因阳复而表自解。

舍脉从症：如25条、26条均系服桂枝汤后脉见洪大，但前条仅见大汗出，而后条兼见大烦渴不解。前条为风寒表证仍在，仍宜桂枝汤调和营卫，营卫和则脉证自平；后条为风寒化热入里，改用白虎加人参汤大清阳明经热，辅以益气生津，热去津生则诸症自除。二者之治，均舍脉之洪大，而从症之有无烦渴。脉洪大而烦渴，知阳明经热是真；脉洪大而不烦渴，知阳明经热未具。可知此处之舍，是舍其假象；此处之从，是从其本质。

5. 以脉言病机病证

以脉象言病机最经典的莫过于《金匮要略·胸痹心痛短气病》提出的胸痹心痛的病机是“阳微阴弦”。“师曰：夫脉当取太过不及，阳微阴弦，即胸痹而痛，所以然者，责其极虚也，今阳虚知在上焦，所以胸痹、心痛者，以其阴弦故也。”“阳微阴弦”被后世医家公认为是对胸痹心痛病因病机阴寒内盛、阻遏胸阳的高度概括，这种以脉象言病机的情况在《伤寒论》中也多见，如《伤寒论》12条:“太阳中风，阳浮而阴弱，阳浮者，热自发；阴弱者，汗自出。啬啬恶寒，淅淅恶风，翕翕发热，鼻鸣干呕者，桂枝汤主之。”此处阳浮阴弱历来有两种解释：一指脉象，轻取脉浮为阳浮，沉取不足是阴弱；二是指营卫，阳浮指卫气浮越于外，阴弱言营气不足，不能与卫气和谐。其实，这里最重要的还是后者，指出了桂枝汤的基本病机为营卫不和。再如《伤寒论》100条："伤寒，阳脉涩，阴脉弦，法当腹中急痛，先与小建中汤；不差者，小柴胡汤主之。"本条提出一个著名的治法，即先补后和之法。在这里，以阳脉涩、阴脉弦揭示了其病机，浮取而涩是脾胃虚弱、气血不足，沉取而弦是邪入少阳、木郁乘土。故先以小建中汤温中补虚固其本，再以小柴胡汤和解少阳治其标。先后缓急，一目了然，以脉象来寓意证候，也是张仲景常用的写作手法。《金匮要略·肺痿肺痈咳嗽上气》云："咳而脉浮者，厚朴麻黄汤主之，脉沉者，泽漆汤主之。"咳而脉浮是病位在表，内有水饮，外挟风邪，肺失宣降证，咳而脉沉是病位在里，中阳失运，寒饮犯肺证。再如《伤寒论》176条："伤寒，脉浮滑，此以表有热，里有寒，白虎汤主之。"表有热，里有寒，据林亿等校正，当作"表里俱热"。表里俱热是白虎汤的特征，浮为阳热，滑为邪实，说明热炽于里，浮盛于外。从临床实际情况看，白虎汤证的主脉是脉洪大，脉浮滑有可能在一定情况下出现，但绝非主脉。故此处举脉略证，脉浮滑的实际意义就是暗指阳明气分热证。所以了解了张仲景以脉言病机、言病证的特点，就可以避免刻舟求剑、按图索骥。

6. 谨察病机异症异脉同治

《素问·阴阳应象大论》说："谨守病机，各司其属。"所以有的症虽不同，其所产生的机制则同；病同而脉症皆异者，系环境、年龄、病程、时令、身体素质等导致，治疗时首先应当针对其病因、病机。《伤寒论》对此给出了示范。如同是宜用桂枝汤来进行治疗的太阳中风证，其脉就有12条的阳浮而阴弱、25条的洪大、42条的浮弱、57条的浮数、236条的迟、242条的浮虚等（共6种不同的脉象）；且有发热、恶风、恶寒、自汗、大汗出、鼻鸣、干呕、烦热、时发热等不同的症状。但其病因总是风寒袭表，病机总是营卫不和。其脉象虽有差异，但其总的气势"宽柔和缓"之象是贯穿在6种脉象之中，可于各脉不同的现象中窥见其相同的本质之所在；各条的症状虽有很多差别，但其恶风、自汗之症总是见于各条，可于不同的症状察见其相同的主症之必具。故可用同一方药去进行治疗。但如见到了与"宽柔和缓"的缓脉相反的"紧脉"和与"表虚自汗"相反的"表实无汗"证，则须禁用桂枝汤。故17条有"桂枝本为解肌，若其人脉浮紧，发热汗不出者，不可与之也；常须识此，勿令误也"之戒。可见脉的虚实和各病的主症除特殊情况外，是可以正确反映病症的性质的，不同性质的病症，是绝不能用相同的方药去进行治疗的。

7. 以脉定六经脏腑

论治外感病，《伤寒论》提出了著名的六经辨证，作为六经辨证的重要手段，在《伤寒论》中常以脉象分六经病，如太阳病之脉浮紧、脉浮缓，少阳病之脉弦细，阳明病之脉大、脉滑，太阴病之脉弱，少阴病之脉细微。论治杂病，《金匮要略》以脉象定位脏腑，《金匮要略·水气病脉证并治》曰："水之为病，其脉沉小，属少阴；浮者为风。"水肿病脉见沉小，表明少阴肾阳不足，病位在肾；水肿病脉浮，此为风水，与肺失宣降有关，病位在肺。

再如《金匮要略·脏腑经络先后病脉证》云:“病人脉浮者在前,其病在表;浮者在后,其病在里。”同样是浮脉,见于寸部病在上、在表,见于尺部则病在下、在里。

8. 重视三部九候,尤其重视尺脉

“三部九候”,《素问》有此篇名,但它是把人体分成上、中、下三部,每部又分天、地、人三候,是一种诊察全身动脉的方法,与《难经·十八难》所说的三部九候有异。《难经》之三部系指寸口之寸、关、尺三部;九候,系指寸、关、尺之浮、中、沉。后世宗之,仲景亦不例外。但寸口寸、关、尺三部及各部候何脏之变化,则源出于《素问·脉要精微论》,此篇三部分配的脏腑:左寸心、膻中,关肝、膈,尺肾、腹中;右寸肺、胸中,关胃、脾,尺肾、腹中。其中五脏分配之部位与后世之分配完全相同,余则稍异。

尺脉诊察肾的情况,肾为先天之本,至为重要。《难经·八难》说:“诸十二经脉者,皆系于生气之原。所谓生气之原者,谓十二经之根本也,谓肾间动气也……故气者,人之根本也。根绝则茎叶枯矣。寸口脉平而死者,生气独绝于内也。”故仲景十分重视尺部脉的变化。太阳中风见阴脉涩而长,少阴中风见阴脉浮,皆为欲愈之征(两条所说的“阴脉”,细审前后文意,知其皆指尺脉)。《难经》及仲景重诊尺脉的思想给后世的脉诊以很大的启示。

9. 以脉断预后难易

《伤寒论》以脉为主推断后果的条文,据初步统计有 18 条之多。如 120 条火逆证欲自解,则见脉浮;327 条“厥阴中风,脉微浮,为欲愈”;365 条厥阴病“下利……脉微弱数者,为欲自止,虽发热,不死”。这些判断虽然是以脉为主,但不是以脉为唯一根据的。《伤寒论》132 条云:“结胸证,其脉浮大者,不可下,下之则死”。结胸的常见脉象是寸脉浮、关脉沉和尺脉沉紧,现在见到脉浮大,则说明正不胜邪,脉证相反,病情加重,预后不良,诚如《素问·离合真邪论》说的“大则邪至,小则平”。同样的道理,《伤寒论》369 条“伤寒下利,日十余行,脉反实者,死。”虚寒下利,日十余行,正气必虚,脉当沉微,此谓之脉证相符,反见脉实,表明正气已虚,而邪气独盛,胃气衰竭。除了预后,治疗的难易也是医师要了解的。《金匮要略·痉湿暍病》云:“太阳病,发热,脉沉而细者,名曰痉,为难治”。痉病的主脉为弦紧,今沉细,乃阳证见阴脉,为阳气已衰,阴血不足,正不胜邪,属脉证不符,故难治。再如《金匮要略·痰饮咳嗽病》中云:“久咳数岁,其脉弱者,可治”。久咳必伤正,脉见虚弱,乃脉证相符,故谓可治。脉象除用来判断疾病好坏,还可以判断六经病的传变,如《伤寒论》4 条“伤寒一日,太阳受之,脉若静者,为不传;颇欲吐,若躁烦,脉数急者,为传也”。脉若静,就是指脉象尚未发生变化。

脉症相反,预后多属不良。故《素问·平人气象论》有“风热而脉静,泄而脱血脉实,病在中脉虚,病在外脉涩坚者,皆难治”;《难经·十七难》有“病若大腹而泄者,脉当微细而涩,反紧大而滑者,死也”之文;《史记·仓公传》有“意治病人,必先切其脉乃治之。败逆者不可治,其顺者乃治之”之述。而仲景师承前哲,应用前人的理论指导临床实践,如369条云："伤寒下利，日十余行，脉反实者，死。"便是一例。之后，各家承仲景之学，更有发挥。

10. 脉有真假

清代著名医家郭元峰说："医不明脉理，固无以治病，而不明真假疑似之脉，亦不能审脉之真，其何以能别病情之虚实吉凶。"《金匮要略·肺痿肺痈咳嗽上气病》云："上气，面浮肿，肩息，其脉浮大不治，又加利尤甚。"此处脉浮大，多个版本的高校教材均注解为"浮大无根""其脉浮大，必是浮大无力，按之无根"，其实，这里的大应当是有力，是真脏脉外露之像，此处存在辨脉真假的问题，真脏脉外露，相对证候来说就是假脉，在《素问·至真要大论》中叫作"脉从而病反"，这就是后来李东垣所说的"至虚有盛候"，盛候就是真脏脉，就是"脉浮大"。再如《伤寒论》369条云："伤寒下利，日十余行，脉反实者，死。"同样是这种情况。以上可见，张仲景脉学是其学术体系的重要组成部分，《伤寒论》和《金匮要略》虽不是脉学专著却胜于专著，奠定了后世脉学的基础，值得继承和掌握。

张仲景把《黄帝内经》《难经》等古典医籍的理论和临床实践更具体地结合起来，树立了辨证论治的典范，推动了中医学的发展。张仲景对脉的名称、概念、诊断、主病、方药等，进行整理完善统一。仲景在应用脉学于临床方面，有脉症互参、舍脉从症、舍症从脉、三部九候、重视尺脉等内容，既有高度的原则性，又有在原则指导下广泛的灵活性。

三、《伤寒论》脉法

（一）辨太阳病脉证并治（上）

原文

太阳之为病，脉浮，头项强痛而恶寒。（原文一。）

太阳病，发热，汗出，恶风，脉缓者，名为中风。（原文二。）

太阳病，或已发热，或未发热，必恶寒，体痛，呕逆，脉阴阳俱紧者，名曰伤寒。（原文三。）

伤寒一日，太阳受之，脉若静者，为不传；颇欲吐，若躁烦，脉数急者，为传也。（原文四。）

太阳病，发热而渴，不恶寒者，为温病。若发汗已，身灼热者，名风温。风温为病，脉阴阳俱浮，自汗出，身重，多眠睡，鼻息必鼾，语言难出。若被下者，小便不利，直视失溲；若被火者，微发黄色，剧则如惊痫，时瘛疭；若火熏之，一逆尚引日，再逆促命期。（原文六。）

太阳中风，阳浮而阴弱。阳浮者，热自发；阴弱者，汗自出。啬啬恶寒，淅淅恶风，翕翕发热，鼻鸣干呕者，桂枝汤主之。（原文十二。）

太阳病，下之后，脉促，胸满者，桂枝去芍药汤主之。（原文二十一。）

太阳病，得之八九日，如疟状，发热恶寒，热多寒少，其人不呕，清便欲自可，一日二三度发。脉微缓者，为欲愈也；脉微而恶寒者，此阴阳俱虚，不可更发汗、更下、更吐也。面色反有热色者，未欲解也，以其不能得小汗出，身必痒，宜桂枝麻黄各半汤。（原文二十三。）

服桂枝汤，大汗出，脉洪大者，与桂枝汤如前法。若形似疟，一日再发者，汗出必解，宜桂枝二麻黄一汤。（原文二十五。）

服桂枝汤，大汗出后，大烦渴不解，脉洪大者，白虎加人参汤主之。（原文二十六。）

太阳病，发热恶寒，热多寒少，脉微弱者，此无阳也，不可发汗，宜桂枝二越婢一汤。（原文二十七。）

伤寒脉浮，自汗出，小便数，心烦，微恶寒，脚挛急，反与桂枝，欲攻其表，此误也。得之便厥，咽中干，烦躁吐逆者，作甘草干姜汤与之，以复其阳。若厥愈足温者，更作芍药甘草汤与之，其脚即伸；若胃气不和谵语者，少与调胃承气汤；若重发汗，复加烧针者，四逆汤主之。（原文二十九。）

问曰：证象阳旦，按法治之而增剧，厥逆，咽中干，两胫拘急而谵语。师曰：言夜半手足当温，两脚当伸。后如师言。何以知此？答曰：寸口脉浮而大，浮为风，大为虚，风则生微热，虚则两胫挛，病形象桂枝，因加附子参其间，增桂令汗出，附子温经，亡阳故也。厥逆，咽中干，烦躁，阳明内结，谵语烦乱，更饮甘草干姜汤。夜半阳气还，两足当热，胫尚微拘急，重与芍药甘草汤，尔乃胫伸。以承气汤微溏，则止其谵语，故知病可愈。（原文三十。）

（二）辨太阳病脉证并治（中）

|原文|

太阳病，桂枝证，医反下之，利遂不止。脉促者，表未解也，喘而汗出者，葛根黄芩黄连汤主之。（原文三十四。）

太阳病，十日以去，脉浮细而嗜卧者，外已解也。设胸满胁痛者，与小柴胡汤，脉但浮者，与麻黄汤。（原文三十七。）

太阳中风，脉浮紧，发热恶寒，身疼痛，不汗出而烦躁者，大青龙汤主之。若脉微弱，汗出恶风者，不可服之，服之则厥逆，筋惕肉瞤，此为逆也。（原文三十八。）

伤寒，脉浮缓，身不疼，但重，乍有轻时，无少阴证者，大青龙汤发之。（原文三十九。）

太阳病，外证未解，脉浮弱者，当以汗解，宜桂枝汤。（原文四十二。）

太阳病，先发汗不解，而复下之，脉浮者不愈，浮为在外，而反下之，故令不愈。今脉浮，故在外，当须解外则愈，宜桂枝汤。（原文四十五。）

太阳病，脉浮紧，无汗，发热，身疼痛，八九日不解，表证仍在，此当发其汗。服药已微除，其人发烦目瞑，剧者必衄，衄乃解。所以然者，阳气重故也。麻黄汤主之。（原文四十六。）

太阳病，脉浮紧，发热，身无汗，自衄者，愈。（原文四十七。）

二阳并病，太阳初得病时，发其汗，汗先出不彻，因转属阳明，续自微汗出，不恶寒。若太阳病证不罢者，不可下，下之为逆，如此可小发汗。设面色缘缘正赤者，阳气怫郁在表，当解之熏之。若发汗不彻，不足言，阳气怫郁不得越，当汗不汗，其人躁烦，不知痛处，乍在腹中，乍在四肢，按之不可得，其人短气，但坐以汗出不彻故也，更发汗则愈。何以知汗出不彻？以脉涩故知也。（原文四十八。）

脉浮数者，法当汗出而愈。若下之，身重，心悸者，不可发汗，当自汗出乃解。所以然者，尺中脉微，此里虚，须表里实，津液自和，便自汗出愈。（原文四十九。）

脉浮紧者，法当身疼痛，宜以汗解之。假令尺中迟者，不可发汗。何以知然？以荣气不足，血少故也。（原文五十。）

脉浮者，病在表，可发汗，宜麻黄汤。（原文五十一。）

脉浮而数者，可发汗，宜麻黄汤。（原文五十二。）

伤寒脉浮紧，不发汗，因致衄者，麻黄汤主之。（原文五十五。）

伤寒发汗，已解。半日许复烦，脉浮数者，可更发汗，宜桂枝汤。（原文五十七。）

下之后，复发汗，必振寒，脉微细。所以然者，以内外俱虚故也。（原文六十。）

下之后，复发汗，昼日烦躁不得眠，夜而安静，不呕，不渴，无表证，脉沉微，身无大热者，干姜附子汤主之。（原文六十一。）

发汗后，身疼痛，脉沉迟者，桂枝加芍药生姜各一两人参三两新加汤主之。（原文六十二。）

伤寒，若吐、若下后，心下逆满，气上冲胸，起则头眩，脉沉紧，发汗则动经，身为振振摇者，茯苓桂枝白术甘草汤主之。（原文六十七。）

太阳病，发汗后，大汗出，胃中干，烦躁不得眠，欲得饮水者，少少与饮之，令胃气和则愈。若脉浮，小便不利，微热消渴者，五苓散主之。（原文七十一。）

发汗已，脉浮数，烦渴者，五苓散主之。（原文七十二。）

衄家，不可发汗，汗出，必额上陷，脉急紧，直视不能眴，不得眠。（原文八十六。）

病发热头痛，脉反沉，若不差，身体疼痛，当救其里，宜四逆汤。（原文九十二。）

太阳病未解，脉阴阳俱停（一作微），必先振慄汗出而解。但阳脉微者，先汗出而解；但阴脉微者，下之而解。若欲下之，宜调胃承气汤。（原文九十四。）

得病六七日，脉迟浮弱，恶风寒，手足温，医二三下之，不能食，而胁下满痛，面目及身黄，颈项强，小便难者，与柴胡汤，后必下重。本渴饮水而呕者，柴胡不中与也，食谷者哕。(原文九十八。)

伤寒，阳脉涩，阴脉弦，法当腹中急痛，先与小建中汤。不差者，小柴胡汤主之。(原文一百。)

伤寒十三日，过经谵语者，以有热也，当以汤下之。若小便利者，大便当硬，而反下利，脉调和者，知医以丸药下之，非其治也。若自下利者，脉当微厥；今反和者，此为内实也。调胃承气汤主之。(原文一百零五。)

伤寒腹满谵语，寸口脉浮而紧，此肝乘脾也，名曰纵，刺期门。(原文一百零八。)

伤寒脉浮，医者以火迫劫之，亡阳，必惊狂，卧起不安者，桂枝去芍药加蜀漆牡蛎龙骨救逆汤主之。(原文一百一十二。)

形作伤寒，其脉不弦紧而弱，弱者必渴，被火者必谵语，弱者发热脉浮，解之，当汗出愈。(原文一百一十三。)

脉浮热甚，而反灸之，此为实。实以虚治，因火而动，必咽燥吐血。(原文一百一十五。)

微数之脉，慎不可灸。因火为邪，则为烦逆，追虚逐实，血散脉中，火气虽微，内攻有力，焦骨伤筋，血难复也。脉浮，宜以汗解，用火灸之，邪无从出，因火而盛，病从腰以下，必重而痹，名火逆也。欲自解者，必当先烦，烦乃有汗而解，何以知之？脉浮，故知汗出解。(原文一百一十六。)

太阳病，当恶寒发热，今自汗出，反不恶寒发热，关上脉细数者，以医吐之过也。一二日吐之者，腹中饥，口不能食；三四日吐之者，不喜糜粥，欲食冷食，朝食暮吐，以医吐之所致也，此为小逆。(原文一百二十。)

病人脉数，数为热，当消谷引食，而反吐者，此以发汗，令阳气微，膈气虚，脉乃数也。数为客热，不能消谷，以胃中虚冷，故吐也。(原文一百二十二。)

太阳病六七日，表证仍在，脉微而沉，反不结胸，其人发狂者，以热在下焦，少腹当硬满，小便自利者，下血乃愈。所以然者，以太阳随经，瘀热在里故也，抵当汤主之。(原文一百二十四。)

太阳病身黄，脉沉结，少腹硬，小便不利者，为无血也；小便自利，其人如狂者，血证谛也，抵当汤主之。(原文一百二十五。)

（三）辨太阳病脉证并治（下）

|原文|

问曰：病有结胸，有脏结，其状何如？答曰：按之痛，寸脉浮，关脉沉，名曰结胸也。(原文一百二十八。)

何谓脏结？答曰：如结胸状，饮食如故，时时下利，寸脉浮，关脉小细沉紧，名曰脏结。舌上白胎滑者，难治。（原文一百二十九。）

结胸证，其脉浮大者，不可下，下之则死。（原文一百三十二。）

太阳病，脉浮而动数，浮则为风，数则为热，动则为痛，数则为虚。头痛发热，微盗汗出，而反恶寒者，表未解也。医反下之，动数变迟，膈内拒痛，胃中空虚，客气动膈，短气躁烦，心中懊恼，阳气内陷，心下因硬，则为结胸，大陷胸汤主之。若不结胸，但头汗出，余处无汗，剂颈而还，小便不利，身必发黄。（原文一百三十四。）

伤寒六七日，结胸热实，脉沉而紧，心下痛，按之石硬者，大陷胸汤主之。（原文一百三十五。）

小结胸病，正在心下，按之则痛，脉浮滑者，小陷胸汤主之。（原文一百三十八。）

太阳病二三日，不能卧，但欲起，心下必结，脉微弱者，此本有寒分也。反下之，若利止，必作结胸；未止者，四日复下之，此作协热利也。（原文一百三十九。）

太阳病，下之，其脉促，不结胸者，此为欲解也；脉浮者，必结胸；脉紧者，必咽痛；脉弦者，必两胁拘急；脉细数者，头痛未止；脉沉紧者，必欲呕；脉沉滑者，协热利；脉浮滑者，必下血。（原文一百四十。）

妇人中风，发热恶寒，经水适来，得之七八日，热除而脉迟身凉，胸胁下满，如结胸状，谵语者，此为热入血室也，当刺期门，随其实而取之。（原文一百四十三。）

伤寒五六日，头汗出，微恶寒，手足冷，心下满，口不欲食，大便硬，脉细者，此为阳微结，必有表，复有里也。脉沉，亦在里也。汗出为阳微，假令纯阴结，不得复有外证，悉入在里，此为半在里半在外也。脉虽沉紧，不得为少阴病，所以然者，阴不得有汗，今头汗出，故知非少阴也，可与小柴胡汤。设不了了者，得屎而解。（原文一百四十八。）

脉浮而紧，而复下之，紧反入里，则作痞。按之自濡，但气痞耳。（原文一百五十一。）

心下痞，按之濡，其脉关上浮者，大黄黄连泻心汤主之。（原文一百五十四。）

伤寒吐下后，发汗，虚烦，脉甚微，八九日心下痞硬，胁下痛，气上冲咽喉，眩冒，经脉动惕者，久而成痿。（原文一百六十。）

病如桂枝证，头不痛，项不强，寸脉微浮，胸中痞硬，气上冲喉咽，不得息者，此为胸有寒也。当吐之，宜瓜蒂散。（原文一百六十六。）

伤寒，脉浮，发热无汗，其表不解，不可与白虎汤。渴欲饮水，无表证者，白虎加人参汤主之。（原文一百七十。）

伤寒八九日，风湿相搏，身体疼烦，不能自转侧，不呕不渴，脉浮虚而涩者，桂枝附子汤主之。若其人大便硬，小便自利者，去桂加白术汤主之。（原文一百七十四。）

伤寒，脉浮滑，此以表有热，里有寒，白虎汤主之。（原文一百七十六。）

伤寒，脉结代，心动悸，炙甘草汤主之。（原文一百七十七。）

脉按之来缓，时一止复来者，名曰结。又脉来动而中止，更来小数，中有还者反动，名曰结，阴也。脉来动而中止，不能自还，因而复动者，名曰代，阴也。得此脉者必难治。（原文一百七十八。）

（四）辨阳明病脉证并治

原文

伤寒三日，阳明脉大。（原文一百八十六。）

伤寒脉浮而缓，手足自温者，是为系在太阴。太阴者，身当发黄，若小便自利者，不能发黄。至七八日，大便硬者，为阳明病也。（原文一百八十七。）

阳明中风，口苦咽干，腹满微喘，发热恶寒，脉浮而紧。若下之，则腹满，小便难也。（原文一百八十九。）

阳明病，初欲食，小便反不利，大便自调，其人骨节疼，翕翕如有热状，奄然发狂，濈然汗出而解者，此水不胜谷气，与汗共并，脉紧则愈。（原文一百九十二。）

阳明病，脉迟，食难用饱，饱则微烦头眩，必小便难，此欲作谷瘅。虽下之，腹满如故，所以然者，脉迟故也。（原文一百九十五。）

阳明病，脉浮而紧者，必潮热，发作有时，但浮者，必盗汗出。（原文二百零一。）

阳明病，脉迟，虽汗出不恶寒者，其身必重，短气，腹满而喘；有潮热者，此外欲解，可攻里也。手足濈然汗出者，此大便已硬也，大承气汤主之。若汗多，微发热恶寒者，外未解也，其热不潮，未可与承气汤。若腹大满不通者，可与小承气汤，微和胃气，勿令至大泄下。（原文二百零八。）

发汗多，若重发汗者，亡其阳，谵语。脉短者死，脉自和者不死。（原文二百一十一。）

伤寒，若吐若下后，不解，不大便五六日，上至十余日，日晡所发潮热，不恶寒，独语如见鬼状。若剧者，发则不识人，循衣摸床，惕而不安，微喘直视，脉弦者生，涩者死。微者，但发热谵语者，大承气汤主之。若一服利，则止后服。（原文二百一十二。）

阳明病，谵语，发潮热，脉滑而疾者，小承气汤主之。因与承气汤一升，腹中转气者，更服一升；若不转气者，勿更与之。明日又不大便，脉反微涩者，里虚也，为难治，不可更与承气汤也。（原文二百一十四。）

伤寒四五日，脉沉而喘满，沉为在里，而反发其汗，津液越出，大便为难，表虚里实，久则谵语。（原文二百一十八。）

阳明病，脉浮而紧，咽燥口苦，腹满而喘，发热汗出，不恶寒，反恶热，身重。

若发汗则躁，心愦愦反谵语。若加温针，必怵惕，烦躁不得眠。若下之，则胃中空虚，客气动膈，心中懊憹，舌上胎者，栀子豉汤主之。(原文二百二十一。)

若脉浮，发热，渴欲饮水，小便不利者，猪苓汤主之。(原文二百二十三。)

脉浮而迟，表热里寒，下利清谷者，四逆汤主之。(原文二百二十五。)

脉浮发热，口干鼻燥，能食者则衄。(原文二百二十七。)

阳明中风，脉弦浮大而短气，腹满，胁下及心痛，久按之气不通，鼻干，不得汗，嗜卧，一身及目悉黄，小便难，有潮热，时时哕，耳前后肿，刺之小差。外不解，病过十日，脉续浮者，与小柴胡汤。(原文二百三十一。)

脉但浮，无余证者，与麻黄汤；若不尿，腹满加哕者，不治。(原文二百三十二。)

阳明病，脉迟，汗出多，微恶寒者，表未解也，可发汗，宜桂枝汤。(原文二百三十四。)

阳明病，脉浮，无汗而喘者，发汗则愈，宜麻黄汤。(原文二百三十五。)

病人烦热，汗出则解，又如疟状，日晡所发热者，属阳明也。脉实者，宜下之；脉浮虚者，宜发汗。下之，与大承气汤，发汗，宜桂枝汤。(原文二百四十。)

太阳病，寸缓关浮尺弱，其人发热汗出，复恶寒，不呕，但心下痞者，此以医下之也。如其不下者，病人不恶寒而渴者，此转属阳明也。小便数者，大便必硬，不更衣十日，无所苦也。渴欲饮水，少少与之，但以法救之。渴者，宜五苓散。(原文二百四十四。)

脉阳微而汗出少者，为自和也，汗出多者，为太过。阳脉实，因发其汗，出多者，亦为太过。太过者，为阳绝于里，亡津液，大便因硬也。(原文二百四十五。)

脉浮而芤，浮为阳，芤为阴，浮芤相搏，胃气生热，其阳则绝。(原文二百四十六。)

趺阳脉浮而涩，浮则胃气强，涩则小便数，浮涩相搏，大便则硬，其脾为约，麻子仁丸主之。(原文二百四十七。)

得病二三日，脉弱，无太阳柴胡证，烦躁，心下硬，至四五日，虽能食，以小承气汤，少少与，微和之，令小安，至六日，与承气汤一升。若不大便六七日，小便少者，虽不受食，但初头硬，后必溏，未定成硬，攻之必溏。须小便利，屎定硬，乃可攻之。宜大承气汤。(原文二百五十一。)

阳明少阳合病，必下利。其脉不负者，为顺也。负者，失也，互相克贼，名为负也。脉滑而数者，有宿食也，当下之，宜大承气汤。(原文二百五十六。)

病人无表里证，发热七八日，虽脉浮数者，可下之。假令已下，脉数不解，合热则消谷喜饥，至六七日不大便者，有瘀血，宜抵当汤。(原文二百五十七。)

若脉数不解，而下不止，必协热便脓血也。(原文二百五十八。)

（五）辨少阳病脉证并治

|原文|

伤寒，脉弦细，头痛发热者，属少阳。少阳不可发汗，发汗则谵语，此属胃。胃和则愈，胃不和，烦而悸。（原文二百六十五。）

本太阳病不解，转入少阳者，胁下硬满，干呕不能食，往来寒热，尚未吐下，脉沉紧者，与小柴胡汤。（原文二百六十六。）

三阳合病，脉浮大，上关上，但欲眠睡，目合则汗。（原文二百六十八。）

伤寒三日，少阳脉小者，欲已也。（原文二百七十一。）

（六）辨太阴病脉证并治

|原文|

太阴中风，四肢烦疼，脉阳微阴涩而长者，为欲愈。（原文二百七十四。）

太阴病，脉浮者，可发汗，宜桂枝汤。（原文二百七十六。）

伤寒脉浮而缓，手足自温者，系在太阴，太阴当发身黄；若小便自利者，不能发黄。至七八日，虽暴烦下利日十余行，必自止，以脾家实，腐秽当去故也。（原文二百七十八。）

太阴为病，脉弱，其人续自便利，设当行大黄、芍药者，宜减之，以其人胃气弱，易动故也。（原文二百八十。）

（七）辨少阴病脉证并治

|原文|

少阴之为病，脉微细，但欲寐也。（原文二百八十一。）

病人脉阴阳俱紧，反汗出者，亡阳也，此属少阴，法当咽痛而复吐利。（原文二百八十三。）

少阴病，脉细沉数，病为在里，不可发汗。（原文二百八十五。）

少阴病，脉微，不可发汗，亡阳故也，阳已虚，尺脉弱涩者，复不可下之。（原文二百八十六。）

少阴病，脉紧，至七八日，自下利，脉暴微，手足反温，脉紧反去者，为欲解也。虽烦，下利必自愈。（原文二百八十七。）

少阴中风，脉阳微阴浮者，为欲愈。（原文二百九十。）

少阴病，吐利，手足不逆冷，反发热者，不死。脉不至者，灸少阴七壮。（原文二百九十二。）

少阴病，四逆，恶寒而身踡，脉不至，不烦而躁者，死。（原文二百九十八。）

少阴病，脉微细沉，但欲卧，汗出不烦，自欲吐。至五六日，自利，复烦躁，不得卧寐者，死。（原文三百。）

少阴病，始得之，反发热脉沉者，麻黄细辛附子汤主之。（原文三百零一。）

少阴病，身体痛，手足寒，骨节痛，脉沉者，附子汤主之。（原文三百零五。）

少阴病，下利，脉微者，与白通汤。利不止，厥逆无脉，干呕烦者，白通加猪胆汁汤主之。服汤，脉暴出者死，微续者生。（原文三百一十五。）

少阴病，下利清谷，里寒外热，手足厥逆，脉微欲绝，身反不恶寒，其人面色赤，或腹痛，或干呕，或咽痛，或利止脉不出者，通脉四逆汤主之。（原文三百一十七。）

少阴病，脉沉者，急温之，宜四逆汤。（原文三百二十三。）

少阴病，饮食入口则吐，心中温温欲吐，复不能吐。始得之，手足寒，脉弦迟者，此胸中实，不可下也，当吐之。若膈上有寒饮，干呕者，不可吐也，当温之，宜四逆汤。（原文三百二十四。）

少阴病，下利，脉微涩，呕而汗出，必数更衣，反少者，当温其上，灸之。（原文三百二十五。）

（八）辨厥阴病脉证并治

原文

厥阴中风，脉微浮为欲愈，不浮为未愈。（原文三百二十七。）

伤寒始发热六日，厥反九日而利。凡厥利者，当不能食，今反能食者，恐为除中。食以索饼，不发热者，知胃气尚在，必愈。恐暴热来出而复去也，后三日脉之，其热续在者，期之旦日夜半愈。所以然者，本发热六日，厥反九日，复发热三日，并前六日，亦为九日，与厥相应。故期之旦日夜半愈。后三日脉之而脉数，其热不罢者，此为热气有余，必发痈脓也。（原文三百三十二。）

伤寒脉迟六七日，而反与黄芩汤彻其热。脉迟为寒，今与黄芩汤，复除其热，腹中应冷，当不能食，今反能食，此名除中，必死。（原文三百三十三。）

伤寒，脉微而厥，至七八日肤冷，其人躁，无暂安时者，此为脏厥，非蛔厥也。蛔厥者，其人当吐蛔。今病者静，而复时烦者，此为脏寒。蛔上入其膈，故烦，须臾复止，得食而呕又烦者，蛔闻食臭出，其人常自吐蛔，蛔厥者，乌梅丸主之。又主久利。（原文三百三十八。）

伤寒六七日，脉微，手足厥冷，烦躁，灸厥阴，厥不还者，死。（原文三百四十三。）

伤寒，脉促，手足厥逆，可灸之。（原文三百四十九。）

伤寒，脉滑而厥者，里有热，白虎汤主之。（原文三百五十。）

手足厥寒，脉细欲绝者，当归四逆汤主之。(原文三百五十一。)

病人手足厥冷，脉乍紧者，邪结在胸中，心下满而烦，饥不能食者，病在胸中，当须吐之，宜瓜蒂散。(原文三百五十五。)

伤寒六七日，大下后，寸脉沉而迟，手足厥逆，下部脉不至，喉咽不利，唾脓血，泄利不止者，为难治，麻黄升麻汤主之。(原文三百五十七。)

下利，有微热而渴，脉弱者，今自愈。(原文三百六十。)

下利，脉数，有微热汗出，今自愈。设复紧，为未解。(原文三百六十一。)

下利，手足厥冷，无脉者，灸之。不温，若脉不还，反微喘者，死。少阴负趺阳者，为顺也。(原文三百六十二。)

下利，寸脉反浮数，尺中自涩者，必清脓血。(原文三百六十三。)

下利，脉沉弦者，下重也；脉大者，为未止；脉微弱数者，为欲自止，虽发热，不死。(原文三百六十五。)

下利，脉沉而迟，其人面少赤，身有微热，下利清谷者，必郁冒汗出而解，病人必微厥。所以然者，其面戴阳，下虚故也。(原文三百六十六。)

下利，脉数而渴者，今自愈。设不差，必清脓血，以有热故也。(原文三百六十七。)

下利后脉绝，手足厥冷，晬时脉还，手足温者生，脉不还者死。(原文三百六十八。)

伤寒下利，日十余行，脉反实者，死。(原文三百六十九。)

呕而脉弱，小便复利，身有微热，见厥者难治，四逆汤主之。(原文三百七十七。)

（九）辨霍乱病脉证并治

原文

伤寒，其脉微涩者，本是霍乱，今是伤寒，却四五日，至阴经上，转入阴必利，本呕下利者，不可治也。欲似大便，而反矢气，仍不利者，此属阳明也，便必硬，十三日愈。所以然者，经尽故也。下利后，当便硬，硬则能食者愈。今反不能食，到后经中，颇能食，复过一经能食，过之一日当愈。不愈者，不属阳明也。(原文三百八十四。)

恶寒脉微而复利，利止，亡血也，四逆加人参汤主之。(原文三百八十五。)

既吐且利，小便复利而大汗出，下利清谷，内寒外热，脉微欲绝者，四逆汤主之。(原文三百八十九。)

吐已下断，汗出而厥，四肢拘急不解，脉微欲绝者，通脉四逆加猪胆汤主之。(原文三百九十。)

吐利发汗，脉平，小烦者，以新虚，不胜谷气故也。(原文三百九十一。)

（十）辨阴阳易差后劳复病脉证并治

原文

伤寒差以后，更发热，小柴胡汤主之。脉浮者，以汗解之；脉沉实者，以下解之。（原文三百九十四。）

（十一）《伤寒论》断生死脉学

原文

1. 辨太阳病脉证并治（上）

病有发热恶寒者，发于阳也；无热恶寒者，发于阴也。发于阳，七日愈；发于阴，六日愈。以阳数七，阴数六故也。（原文七。）

太阳病，头痛至七日以上自愈者，以行其经尽故也。若欲作再经者，针足阳明，使经不传则愈。（原文八。）

太阳病，欲解时，从巳至未上。（原文九。）

风家，表解而不了了者，十二日愈。（原文十。）

2. 辨阳明病脉证并治

阳明病，欲解时，从申至戌上。（原文一百九十三。）

3. 辨少阳病脉证并治

伤寒三日，少阳脉小者，欲已也。（原文二百七十一。）

少阳病，欲解时，从寅至辰上。（原文二百七十二。）

4. 辨太阴病脉证并治

太阴病，欲解时，从亥至丑上。（原文二百七十五。）

5. 辨少阴病脉证并治

少阴病，欲解时，从子至寅上。（原文二百九十一。）

6. 辨厥阴病脉证并治

厥阴病，欲解时，从丑至卯上。（原文三百二十八。）

伤寒病，厥五日，热亦五日。设六日，当复厥，不厥者自愈。厥终不过五日，以热五日，故知自愈。（原文三百三十六。）

四、《金匮要略》脉法

（一）《金匮要略》卷上

▶ 脏腑经络先后病脉证第一

原文

师曰：寸口脉动者，因其王时而动，假令肝王色青，四时各随其色。肝色青而反色白，非其时色脉，皆当病。

师曰：病人脉浮者在前，其病在表；浮者在后，其病在里，腰痛背强不能行，必短气而极也。

问曰：寸脉沉大而滑，沉则为实，滑则为气，实气相抟，血气入脏即死，入腑即愈，此为卒厥，何谓也？

师曰：唇口青，身冷，为入脏，即死；如身和，汗自出，为入腑，即愈。

问曰：脉脱，入脏即死，入腑即愈，何谓也？

师曰：非为一病，百病皆然。譬如浸淫疮，从口起流向四肢者可治，从四肢流来入口者不可治；病在外者可治，入里者即死。

清邪居上，浊邪居下，大邪中表，小邪中里，槃饪之邪，从口入者，宿食也。五邪中人，各有法度，风中于前，寒中于暮，湿伤于下，雾伤于上，风令脉浮，寒令脉急，雾伤皮腠，湿流关节，食伤脾胃，极寒伤经，极热伤络。

▶ 痉湿暍病脉证第二

原文

太阳病，发热无汗，反恶寒者，名曰刚痉。太阳病，发热汗出，而不恶寒，名曰柔痉。太阳病，发热，脉沉而细者，名曰痉，为难治。太阳病，发汗太多，因致痉。夫风病，下之则痉，复发汗，必拘急。疮家，虽身疼痛，不可发汗，汗出则痉。

病者，身热足寒，颈项强急，恶寒，时头热，面赤，目赤，独头动摇，卒口噤，背反张者，痉病也。若发其汗者，寒湿相抟，其表益虚，即恶寒甚。发其汗已，其脉如蛇（一云其脉浛浛如蛇）暴，腹胀大者，为欲解，脉如故，反伏弦者，痉。夫痉脉，按之紧如弦，直上下行（一作筑筑而弦，《脉经》云：痉家其脉伏坚，直上下）。痉病有灸疮，难治。

太阳病，其证备，身体强，几几然，脉反沉迟，此为痉，栝蒌桂枝汤主之。

太阳病，关节疼痛而烦，脉沉而细（一作缓）者，此名湿痹（《玉函》云中湿）。湿痹之候，小便不利，大便反快，但当利其小便。

湿家病身疼发热，面黄而喘，头痛鼻塞而烦，其脉大，自能饮食，腹中和无病，病在头中寒湿，故鼻塞，纳药鼻中则愈。

风湿，脉浮身重、汗出恶风者，防已黄芪汤主之。

伤寒八九日，风湿相抟，身体疼烦，不能自转侧，不呕不渴，脉浮虚而涩者，桂枝附子汤主之；若大便坚，小便自利者，去桂加白术汤主之。

太阳中暍，发热恶寒，身重而疼痛，其脉弦细芤迟。小便已，洒洒然毛耸，手足逆冷，小有劳，身即热，口开，前板齿燥。若发其汗，则其恶寒甚；加温针，则发热甚；数下之，则淋甚。

太阳中暍，身热疼重，而脉微弱，此以夏月伤冷水，水行皮中所致也，一物瓜蒂汤主之。

▶ 百合狐惑阴阳毒病证治第三

原文

论曰：百合病者，百脉一宗，悉致其病也。意欲食复不能食，常默默，欲卧不能卧，欲行不能行，饮食或有美时，或有不用闻食臭时，如寒无寒，如热无热，口苦，小便赤，诸药不能治，得药则剧吐利，如有神灵者，身形如和，其脉微数。

病者脉数，无热，微烦，默默但欲卧，汗出，初得之三四日，目赤如鸠眼；七八日，目四眦（一本此有黄字）黑。若能食者，脓已成也，赤豆当归散主之。

▶ 疟病脉证并治第四

原文

师曰：疟脉自弦，弦数者多热，弦迟者多寒。弦小紧者下之瘥，弦迟者可温之，弦紧者可发汗、针灸也，浮大者可吐之，弦数者风发也，以饮食消息止之。

温疟者，其脉如平，身无寒但热，骨节疼烦，时呕，白虎加桂枝汤主之。

▶ 中风历节病脉证并治第五

原文

夫风之为病，当半身不遂，或但臂不遂者，此为痹。脉微而数，中风使然。

寸口脉浮而紧，紧则为寒，浮则为虚，寒虚相抟，邪在皮肤。浮者血虚，络脉空虚，贼邪不泻，或左或右，邪气反缓，正气即急，正气引邪，㖞僻不遂。

寸口脉迟而缓，迟则为寒，缓则为虚；营缓则为亡血，卫缓则为中风。邪气中经，则身痒而瘾疹；心气不足，邪气入中，则胸满而短气。

防已地黄汤，治病如狂状，妄行，独语不休，无寒热，其脉浮。

寸口脉沉而弱，沉即主骨，弱即主筋，沉即为肾，弱即为肝。

趺阳脉浮而滑，滑则谷气实，浮则汗自出。少阴脉浮而弱，弱则血不足，浮则为风，风血相抟，即疼痛如掣。盛人脉涩小，短气，自汗出，历节疼，不可屈伸，此皆饮酒汗出当风所致。

▶ 血痹虚劳病脉证并治第六

原文

问曰：血痹病从何得之？师曰：夫尊荣人，骨弱肌肤盛，重因疲劳，汗出，卧不时动摇，加被微风，遂得之。但以脉自微涩，在寸口、关上小紧，宜针引阳气，令脉和，紧去则愈。

血痹，阴阳俱微，寸口关上微，尺中小紧，外证身体不仁，如风痹状，黄芪桂枝五物汤主之。

夫男子平人，脉大为劳，极虚亦为劳。

男子面色薄者，主渴及亡血，卒喘悸，脉浮者，里虚也。

男子脉虚沉弦，无寒热，短气里急，小便不利，面色白，时目瞑，兼衄，少腹满，此为劳使之然。

劳之为病，其脉浮大，手足烦，春夏剧，秋冬瘥，阴寒精自出，酸削不能行。男子脉浮弱而涩，为无子，精气清冷（一作冷）。

夫失精家，少腹弦急，阴头寒，目眩（一作目眶痛），发落，脉极虚芤迟，为清谷，亡血，失精。脉得诸芤动微紧，男子失精，女子梦交，桂枝加龙骨牡蛎汤主之。

男子平人，脉虚弱细微者，善盗汗也。

人年五六十，其病脉大者，痹侠背行，若肠鸣，马刀、侠瘿者，皆为劳得之。

脉沉小迟，名脱气，其人疾行则喘喝，手足逆寒，腹满，甚则溏泄，食不消化也。

脉弦而大，弦则为减，大则为芤，减则为寒，芤则为虚，虚寒相抟，此名为革。妇人则半产漏下，男子则亡血失精。

治虚劳不足，汗出而闷，脉结悸，行动如常，不出百日，危急者十一日死。

▶ 肺痿肺痈咳嗽上气病脉证治第七

原文

问曰：热在上焦者，因咳为肺痿。肺痿之病，从何得之？师曰：或从汗出，或从呕吐，或从消渴，小便利数，或从便难，又被快药下利，重亡津液，故得之。曰：寸口脉数，其人咳，口中反有浊唾涎沫者何？师曰：为肺痿之病。若口中辟辟燥，咳即胸中隐隐痛，脉反滑数，此为肺痈，咳唾脓血。脉数虚者为肺痿，数实者为肺痈。

问曰：病咳逆，脉之，何以知此为肺痈？当有脓血，吐之则死，其脉何类？师曰：寸口脉微而数，微则为风，数则为热；微则汗出，数则恶寒。风中于卫，呼气不入；热过于营，吸而不出。风伤皮毛，热伤血脉。风舍于肺，其人则咳，口干喘满，咽燥不渴，多唾浊沫，时时振寒。热之所过，血为之凝滞，蓄结痈脓，吐如米粥。始萌可救，脓成则死。

上气，面浮肿，肩息，其脉浮大，不治。又加利，尤甚。

咳而脉浮者，厚朴麻黄汤主之。

脉沉者，泽漆汤主之。

咳而胸满，振寒脉数，咽干不喝，时出浊唾腥臭，久久吐脓如米粥者，为肺痈，桔梗汤主之。

咳而上气，此为肺胀，其人喘，目如脱状，脉浮大者，越婢加半夏汤主之。

肺胀，咳而上气，烦躁而喘，脉浮者，心下有水，小青龙加石膏汤主之。

小青龙加石膏汤方（《千金》证治同，外更加胁下痛引缺盆）。

附方:《外台》桔梗白散：治咳而胸满，振寒，脉数，咽干不渴，时出浊唾腥臭，久久吐脓如米粥者，为肺痈。

▶ 胸痹心痛短气病脉证治第八

原文

师曰：夫脉当取太过不及，阳微阴弦，即胸痹而痛，所以然者，责其极虚也。今阳虚知在上焦，所以胸痹、心痛者，以其阴弦故也。

胸痹之病，喘息咳唾，胸背痛，短气，寸口脉沉而迟，关上小紧数，栝蒌薤白白酒汤主之。

▶ 腹满寒疝宿食病脉证治第九

原文

趺阳脉微弦，法当腹满，不满者必便难，两胠疼痛，此虚寒从下上也，当与温药服之。

寸口脉弦者，即胁下拘急而痛，其人啬啬恶寒也。

病腹满，发热十日，脉浮而数，饮食如故，厚朴七物汤主之。

胁下偏痛，发热，其脉紧弦，此寒也，以温药下之，宜大黄附子汤。

腹痛，脉弦而紧，弦则卫气不行，即恶寒，紧则不欲食，邪正相抟，即为寒疝。绕脐痛，若发则白汗出，手足厥冷，其脉沉弦者，大乌头煎主之。

其脉数而紧乃弦，状如弓弦，按之不移。脉数弦者，当下其寒；脉紧大而迟者，必心下坚；脉大而紧者，阳中有阴，可下之。

问曰：人病有宿食，何以别之？师曰：寸口脉浮而大，按之反涩，尺中亦微而涩，故知有宿食，大承气汤主之。

脉数而滑者，实也，此有宿食，下之愈，宜大承气汤。

脉紧如转索无常者，有宿食也。

脉紧，头痛风寒，腹中有宿食不化也。（一云寸口脉紧。）

（二）《金匮要略》卷中

▶ 五藏风寒积聚病脉证并治第十

原文

肺死脏，浮之虚，按之弱如葱叶，下无根者，死。

肝死脏，浮之弱，按之如索不来，或曲如蛇行者，死。

心中寒者，其人苦病心如口啖蒜状，剧者心痛彻背，背痛彻心，譬如蛊注。其脉浮者，自吐乃愈。

心伤者，其人劳倦，即头面赤而下重，心中痛而自烦，发热，当脐跳，其脉弦，此为心脏伤所致也。

心死脏，浮之实如麻豆，按之益躁疾者，死。

脾死脏，浮之大坚，按之如覆杯，洁洁状如摇者，死（臣亿等详五脏各有中风中寒，今脾只载中风，肾中风，中寒俱不载者，以古文简乱极多，去古既远，无它可以补缀也）。

趺阳脉浮而涩，浮则胃气强，涩则小便数，浮涩相搏，大便则坚，其脾为约，麻子仁丸主之。

肾死脏，浮之坚，按之乱如转丸，益下入尺中者，死。

问曰：病有积、有聚、有槃气，何谓也？师曰：积者，脏病也，终不移；聚者，腑病也，发作有时，展转痛移，为可治；槃气者，胁下痛，按之则愈，复发为槃气。诸积大法，脉来细而附骨者，乃积也。寸口积在胸中；微出寸口，积在喉中；关上，积在脐旁；上关上，积在心下；微下关，积在少腹；尺中，积在气冲；脉出左，积在左；脉出右，积在右；脉两出，积在中央，各以其部处之。

▶ 痰饮咳嗽病脉证并治第十一

原文

留饮者，胁下痛引缺盆，咳嗽则辄已（一作转甚）。胸中有留饮，其人短气而渴，四肢历节痛。脉沉者，有留饮。

脉双弦者寒也，皆大下后善虚，脉偏弦者饮也。

肺饮不弦，但苦喘短气。

支饮亦喘而不能卧，加短气，其脉平也。

病者脉伏，其人欲自利，利反快，虽利，心下续坚满，此为留饮欲去故也，甘遂半夏汤主之。

脉浮而细滑，伤饮。

脉弦数者，有寒饮，冬夏难治。

脉沉而弦者，悬饮内痛。

膈间支饮，其人喘满，心下痞坚，面色黧黑，其脉沉紧，得之数十日，医吐下之不愈，木防已汤主之。虚者即愈，实者三日复发，复与不愈者，宜木防已汤去石膏加茯苓芒硝汤主之。

附方：咳家其脉弦，为有水，十枣汤主之。

久咳数岁，其脉弱者可治，实大数者死；其脉虚者必苦冒。其人本有支饮在胸中故也，治属饮家。

咳逆倚息，不得卧，小青龙汤主之。青龙汤下已，多唾口燥，寸脉沉，尺脉微，手足厥逆，气从小腹上冲胸咽，手足痹，其面翕热如醉状，因复下流阴股，小便难，时复冒者，与茯苓桂枝五味子甘草汤，治其气冲。

▶ 消渴小便不利淋病脉证并治第十二

原文

寸口脉浮而迟，浮即为虚，迟即为劳；虚则卫气不足，劳则荣气竭。

趺阳脉浮而数，浮即为气，数即消谷而大坚（一作紧）。气盛则溲数，溲数即坚，坚数相搏，即为消渴。

脉浮，小便不利，微热消渴者，宜利小便发汗，五苓散主之。

趺阳脉数，胃中有热，即消谷引食，大便必坚，小便即数。

脉浮发热，渴欲饮水，小便不利者，猪苓汤主之。

▶ 水气病脉证并治第十三

原文

师曰：病有风水、有皮水、有正水、有石水、有黄汗。风水，其脉自浮，外证骨节疼痛，恶风；皮水，其脉亦浮，外证胕肿，按之没指，不恶风，其腹如鼓，不渴，当发其汗；正水，其脉沉迟，外证自喘；石水，其脉自沉，外证腹满，不喘；黄汗，其脉沉迟，身发热，胸满，四肢头面肿，久不愈，必致痈脓。

脉浮而洪，浮则为风，洪则为气。风气相搏，风强则为隐疹，身体为痒，痒为泄风，久为痂癞，气强则为水，难以俯仰。风气相击，身体洪肿，汗出乃愈，恶风则虚，此为风水；不恶风者，小便通利，上焦有寒，其口多涎，此为黄汗。

寸口脉沉滑者，中有水气，面目肿大，有热，名曰风水。视人之目窠上微拥，如蚕新卧起状，其颈脉动，时时咳，按其手足上，陷而不起者，风水。

趺阳脉当伏，今反紧，本自有寒，疝瘕，腹中痛，医反下之，下之即胸满短气；趺阳脉当伏，今反数，本自有热，消谷，小便数，今反不利，此欲作水。

寸口脉浮而迟，浮脉则热，迟脉则潜，热潜相搏，名曰沉；趺阳脉浮而数，浮脉即热，数脉即止，热止相搏，名曰伏；沉伏相搏，名曰水；沉则脉络虚，伏则小便难，虚难相搏，水走皮肤，即为水矣。

寸口脉弦而紧，弦则卫气不行，即恶寒，水不沾流，走于肠间。

少阴脉紧而沉，紧则为痛，沉则为水，小便即难。

脉得诸沉，当责有水，身体肿重。水病脉出者死。

夫水病人，目下有卧蚕，面目鲜泽，脉伏，其人消渴。病水腹大，小便不利，其脉沉绝者，有水，可下之。

上微拥，如蚕新卧起状，其颈脉动，时时咳，按其手足上，陷而不起者，风水。

太阳病，脉浮而紧，法当骨节疼痛，反不疼，身体反重而酸，其人不渴，汗出即愈，此为风水。恶寒者，此为极虚，发汗得之。渴而不恶寒者，此为皮水。身肿而冷，状如周痹，胸中窒，不能食，反聚痛，暮躁不得眠，此为黄汗，痛在骨节。咳而喘，不渴者，此为肺胀，其状如肿，发汗即愈。然诸病此者，渴而下利，小便数者，皆不可发汗。

里水者，一身面目黄肿，其脉沉，小便不利，故令病水。假如小便自利，此亡津液，故令渴也，越婢加术汤主之。

师曰：寸口脉沉而迟，沉则为水，迟则为寒，寒水相搏。趺阳脉伏，水谷不化，脾气衰则鹜溏，胃气衰则身肿。少阳脉卑，少阴脉细，男子则小便不利，妇人则经水不通。经为血，血不利则为水，名曰血分。

问曰：病者苦水，面目身体四肢皆肿，小便不利，脉之，不言水，反言胸中痛，气上冲咽，状如炙肉，当微咳喘，审如师言，其脉何类?

师曰：寸口脉沉而紧，沉为水，紧为寒，沉紧相搏，结在关元，始时当微，年盛不觉，阳衰之后，荣卫相干，阳损阴盛，结寒微动，肾气上冲，喉咽塞噎，胁下急痛。医以为留饮而大下之，气击不去，其病不除。后重吐之，胃家虚烦，咽燥欲饮水，小便不利，水谷不化，面目手足浮肿。又以葶苈丸下水，当时如小差，食饮过度，肿复如前，胸胁苦痛，象若奔豚，其水扬溢，则浮咳喘逆。当先攻击冲气，令止，乃治咳，咳止，其喘自差。先治新病，病当在后。

风水，脉浮身重，汗出恶风者，防己黄芪汤主之。腹痛者加芍药。

风水恶风，一身悉肿，脉浮不渴，续自汗出，无大热，越婢汤主之。

水之为病，其脉沉小，属少阴；浮者为风；无水，虚胀者为气；水，发其汗即已。脉沉者宜麻黄附子汤；浮者宜杏子汤。

厥而皮水者，蒲灰散主之。

问曰：黄汗之为病，身体肿（一作重），发热汗出而渴，状如风水，汗沾衣，色正黄如药汁，脉自沉，何从得之？

师曰：以汗出入水中浴，水从汗孔入得之，宜芪芍桂酒汤主之。

师曰：寸口脉迟而涩，迟则为寒，涩为血不足。趺阳脉微而迟，微则为气，迟则为寒。寒气不足，则手足逆冷；手足逆冷，则荣卫不利；荣卫不利，则腹满肠鸣相逐，气转膀胱，荣卫俱劳；阳气不通即身冷，阴气不通即骨疼；阳前通则恶寒，阴前通则痹不仁；阴阳相得，其气乃行，大气一转，其气乃散；实则失气，虚则遗尿，名曰气分。

附方:《外台》防己黄芪汤治风水，脉浮为在表，其人或头汗出，表无他病，病者但下重，从腰以上为和，腰以下当肿及阴，难以屈伸。

▶ 黄疸病脉证并治第十四

原文

寸口脉浮而缓，浮则为风，缓则为痹。痹非中风，四肢苦烦，脾色必黄，瘀热以行。

趺阳脉紧而数，数则为热，热则消谷，紧则为寒，食即为满。尺脉浮为伤肾，趺阳脉紧为伤脾。风寒相搏，食谷即眩，谷气不消，胃中苦浊，浊气下流，小便不通，阴被其寒，热流膀胱，身体尽黄，名曰谷疸。

阳明病，脉迟者，食难用饱，饱则发烦，头眩，小便必难，此欲作谷疸。虽下之，腹满如故，所以然者，脉迟故也。

夫病酒黄疸，必小便不利，其候心中热，足下热，是其证也。酒黄疸者，或无热，靖言了了，腹满欲吐，鼻燥。其脉浮者先吐之，沉弦者先下之。

酒疸，心中热，欲呕者，吐之愈。酒疸下之，久久为黑疸，目青面黑，心中如啖蒜齑状，大便正黑，皮肤爪之不仁，其脉浮弱，虽黑微黄，故知之。

脉沉，渴欲饮水，小便不利者，皆发黄。

诸病黄家，但利其小便；假令脉浮，当以汗解之，宜桂枝加黄芪汤主之。

▶ 惊悸吐衄下血胸满瘀血病脉证治第十五

原文

寸口脉动而弱，动即为惊，弱则为悸。

师曰：尺脉浮，目睛晕黄，衄未止；晕黄去，目睛慧了，知衄今止。

衄家不可汗，汗出必额上陷，脉紧急，直视不能目眴，不得眠。

病人面无血色，无寒热，脉沉弦者衄；浮弱，手按之绝者，下血；烦咳者，必吐血。

夫吐血，咳逆上气，其脉数而有热，不得卧者，死。夫酒客咳者，必致吐血，此因极饮过度所致也。

寸口脉弦而大，弦则为减，大则为芤，减则为寒，芤则为虚，寒虚相击，此名曰革，妇人则半产漏下，男子则亡血。亡血不可发其表，汗出则寒栗而振。

病人胸满，唇痿舌青，口燥，但欲漱水，不欲咽，无寒热，脉微大来迟，腹不满，其人言我满，为有瘀血。

病者如热状，烦满，口干燥而渴，其脉反无热，此为阴伏，是瘀血也，当下之。

火邪者，桂枝去芍药加蜀漆牡蛎龙骨救逆汤主之。

▶ 呕吐哕下利病脉证治第十六

原文

问曰：病人脉数，数为热，当消谷引食，而反吐者，何也？师曰：以发其汗，令阳微，膈气虚，脉乃数，数为客热，不能消谷，胃中虚冷故也。脉弦者虚也，胃气无余，朝食暮吐，变为胃反。寒在于上，医反下之，今脉反弦，故名曰虚。

寸口脉微而数，微则无气，无气则荣虚，荣虚则血不足，血不足则胸中冷。

趺阳脉浮而涩，浮则为虚，涩则伤脾，脾伤则不磨，朝食暮吐，暮食朝吐，宿谷不化，名曰胃反。脉紧而涩，其病难治。

呕而脉弱，小便复利，身有微热，见厥者难治，四逆汤主之。

吐后，渴欲得水而贪饮者，文蛤汤主之。兼主微风，脉紧头痛。

下利脉沉弦者，下重；脉大者，为未止；脉微弱数者，为欲自止，虽发热不死。

下利手足厥冷，无脉者，灸之不温，若脉不还，反微喘者，死。少阴负趺阳者，为顺也。

下利有微热而渴，脉弱者，今自愈。

下利脉数，有微热，汗出，今自愈；设脉紧，为未解。

下利脉数而渴者，今自愈；设不瘥，必清脓血，以有热故也。

下利脉反弦，发热身汗者，自愈。

下利，寸脉反浮数，尺中自涩者，必清脓血。

下利脉沉而迟，其人面少赤，身有微热，下利清谷者，必郁冒，汗出而解。

下利后脉绝，手足厥冷，晬时脉还，手足温者生，脉不还者死。

下利三部脉皆平，按之心下坚者，急下之，宜大承气扬。

下利，脉迟而滑者，实也，利未欲止，急下之，宜大承气汤。

下利，脉反滑者，当有所去，下乃愈，宜大承气汤。

▶ 疮痈肠痈浸淫病脉证并治第十七

|原文|

诸浮数脉，应当发热，而反洒淅恶寒，若有痛处，当发其痈。

肠痈之为病，其身甲错，腹皮急，按之濡，如肿状，腹无积聚，身无热，脉数，此为腹内有痈脓，薏苡附子败酱散主之。

肠痈者，少腹肿痞，按之即痛，如淋，小便自调，时时发热，自汗出，复恶寒。其脉迟紧者，脓未成，可下之，当有血。脉洪数者，脓已成，不可下也。大黄牡丹汤主之。

问曰：寸口脉浮微而涩，然当亡血，若汗出，设不汗者云何？答曰：若身有疮，被刀斧所伤，亡血故也。

▶ 趺蹶手指臂肿转筋阴狐疝蛔虫病脉证治第十八

|原文|

转筋之为病，其人臂脚直，脉上下行，微弦。转筋入腹者，鸡屎白散主之。

问曰：病腹痛有虫，其脉何以别之？

师曰：腹中痛，其脉当沉，若弦，反洪大，故有蛔虫。

（三）《金匮要略》卷下

▶ 妇人妊娠病脉证并治第十九

|原文|

师曰：妇人得平脉，阴脉小弱，其人渴，不能食，无寒热，名妊娠，桂枝汤主之。于法六十日当有此证，设有医治逆者，却一月，加吐下者，则绝之。

夫人怀娠六七月，脉弦发热，其胎愈胀，腹痛恶寒者，少腹如扇，所以然者，子脏开故也，当以附子汤温其脏。

▶ 妇人产后病脉证治第二十

|原文|

产妇郁冒，其脉微弱，不能食，大便反坚，但头汗出。所以然者，血虚而厥，厥而必冒。冒家欲解，必大汗出。以血虚下厥，孤阳上出，故头汗出。所以产妇喜汗出者，亡阴血虚，阳气独盛，故当汗出，阴阳乃复。大便坚，呕不能食，小柴胡汤主之。

产后七八日，无太阳证，少腹坚痛，此恶露不尽。不大便，烦躁发热，切脉微实，再倍发热，日晡时烦躁者，不食，食则谵语，至夜即愈，宜大承气汤主之。热在里，结在膀胱也。

▶ 妇人杂病脉证并治第二十一

原文

妇人中风，发热恶寒，经水适来，得七八日，热除脉迟，身凉和，胸胁满，如结胸状，谵语者，此为热入血室也，当刺期门，随其实而取之。

妇人之病，因虚、积冷、结气，为诸经水断绝。至有历年，血寒积结胞门，寒伤经络。凝坚在上，呕吐涎唾，久成肺痈，形体损分；在中盘结，绕脐寒疝，或两胁疼痛，与脏相连；或结热中，痛在关元。脉数无疮，肌若鱼鳞，时着男子，非止女身。在下未多，经候不匀，冷阴掣痛，少腹恶寒；或引腰脊，下根气街，气冲急痛，膝胫疼烦；奄忽眩冒，状如厥癫；或有忧惨，悲伤多嗔；此皆带下，非有鬼神。久则羸瘦，脉虚多寒；三十六病，千变万端；审脉阴阳，虚实紧弦；行其针药，治危得安；其虽同病，脉各异源；子当辨记，勿谓不然。

寸口脉弦而大，弦则为减，大则为芤，减则为寒，芤则为虚，寒虚相搏，此名曰革，妇人则半产漏下，旋复花汤主之。

少阴脉滑而数者，阴中即生疮，阴中蚀疮烂者，狼牙汤洗之。

▶ 杂疗方第二十二

原文

尸厥，脉动而无气，气闭不通，故静而死也。

治方：菖蒲屑，纳鼻两孔中吹之，令人以桂屑着舌下。

又方：剔取左角发方寸，烧末，酒和，灌令入喉，立起。救卒死，客忤死，还魂汤主之方。《千金方》云：主卒忤鬼击飞尸，诸奄忽气绝无复觉，或已无脉，口噤拗不开，去齿下汤。汤下口不下者，分病人发左右，捉擒肩引之。药下，复增取一升，须臾立苏。

▶ 果实菜谷禁忌并治第二十三

原文

林檎不可多食，令人百脉弱。

十月勿食椒，损人心，伤心脉。

（四）张仲景《金匮要略》脉学断生死日期

▶ 百合狐惑阴阳毒病证治第三

|原文|

每溺时头痛者，六十日乃愈；若溺时头不痛，淅然者，四十日愈；若溺快然，但头眩者，二十日愈。其证或未病而预见，或病四五日而出，或病二十日，或一月微见者，各随证治之。

阳毒之为病，面赤斑斑如锦纹，咽喉痛，唾脓血。五日可治，七日不可治，升麻鳖甲汤主之。阴毒之为病，面目青，身痛如被杖，咽喉痛。五日可治，七日不可治，升麻鳖甲汤去雄黄、蜀椒主之。

▶ 疟病脉证并治第四

|原文|

病疟，以月一日发，当以十五日愈；设不差，当月尽解；如其不差，当如何？师曰：此结为癥瘕，名曰疟母，急治之，宜鳖甲煎丸。

▶ 血痹虚劳病脉证并治第六

|原文|

附方:《千金翼》炙甘草汤，（一云复脉汤）治虚劳不足，汗出而闷，脉结悸，行动如常，不出百日，危急者十一日死。

▶ 痰饮咳嗽病脉证并治第十二

|原文|

夫有支饮家，咳烦胸中痛者，不卒死，至一百日或一岁，宜十枣汤。

▶ 黄疸病脉证并治第十五

|原文|

黄疸之病，当以十八日为期，治之十日以上瘥，反极为难治。

▶ 呕吐哕下利病脉证治第十七

|原文|

下利后脉绝，手足厥冷，晬时脉还，手足温者生，脉不还者死。

▶ 杂疗方第二十三

原文

救自缢死，旦至暮，虽已冷，必可治；暮至旦，小难也，恐此当言阴气盛故也。然夏时夜短于昼，又热，犹应可治。又云：心下若微温者，一日以上，犹可治之方。

奇经八脉不系于十二经，别有自行道路。其为病总于阴阳，其治法属十二经。阳维维于阳，阴维维于阴，为气血之别，使不拘于一经也。奇经八脉以深浅论治？奇经八脉之病，由各经受邪，久久移传，或劳伤所致，非暴发也。奇经八脉络脉特性。伤寒论奇经八脉脉法总结见表5-1。

表5-1 《伤寒论》奇经八脉脉法总结表

分类		奇经八脉							
		督脉	任脉	冲脉	带脉	阳跷脉	阴跷脉	阳维脉	阴维脉
外病	表现	督脉为病，脊背强，隐隐痛	任脉为病，其内结痛疝瘕	冲脉为病，气上逆而里急	带脉为病，苦腹痛，腰间冷痛	阳跷为病，中于侧，气行于外	阴跷为病，中于侧，气行于内	阳维与诸阳会，其为病在脉外，发寒热	阴维与诸阴交，其为病在脉中，心中痛，手心热
	脉	脉当微浮而急，按之涩	脉当沉而结	脉当浮虚而数	脉当沉而细	脉当弦急，按之缓	脉当浮缓，按之微急而弦	脉当浮而虚	脉当弦而涩
	治	治属太阳	治属太阴	治属太阴	治属少阴	治属少阳	治属厥阴	治属气分	治属血分
内伤	表现	督脉伤，柔柔不欲伸，不能久立，立则隐隐而胀	任脉伤，小便多，其色白浊	冲脉伤，时咳不休，有声无物，劳则气喘	带脉伤，回身一周冷	阳跷伤，则身左不仁	阴跷伤，则身右不仁	阳维伤，则畏寒甚，皮常湿	阴维伤，则畏热甚，皮常枯
	脉	尺脉大而涩	关脉大而涩	寸脉短而涩	脉沉迟而结	脉时大弦	脉时细时弦	脉时缓时弦	时紧时涩
	治	当补髓	当补精	当补气	当补肾	则益胆	则补肝	则调卫	则养荣

第六章　晋代王叔和《脉经》

一、传承概要

王叔和（210—280），名熙，高平（今山西省高平市）人。因连年战事流徙黄冈，为避战乱，随家移居荆州。王叔和是魏晋之际的著名医学家、医书编撰家。在中医学发展史上，做出了两大重要贡献：一是整理《伤寒论》，二是著述《脉经》。王叔和生于贵族家庭，生活和学习环境优越，自幼受到良好的文化熏陶。少年时期，博览群书，通晓经史百家。王叔和居荆州之时，正值张仲景医学生涯鼎盛时期，王叔和与张仲景弟子卫汛要好，逐渐对医学产生兴趣。王叔和博采众长，医术日渐精湛，名噪一时。公元 228 年，被推选为曹操的随军医生。其后任王府侍医、皇室御医等职，32 岁被提升为太医令。唐代甘伯宗《名医传》称："王叔和性度沉静，尤好著述，究研方脉，静意诊切，调识修养之道。"宋代张杲亦称其："博好经方，尤精诊处……深晓疗病之源。"王叔和在吸收扁鹊、华佗、张仲景等古代著名医学家脉诊理论的基础上，结合长期的临床实践经验，著成我国第一部完整而系统的脉学专著《脉经》，总计 10 卷、98 篇，共 10 万余字。《脉经》总结、发展了西晋以前的脉学经验，将脉的生理、病理变化列为脉象 24 种，使脉学正式成为中医诊断疾病的一门科学，从而奠定了中医脉诊学的基础。

二、学术价值

1. 传承脉学，守正创新

王叔和整理发展了汉魏以前的医学文献，把张仲景所撰的《伤寒杂病论》进行修整并相继传承下去。北宋林亿感慨："仲景于今八百余年，惟叔和能学之。"王叔和不仅为《伤寒杂病论》传人，还与张仲景共同被尊称是"仲景叔和医之圣也，百世之师也"。

2. 脉学纲目，次序井然

《脉经》中首先论述脉的形象，归纳为 24 种脉象，对每种脉象的指下感觉及其临床意义都做了说明，并还把相似的脉象，也都一一做了比较，指出其差异。王叔和论脉，并不曾把"脉诊"孤立或绝对化，而是注重全面观察，将"脉、证、治"三者综合论列。《脉经》按人体脏腑、诊断部位、疾病种类和治疗方法系统地叙述，把脉象、证候和治疗全面结合起来，纲举目张，次序井然。

3. 脉理清晰，一目了然

王叔和深入细致地阐明脉理，并结合人体的生理、病理以及证候进行研究，便于临床，以利后学。在脉象应指辨别方面详尽地区别和说明切脉部位和不同脉象的鉴别方法。“当视其人大小、长短及性气缓急，脉之迟速、大小、长短，皆如其人形性者，则吉。反之者，则为逆也。”

4. 春夏秋冬，四时各异

王叔和强调了春夏秋冬四时脉象各异，不同季节有不同脉象，四时显示脉象胃气之弦、钩、代、毛、石。

5. 切脉动静，百病根源

王叔和列举了“百病根源，各以类例相从；声色证候，靡不该备……”。肯定了《难经》关于寸口部位切脉的方法，“切脉动静”规定了浮、芤、洪、滑、数、促、弦、紧、沉、伏、革、实、微、涩、细、软、弱、虚、散、缓、迟、结、代、动二十四种脉象。对每一种脉象做了取类比象的解释，列出 8 组相类脉象进行排比，加以说明，使之易懂，为在临床辨明脉的阴阳、顺逆、虚实、生死，联系各部脏腑生理脉证进行合参，辨证施治打下坚实的基础，是我国有史以来第一次对诊脉进行深刻的总结。后世脉学以此为准将脉象数量不断增长。《濒湖脉学》增加了长、短、牢脉至 27 种。李中梓《诊家正眼》又增长、短、牢、疾至 28 种脉。陈修园的《六脉统》将 26 脉再加 2 脉。以上均是在王叔和 24 种脉象的基础上以简驭繁发展起来的。

6. 确立寸口，定位诊脉

定位诊脉法是王叔和的重大成果，魏晋以前诊脉是用“遍诊法”和“三部诊法”，即全身触摸动脉和按取寸口、人迎、趺阳三部。而王叔和根据肺主一身之气，肺朝百脉，五脏六腑之气以肺为终始及脉会太渊的理论，发掘改进了脉法，运用独取寸口诊脉。创立了左手寸关尺三部应心（小肠）、肝（胆）、肾；右手寸关尺三部应肺（大肠）、脾（胃）、命门，使切脉部位与脉应脏腑规范统一起来。《难经》五指头触觉五脏举按寻诊法，提出“三菽、六菽、九菽、十二菽、十五菽、之重与肺、心、脾、肝、肾部也”。

7. 呼吸脉息，定脉节律

正常人的脉象一息四至即平脉。王叔和的切脉考虑到“时”和“地”的因素，指出人一昼夜共呼吸 13500 次，在一呼一吸时间内脉中血液前进 6 寸。一昼夜之中血液前进 810 丈距离，即经脉行经全身 50 周次（50 营）。脉证合参，动静结合，参伍相适。浮、芤、洪、滑；沉、微、细、伏；结、代、散、促，至今仍指导着临床辨证施治。特别是专论妇儿脉象辨吉凶。在“平脉视人大小长短男女顺逆法”中指出“只有小人、妇人、细人、脉小软；小儿四五岁，脉呼吸八至，细数者吉”。

三、原文解读

序

原文

脉理精微，其体[1]难辨。弦紧浮芤，展转相类。在心易了，指下难明。谓沉为伏，则方治永乖[2]。以缓为迟，则危殆立至。况有数候俱见，异病同脉者乎！夫医药为用，性命所系。和、鹊至妙[3]，犹或加思；仲景明审，亦候形证，一毫有疑，则考校以求验。故伤寒有承气之戒，呕哕发下焦之间[4]。而遗文远旨[5]，代寡能用[6]，旧经秘述，奥而不售[7]，遂令末学[8]，昧[9]于原本，斥滋[10]偏见，各逞己能。致微疴[11]成膏肓之变，滞固绝振起之望[12]，良有以也[13]。今撰集岐伯以来，逮[14]于华佗，经论[15]要决，合为十卷。百病根源，各以类例相从[16]，声色证候[17]，靡不赅备[18]。其王、阮、傅、戴[19]、吴、葛、吕、张[20]，所传异同，咸悉载录。诚能留心研穷，究其微赜[21]，则可比踪[22]古贤，代无夭横[23]矣。

【注释】

[1] 体：指脉的形体，即脉象。

[2] 永乖：永远地错下去。乖，错误。

[3] 和、鹊至妙：和，医和，春秋时代秦国的医生。鹊，扁鹊。至妙，指极高明的医技。

[4] 呕哕发下焦之间：呕哕一般属中、上焦的病变，但也可由下焦气逆而上所致。

[5] 遗文远旨：前人留下的文献含义深远。

[6] 代寡能用：历代很少能运用。寡，少有的。

[7] 奥而不售：深奥难懂，不易传播。售，此处代指文字的传播。

[8] 末学：后学。

[9] 昧：不明白。

[10] 滋：发生。

[11] 疴：病。

[12] 滞固绝振起之望：顽疾失去治愈的希望。绝，终止，断绝；振起，治愈。

[13] 良有以也：确有原因的。

[14] 逮：到。

[15] 经论：经典理论。

[16] 类例相从：依类排列。

[17] 声色证候：听声、望色、问证、切脉。

[18] 靡不赅备：莫不具备。

[19] 王、阮、傅、戴：王指王遂，西汉人，习经方，长于医术。阮指阮炳，晋代人，号

文叔，又称阮河南，善医。付、戴所指不详。

[20] 吴、葛、吕、张：吴指吴普，华佗的学生。葛指葛玄，葛洪的叔祖父，三国时人，长于炼丹术。吕指吕广，三国时人，著有《玉匮针经》，并注解《八十一难经》。张指张苗，晋代人，好医术，善诊脉。

[21] 微赜：精微深奥。赜，音同“责”，精妙、深奥。

[22] 比踪：赶上。

[23] 夭横：夭，未成年即死亡；横，不正常的死亡。

【语译】

脉诊的道理精深微妙，脉象很难辨别。弦脉和紧脉、浮脉和芤脉，反复不定互相类似。在心里容易明白，指下难以辨明。认为沉脉是伏脉，处方治疗会一直有误。把缓脉当作迟脉，危险会立刻来到。何况有几种脉象同时出现，不同的疾病却有相同脉象的呢？医药的作用，是同人们的生命相关联的。医和、扁鹊医术很高明，尚且多加思考；张仲景明于辨证，也诊察形体和证候，有丝毫的疑点，就考查订正以求得证验。所以伤寒病有慎用承气汤的禁忌，呕吐哕逆要提出下焦的问诊。而古代留下的文献含义深奥，世代很少能施用。古代医经隐微的论述，深奥而不易传播，使后世的学者，对脉学的根源不明白，互相滋生偏见，各自炫耀才能。导致小病发展为严重的病变，使顽疾失去治愈的希望，确实有原因啊！现在编集从岐伯以来，直到华佗时期，经典理论和重要方法，综合成十卷。各种疾病的根源，分别按门类依次排列，闻声、望色、问证、切脉，没有什么是不具备的。至于像王遂、阮炳、傅□、戴□、吴普、葛去、吕广、张苗等医家所述不同之处，全都记录。如果能注意研究，推究它精微深奥的内容，就可以赶上古代的名医，后世也就没有不幸死亡的人了。

卷　一

脉形状指下秘诀第一（24种）

【原文】

浮脉，举之有余，按之不足。（浮于手下。）

芤脉，浮大而软，按之中央空，两边实。（一曰手下无，两旁有。）

洪脉，极大在指下。（一曰浮而大。）

滑脉，往来前却流利，辗转[1]替替然[2]，与数相似。（一曰浮中如有力；一曰漉漉如欲脱。）

数脉，去来促急。（一曰一息六七至；一曰数者进之名。）

促脉，来去数，时一止复来。

弦脉，举之无有，按之如弓弦状。（一曰如张弓弦，按之不移；又曰浮紧为弦。）

紧脉，数如切绳[3]状。（一曰如转索之无常。）

沉脉，举之不足，按之有余。（一曰重按之乃得。）

伏脉，极重指按之，着骨[4]乃得。（一曰手下裁动；一曰按之不足，举之无有；一曰关上沉不出，名曰伏。）

革脉，有似沉伏，实大而长，微弦。（《千金翼》以革为牢。）

实脉，大而长，微强，按之隐指[5]愊愊然[6]。（一曰沉浮皆得。）

微脉，极细而软，或欲绝，若有若无。（一曰小也；一曰手下快；一曰浮而薄；一曰按之如欲尽。）

涩脉，细而迟，往来难且散，或一止复来。（一曰浮而短；一曰短而止；或曰散也。）

细脉，小大于微，常有，但细耳。

软脉，极软而浮细。（一曰按之无有，举之有余；一曰细小而软。软，亦作濡，曰濡者，如帛衣在水中，轻手相得。）

弱脉，极软而沉细，按之欲绝指下。（一曰按之乃得，举之无有。）

虚脉，迟大而软，按之不足，隐指豁豁然[7]空。

散脉，大而散。散者，气实血虚，有表无里。

缓脉，去来亦迟，小駃[8]于迟。（一曰浮大而软，阴浮与阳同等。）

迟脉，呼吸三至，去来极迟。（一曰举之不足，按之尽牢；一曰按之尽牢，举之无有。）

结脉，往来缓，时一止复来。（按之来缓，时一止者，名结阳。初来动止，更来小数，不能自还，举之则动，名结阴。）

代脉，来数中止，不能自还，因而复动。脉结者生，代者死。

动脉，见于关上，无头尾，大如豆，厥厥然[9]动摇。（《伤寒论》云：阴阳相搏，名曰动。阳动则汗出，阴动则发热，形冷恶寒。数脉见于关上，上下无头尾，如豆大，厥厥动摇者，名曰动。）

浮与芤相类（与洪相类），弦与紧相类，滑与数相类，革与实相类（《千金翼》云：牢与实相类），沉与伏相类，微与涩相类，软与弱相类，缓与迟相类。（软与迟相类。）

【注释】

[1] 辗转：此处形容滑脉流利。

[2] 替替然：持续不断的样子。

[3] 切绳：按之如转动的绳索。

[4] 着骨：着，附也。重按至骨处。

[5] 隐指:《濒湖脉学》改作“应指”。当作“应指”解。

[6] 愊愊然：愊（bì）。此指脉象坚实貌。

[7] 豁豁然：空虚感。

[8] 駃：马快跑。

[9] 厥厥然：厥同蹶。《说文》:“蹶，僵也；一曰跳也。”此处指跳动的样子。

【按语】

本节突出二十四脉，按其相对的性质进行执简驭繁的归类。阐述举、按、推、寻的不同指力和手法。又将相类的脉象列在一起互相对照，易于辨识和掌握。

平脉早晏法第二

原文

黄帝问曰：夫诊脉常以平旦[1]，何也?

岐伯对曰：平旦者，阴气未动，阳气未散[2]，饮食未进，经脉未盛，络脉调均[3]（《内经》作调匀）气血未乱，故乃可诊。过此非也。(《千金》同,《素问》《太素》云：有过之脉）切脉动静而视精明[4]，察五色，观五脏有余不足，六腑强弱，形之盛衰。以此参伍[5]，决死生之分。

【注释】

[1] 平旦：清晨。

[2] 阴气未动，阳气未散：指阴气尚未扰动，阳气还未宣散。

[3] 调均：调匀。“匀”《说文解字》:“一曰：均也”。调均，谓调和或均匀。

[4] 精明：目之精光。

[5] 参伍：互相参证。

【按语】

本篇指出清晨常为诊脉的最好时间，主要在于环境的平静，人身气血未受到内外界各种因素的影响，阴阳平衡，络脉调匀，所以容易诊察有病之脉和判断疾病的预后，是符合中医辨证思想的。脏腑有了病变，往往会导致脉象的异常，审察脉象之时，也要注意形体各方面的状态，综合加以判断。“诊脉常以平旦”，绝不意味诊脉都要在清晨，至于“过此非也”一句，应当灵活理解。

分别三关境界脉候所主第三

原文

从鱼际[1]至高骨[2]（其骨自高），却行一寸，其中名曰寸口。从寸至尺，名曰尺泽[3]。故曰尺寸。寸后尺前，名曰关。阳出阴入，以关为界。阳出三分，阴入三分，故曰三阴三阳。阳生于尺动于寸，阴生于寸动于尺。寸主射[4]上焦，出头及皮毛竟手[5]。关主射中焦，腹及腰。尺主射下焦，少腹至足。

【注释】

[1] 鱼际：在手掌拇指侧肌肉隆起处，称为鱼；其边缘称鱼际。

[2] 高骨：手腕部近拇指一侧显著隆起部分。

[3] 尺泽:《灵枢·本输》:“肺脉入于尺泽。尺泽，肘中之动脉也”。

[4] 射:《增韵》:“指物而取曰射”。可引申作“候”解。

[5] 竟手：竟，作“终”解。竟手，是终止于手的意思。

【按语】

分别三关境界，在诊法方面居主要地位。其中指出三阴、三阳、尺寸脉候及所主部位，着重点在于“阳出阴入，以关为界”，为后世医家所遵循。

辨尺寸阴阳荣卫度数第四

原文

夫十二经皆有动脉[1]，独取寸口[2]，以决五脏六腑死生吉凶之候者，何谓也？然：寸口者，脉之大会[3]，手太阴之动脉也。人一呼脉行三寸，一吸脉行三寸，呼吸定息[4]，脉行六寸。人一日一夜，凡一万三千五百息，脉行五十度[5]，周[6]于身。漏水下百刻[7]，荣卫[8]行阳二十五度，行阴亦二十五度[9]，为一周[10]（晬时也）。故五十度而复会于手太阴。太阴者，寸口也，即五脏六腑之所终始，故法取于寸口。

【注释】

[1] 十二经皆有动脉：十二经就是手足三阴三阳十二经脉的简称。动脉指经脉循行部位搏动应手处。十二经脉中都有动脉，如手阳明经的五里、扶突，足阳明经的大迎、人迎等经穴处，按之都有搏动应手感，所以说十二经皆有动脉。

[2] 寸口：切脉部位名称，即腕关节桡动脉搏动处，称“气口”“脉口”。此寸口是概括寸、关、尺三部而言。

[3] 大会：会聚、会合。

[4] 定息：一呼一吸为一息。一息终了称为定息。

[5] 度：此处作周次解。

[6] 周：环绕。

[7] 漏水下百刻：是古代计时的方法。用铜壶盛水滴漏，壶中有铜人抱漏箭，箭上刻度，以作计时之用。漏水下百刻，为一昼夜的时间。

[8] 荣卫：饮食物化生的精气。《灵枢·营卫生会》："清者为荣，浊者为卫"。《难经·三十二难》："血为荣，气为卫；相随上下，谓之荣卫"。"荣"与"营"通。故亦作"营卫"。

[9] 行阳二十五度，行阴亦二十五度：阳，指白天；阴，指黑夜；二十五度是指荣卫昼夜各循行的周次。

[10] 一周：荣卫在一昼夜中循环 50 个周次，总称为一周。

原文

脉有尺寸，何谓也？然：尺寸者，脉之大会要也。从关[1]至尺是尺内，阴之所治[2]也；从关至鱼际是寸口内，阳之所治[3]也。故分寸为尺，分尺为寸。故阴得尺内一寸，阳得寸内九分[4]。尺寸终始一寸九分，故曰尺寸也。

【注释】

[1] 关：诊脉部位的名称。位置在掌后高骨，即寸部和尺部的中间，是尺和寸分界之处，所以称为关。

[2] 阴之所治：治，是治理、管理。关后为阴，尺在关后，主候肾，所以说"阴之所治"。

[3] 阳之所治：关前为阳，寸在关前，主候心肺，所以说"阳之所治"。

[4] 故分寸为尺，分尺为寸。故阴得尺内一寸，阳得寸内九分：分，是分离、分开的意思。从腕关节到肘关节（屈面），计长一尺一寸（以"同身寸"计）。以关为界，从肘中尺泽穴到关后长一尺，为尺部；从鱼际到关前长一寸，为寸部。把总长一尺一寸分开关前的一寸，其余为尺部；分开关后的一尺，其余为寸部。所以说"分寸为尺，分尺为寸"。但诊脉时并不需要这样的长度，实际是尺部仅取一尺中的一寸，寸部仅取一寸中的九分。所以说"故阴得尺内一寸，阳得寸内九分"。

原文

脉有太过[1]，有不及[2]，有阴阳相乘[3]，有覆有溢[4]，有关有格[5]，何谓也？然：关之前者，阳之动也，脉当见九分而浮。过者，法曰太过；减者，法曰不及。遂[6]上鱼为溢，为外关内格，此阴乘之脉也。关之后者，阴之动也，脉当见一寸而沉。过者，法曰太过；减者，法曰不及。遂入尺为覆，为内关外格，此阳乘之脉，故曰覆溢。是真脏之脉[7]也，人不病自死。

【注释】

[1] 太过：脉搏超过正常位置叫“太过”。

[2] 不及：脉搏不满正常位置叫“不及”。

[3] 阴阳相乘：指脉象与部位的反常。“阳”指寸部，“阴”指尺部。乘是乘袭侵犯之意。

[4] 覆、溢：覆，是下复；溢，是上溢，前者脉搏超过尺部，后者脉搏超过寸部。

[5] 关、格：关，是关闭；格，是格拒。都是指阴阳之气隔阻不通的危象。

[6] 遂：《难经本义》解：“遂者，径也，径行而直前也。”是形容过盛之脉直前无阻的状态。

[7] 真脏之脉：脉无胃气，即脉象毫无从容和缓之感的，叫作真脏脉。

【按语】

《黄帝内经》的诊脉方法，有全身三部九候诊脉法和寸口诊脉法等。《难经》在继承《黄帝内经》成就的基础上，根据《素问》经脉别论：“脉气流经，经气归于肺，肺朝百脉。”提出“独取寸口”诊断疾病。这是在诊法上的一大发展。

独取寸口之法，一定要明确寸、关、尺的位置，知道阴阳属性，了解覆脉与溢脉的机理，亦应注意太过、不及，及阴阳互相乘袭发生阻隔的现象，从而明确在诊断上的价值。因为人体阴阳的失调，就会发生疾病，发展到极其严重的时候，就会出现真脏之脉。本文以“脉病形不病”来突出脉诊的重要意义。

平脉视人大小长短男女逆顺法第五

原文

凡诊脉，当视其人大小、长短及性气缓急。脉之迟速、大小、长短皆如其人形性者，则吉。反之者，则为逆也。脉三部大都欲等，只如小人、细人、妇人，脉小软。小儿四五岁，脉呼吸八至，细数者，吉。(《千金翼》云：人大而脉细，人细而脉大，人乐而脉实，人苦而脉虚，性急而脉缓，性缓而脉躁，人壮而脉细，人羸而脉大，此皆为逆，逆则难治。反此为顺，顺则易治。凡妇人脉常欲濡弱于丈夫。小儿四五岁者，脉自驶疾，呼吸八至也。男左大为顺，女右大为顺。肥人脉沉，瘦人脉浮。)

【按语】

大凡切脉的时候，应观察病人的体形胖、瘦、高、矮，以及性情缓、急，再参考脉的迟、速、大、小、长、短。脉象和其人体形、性情相符的，就是顺象；否则就是逆象。脉的寸关尺三部，一般要求相等。像小人、妇人、细小的人，脉是小而带软的；小孩四五岁时候的脉，一呼一吸共跳动 8 次，细、数的是正常。

持脉轻重法第六

原文

脉有轻重，何谓也？然：初持脉[1]，如三菽[2]之重，与皮毛相得者，肺部也（菽者，小豆。言脉轻如三小豆之重。吕氏作大豆。皮毛之间者，肺气所行，故言肺部也）。如六菽之重，与血脉相得者，心部也（心主血脉，次于肺，如六豆之重）。如九菽之重，与肌肉相得者，脾部也（脾在中央，主肌肉，故次心，如九豆之重）。如十二菽之重，与筋平者，肝部也（肝主筋，又在脾下，故次之）。按之至骨，举之来疾[3]者，肾部也（肾主骨，其脉沉至骨）。故曰轻重也。

【注释】

[1] 持脉：即切脉。

[2] 菽：大豆。三菽、六菽是以 3 粒、6 粒等大豆的重量，约略说明按脉所用指力的轻重。

[3] 举之来疾："举之"是指上举而轻按。"来疾"是脉来急速。

【按语】

五脏部位有高下，应指亦有深浅。随指法的轻重不同，可以辨别五脏的疾病。古人以豆的重量来比喻指力的轻重。例如：肺部居高，又主皮毛，轻取乃得。肾部居下，而又主骨，重取乃得。轻手浮取，重手沉取，就是临床切脉常用的浮、中、沉的基本方法。

两手六脉所主五脏六腑阴阳逆顺第七

原文

《脉法赞》[1]云：肝心出左，脾肺出右，肾与命门，俱出尺部。魂魄谷神[2]，皆见寸口。左主司官[3]，右主司府[4]。左大顺男，右大顺女。关前一分，人命之主。左为人迎，右为气口[5]。神门[6]诀断，两在关后。人无二脉，病死不愈。诸经损减，各随其部。察按阴阳，谁与先后（《千金》云：三阴三阳，谁先谁后）。阴病治官，阳病治府。奇邪[7]所舍，如何捕取？审而知者，针入病愈。

【注释】

[1]《脉法赞》：当为古医书，待考。

[2] 魂魄谷神：左关属肝，肝藏魂；右寸属肺，肺藏魄；右关属脾，脾消谷；左寸属心，心藏神。

[3] 司官：我克之脏，我为之主，为官。"司"作主持解。

[4] 司府：克我之脏，我被所主，为府。

[5] 气口：即寸口，脉之大要会处，可候气之盛衰，故名。《素问》经脉别论云："气口成寸，以决死生"。

[6] 神门：徐灵胎《脉诀启悟》云："神门属肾，乃诊肾脉部分，两在关后，关后皆属尺脉"。李延昱《脉诀汇辨》卷二云："即《难经》八难所谓三焦之原，守邪之神，故为根本之脉，而称神门也"。

[7] 奇邪：奇，作邪解。奇邪，指邪气。

原文

心部在左手关前寸口是也，即手少阴经也，与手太阳为表里，以小肠合为府，合于上焦，名曰神庭，在龟（一作鸠）尾下五分。

肝部在左手关上是也，足厥阴经也，与足少阳为表里，以胆合为府，合于中焦，名曰胞门（一作少阳），在太仓左右三寸。

肾部在左手关后尺中是也，足少阴经也，与足太阳为表里，以膀胱合为府，合于下焦，在关元左。

肺部在右手关前寸口是也，手太阴经也，与手阳明为表里，以大肠合为府，合于上焦，名呼吸之府，在云门。

脾部在右手关上是也，足太阴经也，与足阳明为表里，以胃合为府，合于中焦，脾胃之间，名曰章门，在季胁前一寸半。

肾部在右手关后尺中是也，足少阴经也，与足太阳为表里，以膀胱合为府，合于下焦，在关元右，左属肾，右为子户，名曰三焦。

【按语】

本段内容，颇有费解之处。如"神庭"在鼻直上，入发际5分，如何能在尾骨下端和肛门之间陷凹中的"龟尾"下5分？亦不能在胸前蔽骨下5分之"鸠尾"下5分处。又如"胞门"有3处：一系"气穴"之别名，在脐下3寸左右各旁开5分处；一系"关元"之别名，在脐下3寸；又一系经外奇穴，在脐下3寸向左开2寸处。这3处均在脐下。如何能如本文所说在脐上4寸"太仓"左右各3寸呢？是否另有所指，或缺文脱简，故暂不作译释，有待进一步参证。

辨脏腑病脉阴阳大法第八

原文

脉何以知脏腑之病也？然：数者腑也，迟者脏也。数即有热，迟即生寒。诸阳为热，诸阴为寒。故别知脏腑之病也（腑者阳，故其脉数；脏者阴，故其脉迟。阳行迟，病则数；阴行疾，病则迟）。

脉来浮大者，此为肺脉也；脉来沉滑如石，肾脉也；脉来如弓弦者，肝脉也；脉来疾去迟，心脉也。脉来当见而不见为病。病有深浅，但当知如何受邪。

【按语】

本篇从脉象的迟数来测知脏腑、阴阳、寒热，从病、脉相应反应，更当知受邪原因，疾病深浅，同时又指出四脏常脉和病脉。但疾病变化错综复杂，不能机械地理解：数者是腑，迟者是脏。徐灵胎云："腑病亦有迟脉，脏病亦有数脉。"如阳明腑实证也有迟脉，厥阴遗热证也有数脉，真热假寒、真寒假热等也常见，脉的变化与正常脉的迟数有出入。所以应该四诊汇参，灵活掌握。

辨脉阴阳大法第九

原文

脉有阴阳之法，何谓也？然：呼出心与肺，吸入肾与肝，呼吸之间，脾受谷味也，其脉在中[1]。浮者阳也，沉者阴也，故曰阴阳。

心肺俱浮，何以别之？然：浮而大散[2]者，心也；浮而短涩[3]者，肺也。肾肝俱沉，何以别之？然：牢[4]而长[5]者，肝也；按之软，举指来实者，肾也。脾者中州[6]，故其脉在中（《千金翼》云：迟缓而长者，脾也）。是阴阳之脉也。

【注释】

[1] 呼出心与肺，吸入肾与肝，呼吸之间，脾受谷味也，其脉在中：《难经汇注笺正》说："呼气自内而出，由下达上，则出于上焦之阳分，故曰呼出心与肺。吸气自外而入，由上达下，则纳于下焦之阴分，故曰吸入肾与肝。脾居中州，则介乎阴阳上下之交，故曰呼吸之间，亦犹言出入之间。此以五脏之气，互相贯注，无稍间断而言，欲以明其不可须臾不续之理。"脾脉在中，也包含脉有胃气的意思，即无论浮取、沉取各种脉象都有从容和缓的感觉。

[2] 大散：两种脉象名称。在病脉来说，脉形较正常为大的叫大脉。浮而无力，散漫无根的叫散脉。这里指正常脉，是形容脉象较大而有些散漫之感。

[3] 短涩：两种脉象名称，在病脉来说，脉体不满原来位置的叫短脉。搏动较缓慢而不流利，有阻滞感觉的叫涩脉。这里指正常脉，是形容脉象较短而略有阻滞之感。

[4] 牢：按之实强，有似沉伏（《千金翼》）。按之但觉坚极（杨玄操）。

[5] 长：举之有余曰长，过于本位亦曰长（高杨生）。

[6] 中州：指中焦。

原文

脉有阳盛阴虚，阴盛阳虚，何谓也？然：浮之损小[1]，沉之实大，故曰阴盛阳虚；沉之损小，浮之实大，故曰阳盛阴虚。是阴阳虚实之意也（阳脉见寸口，浮而实大，今轻手浮之更损减而小，故言阳虚；重手按之反更实大而沉，故言阴实）。

【注释】

[1] 损小：损即减少、不足的意思，此处指脉象软弱。小是脉象名称，脉形比正常细小的叫小脉。

原文

经[1]言：脉有一阴一阳，一阴二阳，一阴三阳；有一阳一阴，一阳二阴，一阳三阴。如此言之，寸口有六脉俱动耶？然：经言如此者，非有六脉俱动也，谓浮、沉、长、短、滑、涩也。浮者阳也，滑者阳也，长者阳也；沉者阴也，涩者阴也，短者阴也。所以言一阴一阳者，谓脉来沉而滑也；一阴二阳者，谓脉来沉滑而长也；一阴三阳者，谓脉来浮滑而长，时一沉也。所以言一阳一阴者，谓脉来浮而涩也；一阳二阴者，谓脉来长而沉涩也；一阳三阴者，谓脉来沉涩而短，时一浮也。各以其经所在，名病之逆顺也[2]。

【注释】

[1] 经：指《难经》。

[2] 各以其经所在，名病之逆顺也：经指十二经。十二经分别属于各脏腑，所以这里实际是代表了各个脏腑。脉象反常，疾病轻重，预后不良，叫作逆；脉象正常，疾病轻重，预后良好，叫作顺。两手寸、关、尺六部，分别属于各个脏腑，它们都有一定的脉象，因此脉象的正常、反常，疾病的轻、重，预后的良、恶，都可根据各脏腑相应部位的脉象进行分析判断。

原文

凡脉大为阳，浮为阳，数为阳，动为阳，长为阳，滑为阳；沉为阴，涩为阴，弱为阴，弦为阴，短为阴，微为阴，是为三阴三阳也。阳病见阴脉者，反也，主死；阴病见阳脉者，顺也，主生。关前为阳，关后为阴。阳数则吐血，阴微则下利；阳弦则头痛，阴弦则腹痛；阳微则发汗，阴微则自下；阳数口生疮，阴数加微，必恶寒而烦挠不得眠也。阴附阳则狂，阳附阴则癫。得阳属腑，得阴属脏。无阳则厥，无阴则呕。阳微则不能呼，阴微则不能吸，呼吸不足，胸中短气。依此阴阳以察病也。

原文

寸口脉浮大而疾者，名曰阳中之阳，病苦烦满，身热，头痛，腹中热。

寸口脉沉细者，名曰阳中之阴，病苦悲伤不乐，恶闻人声，少气，时汗出，阴气不通，臂不能举。

尺脉沉细者，名曰阴中之阴，病苦两胫酸疼，不能久立，阴气衰，小便余沥，阴下湿痒。

尺脉滑而浮大者，名曰阴中之阳，病苦小腹痛满，不能溺，溺即阴中痛，大便亦然。

尺脉牢而长，关上无有，此为阴干阳，其人苦两胫重，少腹引腰痛。

寸口脉壮大，尺中无有，此为阳干阴，其人苦腰背痛，阴中伤，足胫寒。

夫风伤阳，寒伤阴。阳病顺阴，阴病逆阳。阳病易治，阴病难治。在肠胃之间，以药和之；若在经脉之间，针灸病已。

【按语】

本篇是突出诊脉的阴阳大法，及诊三阴、三阳与阳病阴脉、阴病阳脉的诊断方法；再次，例举寸脉、尺脉的阴阳脉法与见证，条分缕析，颇有见地。末言阴阳相干见证及病之顺逆，治之难易。总不离乎阴阳两纲。并参照第七、第八两篇来灵活理解。

平虚实第十

原文

人有三虚三实，何谓也？然：有脉之虚实，有病之虚实，有诊之虚实。脉之虚实者，脉来软者为虚，牢者为实。病之虚实者，出者为虚，入者为实[1]；言者为虚，不言者为实[2]；缓者为虚，急者为实。诊之虚实者，痒者为虚，痛者为实[3]；外痛内快为外实内虚，内痛外快为内实外虚。故曰虚实也。

【注释】

[1] 出者为虚，入者为实：有两种解释。《难经本义》说：“出者为虚，是五脏自病，自内而之外……入者为实，是五邪所伤，由外而之内。”意思是内伤为脏腑内病，日久正虚，反映到外部可见面色不华，肢体消瘦等。所以说：“出者为虚”。外感为六淫从外侵袭，发展传变而至内脏，多属邪气偏盛，所以说：“入者为实”。另一解释，如《难经经释》说：“出为精气外耗，如汗、吐、下之类，凡从内出者皆是。入为邪气内结，如能食便闭，感受风寒之类，凡从外入者皆是。”两说虽不尽同，但可互为补充。

[2] 言者为虚，不言者为实：言者为虚，指慢性病尚未影响言语。不言者为实，指急性病因邪盛壅闭而不能言语者。

[3] 痒者为虚，痛者为实：《难经经释》说："血气少而肌肉不能充则痒，邪气聚而营卫不得和则痛。"故前者属虚，后者属实。

原文

问曰：何谓虚实？答曰：邪气盛则实，精气夺则虚。何谓重实？所谓重实者，言大热病，气热脉满，是谓重实。

问曰：经络俱实如何？何以治之？答曰：经络皆实，是寸脉急而尺缓也[1]，当俱治之。故曰滑则顺，涩则逆。夫虚实者，皆从其物类始。五脏骨肉滑利，可以长久。

【注释】

[1] 经络皆实，是寸脉急而尺缓也：《灵素类纂》注释："寸部为阳，故寸脉急为阳经实。尺部为阴，故尺脉缓为阴络实。"《素问·经注节解》按语："寸主表，尺主里；寸为阳，尺为阴。寸急尺缓，是表里既分，阴阳不杂，故知其经皆实也。"《名医脉诀》徐鸿絚释："邪盛于经，则寸口脉急；热在于络，则尺脉缓，缓为内热。"

【按语】

本篇提出虚实，虽均据经旨，但其论点层次稍有不同。脉以软牢辨虚实；证以外入内出辨虚实；诊候包括按诊，以痒痛、内外快痛辨虚实。经络皆实，即阴阳皆实。其脉象：寸脉急为阳经实，尺脉缓为阴络实，均非中和之象，所以"当俱治之"。由此而推，举凡阴阳、经络、血气、脉证等，均有虚实之不同。从观察事物开始，加以比类，悟出外表的"滑""涩"，正是内在虚实的反映。这样以"现"占"隐"，由表及里的方法，在诊断上是有一定意义的。

从横逆顺伏匿脉第十一

原文

问曰：脉有相乘[1]，有从[2]有横[3]，有逆[4]有顺[5]，何谓也？师曰：水行乘火，金行乘木，名曰从；火行乘水，木行乘金，名曰横；水行乘金，火行乘木，名曰逆；金行乘水，木行乘火，名曰顺。

【注释】

[1] 乘：克贼。

[2] 从：与"纵"同。纵任其气，乘其所胜。

[3] 横：其气横逆，反乘其不胜。

[4] 逆：子行乘母，其气逆。

[5] 顺：母行乘子，其气顺。

原文

经言：脉有伏匿[1]者，伏匿于何脏，而言伏匿也？然：谓阴阳更相乘、更相伏[2]也。脉居阴部反见阳脉者，为阳乘阴也。脉虽时沉涩而短，此阳中伏阴；脉居阳部反见阴脉者，为阴乘阳也。脉虽时浮滑而长，此为阴中伏阳也。重阴[3]者癫，重阳[4]者狂。脱阳者见鬼[5]，脱阴者目盲。

【注释】

[1] 伏匿：伏，隐伏。匿，藏匿。

[2] 阴阳更相乘、更相伏：阴，指尺部，或沉涩而短的脉象。阳，指寸部，或浮滑而长的脉象。更相乘，指阴脉现于阳部，阳脉现于阴部，阴阳交替互相乘袭。更相伏，指阴脉中有时出现阳脉，阳脉中有时出现阴脉，阴阳交替互相隐伏。

[3] 重阴：指尺部、寸部均见阴脉。“重”是重复、重叠的意思。

[4] 重阳：指尺部、寸部均见阳脉。

[5] 见鬼：指精神错乱、视觉异常。

【按语】

脉象的吉凶、顺逆、纵横，同四时五脏的气化有一定的关系，一有失调，会引起相关经脉产生疾病而反映出五行的克贼。这点对诊断有很大帮助。所谓伏匿之脉，是指阴脉或阳脉时或互续出现，有似隐伏而言。又“阳脱”则气不能上充，故无物在前，视如有物，所谓“见鬼”，非真有鬼；“阴脱”则精无以养目，故有物在前，视若无物，所谓“目盲”，非真目盲。脱阴脱阳，病因相反，症状表现亦相反，这均属于病理现象，绝不指迷信而言。《素问》早已指明：“拘于鬼神者，不可与言至德”。应该遵照。

辨灾怪恐怖杂脉第十二

原文

问曰：脉有残贼[1]，何谓？师曰：脉有弦、有紧、有涩、有滑、有浮、有沉，此六脉为残贼，能与诸经作病。

问曰：尝为人所难，紧脉何所从而来？师曰：假令亡汗，若吐，肺中寒，故令紧；假令咳者，坐[2]饮冷水，故令紧；假令下利者，以胃中虚冷，故令紧也。

问曰：翕奄沉[3]名曰滑，何谓？师曰：沉为纯阴，翕为正阳，阴阳和合，故脉滑也。

【注释】

[1] 残贼：伤残贼害。

[2] 坐：因为。

[3] 翕奄沉：张隐庵《伤寒论集注》："翕，聚也；奄，忽也；翕奄沉者，脉体聚而忽沉也。"

| 原文 |

问曰：脉有灾怪[1]，何谓？师曰：假令人病，脉得太阳，脉与病形证相应，因为作汤，比[2]还送汤之时，病者因反大吐若下痢（仲"景痢"字"作利"）病腹中痛。因问，言我前来脉时不见此证，今反变异，故是名为灾怪。因问何缘作此吐痢？答曰：或有先服药，今发作，故为灾怪也。

【注释】

[1] 灾怪：按脉症相应而用药，服后反而变化加重，是其灾可怪，故名灾怪。

[2] 比：作及或到的意思解。

| 原文 |

问曰：人病恐怖[1]，其脉何类？师曰：脉形如循丝，累累然[2]，其面白脱色。

问曰：人媿[3]者，其脉何等类？师曰：其脉自浮而弱，面形乍白乍赤[4]。

问曰：人不饮，其脉何类？师曰：其脉自涩，而唇口干燥也。

【注释】

[1] 恐怖：恐怖惊骇。

[2] 累累然：连续的样子。

[3] 媿：同"愧"。

[4] 乍白乍赤：忽白忽红。

| 原文 |

言迟[1]者，风也；摇头言者，其里痛也；行迟者，其表强也；坐而伏者，短气也；坐而下一膝者，必腰痛；里实护腹如怀卵者，必心痛。

师持脉，病人欠[2]者，无病也；脉之因伸[3]者，无病也（一云：呻者，病也）。假令向壁卧，闻师到不惊起，而目眄[4]视（一云：反面仰视）。若三言三止，脉之，咽唾，此为诈病。假令脉自和，处言[5]此病大重，当须服吐下药，针灸数十百处，乃愈。

【注释】

[1] 言迟：语言迟缓。

[2] 欠：呵欠。

[3] 伸：引伸的意思。

[4] 眄：顾或视的意思。

[5] 处言：即告诉的意思。

【按语】

本篇强调“四诊”的重要性。首先指出残贼和灾怪，变异无常，可引诸经作病，并要参合内外因而言，不可执一而下结论。譬如紧脉有虚有实；滑脉有阴有阳而又阴阳和合；恐怖与羞愧之脉、症、色是不相同的，都必须细心观察。因此，在临证时，除诊脉外，应紧密结合望、闻、问三诊，认真进行辨证，才能判断准确。本篇又假设一个诈病者的诊断和处理方法，符合现代医学鉴别“伪造病情”的情况，对临床医家有所帮助。第三条“翕奄沉名曰滑”。据许叔微解：“奄，谓奄忽之间；翕，合也；沉，降也。言张而复合，合而复降；即奄忽之间，方翕而合，忽降而下。”可作参改。

迟疾短长杂脉法第十三

原文

黄帝问曰：余闻胃气、手少阳三焦、四时五行脉法。夫人言脉有三阴三阳，知病存亡，脉外以知内，尺寸大小，愿闻之。岐伯曰：寸口之中，外别浮沉、前后、左右、虚实、死生之要，皆见寸口之中。脉从前来者为实邪，从后来者为虚邪，从所不胜来者为贼邪，从所胜来者为微邪，自病（一作得）者为正邪。外结者病痈肿，内结者病疝瘕也。间来而急者，病正在心，癥气也。脉来疾者，为风也；脉来滑者，为病食也；脉来滑躁者，病有热也；脉来涩者，为病寒湿也。脉逆顺之道，不与众谋。

原文

师曰：夫呼者，脉之头也。初持之来疾去迟，此为出疾入迟，为内虚外实；初持脉来迟去疾，此为出迟入疾，为内实外虚也。

原文

脉数则在腑，迟则在脏。脉长而弦，病在肝（扁鹊云：病出于肝）。脉小血少，病在心（扁鹊云：脉大而洪，病出于心）。脉下坚上虚，病在脾胃（扁鹊云：病出于脾胃）。脉滑（一作涩）而微浮，病在肺（扁鹊云：病出于肺）。脉大而坚，病在肾（扁鹊云：小而紧）。脉滑者多血少气，脉涩者少血多气，脉大者血气俱多。又云：脉来大而坚者血气俱实，脉小者血气俱少。又云：脉来细而微者血气俱虚。沉细滑疾者热，迟紧为寒（又云：洪数滑疾为热，涩迟沉细为寒）。脉盛滑紧者，病在外热，脉小实而紧者，病在内冷。脉小弱而涩者谓之久病，脉滑浮而疾者谓之新病。

原文

脉浮滑，其人外热，风走刺[1]，有饮，难治。脉沉而紧，上焦有热，下寒，得冷即便下。脉沉而细，下焦有寒，小便数，时苦绞痛，下利重。脉浮紧且滑直者，外热内冷，不得大小便。

脉洪大紧急，病速进在外，苦头发热、痈肿；脉细小紧急，病速进在中，寒为疝瘕、积聚，腹中刺痛。脉沉重而直前绝者，病血在肠间；脉沉重而中散者，因寒食成症。脉直前而中散绝者，病消渴（一云：病浸淫痛）。脉沉重，前不至寸口，徘徊绝者，病在肌肉，遁尸[2]。脉左转而沉重者，气症阳在胸中，脉右转出不至寸口者，内有肉症。脉累累如贯珠不前至，有风寒在大肠，伏留不去；脉累累中止不至，寸口软者，结热在小肠膜中，伏留不去。脉直前左右弹者，病在血脉中，肧血[3]也；脉后而左右弹者，病在筋骨中也。脉前大后小，即头痛目眩；脉前小后大，即胸满短气。

【注释】

[1] 风走刺：拟似刺风。考《巢氏病源》卷二、刺风候："刺风者，由体虚肤腠开，为风所侵也。其状，风邪走遍于身，而皮肤淫跃。邪气与正气交争，风邪击搏，如锥刀所刺，故名刺风也。"

[2] 病在肌肉，遁尸:《巢氏病源》卷二十三、遁尸候:"言其（病邪）停遁在人肌肉血脉之间，若卒有犯触，即发动。亦令人心腹胀满刺痛，气息喘急，傍攻两胁，上冲心胸，瘥后复发，停遁不消，故谓之遁尸也。"

[3] 肧血：拟作血凝结之意。

原文

上部有脉，下部无脉，其人当吐，不吐者死；上部无脉，下部有脉，虽困无所苦。

夫脉者，血之府也。长则气治，短则气病，数则烦心，大则病进，上盛则气高，下盛则气胀，代则气衰，细则气少（《太素》细作滑），涩则心痛。浑浑[1]革革[2]，至如涌泉，病进而危；弊弊绰绰[3]，其去如弦绝者，死。短而急者病在上，长而缓者病在下；沉而弦急者病在内，浮而洪大者病在外；脉实者病在内，脉虚者病在外。在上为表，在下为里；浮为在表，沉为在里。

【注释】

[1] 浑浑：盛大的意思。

[2] 革革：作急急解。

[3] 弊弊绰绰:"弊弊"有断的意思。"绰绰"缓慢无力的样子。"弊弊绰绰"指脉来虚微

无力，飘忽不定，若断若续，似有似无。

【按语】

统观全篇，举凡上下、表里、前后、左右、虚实、死生，分为十八脉及指出其不同点，叙述比较广泛。当以脉、证互参，作为诊断依据，不可拘泥文字，亦不可因脉多证杂而非之。要细酌文句，联系实践，认真探索，方能参悟。

平人得病所起第十四

原文

何以知春得病？无肝脉也。无心脉，夏得病；无肺脉，秋得病；无肾脉，冬得病；无脾脉，四季之月得病。

原文

假令肝病者，西行，若食鸡肉得之，当以秋时发，得病以庚辛日也。家有腥死，女子见之，以明要为灾。不者，若感金银物得之。

假令脾病，东行，若食雉兔肉及诸木果实得之。不者，当以春时发，得病以甲乙日也。

假令心病，北行，若食豚、鱼得之。不者，当以冬时发，得病以壬癸日也。

假令肺病，南行，若食马肉及獐鹿肉得之。不者，当以夏时发，得病以丙丁日也。

假令肾病，中央，若食牛肉及诸土中物得之。不者，当以长夏时发，得病以戊己日也。

原文

假令得王脉，当于县官家得之。

假令得相脉，当于嫁娶家得之，或相庆贺家得之。

假令得胎脉，当于产乳家得之。

假令得囚脉，当于囚徒家得之。

假令得休脉，其人素有宿病，不治自愈。

假令得死脉，当于死丧家感伤得之。

何以知人露卧得病？阳中有阴也。

何以知人夏月得病？诸阳入阴也。

何以知人食饮中毒？浮之无阳，微细之不可知也，但有阴脉，来疾去疾，此相为水气之毒也。脉迟者，食干物得之。

诊病将瘥难已脉第十五

原文

问曰：假令病人欲瘥，脉而知愈，何以别之？

师曰：寸关尺，大小、迟疾、浮沉同等，虽有寒热不解者，此脉阴阳为平复，当自愈。

人病，其寸口之脉与人迎之脉，小大及浮沉等者，病难已。

卷　二

平三关阴阳二十四气脉第一

原文

左手关前寸口阳绝[1]者，无小肠脉也。苦脐痹，小腹中有疝瘕[2]，王月（王字一本作五）即冷上抢心。刺手心主经，治阴。心主在掌后横理中（即大陵穴也）。

左手关前寸口阳实者，小肠实也。苦心下急痹（一作急痛）。小肠有热，小便赤黄。刺手太阳经，治阳（一作手少阳者，非）。太阳在手小指外侧本节陷中（即后溪穴也）。

左手关前寸口阴绝者，无心脉也。苦心下毒痛，掌中热，时时善呕，口中伤烂。刺手太阳经，治阳。

左手关前寸口阴实者，心实也。苦心下有水气，忧恚发之。刺手心主经，治阴。

左手关上阳绝者，无胆脉也。苦膝疼，口中苦，眯目[3]善畏，如见鬼状，多惊，少力。刺足厥阴经，治阴。在足大指间（即行间穴也），或刺三毛[4]中。

左手关上阳实者，胆实也。苦腹中实不安，身躯习习[5]也，刺足少阳经，治阳。在足上第二指本节后一寸（第二指当云小指次指，即临泣穴也）。

左手关上阴绝者，无肝脉也。苦癃，遗溺，难言，胁下有邪气，善吐。刺足少阳经，治阳。

左手关上阴实者，肝实也。苦肉中痛，动善转筋。刺足厥阴经，治阴。

左手关后尺中阳绝者，无膀胱脉也。苦逆冷，妇人月使不调，王月则闭，男子失精，尿有余沥。刺足少阴经，治阴，在足内踝下动脉（即太溪穴也）。

左手关后尺中阳实者，膀胱实也。苦逆冷，胁下有邪气相引痛。刺足太阳经，治阳。在足小指外侧本节后陷中（即束骨穴也）。

左手关后尺中阴绝者，无肾脉也。苦足下热，两髀[6]里急，精气竭少，劳倦所致。刺足太阳经，治阳。

左手关后尺中阴实者，肾实也。苦恍惚，健忘，目视𥆨𥆨[7]，耳聋怅怅[8]，善鸣。刺足少阴经，治阴。

【注释】

[1] 阳绝：阳为浮取，绝为不应。与下文“阳实”相对而言。

[2] 疝瘕：同“症瘕”，病名。指腹腔内痞块。一般以隐见腹内，按之有形之症可验，坚硬不移，痛有定处者为症；聚散无常，推之游移不定，痛无定处者为瘕。

[3] 眯目：视物不清。

[4] 三毛：指位于足大趾爪甲后方部分，相当足大趾骨第二节。

[5] 习习：此处引申为善动。

[6] 髀：髀骨在股骨之上，少腹两旁突起之大骨，前连横骨，后连尻骨。

[7] 𥆨𥆨：目不明。《素问·脏气法时论》：“目𥆨𥆨无所见”。

[8] 怅怅：不愉快感。

原文

右手关前寸口阳绝者，无大肠脉也。苦少气，心下有水气，立秋节即咳。刺手太阴经，治阴。在鱼际间（即太渊穴也）。

右手关前寸口阳实者，大肠实也。苦肠中切痛，如锥刀所刺，无休息时。刺手阳明经，治阳。在手腕中（即阳溪穴也）。

右手关前寸口阴绝者，无肺脉也。苦短气咳逆，喉中塞，噫逆。刺手阳明经，治阳。

右手关前寸口阴实者，肺实也。苦少气，胸中满彭彭与肩相引。刺手太阴经，治阴。

右手关上阳绝者，无胃脉也。苦吞酸，头痛，胃中有冷。刺足太阴经，治阴。在足大指本节后一寸（即公孙穴也）。

右手关上阳实者，胃实也。苦肠中伏伏[1]（一作愊愊），不思食物，得食不能消。刺足阳明经，治阳。在足上动脉（即冲阳穴也）。

右手关上阴绝者，无脾脉也。苦少气，下利，腹满，身重，四肢不欲动，善呕。刺足阳明经，治阳。

右手关上阴实者，脾实也。苦肠中伏伏如坚状，大便难。刺足太阴经，治阴。

右手关后尺中阳绝者，无子户脉也。苦足逆寒，绝产，带下，无子，阴中寒。刺足少阴经，治阴。

右手关后尺中阳实者，膀胱实也。苦少腹满，引腰痛。刺足太阳经，治阳。

右手关后尺中阴绝者，无肾脉也。苦足逆冷，上抢胸痛，梦入水见鬼，善厌寐[2]，黑色物来掩人上。刺足太阳经，治阳。

右手关后尺中阴实者，肾实也。苦骨疼，腰脊痛，内寒热。刺足少阴经，治阴。

上脉二十四气事。

【注释】

[1] 伏伏：伏，匿存。伏伏，犹言有所隐阻。

[2] 厌寐：《广韵》："厌，魅也。别作魇。又：噩梦也。"《说文解字》："梦惊也"。厌寐，谓睡时恶梦。

【按语】

本篇主要从三部脉象中，辨明脏、腑之间的阴阳虚实交互关系，突出在针刺上阳病治阴，阴病治阳的原则。如阳为阴所隔绝，脉证表现为阳病，但主要矛盾在阴，故以治阴经为主，相反，阴为阳所隔绝，则以治阳经为主。相应脏腑同在一部，则以阳、浮诊腑，阴、沉诊脏，从浮沉之强弱，以断阴阳之虚实，运用阳病治阴、阴病治阳的原则，在《素问·阴阳应象大论》的治则基础上，从察脉辨证到取穴法则，于临床应用方面，加以具体化。如阴阳偏实而无阻隔现象，则取本经的治法。惟本篇虽详言针刺，而阴阳虚实的脉证亦同时阐述，可举一反三,一以贯之，在方药治疗上，实亦能得到左右逢源的效果。

平人迎神门气口前后脉第二

原文

心实：左手寸口人迎[1]以前脉阴实者，手厥阴经也。病苦闭，大便不利，腹满，四肢重，身热，苦胃胀，刺三里[2]。

心虚：左手寸口人迎以前脉阴虚者，手厥阴经也。病苦悸恐，不乐，心腹痛，难以言，心如寒状恍惚[3]。

小肠实：左手寸口人迎以前脉阳实者，手太阳经也。病苦身热，热来去，汗出（一作汗不出）而烦，心中满，身重，口中生疮。

小肠虚：左手寸口人迎以前脉阳虚者，手太阳经也。病苦颅际[4]偏头痛，耳颊痛。

心小肠俱实：左手寸口人迎以前脉阴阳俱实者，手少阴与太阳经俱实也。病苦头痛，身热，大便难，心腹烦满，不得卧，以胃气不转，水谷实也。

心小肠俱虚：左手寸口人迎以前脉阴阳俱虚者，手少阴与太阳经俱虚也。病苦洞泄[5]，苦寒，少气，四肢寒，肠澼[6]。

【注释】

[1] 人迎：此处指左寸而言。

[2] 三里：属足阳明胃经。在外膝眼下 3 寸，胫骨外侧约一横指处。

[3] 恍惚：精神不定。

[4] 颅际：颅骨边。介于其间曰际。

[5] 洞泄：食已即泄，完谷不化。

[6] 肠澼：即痢疾。

| 原文 |

肝实：左手关上脉阴实者，足厥阴经也。病苦心下坚满，常两胁痛，自忿忿[1]如怒状。

肝虚：左手关上脉阴虚者，足厥阴经也。病苦胁下坚，寒热，腹满，不欲饮食，腹胀，悒悒[2]不乐，妇人月经不利，腰腹痛。

胆实：左手关上脉阳实者，足少阳经也。病苦腹中气满，饮食不下，咽干，头重痛，洒洒恶寒，胁痛。

胆虚：左手关上脉阳虚者，足少阳经也。病苦眩、厥、痿，足指不能摇，躄，坐不能起，僵仆，目黄，失精，𥆨𥆨。

肝胆俱实：左手关上脉阴阳俱实者，足厥阴与少阳经俱实也。病苦胃胀，呕逆，食不消。

肝胆俱虚：左手关上脉阴阳俱虚者，足厥阴与少阳经俱虚也。病苦恍惚，尸厥不知人，妄见，少气不能言，时时自惊。

【注释】

[1] 忿忿：恚怒不平。

[2] 悒悒：抑郁不畅。

| 原文 |

肾实：左手尺中神门以后脉阴实者，足少阴经也。病苦膀胱胀闭，少腹与腰脊相引痛。

左手尺中神门以后脉阴实者，足少阴经也。病苦舌燥，咽肿，心烦，嗌干，胸胁时痛，喘咳，汗出，小腹胀满，腰背强急，体重骨热，小便赤黄，好怒好忘，足下热疼，四肢黑，耳聋。

肾虚：左手尺中神门以后脉阴虚者，足少阴经也。病苦心中闷，下重，足肿不可以按地。

膀胱实：左手尺中神门以后脉阳实者，足太阳经也。病苦逆满，腰中痛，不可俯仰，劳也。

膀胱虚：左手尺中神门以后脉阳虚者，足太阳经也。病苦脚中筋急，腹中痛引腰背，不可屈伸，转筋，恶风，偏枯，腰痛，外踝后痛。

肾膀胱俱实：左手尺中神门以后脉阴阳俱实者，足少阴与太阳经俱实也。病苦脊强，反折，戴眼[1]，气上抢心，脊痛，不能自反侧。

肾膀胱俱虚：左手尺中神门以后脉阴阳俱虚者，足少阴与太阳经俱虚也。病苦小便利，心痛，背寒，时时少腹满。

【注释】

[1] 脊强，反折，戴眼：角弓反张，目睛仰视不转。

原文

肺实：右手寸口气口[1]以前脉阴实者，手太阴经也。病苦肺胀，汗出若露，上气喘逆，咽中塞，如欲呕状。

肺虚：右手寸口气口以前脉阴虚者，手太阴经也。病苦少气不足以息，嗌干，不朝津液。

大肠实：右手寸口气口以前脉阳实者，手阳明经也。病苦腹满，善喘咳，面赤身热，喉咽（一本作咽喉）中如核状。

大肠虚：右手寸口气口以前脉阳虚者，手阳明经也。病苦胸中喘，肠鸣，虚渴，唇口干，目急[2]，善惊，泄白[3]。

肺大肠俱实：右手寸口气口以前脉阴阳俱实者，手太阴与阳明经俱实也。病苦头痛，目眩，惊狂，喉痹痛，手臂卷[4]，唇吻不收。

肺大肠俱虚：右手寸口气口以前脉阴阳俱虚者，手太阴与阳明经俱虚也。病苦耳鸣嘈嘈[5]，时妄见光明，情中不乐，或如恐怖。

【注释】

[1] 气口：此处指右寸而言。

[2] 目急：即目系急。“目系”为眼球内连于脑的脉络。“急”为眼球瞪大惊恐样子。

[3] 泄白：大便含白色黏液。

[4] 卷：卷曲貌。

[5] 嘈嘈：声杂貌。

原文

脾实：右手关上脉阴实者，足太阴经也。病苦足寒胫热，腹胀满，烦扰不得卧。

脾虚：右手关上脉阴虚者，足太阴经也。病苦泄注，腹满，气逆，霍乱呕吐，黄疸，心烦不得卧，肠鸣。

胃实：右手关上脉阳实者，足阳明经也。病苦腹中坚痛而热（《千金》作病苦头痛），汗不出，如温疟，唇口干，善哕，乳痈，缺盆腋下肿痛。

胃虚：右手关上脉阳虚者，足阳明经也。病苦胫寒，不得卧，恶寒洒洒，目急，腹中痛，虚鸣（《外台》作耳虚鸣），时寒时热，唇口干，面目浮肿。

脾胃俱实：右手关上脉阴阳俱实者，足太阴与阳明经俱实也。病苦脾胀腹坚，抢胁下痛，胃气不转，大便难，时反泄利，腹中痛，上冲肺肝，动五脏，立喘鸣，多惊，身热，汗不出，喉痹，精少。

脾胃俱虚：右手关上脉阴阳俱虚者，足太阴与阳明经俱虚也。病苦胃中如空状，少气不足以息，四逆寒，泄注不已。

原文

肾实：右手尺中神门以后脉阴实者，足少阴经也。病苦痹，身热，心痛，脊胁相引痛，足逆热烦。

肾虚：右手尺中神门以后脉阴虚者，足少阴经也。病苦足胫小弱，恶风寒，脉代绝，时不至，足寒，上重下轻，行不可以按地，少腹胀满，上抢胸胁，痛引胁下。

膀胱实：右手尺中神门以后脉阳实者，足太阳经也。病苦转胞[1]，不得小便，头眩痛，烦满，脊背强。

膀胱虚：右手尺中神门以后脉阳虚者，足太阳经也。病苦肌肉振动，脚中筋急，耳聋忽忽[2]不闻，恶风，飕飕[3]作声。

肾膀胱俱实：右手尺中神门以后脉阴阳俱实者，足少阴与太阳经俱实也。病苦癫疾，头重与目相引痛，厥欲起走，反眼，大风[4]，多汗。

肾膀胱俱虚：右手尺中神门以后脉阴阳俱虚者，足少阴与太阳经俱虚也。病苦心痛，若下重不自收，篡[5]反出，时时苦洞泄，寒中[6]泄，肾、心俱痛。（一说云：肾有左右，膀胱无二。今用，当以左肾合膀胱，右肾合三焦。）

【注释】

[1] 转胞：病证，又名转脬、胞转。指以脐下急痛为主症的小便不通。

[2] 忽忽：悠忽貌。

[3] 飕飕：形容风声。

[4] 大风：或称厉风，此处指风邪之大者。

[5] 篡：作“会阴部”解。《素问》骨空论：“其络循阴器，合篡间，绕篡后，别绕臀”。

[6] 寒中：寒气在中。

【按语】

本篇提纲列证共36条，以左右手寸、关、尺三部，标出虚实，浮为阳以候腑，沉为阴以候脏，又标出俱虚俱实，似较明显。惟阳经之寒变为热与阴经之寒变为热，一归于气，一归于血，而阳经之热或归于血，阴经之热则不归于气为不同耳。首条列有针刺疗法，余条无，似有所漏，待考。

平三关病候并治宜第三

原文

寸口脉浮，中风，发热，头痛，宜服桂枝汤[1]、葛根汤[2]，针风池[3]、风府[4]，向火灸身，摩[5]治风膏[6]，覆，令汗出。

寸口脉紧，苦头痛，骨肉疼，是伤寒，宜服麻黄汤[7]发汗，针眉冲[8]、颞颥[9]，摩治伤寒膏[10]。

寸口脉微，苦寒，为衄。宜服五味子汤[11]，摩茱萸膏[12]，令汗出。

寸口脉数，即为吐，以有热在胃脘，熏胸中。宜服药吐之，及针胃脘[13]，服除热汤[14]。若是伤寒七八日至十日，热在中，烦满渴者，宜服知母汤[15]。

寸口脉缓，皮肤不仁，风寒在肌肉。宜服防风汤[16]，以药薄熨[17]之，摩以风膏，灸诸治风穴。

寸口脉滑，阳实，胸中壅满，吐逆，宜服前胡汤[18]，针太阳[19]、巨阙[20]，泻之。

寸口脉弦，心下愊愊[21]，微头痛，心下有水气，宜服甘遂丸[22]，针期门[23]，泻之。

寸口脉弱，阳气虚，自汗出而短气，宜服茯苓汤[24]、内补散[25]，适饮食消息，勿极劳，针胃脘，补之。

寸口脉涩，是胃气不足，宜服干地黄汤[26]，自养，调和饮食，针三里，补之（三里一作胃管）。

寸口脉芤，吐血；微芤者，衄血。空虚，去血故也。宜服竹皮汤[27]、黄土汤[28]，灸膻中[29]。

寸口脉伏，胸中逆气，噎塞不通，是胃中冷气上冲心胸。宜服前胡汤、大三建丸[30]，针巨阙、上管[31]，灸膻中。

寸口脉沉，胸中引胁痛，胸中有水气，宜服泽漆汤[32]，针巨阙，泻之。

寸口脉濡，阳气弱，自汗出，是虚损病。宜服干地黄汤、薯蓣丸[33]、内补散、牡蛎散[34]并粉，针太冲[35]，补之。

寸口脉迟，上焦有寒，心痛，咽酸，吐酸水。宜服附子汤[36]、生姜汤[37]、茱萸丸[38]，调和饮食以暖之。

寸口脉实，即生热，在脾肺，呕逆气塞；虚，即生寒，在脾胃，食不消化。有热，即宜服竹叶汤[39]、葛根汤；有寒，宜服茱萸丸、生姜汤。

寸口脉细，发热，呕吐。宜服黄芩龙胆汤[40]。吐不止，宜服橘皮桔梗汤[41]，灸中府[42]。

寸口脉洪大，胸胁满。宜服生姜汤、白薇丸[43]，亦可紫菀汤[44]下之，针上管（上脘）、期门、章门[45]。

上上部寸口十七条。

【注释】

[1] 桂枝汤:《伤寒论》方包括桂枝、白芍、甘草、生姜、大枣。

[2] 葛根汤:《伤寒论》方包括桂枝、白芍、甘草、生姜、大枣、麻黄、葛根。

[3] 风池：属足少阳胆经。在脑空下发际线中，平风府。

[4] 风府：属督脉经。在项后入发际一寸。

[5] 摩：古外治法之一。作按摩解。

[6] 风膏：待考。

[7] 麻黄汤:《伤寒论》方包括麻黄、杏仁、桂枝、甘草。

[8] 眉冲：属足太阳膀胱经。在直眉头上神庭、曲差之间。

[9] 颞颥：脑空穴之别名。属足少阳胆经。风池穴直上，平脑户穴。

[10] 伤寒膏：待考。

[11] 五味子汤：待考。

[12] 茱萸膏：待考。

[13] 胃脘：中脘穴之别名。属任脉，在上脘之下 1 寸，脐上 4 寸。

[14] 除热汤：待考。

[15] 知母汤：待考。

[16] 防风汤：待考。

[17] 熨：透传热力作用的一种外治法。

[18] 前胡汤：待考。

[19] 太阳：属经外奇穴。在眉梢与外眼角之间，向后移约 1 寸。

[20] 巨阙：属任脉经。鸠尾下 1 寸。以指甲掐之有陷凹之处。

[21] 愊愊：郁结貌。

[22] 甘遂丸：待考。

[23] 期门：属足厥阴肝经。直乳下二肋端。

[24] 茯苓汤：待考。

[25] 内补散：待考。

[26] 干地黄汤：待考。

[27] 竹皮汤：待考。

[28] 黄土汤：待考。

[29] 膻中：属任脉经。至堂下 1 寸 6 分，横平两乳间陷中。

[30] 大三建丸：待考。

[31] 上管：上脘穴之别名。

[32] 泽漆汤：《金匮要略》方：生姜、紫参、白前、黄芩、桂枝、半夏、泽漆、甘草、人参。

[33] 薯蓣丸：《金匮要略》方：薯蓣、当归、桂枝、干地黄、神曲、黄豆卷、甘草、川芎、麦冬、芍药、白术、杏仁、人参、柴胡、桔梗、茯苓、阿胶、干姜、白蔹、防风、大枣。

[34] 牡蛎散：待考。

[35] 太冲：属足厥阴肝经。在足大趾外侧本节后半寸，即太冲。

[36] 附子汤：仲景方：人参、茯苓、白术、附子、白芍。

[37] 生姜汤：待考。

[38] 茱萸丸：待考。

[39] 竹叶汤：待考。

[40] 黄芩龙胆汤：待考。

[41] 橘皮桔梗汤：待考。

[42] 中府：属手太阴肺经。在云门下一肋，乳上三肋动脉应手陷中，去胸中行 6 寸。

[43] 白薇丸：待考。

[44] 紫菀汤：待考。

[45] 章门：属足厥阴肝经。直季肋下端。

原文

关脉浮，腹满不欲食。浮为虚满，宜服平胃丸[1]、茯苓汤、生姜前胡汤[2]，针胃脘，先泻后补之。

关脉紧，心下苦满急痛。脉紧者为实，宜服茱萸当归汤[3]，又大黄汤[4]，两治之，良。针巨阙、下管[5]，泻之。(《千金》云：服茱萸当归汤，又加大黄二两，佳。)

关脉微，胃中冷，心下拘急。宜服附子汤、生姜汤、附子丸[6]，针巨阙，补之。

关脉数，胃中有客热。宜服知母丸[7]、除热汤，针巨阙、上脘，泻之。

关脉缓，其人不欲食，此胃气不调，脾气不足。宜服平胃丸、补脾汤[8]，针章门，补之。

关脉滑，胃中有热。滑为热实，以气满故不欲食，食即吐逆。宜服紫菀汤，下之大平胃丸[9]，针足三里，泻之。(《千金》云：宜服朴硝麻黄汤、平胃丸。)

关脉弦，胃中有寒，心下厥逆，此以胃气虚故尔。宜服茱萸汤[10]，温调饮食，针胃脘，补之。

关脉弱，胃气虚，胃中有客热。脉弱为虚热作病。其说云：有热不可大攻之，热去则寒起。正宜服竹叶汤，针胃脘，补之。

关脉涩，血气逆冷。脉涩为血虚，以中焦有微热。宜服干地黄汤、内补散，针足太冲上，补之。

关脉芤，大便去血数斗者，以膈俞[11]伤故也。宜服生地黄并生竹皮汤[12]，灸膈俞。若重下去血者，针关元[13]；甚者，宜服龙骨丸[14]，必愈。

关脉伏，中焦有水气，溏泄。宜服水银丸[15]，针关元，利小便，溏泄便止。

关脉沉，心下有冷气，苦满吞酸。宜服白薇茯苓丸[16]、附子汤，针胃脘，补之。

关脉濡，苦虚冷，脾气弱，重下病。宜服赤石脂汤[17]、女萎丸[18]，针关元，补之。

关脉迟，胃中寒。宜服桂枝丸[19]、茱萸汤，针胃脘，补之。

关脉实，胃中痛。宜服栀子汤[20]、茱萸乌头丸[21]，针胃脘，补之。

关脉牢，脾胃气塞，盛热，即腹满响响。宜服紫菀丸[22]、泻脾丸[23]，针灸胃脘，泻之。

关脉细虚，腹满。宜服生姜茱萸蜀椒汤[24]、白薇丸，针灸三管[25]。

关脉洪，胃中热，必烦满。宜服平胃丸，针胃脘。先泻后补之。

上中部关脉十八条。

【注释】

[1] 平胃丸：待考。

[2] 生姜前胡汤：待考。

[3] 茱萸当归汤：待考。

[4] 大黄汤：待考。

[5] 下管：下脘穴之别名。属任脉经，在建里下 1 寸，脐上 2 寸。

[6] 附子丸：待考。

[7] 知母丸：待考。

[8] 补脾汤：待考。

[9] 大平胃丸：待考。

[10] 茱萸汤：待考。

[11] 膈俞：属足太阳膀胱经。在第 7 椎下两旁去脊 1 寸 5 分。

[12] 生竹皮汤：待考。

[13] 关元：属任脉经。在脐下 3 寸。

[14] 龙骨丸：待考。

[15] 水银丸：待考。

[16] 白薇茯苓丸：待考。

[17] 赤石脂汤：待考。

[18] 女萎丸：待考。

[19] 桂枝丸：待考。

[20] 栀子汤：待考。

[21] 茱萸乌头丸：待考。

[22] 紫菀丸：待考。

[23] 泻脾丸：待考。

[24] 生姜茱萸蜀椒汤：待考。

[25] 三管：及上脘、中脘、下脘穴。

原文

尺脉浮，下热风，小便难。宜服瞿麦汤[1]、滑石散[2]。针横骨[3]、关元，泻之。

尺脉紧，脐下痛。宜服当归汤[4]，灸天枢[5]，针关元，补之。

尺脉微，厥逆，小腹中拘急，有寒气。宜服小建中汤[6]（一本更有四顺汤），针气海[7]。

尺脉数，恶寒，脐下热痛，小便赤黄。宜服鸡子汤[8]、白鱼散[9]，针横骨，泻之。

尺脉缓，脚弱，下肿，小便难，有余沥。宜服滑石汤、瞿麦散，针横骨，泻之。

尺脉滑，血气实，妇人经脉不利，男子尿血。宜服朴硝煎[10]、大黄汤，下去经血，针关元，泻之。

尺脉弦，小腹疼，小腹及脚中拘急。宜服建中汤[11]、当归汤，针气海，泻之。

尺脉弱，阳气少，发热骨烦。宜服前胡汤、干地黄汤、茯苓汤，针关元，补之。

尺脉涩，足胫逆冷，小便赤。宜服附子四逆汤[12]，针足太冲，补之。

尺脉芤，下焦虚，小便去血。宜服竹皮生地黄汤[13]，灸丹田[14]、关元，亦针补之。

尺脉伏，小腹痛，症疝[15]，水谷不化。宜服大平胃丸、桔梗丸[16]，针关元，补之。（桔梗丸，一云结肠丸。）

尺脉沉，腰背痛。宜服肾气丸[17]，针京门[18]，补之。

尺脉濡，苦小便难（《千金》云：脚不收，风痹）。宜服瞿麦汤、白鱼散，针关元，泻之。

尺脉迟，下焦有寒。宜服桂枝丸，针气海、关元，补之。

尺脉实，小腹痛，小便不禁。宜服当归汤，加大黄一两，以利大便；针关元，补之，止小便。

尺脉牢，腹满，阴中急。宜服葶苈子茱萸丸[19]，针丹田、关元、中极[20]。

上下部尺脉十六条。

【注释】

[1] 瞿麦汤：待考。

[2] 滑石散：待考。

[3] 横骨：属足少阴肾经。在小腹毛际耻骨上缘正中的曲骨穴左右各旁开 5 分处。

[4] 当归汤：待考。

[5] 天枢：属足阳明胃经。在脐旁开 2 寸。

[6] 小建中汤：《伤寒论》方，即桂枝汤倍芍药加饴糖。

[7] 气海：属任脉经。在脐下 1 寸 5 分。

[8] 鸡子汤：待考。

[9] 白鱼散：待考。

[10] 朴硝煎：待考。

[11] 建中汤：待考。

[12] 附子四逆汤：待考。

[13] 竹皮生地黄汤：待考。

[14] 丹田：属任脉经。在脐下 1 寸 5 分。

[15] 症瘕：古病名。症见腹中气乍满，心下疼痛，气积如臂。

[16] 桔梗丸：待考。

[17] 肾气丸：《金匮要略》方包括干地黄、山药、山茱萸、泽泻、丹皮、茯苓、桂枝、附子。

[18] 京门：属足少阳胆经。当第 12 肋骨端之下际。

[19] 葶苈子茱萸丸：待考。

[20] 中极：属任脉经。在脐下 4 寸。

【按语】

本篇从寸、关、尺三部脉象来辨症、因、脉、治。其方剂之多，经穴之备，为本篇特色。但其中丸、散、汤剂，多属古代方剂，目前尚未知其内容，有待进一步考证。

平奇经八脉病第四

原文

脉有奇经[1]八脉者，何谓也？然：有阳维、阴维，有阳跷、阴跷，有冲、有督、有任、有带之脉，凡此八脉者，皆不拘于经，故曰奇经八脉也。经有十二，络有十五，凡二十七，气相随上下，何独不拘于经也？然：圣人[2]图[3]设沟渠，通利水道，以备不虞[4]。天雨降下，沟渠溢满，雱霈[5]妄行。当此之时，圣人不能复图也。此络脉[6]流溢，诸经不能复拘也。

【注释】

[1] 奇经：奇，有两种音义。一读骑（qí），异，不同于一般的意思。奇经是十二经脉以外的另一类经脉，因异于十二经，所以叫作“奇经”。一读基（jī），没有配偶叫作奇。因奇经没有表里的配偶，所以又叫作“奇经”。二者是从不同角度进行解释的，可以并存。

[2] 圣人：品德、智慧最高超的人。

[3] 图：图谋，计划。

[4] 不虞：不测的意思。

[5] 雱霈：同“滂沛”，形容大雨的情景。

[6] 此络脉：即指奇经。

| 原文 |

奇经八脉者，既不拘于十二经，皆何起何系也？然：阳维者，起于诸阳之会；阴维者，起于诸阴之交。阳维、阴维者，维络于身，溢蓄不能环流溉灌诸经者也。阳跷者，起于跟中，循外踝而上行，入风池。阴跷者，亦起于跟中，循内踝而上行，至咽喉，交贯冲脉。冲脉者，起于关元，循腹里直上，至咽喉中（一云：冲脉者，起于气冲，并阳明之经，夹脐上行，至胸中而散也）。督脉者，起于下极之输[1]，并于脊里，循背上，至风府。冲脉者，阴脉之海也；督脉者，阳脉之海也。任脉者，起于胞门子户，夹脐上行，至胸中（一云：任脉者，起于中极之下，以上毛际，循腹里，上关元，至喉咽）。带脉者，起于季肋（《难经》作季胁），迴身一周。此八者，皆不系于十二经，故曰奇经八脉者也。

【注释】

[1] 下极之输：下极，指躯干最下部。下极之输，即前后二阴之间的会阴穴。

| 原文 |

奇经之为病，何如？然：阳维维于阳，阴维维于阴。阴阳不能相维，怅然失志[1]，容容[2]（《难经》作溶溶）不能自收持（怅然者，其人惊，即维脉缓，缓即令身不能自收持，即失志善忘恍惚也）。阳维为病，苦寒热；阴维为病，苦心痛（阳维为卫，卫为寒热；阴维为荣，荣为血，血者主心，故心痛也）。阴跷为病，阳缓而阴急（阴跷在内踝，病即其脉急，当从内踝以上急，外踝以上缓）；阳跷为病，阴缓而阳急（阳跷在外踝，病即其脉急，其人当从外踝以上急，内踝以上缓）。冲之为病，逆气而里急（冲脉从关元至喉咽，故其为病逆气而里急）。督之为病，脊强而厥（督脉在背，病即其脉急，故令脊强也）。任之为病，其内苦结，男子为七疝，女子为瘕聚（任脉起于胞门子户，故其病结为七疝[3]、瘕聚[4]）。带之为病，苦腹满，腰容容（《难经》作溶溶）若坐水中状（带脉者，迴带人之身体，病即其脉缓，故令腰容容也）。此奇经八脉之为病也。

【注释】

[1] 怅然失志：失志，即失意。怅然失志，是形容失意而不痛快的样子。

[2] 容容：疲倦乏力。

[3] 七疝：据《中国医学大辞典》："《素问》以冲疝、狐疝、癞疝、厥疝、瘕疝、㿗疝、癃疝为七疝。"

[4] 瘕聚：瘕有"假"的含义，言假借他物而成形，推移可动。聚是结聚，痛无常处，聚散无常，留止不定。瘕聚，指腹部有肿块的病证。而这种肿块又有聚散无常推移可动的特点。

原文

诊得阳维脉浮者，蹔起[1]目眩，阳盛实，苦肩息，洒洒如寒。

诊得阴维脉沉大而实者，苦胸中痛，胁下支满，心痛。

诊得阴维如贯珠者，男子两胁实，腰中痛；女子阴中痛，如有疮状。

诊得带脉，左右绕脐腹腰脊痛，冲阴股也。

两手脉浮之俱有阳，沉之俱有阴，阴阳皆实盛者，此为冲、督之脉也。冲、督之脉者，十二经之道路也。冲、督用事则十二经不复朝于寸口，其人皆苦恍惚狂痴，不者，必当由豫[2]，有两心也。两手阳脉浮而细微，绵绵[3]不可知，俱有阴脉，亦复细绵绵，此为阴跷，阳跷之脉也。此家曾有病鬼魅风死，苦恍惚，亡人为祸也。

诊得阳跷，病拘急；阴跷，病缓。

【注释】

[1] 蹔起：引申为猝然的意思。蹔，《集韵》："疾进也。"又同"暂"。

[2] 由豫：即犹豫。

[3] 绵绵：延续不绝的意思。

原文

尺寸俱浮，直上直下，此为督脉。腰背强痛，不得俯仰，大人癫病，小人风痫疾。

脉来中央浮，直上下痛者，督脉也。动苦腰背膝寒，大人癫，小儿痫也，灸顶上三丸[1]，正当顶上。

尺寸脉俱牢（一作芤），直上直下，此为冲脉。胸中有寒疝[2]也。

脉来中央坚实，径至关者，冲脉也。动苦少腹痛，上抢心，有瘕疝，绝孕，遗矢溺，胁支满烦也。

横寸口边丸丸[3]，此为任脉。苦腹中有气如指[4]，上抢心，不得俯仰，拘急。

脉来紧细实长至关者，任脉也。动苦少腹绕脐，下引横骨，阴中切痛[5]。取脐下三寸。

【注释】

[1] 三丸：作"三壮"解。

[2] 寒疝：病名。

[3] 丸丸：此处形容脉如珠丸。

[4] 指：作"斥"解。

[5] 切痛：剧痛意。

【按语】

奇经是与正经相对而言。根据古代文献记载，其循行起止，通达全身上下许多部位，牵涉范围较为广泛。本篇所述，与《难经》同，而层次说法稍异。

篇中言"容容"者有二：前"容容"作"轻容"解，像轻纱疲倦无力。后"容容"宜加水旁，乃水静流貌，见《杜牧赋》"二川溶溶"。所以造句不同，意义自别。

卷　三

肝胆部第一

原文

肝象木（肝于五行象木），与胆合为腑（胆为清净之腑）。其经足厥阴（厥阴肝脉），与足少阳为表里（少阳，胆脉也，脏阴腑阳，故为表里）。其脉弦（弦，肝脉之大形也），其相冬三月（冬水王木相），王春三月，废夏三月（夏火王木废），囚季夏六月（季夏土王木囚），死秋三月（秋金王木死）。其王日甲乙，王时平旦、日出[1]（并木也）。其困日戊己，困时食时[2]、日昳[3]（并土也），其死日庚辛，死时晡时[4]、日入[5]（并金也）。其神魂（肝之所藏者魂），其主色，其养筋（肝气所养者筋），其候目（肝候出目，故肝实则目赤），其声呼，其色青，其臭臊[6]（《月令》云：其臭膻）。

其液泣（泣出肝），其味酸，其宜苦（苦，火味也），其恶辛（辛，金味）。肝俞在背第九椎，募[7]在期门（直两乳下二肋端）；胆俞在背第十椎，募在日月（穴在期门下五分）。

上新撰[8]。（并出《素问》诸经。昔人撰集，或混杂相涉，烦而难了，今抄事要，分别五脏，各为一部。）

【注释】

[1] 日出：即卯时。

[2] 食时：即辰时。

[3] 日昳：即未时。

[4] 晡时：即申时。

[5] 日入：即酉时。

[6] 臊：即腥膻之气味。

[7] 募：指经脉之气所聚的地方，又称募穴。

[8] 新撰：据《脉经钞》云："为叔和自出机杼，类集而成，并自注之。"

原文

冬至之后得甲子。少阳起于夜半[1]，肝家王（冬至者，岁终之节。甲子日者，阴阳更始之数也。少阳，胆也，胆者，木也，生于水，故起夜半。其气常微少，故言少阳。云夜半子者，水也）。肝者，东方木（肝与胆为脏腑，故王东方，应木行也）。万物始生，其气来软而弱，宽而虚（春少阳气，温和软弱，故万物日生焉）。故脉为弦（肝气养于筋，故其脉弦强，亦法木体强也）。软即不可发汗，弱即不可下。宽者开，开者通，通者利，故名曰宽而虚（言少阳始起尚软弱，入荣卫腠理开通，发即汗出不止；不可下，下之而泄利不禁。故言宽虚、通利也）。春以胃气为本，不可犯也（胃者，土也，万物禀土而生，胃亦养五脏，故肝王以胃气为本也。不可犯者，不可伤也）。

上四时经[2]。

【注释】

[1] 夜半：即子时，或称子夜。

[2] 四时经：据《脉经钞》载："疑采自两书，叔和但羼集之，题上事曰四时经，非别有一书也。"

原文

黄帝问曰：春脉如弦，何如而弦？岐伯曰：春脉肝也，东方木也，万物之所以始生也。故其气来濡弱轻虚而滑，端直以长，故曰弦。反此者病。黄帝曰：何如而反？岐伯曰：其气来实而强，此谓太过，病在外；其气来不实而微，此谓不及，病在中。黄帝曰：春脉太过与不及，其病皆何如？岐伯曰：太过则令人善忘（忘当作怒），忽忽[1]眩冒而癫疾；不及则令人胸胁痛引背，下则两胁胠满。黄帝曰：善。

【注释】

[1] 忽忽：恍惚不爽之意。

原文

肝脉来濡弱招招[1]，如揭竿末梢，曰平（《巢源》云：绰绰如按琴瑟之弦，如揭长竿曰平）。春以胃气为本。肝脉来盈实而滑，如循[2]长竿，曰肝病，肝脉来急而益劲，如新张弓弦，曰肝死。

真肝脉至，中外急，如循刀刃，责责然[3]（《巢源》云：赜赜然），如按琴瑟弦，色青白不泽，毛折[4]，乃死。

春胃微弦曰平，弦多胃少曰肝病；但弦无胃曰死。有胃而毛，曰秋病；毛甚，曰今病。

肝藏血，血舍魂。悲哀动中则伤魂，魂伤则狂妄不精[5]，不敢正当人[6]（不精不敢正当人，一作其精不守，令人阴缩），阴缩而筋挛，两胁骨不举[7]，毛悴色夭，死于秋。

春肝木王，其脉弦细而长，名曰平脉也。反得浮涩而短者（《千金》云：微涩而短），是肺之乘肝，金之克木，为贼邪，大逆，十死不治（一本云：日、月、年数至三，忌庚辛）。反得洪大而散者（《千金》云：浮大而洪），是心之乘肝，子之扶母，为实邪，虽病自愈。反得沉濡而滑者，是肾之乘肝，母之归子，为虚邪，虽病易治。反得大而缓者，是脾之乘肝，土之陵木，为微邪，虽病即瘥。

肝脉来濯濯[8]如倚竿，如琴瑟之弦，再至，曰平[9]；三至，曰离经，病；四至，脱精[10]；五至，死[11]；六至，命尽[12]。足厥阴脉也。

【注释】

[1] 招招：马莳："招，迢同。迢迢如揭长竿末梢，似弦而甚和。"形容脉象的柔弱和软。

[2] 循：行顺也，执持而顺行之；又依也。

[3] 责责然：锋利可畏的形容词。

[4] 毛折：毫毛枯焦。

[5] 不精：指神志不清明。

[6] 不敢正当人：指不欲见人，喜独居室内。

[7] 两胁骨不举：两胁骨陷下而不起。

[8] 濯濯：此处形容脉象如水激荡的样子。

[9] 再至，曰平：是一呼脉两至，一吸脉两至，一息脉四至，这是脉的至数。平，是气血和平，即正常的意思。

[10] 四至，脱精：脱，犹失也。一呼四至，一吸四至，一息脉八至，乃阳气乱，故脉数，数则气为热耗，耗则精竭，所以称为脱精。

[11] 五至，死：一呼五至，一吸五至，一息脉十至，为死脉。

[12] 六至，命尽：一呼六至，一吸六至，一息脉十二至，表示气血已衰，脏在神去，生命将尽。

原文

肝脉急甚，为恶言；微急，为肥气[1]，在胁下若覆杯，缓甚为善呕；微缓为水瘕痹[2]；大甚为内痈，善呕衄；微大，为肝痹阴缩[3]，咳引少腹；小甚为多饮；微小为消瘅[4]；滑甚为㿉疝；微滑为遗溺；涩甚为淡饮[5]；微涩为瘈疭挛筋。

足厥阴气绝则筋缩，引卵[6]与舌。厥阴者，肝脉也。肝者，筋之合也。筋者，聚于阴器而脉络于舌本。故脉弗营则筋缩急，筋缩急则引舌与卵。故唇青、舌卷、卵缩，则筋先死。庚笃辛死，金胜木也。

肝死脏，浮之脉弱，按之中如索不来，或曲如蛇行者，死。

上《素问》《针经》，张仲景。

【注释】

[1] 肥气：是肝积病名。在左胁下，如覆杯状，突出如肉，称为肥气。

[2] 水瘕痹：即水结在胸胁下，结聚成形而小便不通。

[3] 肝痹阴缩：指肝气郁滞，阴器收缩。

[4] 消瘅：即消渴病。

[5] 淡饮：即痰饮。古淡、痰通。

[6] 卵：指睾丸。

心小肠部第二

原文

心象火，与小肠合为腑（小肠为受盛之腑也）。其经手少阴（手少阴心脉也），与手太阳为表里（手太阳小肠脉也）。其脉洪（洪，心脉之大形），其相春三月（木王火相），王夏三月，废季夏六月，囚秋三月（金王火囚），死冬三月（水王火死）。其王日丙丁，王时禺中[1]、日中[2]；其困日庚辛，困时晡时、日入，其死日壬癸，死时人定[3]、夜半。其藏神（心之所藏者神也），其主臭，其养血（心气所养者血），其候舌，其声言（言由心出，故主言），其色赤，其臭焦，其液汗，其味苦，其宜甘（甘，脾味也），其恶咸（咸，肾味也）。心俞在背第五椎（或云第七椎），募在巨阙（在心下一寸），小肠俞在背第十八椎，募在关元（脐下三寸）。上新撰。

【注释】

[1] 禺中：日近午也。即巳时。

[2] 日中：日正午也。即午时。

[3] 人定：即亥时。

原文

心者南方火（心主血，其色赤，故以夏王于南方，应火行）。万物洪盛，垂枝布叶，皆下垂如曲，故名曰钩（心王之时，太阳用事，故草木茂盛，枝叶布舒，皆下垂曲。故谓之钩也）。心脉洪大而长，洪则卫气实，实则气无从出（脉洪者卫气实，卫气实则腠理密，密则气无从出）。大则荣气萌，萌洪相薄[1]，可以发汗，故名曰长（荣者血也，萌当为明字之误耳，血王故明且大也。荣明卫实，当须发动，通其津液也）。长洪相得，即引水浆，溉灌经络，津液皮肤（夏热阳气盛，故其人引水浆，润灌肌肤，以养皮毛，犹草木须雨泽以长枝叶）。太阳洪大，皆是母躯，幸得戊己，用牢根株（太阳夏火，春木为其母。阳得春始生，名曰少阳。到夏洪盛，名曰太阳，故言是母躯也。戊己土也，土为火子，火王即土相，故用牢根株也）。阳气上出，汗见于头。五月枯萮[2]，胞中空虚，医反下之，此为重虚也（月当为内，萮当为干，枯燥也。皆字误耳。内字似月，由来远矣，遂以传焉，人头者，诸阳之会。夏时饮水浆，上出为汗，先从头流于身躯，以实其表，是以五内干枯，燥则胞中空虚，津液少也。胞者膀胱，津液之腑也。愚医不晓，故反下之，令重虚也）。脉浮有表无里，阳无所使（阳盛脉浮，宜发其汗，而反下之，损于阴气。阳为表，阴为里。《经》言：阳为阴使，阴为阳守，相须而行。脉浮，故无里也。治之错逆，故令阴阳离别，不能复相朝使）。不但危身，并中其母（言下之，不但伤心，并复中肝）。上四时经。

【注释】

[1] 萌洪相薄：作卫气实，营气强，实强相迫解。

[2] 萮：作干解。

原文

黄帝问曰：夏脉如钩，何如而钩？岐伯曰：夏脉心也，南方火也，万物之所以盛长也。故其气来盛去衰，故曰钩，反此者病，黄帝曰：何如而反？岐伯曰：其气来盛去亦盛，此谓太过，病在外；其来不盛去反盛，此谓不及，病在中。黄帝曰：夏脉太过与不及，其病皆何如？岐伯曰：太过则令人身热而肤痛，为浸淫[1]；不及则令人烦心，上见咳唾，下为气泄[2]。帝曰：善。

心脉来累累[3]如连珠，如循琅玕[4]，曰平。夏以胃气为本。心脉来，喘喘[5]（《甲乙》作累累）连属，其中微曲[6]，曰心病。心脉来前曲后居[7]，如操带钩，曰心死。

真心脉至，坚而搏，如循薏苡子[8]，累累然，其色赤黑不泽，毛折，乃死。夏胃微钩曰平，钩多胃少曰心病，但钩无胃[9]曰死。胃而有石曰冬病，石甚曰今病。

心藏脉，脉舍神。怵惕思虑则伤神[10]，神伤则恐惧自失，破䐃脱肉[11]，毛悴色夭，死于冬。

【注释】

[1] 浸淫：病名。《金匮要略》起如粟米，继而破痒，脓水蔓延。

[2] 气泄：即矢气。

[3] 累累：连续貌。

[4] 琅玕：温润如玉、柔滑似珠的一种石。

[5] 喘喘：形容脉来动促而急。

[6] 其中微曲：即前钩多胃少之意。

[7] 前曲后居：是形容心脉失却冲和之气，但钩无胃之象。张景岳："前曲者，谓轻取则坚强而不柔；后居者，谓重取则实牢而不动。"

[8] 如循薏苡子：形容脉象短实而坚。

[9] 但钩无胃：脉来时疾速，去时迟缓者曰钩。但钩无胃，形容脉只见钩象而无冲和之胃气。

[10] 怵惕思虑则伤神：怵惕是肾来乘心，思虑则脾来乘心，二邪相乘，所以伤神。

[11] 破䐃脱肉：䐃者，肉之标，谓膝肘后肉如块者，脾主肉，故肉如脱尽，䐃如破败。

原文

夏心火王，其脉洪（《千金》作浮大而洪）大而散，名曰平脉。反得沉濡而滑者，是肾之乘心，水之克火，为贼邪，大逆，十死不治（一本云：日、月、年数至二，忌壬癸）。反得大而缓者，是脾之乘心，子之扶母，为实邪，虽病自愈。反得弦细而长者，是肝之乘心，母之归子，为虚邪，虽病易治。反得浮（《千金》浮作微）涩而短者，是肺之乘心。金之陵火，为微邪，虽病即瘥。

心脉来累累如贯珠滑利，再至，曰平；三至，曰离经，病；四至，脱精；五至，死；六至，命尽，手少阴脉。

原文

心脉急甚，为瘈疭；微急，为心痛引背，食不下。缓甚为狂笑；微缓，为伏梁[1]，在心下，上下行，时唾血。大甚，为喉介[2]；微大，为心痹[3]引背，善泪出。小甚，为善哕；微小，为消瘅。滑甚，为善渴，微滑，为心疝[4]引脐，少腹鸣。涩甚，为喑[5]；微涩，为血溢维厥[6]，耳鸣，癫疾。

手少阴气绝则脉不通。少阴者，心脉也。心者，脉之合也。脉不通则血不流，血不流则发色不泽，故其面黑如漆柴者，血先死。壬笃癸死，水胜火也。

心死脏，浮之脉实，如豆麻击手[7]，按之益躁疾[8]者，死。

上《素问》《针经》，张仲景。

【注释】

[1] 伏梁：心积，五积之一。因气血凝滞成形，大如手臂，像屋梁一样伏在心胸之下，故名。

[2] 喉介：喉间如有物梗阻。

[3] 心痹：五脏痹证之一。主要症状为心悸、气喘、咽干、常叹气、烦躁、容易惊恐等。

[4] 心疝：寒邪侵犯心经而成的疝病。

[5] 喑：发言不扬或发音不出。

[6] 维厥：维指四维，即手足。维厥是手足厥逆意思。

[7] 豆麻击手：形容脉象坚实大小不等的形状。

[8] 躁疾：指脉象动速不静。

脾胃部第三

原文

脾象土，与胃合为腑（胃为水谷之腑）。其经足太阴（太阴，脾之脉也），与足阳明为表里（阳明胃脉）。其脉缓（缓，脾脉之大形也），其相夏三月（火王土相），王季夏六月，废秋三月，囚冬三月，死春三月。其王日戊己，王时食时、日昳；困日壬癸，困时人定、夜半；其死日甲乙，死时平旦、日出（并木时也）。其神意，其主味，其养肉，其候口，其声歌，其色黄，其臭香，其液涎，其味甘，其宜辛，其恶酸。脾俞在背第十一椎，募在章门（季肋端是）。胃俞在背第十二椎，募在太仓。上新撰。

原文

脾者土也。敦[1]而福[2]，敦者，厚也，万物众色不同（脾主水谷，其气微弱，水谷不化。脾为土行，王于季夏，土性敦厚，育养万物，当此之时，草木备具、枝叶茂盛，种类众多，或青、黄、赤、白、黑色，各不同矣），故名曰得福者广（土生养万物，当此之时，脾则同禀诸脏，故其德为广大）。万物悬根住茎，其叶在巅，蜎[3]蜚[4]蠕动，蚑[5]蠷[6]喘息，皆蒙土恩[7]（悬根住茎，草木之类也。其次则蛾蚋几微之虫，因阴阳气变化而生者也。喘息，有血脉之类也。言普天之下，草木昆虫，无不被蒙土之恩福也）。德则为缓，恩则为迟，故令太阴脉缓而迟，尺寸不同（太阴脾也，言脾王之时脉缓而迟。尺寸不同者，尺迟而寸缓也）。酸咸苦辛，大（一作太）沙[8]（一作涉，又作妙）而生，互行其时，而以各行，皆不群行，尽可常服[9]［肝酸、肾咸、心苦、肺辛涩，皆四脏之味也。脾主调和五味以禀四脏，四脏受味于脾，脾王之时，其脉沙（一作涉，又作妙），达于肌肉之中，互行人身躯，乃复各行，随其四肢使其气周匝，荣诸脏腑，以养皮毛，皆不群行至一处也。故言尽可常服也］。土寒则温，土热则凉[10]（冬阳气在下，土中温暖。夏阴气在下，土中清凉。脾气亦然）。土有一子，名之曰金，怀挟抱之，不离其身，金乃畏火，恐热来熏，遂弃其母，逃归水中，水自金子，而藏火神，闭门塞户，内外不通，此谓冬时也（阳气在中，阳为火行，金性畏火，故恐熏之，金归水中而避火也。母子相得益盛。闭塞不通者，言水气充实，金在其中，此为强固，火无复得往克之者，神秘之类也）。土亡其子，其气衰微，水为洋溢，浸渍为池（一作其地）。走击[11]皮肤，面目浮肿，归于四肢。（此为脾之衰损。土以防水，今土弱而水强，故水得陵之而妄行。）愚医[12]见水，直往下之，虚脾空胃，水遂居之，肺为喘浮（脾胃已病，宜扶养其气，通利水道。愚医不晓而往下之，此为重伤，水气遂更陵之，上侵胸中，肺得水而浮，故言喘浮）。肝反畏肺，故下沉没（肺金肝木，此为相克，肺浮则实，必复克肝，故畏之沉没于下）。下有荆棘，恐伤其身，避在一边，以为水流（荆棘，木之类。肝为木，今没在下，则为荆棘。其身，脾也。脾为土，土畏木，是以避在下一边，避木也。水流者，水之流路也。土本克水而今微弱，又复触木，无复制水，故水得流行）。心衰则伏，肝微则沉，故令脉伏而沉（心火肝木，火则畏水而木畏金，金水相得，其气则实，克于肝心，故令二脏衰微，脉为沉伏也）。工医[13]来占[14]，因转[15]孔穴，利其溲便，遂通水道，甘液下流。亭[16]其阴阳，喘息则微，汗出正流。肝著其根，心气因起，阳行四肢，肺气亭亭[17]，喘息则安（转孔穴者，诸脏之荣井转治其顺。甘液，脾之津液。亭其阴阳，得复其常所，故荣卫开通，水气消除，肝得还著其根株。肝心为母子，肝著则心气得起，肺气平调，故言亭亭，此为端好之类）。肾为安声，其味为咸（肺主声，肾为其子，助于肺，故言安声。咸，肾味也）。倚坐母败，洿臭如腥[18]（金为水母，而归水中，此为母往从子，脾气反虚，五脏由此而相克贼，倚倒致败宅洿臭而腥，故云然也）。土得其子，则成为山[19]。金得其母，名曰丘[20]矣。上四时经。

【注释】

[1] 敦：厚也。有“德厚配地”之说。脾象“地”属“土，故其象征为“厚”。

[2] 福：作“福泽”或“恩泽”解。

[3] 蜎：古书指孑孓。

[4] 蜚：害虫名，体轻如蚊。

[5] 蚑：虫豸的通称。有足的虫叫作虫，无足的虫叫作豸。

[6] 蠷：虫名，又叫搜夹子。

[7] 皆蒙土恩：指冬天蛰伏的各种虫类，到春天都开始活动。草木、昆虫皆受土之恩福。

[8] 大沙：拟从小注作“土涉”解。此处指脾土和酸咸苦辛四味关系。

[9] 服：古代威德所驯服的地方。如《书经》言：“五服”。《周礼》言“六服”“七服”。此处可释为脾经所循行范围。

[10] 土寒则温，土热则凉：指冬天气候寒冷，阳气收藏在下，土壤深处反温暖，故曰土寒则温。夏天气候炎热，阳气发泄于上，阴气在下，土壤深处反清凉，故曰土热则凉。犹如井水，冬温夏凉亦然。

[11] 击：此处作“独解”。

[12] 愚医：指不高明的医生。

[13] 工医：指高明的医生。

[14] 占：候或视之意。此处作“诊断”解。

[15] 转：作“转移”解。

[16] 亭：平均。

[17] 亭亭：耸立貌。形容为“亭亭玉立”。

[18] 洿臭如腥：洿，聚也。如，与而通。即臭气聚集而腥。

[19] 山：古代认为“山，产地也”“山，宣也”。意思是说：宣散土气并生殖万物的高地，叫作山。

[20] 丘：小山。

原文

黄帝曰：“四时之序，逆顺之变异也，然脾脉独何主？”岐伯曰：“脾者土也，孤脏以灌四傍者也。”曰：“然则脾善恶[1]可得见乎？”曰：“善者不可得见，恶者可见。”曰：“恶者何如？”曰：“其来如水之流者，此谓太过，病在外；如鸟之喙[2]，此谓不及，病在中。太过则令人四肢沉重不举；其不及，则令人九窍壅塞不通，名曰重强[3]。”

脾脉来而和柔相离，如鸡足践地[4]，曰平。长夏以胃气为本。脾脉来实而盈数，如鸡举足[5]，曰脾病。脾脉来坚兑，如鸟之喙，如鸟之距[6]，如屋之漏[7]，如水之溜[8]，曰脾死。

真脾脉至，弱而乍疏乍散（一作数），色青黄不泽，毛折，乃死。

长夏胃微濡弱，曰平。弱多胃少，曰脾病；但代无胃，曰死。濡弱有石，曰冬病；石甚，曰今病。

脾藏荣，荣舍意，愁忧不解则伤意，意伤则闷乱，四肢不举，毛悴色夭，死于春。

【注释】

[1] 脾善恶：指脾脉的正常与异常的意思。

[2] 如鸟之喙：喙作嘴。如鸟之喙是坚曲的意思。

[3] 重强：五脏以胃为本，脾弱则脏气不和，胃气益强，故曰重强。

[4] 如鸡足践地：张景岳“从容轻缓也，此即冲和之气”，形容如鸡足踏地，和缓徐行之象。

[5] 如鸡举足：汪机“践地，是鸡不惊而徐行也；举足，被惊时疾行也。况实数与轻缓相反，彼此对看，尤是明白”。形容脉象疾而不缓。

[6] 如鸟之距：如鸟距的坚锐。

[7] 如屋之漏：王冰“屋漏，谓时动复往”。形容脉象如屋漏水，点滴无伦次。

[8] 如水之溜：如水流去而不返的意思。

原文

六月季夏建未，坤未之间土之位[1]，脾王之时。其脉大，阿阿而缓[2]，名曰平脉。反得弦细而长者，是肝之乘脾，木之克土，为贼邪，大逆，十死不治。反得浮（《千金》浮作微），涩而短者，是肺之乘脾，子之扶母，为实邪，虽病自愈。反得洪大而散者（《千金》作浮大而洪），是心之乘脾，母之归子，为虚邪，虽病易治。反得沉濡而滑者，肾之乘脾，水之陵土，为微邪，虽病即瘥。

脾脉苌苌而弱（《千金》苌苌作长长），来疏去数，再至，曰平；三至，曰离经，病；四至，脱精；五至，死；六至命尽，足太阴脉也。

脾脉急甚，为瘈疭；微急，为脾中满，食饮入而还出，后沃沫[3]。缓甚，为痿厥[4]；微缓，为风痿[5]，四肢不用，心慧然若无病[6]。大甚，为击仆[7]；微大，为痞气[8]，裹大脓血，在肠胃之外；小甚，为寒热；微小，为消瘅。滑甚，为㿉癃[9]；微滑，为虫毒蛔，肠鸣热。涩甚，为肠㿉[10]；微涩，为内溃，多下脓血也。

足太阴气绝，则脉不营其口唇。口唇者，肌肉之本也。脉不营则肌肉濡，肌肉濡则人中满，人中满则唇反，唇反者肉先死。甲笃乙死，木胜土也。

脾死脏，浮之脉大缓（一作坚），按之中如覆杯[11]，絜絜[12]状如摇者，死（一云漐漐状如炙肉）。

上《素问》《针经》，张仲景。

【注释】

[1] 坤未之间土之位：坤，卦名，位在西南；未，辰名，位亦在西南。土居中央，寄于坤位，故曰：坤未之间土之位。

[2] 阿阿而缓：阿阿为发语词。此处形容脉象和缓。

[3] 后沃沫：沫从口而出。

[4] 痿厥：指痿病与厥病。

[5] 风痿：痿之因于风。

[6] 心慧然若无病：心里很清楚，和无病的人一样。

[7] 击仆：即卒中。

[8] 痞气：脾之积曰痞气。在胃脘复大如盘，久不愈，令人四肢不收，发黄瘅，饮食不为肌肤。

[9] 癞疝：即疝气病。

[10] 肠癞：《太素》杨上善注："脉涩，气少血多而寒，故冷气冲下，广肠脱出，名曰肠癞。"

[11] 覆杯：似覆着的杯子，头大末小。

[12] 絜絜：作"静静"解。

肺大肠部第四

原文

肺象金，与大肠合为腑（大肠为传导之腑也）。其经手太阴（手太阴肺脉也），与手阳明为表里（手阳明大肠脉也）。其脉浮（浮，肺脉之大形也）。其相季夏六月（季夏土王金相）。其王秋三月，废冬三月，囚春三月，死夏三月（夏火王金死）。其王日庚辛，王时晡时、日入；其困日甲乙，困时平旦、日出；其死日丙丁，死时禺中、日中。其神魄，其主声，其养皮毛，其候鼻，其声哭，其色白，其臭腥，其液涕，其味辛，其宜咸，其恶苦。肺俞在背第三椎（或云第五椎也），募在中府（直两乳上下胁间）。大肠俞在背第十六椎，募在天枢（挟脐旁各一寸半）。上新撰。

原文

肺者西方金，万物之所终（金性刚，故王西方，割断万物，万物是以皆终于秋也）。宿叶落柯[1]，萋萋枝条，其杌[2]然独在。其脉为微浮毛，卫气迟（萋萋者，零落之貌也，言草木宿叶得秋随风而落，但有枝条杌然独在。此时阳气则迟，脉为虚微如毛也），荣气数，数则在上，迟则在下，故名曰毛（诸阳脉数，诸阴脉迟，荣为阴，不应数，反言荣气数，阴得秋节而升转在阳位，故一时数而在上也。此时阴始用事，阳即下藏，其气反迟，是以肺脉数散如毛也）。阳当陷而不陷，阴当升而不升，为邪所中（阴阳交易，则不以时定，二气感激，故为风寒所中）。阳中邪则卷，阴中邪则紧[3]，卷则恶寒，紧则为栗，寒栗相薄，故名曰疟。弱则发热，浮乃来出（卷者，其人拘卷也，紧者，脉紧也。此谓初中风寒之时，脉紧，其人则寒，寒止而脉更微弱，弱则其人发热，热止则脉浮，浮者，疟解王脉出也）。旦中旦发，暮中暮发（言疟发皆随其初中风邪之时也）。脏有远近，脉有迟疾，周有度数，行有漏刻（脏，谓人五脏，肝心脾肺肾也，心肺在膈上，呼则其气出，是为近，呼为阳，其脉疾。肾肝在膈下，吸则其气入，是为远也，吸为阴，其脉迟。度数，谓经脉之长短，周身行者，荣卫之行也。行阴、阳各二十五度，为一周也，以应漏下百刻也）。迟在上，伤毛采[4]；数在下，伤下焦。中焦有恶则见，有善则匿（秋则阳气迟，阴气数。迟当在下，数当在上，随节变，故言伤毛采也。人之皮毛，肺气所行。下焦在脐下，阴之所治也，其脉应迟，今反数，故言伤下焦。中焦，脾也，其平善之时脉常自不见，衰乃见耳。故云有恶则见也）。阳气下陷，阴气则温（言阳气下陷，温养诸脏）。阳反在下，阴反在巅，故名曰长而且留（阴阳交代，各顺时节，人血脉和平，言可长留竟一时）。右四时经。

【注释】

[1] 柯：木的枝茎。

[2] 杌：树无枝曰杌。

[3] 紧：作“筋脉紧”解。

[4] 伤毛采：形容损伤毛色意思。

原文

黄帝问曰：秋脉如浮，何如而浮？岐伯对曰：秋脉肺也，西方金也，万物之所以收成也。故其气来轻虚而浮，其气来急去散，故曰浮。反此者病。黄帝曰：何如而反？岐伯曰：其气来毛而中央坚，两傍虚，此谓太过，病在外；其气来毛而微，此谓不及，病在中。黄帝曰：秋脉太过与不及，其病何如？岐伯曰：太过则令人气逆而背痛温温（《内经》温温作愠愠）然[1]，不及则令人喘，呼吸少气而咳，上气见血，下闻病音[2]。

肺脉来厌厌聂聂[3]，如落榆荚[4]，曰肺平。秋以胃气为本（《难经》云：厌厌聂聂，如循榆叶，曰春平脉。蔼蔼如车盖。按之益大，曰秋平脉），肺脉来不上不下[5]，如循鸡羽[6]，曰肺病（《巢源》无不字）。肺脉来如物之浮[7]，如风吹毛[8]，曰肺死。

真肺脉至，大而虚，如以毛羽中人肤，色赤白不泽，毛折，乃死。

秋胃微毛，曰平；毛多胃少，曰肺病；但毛无胃，曰死。毛而有弦，曰春病；弦甚，曰今病。

肺藏气，气舍魄。喜乐无极则伤魄，魄伤则狂，狂者意不存人[9]，皮革焦[10]，毛悴色夭，死于夏。

【注释】

[1] 温温然：郁闷而不舒畅的样子。

[2] 下闻病音：指喘息时喉间有声音。

[3] 厌厌聂聂：厌厌是安静貌；聂聂是轻小样。

[4] 如落榆荚：榆的荚轻薄且小，风吹易落，肺脉轻浮，故以榆荚落下比之。

[5] 不上不下：吴鹤皋解为涩难，有往来阻滞之象。

[6] 如循鸡羽：形容脉象轻虚兼涩。

[7] 如物之浮：像物之虚浮无根。

[8] 如风吹毛：是脉散乱已极，有如风之吹毛然。

[9] 意不存人：作“旁若无人”解。

[10] 皮革焦：肺主皮毛，形容皮肤干枯。

原文

秋金肺王。其脉浮（《千金》浮作微）涩而短，曰平脉。反得洪大而散者（《千金》作浮大而洪），是心之乘肺，火之克金，为贼邪，大逆，十死不治（一本云：日、月、年数至四，忌丙丁），反得沉濡而滑者，是肾之乘肺，子之扶母，为实邪，虽病自愈，反得大而缓者，是脾之乘肺，母之归子，为虚邪，虽病易治。反得弦细而长者，是肝之乘肺，木之陵金，为微邪，虽病即瘥。

肺脉来泛泛[1]轻如微风吹鸟背上毛，再至，曰平；三至，曰离经，病；四至，脱精；五至，死；六至，命尽。手太阴脉也。

肺脉急甚，为癫疾；微急，为肺寒热，怠堕，咳唾血，引腰背胸，苦鼻息肉不通。缓甚，为多肝；微缓，为痿偏风[2]（一作漏风），头以下汗出不可止。大甚，为胫肿；微大，为肺痹，引胸背，起腰内。小甚，为飧泄[3]；微小，为消瘅。滑甚，为息贲[4]，上气；微滑，为上下出血。涩甚，为呕血；微涩，为鼠瘘[5]，在颈支腋之间，下不胜其上，其能喜酸[6]。

手太阴气绝则皮毛焦。太阴者，行气温皮毛者也。气弗营则皮毛焦，皮毛焦则津液去，津液去则皮节伤，皮节伤者则爪（爪字一作皮）枯毛折，毛折者则气（气字一作毛）先死。丙笃丁死，火胜金也。

肺死脏，浮之虚，按之弱如葱叶，下无根者，死。

上《素问》《针经》，张仲景。

【注释】

[1] 泛泛：轻浮流动的形容词。

[2] 偏风：即偏枯，亦称半身不遂。

[3] 飧泄：病名。指泄泻完谷不化。

[4] 息贲：病名。五积病之一，属肺之积。

[5] 鼠瘘：瘰疬之别称。因破溃后，久不收口，可形成瘘管。

[6] 其能喜酸：能，古通态。其能喜酸，形容足膝酸软无力之态。

肾膀胱部第五

原文

肾象水，与膀胱合为腑（膀胱为津液之腑）。其经足少阴（足少阴肾脉也），与足太阳为表里（足太阳膀胱脉也）。其脉沉（沉，肾脉之大形也），其相秋三月（秋金王水相）。其王冬三月，废春三月，囚夏三月，其死季夏六月。其王日壬癸，王时人定、夜半；其困日丙丁，困时禺中、日中；其死日戊己，死时食时、日昳。其神志（肾之所藏者志也），其主液，其养骨，其候耳，其声呻，其色黑，其臭腐，其液唾，其味咸，其宜酸，其恶甘。肾俞在背第十四椎，募在京门；膀胱俞在第十九椎，募在中极（横骨上一寸，在脐下五寸前陷者中）。上新撰。

原文

肾者北方水，万物之所藏（冬则北方用事，王在三时之后，肾在四脏之下，故王北方也，万物春生、夏长、秋收、冬藏）。百虫伏蛰（冬伏蛰不食之虫，言有百种也），阳气下陷，阴气上升。阳气中出，阴气烈为霜，遂不上升，化为雪霜，猛兽伏蛰，蜾虫匿藏（阳气下陷者，谓降于土中也。其气犹越而升出，阴气在上寒盛，阳气虽升出而不能自致，因而化作霜雪。或谓阳气中出，是十月则霜降。猛兽伏蛰者，盖谓龙蛇冬时而潜处。蜾虫，无毛甲者，得寒皆伏蛰，逐阳气所在，如此避冰霜，自温养也）。其脉为沉。沉为阴，在里，不可发汗，发则蜾虫出，见其霜雪（阳气在下，故冬脉沉，温养于脏腑，此为里实而表虚，复从外发其汗，此为逆治，非其法也。犹百虫伏蛰之时，而反出土见于冰霜，必死不疑。逆治者死，此之谓也）。阴气在表，阳气在脏，慎不可下，下之者伤脾，脾土弱即水气妄行（阳气在下，温养诸脏、故不可下也。下之既损于阳气，而脾胃复伤。土以防水，而今反伤之。故令水得盈溢而妄行也）。下之者，如鱼出水，蛾入汤（言治病逆，则杀人，如鱼出水，蛾入汤火之中，立死），重客在里，慎不可熏，熏之逆客，其息则喘（重客者，犹阳气也，重者，尊重之貌也。阳位尊处于上，今一时在下，非其常所，故言客也。熏谓烧针，及以汤火之辈熏发其汗，如此则客热从外入，与阳气相薄，是为逆也。气上熏胸中，故令喘息）。无持客热，令口烂疮（无持者，无以汤火发熏其汗也。熏之则火气入里为客热，故令其口生疮）。阴脉且解，血散不通，正阳遂厥，阴不往从（血行脉中，气行脉外，五十周而复会，如环之无端也。血为阴，气为阳，相须而行。发其汗，使阴阳离别，脉为解散，血不得通。厥者，逆也，谓阳气逆而不复相朝使。治病失所，故阴阳错逆，可不慎也），客热狂入，内为结胸（阴阳错乱，外热狂入，留结胸中也）。脾气遂弱，清溲痢通。（脾主水谷，其气微弱，水谷不化，下痢不息，清者，厕也，溲从水道出，而反清溲者，是谓下痢至厕也。）上四时经。

原文

黄帝问曰：冬脉如营[1]，何如而营？岐伯对曰：冬脉肾也，北方水也，万物之所以合藏，故其气来沉以搏（《甲乙》作濡），故曰营。反此者病。黄帝曰：何如而反？岐伯曰：其气来如弹石者，此谓太过，病在外；其去如数者，此谓不及，病在中。黄帝曰：冬脉太过与不及，其病皆如何？岐伯曰：太过则令人解㑊[2]，脊脉痛而少气，不欲言；不及则令人心悬[3]如病饥[4]，䏚中清[5]，脊中痛，少腹满，小便黄赤。

肾脉来喘喘累累如钩，按之而坚，曰肾平。冬以胃气为本。肾脉来如引葛[6]，按之益坚，曰肾病。肾脉来发如夺索[7]，辟辟如弹石[8]，曰肾死。

真肾脉至，搏而绝[9]，如以指弹石，辟辟然，色黄黑不泽，毛折，乃死。

冬胃微石，曰平；石多胃少，曰肾病；但石无胃，曰死。石而有钩，曰夏病；钩甚，曰今病（凡人以水谷为本，故人绝水谷则死，脉无胃气亦死。所谓无胃气者，但得真脏脉，不得胃气也。所谓脉不得胃气者，肝但弦，心但钩，胃但弱，肺但毛，肾但石也）。

【注释】

[1] 营：营守。冬主闭藏，脉象沉潜，如固守营舍一样。

[2] 解㑊：解，同懈。是指人体感觉困倦和骨节解散烦疼。

[3] 心悬：心中虚悬。

[4] 如病饥：肾水不能济心火，见心中嘈杂如病饥。

[5] 䏚中清：季胁之下曰䏚中，在侠背两傍空软处清冷也。肾之生阳不足，故䏚中清。

[6] 如引葛：指如葛蔓之相附，引之不绝。

[7] 发如夺索：此处形容坚而长的脉象。

[8] 辟辟如弹石：辟辟，坚硬貌。辟辟如弹石，此处形容硬实，毫不柔和的脉象。

[9] 搏而绝：但沉无胃，故搏击而绝。

原文

肾藏精，精舍志。盛怒而不止则伤志，伤志则善忘其前言，腰脊痛，不可以俯仰屈伸，毛悴色夭，死于季夏。

冬肾水王，其脉沉濡而滑，曰平脉。反得大而缓者，是脾之乘肾，土之克水，为贼邪，大逆，十死不治（一本云：日、月、年数至一，忌戊己）。反得弦细而长者，是肝之乘肾，子之扶母，为实邪，虽病自愈。反得浮（《千金》作微）涩而短者，是肺之乘肾，母之归子，为虚邪，虽病易治。反得洪大而散者（《千金》作浮大而洪），是心之乘肾，火之陵水，为微邪，虽病即瘥。

肾脉沉细而紧，再至，曰平；三至，曰离经，病；四至，脱精；五至，死；六至，命尽。足少阴脉也。

肾脉急甚，为骨痿、癫疾[1]；微急，为奔豚[2]、沉厥[3]，足不收，不得前后。缓甚，为折脊[4]；微缓，为洞下[5]。洞下者食不化，入咽还出。大甚，为阴痿；微大，为石水[6]，起脐下以至小腹肿，垂垂然[7]，上至胃脘，死不治；小甚，为洞泄；微小，为消瘅。滑甚，为癃㿉；微滑，为骨痿，坐不能起，目无所见，视见黑花。涩甚，为大痈；微涩，为不月水[8]，沉痔[9]。

足少阴气绝则骨枯。少阴者，冬脉也，伏行而濡骨髓者也。故骨不濡则肉不能著骨也，骨肉不相亲则肉濡而却，肉濡而却故齿长而垢（《难经》垢字作枯），发无泽，发无泽者，骨先死。戊笃，己死，土胜水也。肾死脏，浮之坚，按之乱如转丸，益下入尺中者，死。

上《素问》《针经》，张仲景。

【注释】

[1] 骨痿、癫疾：是癫疾的危重症，病深在骨，脾肾两败。如张介宾曰：“骨痿癫疾者，病深在骨也”。

[2] 奔豚：病名。奔豚为肾积发自少腹，上至胸咽，若豚之奔突故名。

[3] 沉厥：杨上善注：“足脚沉重，逆冷不收”。

[4] 折脊：形容腰脊痛如折。

[5] 洞下：指饮食不消，下泄如水样。

[6] 石水：是水肿病的一种。以腹水，腹部胀满为主症。如《金匮要略》云：“石水，其脉自沉，外症腹满不喘”。

[7] 垂垂然：下垂貌。

[8] 不月水：指月经不行。

[9] 沉痔：沉，深也。沉痔指深部的痔，即内痔。

【按语】

综上 5 篇，强调五脏之脉当以胃气为本，有胃气则生，无胃气则死，又指出形、气、色、脉要和调统一，所谓“形气相得”属于可治、易治范围。如色夭不泽，脉逆四时，所谓“形气相失”属于难治、不治范围，这是王叔和根据《黄帝内经》的宗旨，从病人身上观察、总结出来的。同时阐述了气候的变化，外在环境的影响，机体和脉象也会随之而异，以五脏应五脉，主五时、五行、五志、五液、五候、五声、五色、五臭、五味等，要综合加以观察作为临床诊断、治疗的根据。此乃古人实践积累下来的经验，对研究脉学者，有一定参考价值。

卷 四

辨三部九候脉证第一

原文

经言：所谓三部者，寸、关、尺也；九候者，每部中有天、地、人也。上部主候从胸以上至头，中部主候从膈以下至气街[1]，下部主候从气街以下至足。浮、沉、牢、结、迟、疾、滑、涩，各自异名，分理察之，勿怠观变，所以别三部九候，知病之所起。审而明之，针灸亦然也。故先候脉寸中（寸中，一作寸中于九）。浮在皮肤，沉细在里。昭昭[2]天道，可得长久。

【注释】

[1] 气街：属足阳明胃经。在曲骨穴旁开 2 寸。

[2] 昭昭：光明的意思。

原文

上部之候，牢、结、沉、滑，有积气在膀胱。微细而弱，卧引里急，头痛，咳嗽，逆气上下。心膈上有热者，口干渴燥。病从寸口，邪入上者，名曰解[1]。脉来至，状如琴弦，苦少腹痛，女子经月不利，孔窍生疮；男子病痔，左右胁下有疮。上部不通者，苦少腹痛，肠鸣。寸口中虚弱者，伤气，气不足。大如桃李实，苦痹也。寸口直上者，逆虚也。如浮虚者，泄利也。

【注释】

[1] 解：缓解。

原文

中部脉结者，腹中积聚。若在膀胱、两胁下，有热。脉浮而大，风从胃脘入，水胀，干呕，心下澹澹[1]，如有桃李核。胃中有寒，时苦烦、痛、不食，食即心痛，胃胀支满，膈上积。胁下有热，时寒热淋露[2]。脉横出上者，胁气在膀胱，病即着。右横关入寸口中者，膈中不通，喉中咽难。刺关元，入少阴。

【注释】

[1] 心下澹澹:《说文》:"澹，水摇也。"王冰:"澹澹为似欲不定也"。指心下摇动的意思。

[2] 淋露：汗出如露滴。

原文

下部脉者，其脉来至浮大者，脾也。与风集合时[1]，上头痛，引腰背，小滑者，厥也，足下热，烦满，逆上抢心，上至喉中，状如恶肉[2]，脾伤也。病少腹下，在膝、诸骨节间，寒清不可屈伸[3]；脉急如弦者，筋急，足挛结者，四肢重。从尺邪入阳明者，寒热也。大风[4]邪入少阴，女子漏白下赤，男子溺血，阴萎不起，引少腹痛。

【注释】

[1] 与风集合时：指与风邪聚会结合时。

[2] 恶肉：病名，状如赤小豆粒突出，包括疣赘及瘢痕疙瘩等。

[3] 寒清不可屈伸：指局部肌肉冰冷色青，不可屈伸。

[4] 大风：即厉风。此处作"风邪之火"解。

原文

人有三百六十脉，法三百六十日。三部者，寸、关、尺也。尺脉为阴，阴脉常沉而迟；寸、关为阳，阳脉俱浮而速。气出为动，入为息。故阳脉六息七息十三投[1]，阴脉八息七息十五投，此其常也。

【注释】

[1] 投：动也。

原文

二十八脉[1]相逐上下，一脉不来，知疾所苦。尺胜治下，寸胜治上，尺寸俱平治中央。脐以上阳也，法于天；脐以下阴也，法于地；脐为中关。头为天，足为地。有表无里，邪之所止，得鬼病[2]。何谓有表无里？寸尺为表，关为里，两头有脉，关中绝不至也。尺脉上不至关为阴绝[3]，寸脉下不至关为阳绝[4]。阴绝而阳微，死不治。三部脉或至或不至，冷气在胃中，故令脉不通也。

【注释】

[1] 二十八脉：即左右十二经脉（二十四脉）即任、督、阳跷、阴跷。

[2] 鬼病：指病人精神恍惚不安意思。

[3] 阴绝：尺脉居下，以候肝肾之阴，主降，降极而升，升不至关，是为独阴，故曰："尺脉上不至关为阴绝"。

[4] 阳绝：寸脉居上，以候心肺之阳，主升，升极而降，降不至关，是为孤阳，故曰："寸脉下不至关为阳绝"。

原文

上部有脉，下部无脉，其人当吐，不吐者，死。上部无脉，下部有脉，虽困无所苦。所以然者，譬如人之有尺，树之有根，虽枝叶枯槁，根本将自生，木有根本，即自有气，故知不死也。寸口脉平而死者，何也？然：诸十二经脉者，皆系于生气之原[1]。所谓生气之原者，非谓十二经之根本也，谓肾间动气[2]也。此五脏六腑之本，十二经之根，呼吸之门[3]，三焦之原[4]，一名守邪之神[5]也。故气者，人根本也，根绝则茎枯矣。寸口脉平而死者，生气独绝于内也。（肾间动气，谓左为肾，右为命门。命门者，精神之所舍，原气之所系也，一名守邪之神。以命门之神固守，邪气不得妄入，入即死矣。此肾气先绝于内，其人便死。其脉不复，反得动病也。）

【注释】

[1] 生气之原：生气就是正气，元气。原，是根源的意思。

[2] 肾间动气：是两肾之间所藏的生气。静为阴，动为阳。动气者，是指肾间阳气具有动力作用。

[3] 呼吸之门：就是司呼吸之气开合出入的门户之处。

[4] 三焦之原：指三焦气化的发源地。

[5] 守邪之神：是指人体防御外邪侵袭的功能。肾气充盛则外邪不得侵犯。

原文

岐伯曰：形盛脉细，少气不足以息者，死；形瘦脉大，胸中多气者，死。形气相得者，生；参伍不调[1]者，病。三部九候皆相失者，死。上下左右之脉相应如参舂[2]者，病甚；上下左右相失不可数者，死。中部之候虽独调，与众脏相失者，死；中部之候相减者，死。目内陷[3]者，死。

【注释】

[1] 参伍不调：此处指形体与脉气不相协调的意思。

[2] 参舂：言如舂杵，此上彼下，彼上此下，轻重不一。

[3] 目内陷：目眶内陷。

原文

黄帝曰：冬阴夏阳，奈何？岐伯曰：九候之脉皆沉细悬绝者，为阴，主冬，故以夜半死；盛躁喘数者，为阳，主夏，故以日中死。是故寒热者，平旦死；热中及热病者，日中死；病风者，以日夕死；病水者，以夜半死；其脉乍数乍疏乍迟乍疾者，以日乘四季[1]死；形肉已脱，九候虽调，犹死。七诊[2]虽见，九候皆顺者，不死。所言不死者，风气之病及经月之病[3]，似七诊之病而非也，故言不死。若有七诊之病，其脉候亦败者，死矣。必发哕噫[4]，必审问其所始病与今之所方病，而后各切循其脉，视其经络浮沉，以上下逆顺循之。其脉疾者，不病；其脉迟者，病；脉不往来者，死；皮肤著者，死[5]。

【注释】

[1] 日乘四季：因脾脏居中，属土，寄于四季，日乘四季，指辰、戌、丑、未之时。

[2] 七诊：独小、独大、独疾、独迟、独热、独寒、独陷下。

[3] 经月之病：指月经之病。

[4] 哕噫：即呃逆。

[5] 皮肤著者，死：著同着。张景岳："血液已尽，谓皮肤枯槁着骨也。"即言久病肉脱，皮肤干槁着骨，故死。

原文

两手脉，结上部者，濡；结中部者，缓；结三里者，豆[1]起。弱反在关，濡反在巅。微在其上，涩反在下。微即阳气不足，沾热汗出；涩即无血，厥而且寒。

黄帝问曰：余每欲视色、持脉，独调其尺，以言其病，从外知内，为之奈何？岐伯对曰：审其尺之缓、急、小、大、滑、涩，肉之坚脆，而病形变定矣。调之何如？对曰：脉急者，尺之皮肤亦急；脉缓者，尺之皮肤亦缓；脉小者，尺之皮肤减而少；脉大者，尺之皮肤亦大；脉滑者，尺之皮肤亦滑；脉涩者，尺之皮肤亦涩。凡此六变，有微有甚。故善调尺者，不待于寸；善调脉者，不待于色。能参合行之，可为上工。

【注释】

[1] 豆：形容脉如豆状。

原文

尺肤滑以淖泽[1]者，风也；尺内弱，解㑊，安卧脱肉者，寒热也；尺肤涩者，风痹也；尺肤粗如枯鱼之鳞[2]者，水淡饮也；尺肤热甚，脉盛躁者，病温也，其脉盛而滑者，汗且出；尺肤寒甚，脉小（一作急）者，泄，少气；尺肤炬然[3]（炬然，《甲乙》作热炙人手），先热后寒者，寒热也；尺肤先寒，久持之而热者，亦寒热也；尺炬然热，人迎大者，尝夺血；尺紧人迎脉小甚，则少气；色白有加者，立死。肘所独热者，腰以上热；肘前独热者，膺前热；肘后独热者，肩背热。肘后粗以下三四寸，肠中有虫；手所独热者，腰以上热；臂中独热者，腰腹热；掌中热者，腹中热；掌中寒者，腹中寒；鱼上[4]白肉有青血脉者，胃中有寒。诸浮、诸沉、诸滑、诸涩、诸弦、诸紧，若在寸口，膈以上病；若在关上，胃以下病；若在尺中，肾以下病。

【注释】

[1] 淖泽：湿润而不干枯。

[2] 尺肤粗如枯鱼之鳞：皮肤粗如干枯的鱼鳞。

[3] 炬然：热盛貌。

[4] 鱼上：即鱼际上。

原文

寸口脉滑而迟，不沉不浮，不长不短，为无病。左右同法。

寸口太过与不及，寸口之脉，中手短者，曰头痛；中手长者，曰足胫痛；中手促上击者，曰肩背痛。

寸口脉浮而盛者，病在外。

寸口脉沉而坚者，病在中。

寸口脉沉而弱者，曰寒热（一作气，又作中）及疝瘕、少腹痛。

寸口脉沉而弱，发必堕落。

寸口脉沉而紧，苦心下有寒，时痛，有积聚。

寸口脉沉，胸中短气。

寸口脉沉而喘者，寒热。

寸口脉但实者，心劳。

寸口脉紧或浮，膈上有寒，肺下有水气。

脉紧而长过寸口者，注病[1]。

脉紧上寸口者，中风。风头痛亦如之（《千金翼》云：亦为伤寒头痛）。

脉弦上寸口者，宿食；降者，头痛。

脉来过寸入鱼际者，遗尿。

脉出鱼际，逆气喘息。

寸口脉，濈濈[2]如羹上肥[3]，阳气微；连连如蜘蛛丝，阴气衰。

寸口脉偏绝，则臂偏不遂；其人两手俱绝者，不可治。两手前部阳绝者，苦心下寒毒，喙中热。

【注释】

[1] 注病：注，同“疰”。注病，此处指劳瘵。

[2] 濈濈：空浮貌。

[3] 羹上肥：指羹上漂浮的肥肉。

| 原文 |

关上脉浮而大，风在胃中，张口肩息，心下澹澹，食欲呕。

关上脉微浮，积热在胃中，呕吐蛔虫，心健忘。

关上脉滑而大小不匀（《千金》云：必吐逆），是为病方欲进，不出一二日复欲发动。其人欲多饮，饮即注利[1]。如利止者，生；不止者，死。

关上脉紧而滑者，蛔动。

关上脉涩而坚，大而实，按之不减，有力，为中焦实，有伏结在脾，肺气塞，实热在胃中。

关上脉襜襜[2]大，而尺寸细者，其人必心腹冷积，症瘕结聚，欲热饮食。

关上脉时来时去、乍大乍小、乍疏乍数者，胃中寒热，羸劣[3]不欲饮食，如疟状。

【注释】

[1] 注利：形容泄泻，大便倾注的情况。

[2] 襜襜：摇动貌。

[3] 羸劣：形容消瘦疲弱无力。

| 原文 |

尺脉浮者，客阳[1]在下焦。

尺脉细微，溏泄，下冷利。

尺脉弱，寸强，胃络脉伤。

尺脉虚小者，足胫寒，痿痹脚疼。

尺脉涩，下血不利，多汗（《素问》又云：尺涩脉滑谓之多汗）。

尺脉滑而疾，为血虚。

尺脉沉而滑者，寸白虫[2]。

尺脉细而急者，筋挛，痹不能行。

尺脉粗，常热者，谓之热中[3]，腰胯[4]疼，小便赤热。

尺脉偏滑疾，面赤如醉。外热则病。

【注释】

[1] 客阳：外来阳邪。

[2] 寸白虫：即绦虫。寸寸成节色白，故又名寸白虫。

[3] 热中：病名。《灵邪·五邪》属“中消”。

[4] 胯：腰与大腿之间的部分。

【按语】

本节以三部九候的脉证为主，在诊脉的方法和部位中，特别强调尺脉的重要性，由于两尺属肾，肾主真阴，又主真阳，乃人体元气之根本，生命之所系。如肾气不足，或将绝，便显现尺部脉微或无脉，病极险恶。王叔和喻为脉之有尺，如人之有足，树之有根。即“上部无脉，下部有脉，虽困无所苦”。若肾间动气内绝，寸脉虽平，如无根之木，难以存活。故指出“中部之候虽独调，与众脏相失者死”，“寸口脉平而死者，生气独绝于内也”。反复说明了肾脏为生气之原，气为人身之本。同时应该结合“六变”“七诊”，尺肤色脉合参。若“形肉已脱，九候虽调犹死”“七诊虽见，九候皆顺者不死”。王叔和这些论点给学习者以很大启发，故为医者，当善调色脉，知其常，察其变，才能调察病情，明确诊断，为辨证论治提供有力依据。

本节讨论尺部尺脉的重要性，是以元气为本，与第一卷所叙述寸口脉之大会，“独取寸口以决五脏六腑死生吉凶”截然不同。“独取寸口……”是言谷气充盛，泛指寸、关、尺三部而言。两者是各有所指，绝不能混淆。

平杂病脉第二

原文

滑为实、为下（又为阳气衰）。数为虚、为热。浮为风、为虚。动为痛、为惊。

沉为水、为实，又为鬼疰[1]。弱为虚、为悸。

迟则为寒，涩则少血，缓则为虚，洪则为气（一作热）。紧则为寒，弦数为疟。

疟脉自弦，弦数多热，弦迟多寒。微则为虚，代散则死。

弦为痛痹（一作浮为风疰）。偏弦为饮，双弦则胁下拘急而痛，其人啬啬[2]恶寒。

脉大，寒热在中。

伏者，霍乱。

安卧，脉盛，谓之脱血[3]。

凡亡汗[4]，肺中寒饮，冷水咳嗽，下利，胃中虚冷，此等其脉并紧。

浮而大者，风。

浮大者，中风，头重，鼻塞。

浮而缓，皮肤不仁，风寒入肌肉。

滑而浮散者，摊缓风[5]。

滑者，鬼疰。

涩而紧，痹病。

浮洪大长者，风眩癫疾[6]。

大坚疾者，癫病。

弦而钩，胁下如刀刺，状如蜚尸[7]，至困不死。

【注释】

[1] 鬼疰：今据《肘后方》：即劳瘵。《中医简明辞典》劳瘵：病名。《三因极一病证方论·劳瘵叙论》一作劳瘵，又作劳极、传尸劳、传尸、尸注、鬼注、转注等名。

[2] 啬啬：形容怕冷畏缩的性状。

[3] 脱血：失血。

[4] 亡汗：汗液损耗的意思。

[5] 摊缓风：作“瘫痪病”解。

[6] 风眩癫疾：据《巢氏病源》：“风头眩者由血气虚，风邪入脑而引目系……则脑转而目系急，目系急故成眩也。”此癫疾是指癫顶的疾病。

[7] 蜚尸：《集韵》蜚与飞通。据《巢氏病源》卷二十三·尸病诸候：“飞尸者，发无由渐，忽然而至，若飞走之急疾，故谓之飞尸。”

原文

紧而急者，遁尸[1]。

洪大者，伤寒热病。

浮洪大者，伤寒。秋吉，春成病。

浮而滑者，宿食。

浮滑而疾者，食不消，脾不磨。

短疾而滑，酒病。

浮而细滑，伤饮。

迟而涩，中寒，有癥结。

快而紧，积聚，有击痛。

弦急，疝瘕，小腹痛，又为癖病[2]（一作痹病）。

迟而滑者，胀。

盛而紧，曰胀。

弦小者，寒癖[3]。

沉而弦者，悬饮[4]，内痛。

弦数，有寒饮，冬夏难治。

紧而滑者，吐逆。

小弱而涩，胃反。

迟而缓者，有寒。

微而紧者，有寒。

沉而迟，腹脏有冷病。

微弱者，有寒，少气。

实紧，胃中有寒，苦不能食。时时利者，难治（一作时时呕，稽留难治）。

滑数，心下结，热盛。

滑疾，胃中有热。

缓而滑，曰热中[5]。

沉（一作浮）而急，病伤寒，暴发虚热。

【注释】

[1] 遁尸：《诸病源候论》尸病诸候："遁尸者，言其停遁在人肌肉血脉之间，若卒有犯触，即发动。亦令人心腹胀满刺痛，气息喘急，傍攻两胁，上冲心胸，瘥后复发，停遁不消，故谓之遁尸也。"

[2] 癖病：积聚之潜匿于两肋间者，按之无物，有时而痛，如觉有物。

[3] 寒癖：因寒而引起的肠泄。

[4] 悬饮：饮后水流在胁下，咳唾引痛，谓之悬饮。

[5] 热中：病名。《素问》腹中论："多饮数溲为热中。"

原文

浮而绝者，气。

辟大[1]而滑，中有短气。

浮短者，其人肺伤。诸气微少，不过一年死。法当嗽也。

沉而数，中水[2]。冬不治自愈。

短而数，心痛，心烦。

弦而紧，胁痛，脏伤，有瘀血。（一作有寒血。）

沉而滑，为下重[3]，亦为背膂痛。

脉来细而滑，按之能虚，因急持直[4]者，僵仆[5]，从高堕下，病在内。

微浮，秋吉，冬成病。

微数，虽甚不成病，不可劳。

浮滑疾紧者，以合百病，久易愈。

阳邪来，见浮洪。

阴邪来，见沉细。

水谷来，见坚实。

脉来乍大乍小、乍长乍短者，为祟[6]。

脉来洪大嫋嫋[7]者，社[8]祟。

脉来沉沉泽泽[9]，四肢不仁而重，土祟。

脉与肌肉相得，久持之至者，可下之。

弦小紧者，可下之。

紧而数，寒热俱发，必下乃愈。

弦迟者，宜温药。

紧数者，可发其汗。

【注释】

[1] 辟大：此处形容脉大。

[2] 中水：病名，即水毒病。

[3] 下重：下部重滞也。

[4] 持直：持，执而不释。直，柄也。持直，执柄也。

[5] 僵仆：卒然倒地，不省人事也。

[6] 祟：《寓意草》云："男女祟病，食减肌削，精神恍惚，睡时口流白沫，或战栗，绝而复苏。"

[7] 嫋嫋：柔软摆动的样子。

[8] 社：五土之神为社。此处可引申为五脏之土。

[9] 沉沉泽泽：沉沉是深邃貌。泽泽指水草交错而滑润。沉沉泽泽用来形容脉象深伏又不定。

【按语】

此篇系结合临床实践而成。间有出于经者，其中有的条文应灵活看待。如"数为虚为热"，一般说，数脉主热主实，然而杂病虚证亦可见数脉，似应理解为细数或数而无力，往往临床阴虚的多现细数脉。又如"迟而滑者，胀。盛而紧，曰胀"。似应理解为胀病现迟而滑是虚胀；大而紧是为实胀，在兼见脉中，应结合证候，分别主次，方能做出诊断。

诊五脏六腑气绝证候第三

原文

病人肝绝[1]，八日死。何以知之？面青，但欲伏眠，目视而不见人，汗（一作泣）出如水不止。（一曰二日死。）

病人胆绝，七日死，何以知之？眉为之倾。

病人筋绝，九日死。何以知之？手足爪甲青，呼骂不休。（一曰八日死。）

病人心绝，一日死。何以知之？肩息[2]，回视[3]，立死。（一曰目亭亭，一日死。）

病人肠（一云小肠）绝，六日死。何以知之？发直如干麻，不得屈伸，白汗不止。

病人脾绝，十二日死。何以知之？口冷，足肿，腹热，胪胀[4]，泄利不觉，出无时度。（一曰五日死。）

病人胃绝，五日死。何以知之？脊痛，腰中重，不可翻覆。（一曰腓肠平，九日死。）

病人肉绝，六日死。何以知之？耳干，舌皆肿，溺血，大便赤泄。（一曰足肿，九日死。）

病人肺绝，三日死。何以知之？口张，但气出而不还。（一曰鼻口虚张短气。）

病人大肠绝，不治。何以知之？泄利无度，利绝[5]则死。

病人肾绝，四日死。何以知之？齿为暴枯[6]，面为正黑[7]，目中黄色，腰中欲折，白汗出如流水。（一曰人中平，七日死。）

病人骨绝，齿黄落，十日死。

诸浮脉无根者，皆死。

以上五脏六腑为根也。

【注释】

[1] 绝：作断或不通解。以下同。

[2] 肩息：气喘息时，肩臂耸动。

[3] 回视：眼向上凝视，视线似乎欲返到眼内，目光呆滞不动。

[4] 胪胀：腹前称胪，胀即膨胀。

[5] 利绝：肠中无物可再泻。

[6] 暴枯：突然枯干。

[7] 正黑：即纯黑。

【按语】

本篇论五脏气绝，并及所相联的主“表”之腑，但独缺膀胱。可能是有散佚。篇中在各脏腑后面，论述各脏之合，独于肝、脾、肾之“合”——筋、肉、骨有论及，而于心肺之“合”——脉、皮，独付缺如，彼时王叔和汇集，当不如此，似更可证实其原文必有散佚。至几天死，亦是克制作用。

诊四时相反脉证第四

原文

春三月木王，肝脉治[1]，当先至[2]，心脉次之，肺脉次之，肾脉次之。此为四时王相顺脉也。到六月土王，脾脉当先至而反不至，反得肾脉，此为肾反脾也，七十日死。何谓肾反脾？夏，火王，心脉当先至，肺脉次之，而反得肾脉，是谓肾反脾。期五月、六月，忌丙丁。

脾反肝，三十日死。何谓脾反肝？春，肝脉当先至，而反不至，脾脉先至，是谓脾反肝。期正月、二月，忌甲乙。

肾反肝，三岁死。何谓肾反肝？春，肝脉当先至而反不至，肾脉先至，是谓肾反肝也。期七月、八月，忌庚辛。

肾反心，二岁死。何谓肾反心？夏，心脉当先至而反不至，肾脉先至，是谓肾反心也。期六月，忌戊己。（臣亿等按《千金》云：此中不论肺金之气，疏略未谕，指南又推五行，亦颇颠倒，待求《别录》也）。

【注释】

[1] 治：治理。此处作“平治”解。

[2] 至：此处指脉从下而上。

【按语】

五行之中，每行与其他四行有生、克、乘、侮的关系。所以《难经》五十难有虚邪、实邪、贼邪、微邪、正邪的阐述。本篇只述及肾反脾、心，及脾、肾反肝的例子，以概其余，意在使人举一反三，由此类推。

诊损至脉第五

原文

脉有损至[1]，何谓也？然：至之脉，一呼再至曰平，三至曰离经，四至曰夺精[2]，五至曰死，六至曰命绝[3]，此至之脉也。何谓损？一呼一至曰离经，二呼一至曰夺精，三呼一至曰死，四呼一至曰命绝，此损之脉也。至脉从下上，损脉从上下也。

损脉之为病，奈何？然：一损损于皮毛，皮聚[4]而毛落；二损损于血脉，血脉虚少，不能荣于五脏六腑也；三损损于肌肉，肌肉消瘦，食饮不为肌肤；四损损于筋，筋缓不能自收[5]持；五损损于骨，骨痿[6]不能起于床。反此者，至之为病也。

从上下者，骨痿不能起于床者，死；从下上者，皮聚而毛落者，死。

治损之法奈何？然，损其肺者，益其气；损其心者，调其荣卫；损其脾者，调其饮食，适其寒温；损其肝者，缓其中[7]；损其肾者，益其精气。此治损之法也。

【注释】

[1] 脉有损至：损是减损，有退的含义；至是臻至，有进的含义。阴独盛而脉搏至数减少的，就是损；阳独盛而脉搏至数增多的，就是至。所以损和至的脉象，实际上也是包括一般的迟脉与数脉而言。

[2] 夺精：是人体的精气被耗散了的意思。虞庶："一呼四至乃阳气乱，故脉数，数则气耗，耗则精气无所归，犹如夺去，故曰夺精……又二呼而脉一至，……其人气耗血枯，神惨色夭，精华犹如夺去。故亦夺精。"

[3] 命绝：生气将绝，指必死无疑。

[4] 聚：绉缩。

[5] 收：收缩，收敛。

[6] 痿：肢软而无力，百节缓纵而不收。

[7] 缓其中：缓是和缓的意思。《素问》脏气法时论："肝苦急，急食甘以缓之"。又《灵枢·五味》："肝色青，宜食甘"。这些都是以甘味和缓其中的治法。

原文

脉有一呼再至，一吸再至；一呼三至，一吸三至；一呼四至，一吸四至；一呼五至，一吸五至；一呼六至，一吸六至；一呼一至，一吸一至；再呼一至，再吸一至；呼吸再至。脉来如此，何以别知其病也？然：脉来一呼再至，一吸再至，不大不小，曰平。一呼三至，一吸三至，为适得病。前大后小[1]，即头痛目眩；前小后大，即胸满短气。一呼四至，一吸四至，病适欲甚。脉洪大者，苦烦满；沉细者，腹中痛；滑者，伤热；涩者，中雾露。一呼五至，一吸五至，其人当困[2]。沉细即夜加，浮大即昼加，不大小虽困可治，其有大小者为难治。一呼六至，一吸六至，为十死[3]脉也。沉细夜死，浮大昼死。一呼一至，一吸一至，名曰损。人虽能行，犹当（一作犹未）着床，所以然者，血气皆不足故也。再呼一至，再吸一至，名曰无魂。无魂者，当死也，人虽能行，名曰行尸[4]。

【注释】

[1] 前大后小：根据寸关尺的部位，关之前为寸属阳，关之后为尺属阴，所以前是指寸部，后是指尺部，前大后小，病气在阳，会出现头痛目眩，相反的，前小后大，病气在阴，也就会出现胸满短气。

[2] 其人当困：困，是指热盛，使病人困倦，病势趋于危急的意思，因为一呼吸之间，脉跳动 10 次，可见热甚已极，耗伤阴液，由阴虚而陷于困倦，所以说其人当困。

[3] 十死："十"字有完足之意，如十分十成，此处"十死"即俗语所说百分之百必死之意。

[4] 行尸：是形容病人生机已绝，濒于死亡，虽能勉强行走，实际上等于尸体在行走一样，所以称为行尸。

原文

扁鹊曰：脉一出[1]一入[2]曰平，再出一入少阴，三出一入太阴，四出一入厥阴。再入一出少阳，三入一出阳明，四入一出太阳。脉出者为阳，入者为阴。故人一呼而脉再动，气行三寸；一吸而脉再动，气行三寸。呼吸定息，脉五动。一呼一吸为一息，气行六寸。人十息，脉五十动，气行六尺。二十息，脉百动，为一备[3]之气，以应四时。天有三百六十五日，人有三百六十五节。昼夜漏下水百刻。一备之气，脉行丈二尺。一日一夜行于十二辰，气行尽则周遍于身，与天道相合，故曰平，平者，无病也，一阴一阳是也。

【注释】

[1] 出：出现，触指。

[2] 入：隐没、不见、休止。

[3] 备：古代解为俱，即完全之意。

原文

脉再动为一至[1]，再至而紧即夺气。一刻百三十五息，十刻千三百五十息，百刻万三千五百息。二刻为一度，一度气行一周身，昼夜五十度。脉三至者离经。一呼而脉三动，气行四寸半。人一息脉七动，气行九寸。十息脉七十动，气行九尺。一备之气。脉百四十动，气行一丈八尺。一周于身，气过百八十度，故曰离经。离经者病，一阴二阳是也。

【注释】

[1] 一至："脉再动为一至"的"至"应解释为已至三寸的运行。又"脉三至者离经"的"至"，应解释为脉动次数。

原文

三至而紧则夺血。脉四至则夺精。一呼而脉四动，气行六寸。人一息脉九动，气行尺二寸。人十息脉九十动，气行一丈二尺。一备之气，脉百八十动，气行二丈四尺。一周于身，气过三百六十度，再遍于身，不及五节，一时之气而重至。诸脉浮涩者，五脏无精，难治。一阴三阳是也。

原文

四至而紧则夺形。脉五至者,死。一呼而脉五动,气行六寸半（当行七寸半）。人一息脉十一动,气行尺三寸（当行尺五寸）。人十息脉百一十动,气行丈三尺（当行丈五尺）。一备之气，脉二百二十动，气行二丈六尺（当行三丈）。一周于身三百六十五节，气行过五百四十度。再周于身，过百七十度。一节之气而至此。气浮涩，经行血气竭尽，不守于中，五脏痿痟，精神散亡。脉五至而紧则死，三阴（一作二）三阳是也，虽五犹末，如之何也。

原文

脉一损一乘[1]者，人一呼而脉一动，人一息而脉再动，气行三寸。十息脉二十动，气行三尺。一备之气，脉四十动，气行六尺，不及周身百八十节。气短不能周遍于身，苦少气，身体懈堕矣。

【注释】

[1]一乘：物双四乘。正常脉一呼两动，一吸亦两动，所谓“一乘”意指一呼一吸脉仅有两动。

原文

脉再损者，人一息而脉一动，气行一寸五分。人十息脉十动，气行尺五寸。一备之气，脉二十动，气行三尺，不及周身二百节（疑）。气血尽，经中不能及，故曰离经。血去不在其处，小大便皆血也。

原文

脉三损者，人一息复一呼而脉一动。十息脉七动，气行尺五寸（当行尺五分）。一备之气，脉十四动，气行三尺一寸（当行二尺一寸），不及周身二百九十七节，故曰争。气行血留，不能相与俱微。气闭实则胸满。脏枯而争于中，其气不朝，血凝于中，死矣。

原文

脉四损者，再息而脉一动。人十息脉五动，气行七寸半。一备之气，脉十动，气行尺五寸，不及周身三百一十五节，故曰亡血，亡血者，忘失其度，身羸疲，皮裹骨。故气血俱尽，五脏失神，其死明矣。

原文

脉五损者，人再息复一呼而脉一动。人十息脉四动，气行六寸。一备之气，脉八动，气行尺二寸，不及周身三百二十四节，故曰绝。绝者，气急，不下床，口气寒，脉俱绝，死矣。

原文

岐伯曰：脉失四时者为至启[1]，至启者，为损至之脉也。损之为言，少阴主骨为重，此志损也；饮食衰减，肌肉消者，是意损也；身安卧，卧不便利，耳目不明，是魂损也；呼吸不相通，五色不华，是魄损也；四肢皆见脉为乱，是神损也。

大损三十岁，中损二十岁，下损十岁。损，各以春夏秋冬。平人，人长脉短者，是大损，三十岁；人短脉长者，是中损，二十岁；手足皆细，是下损，十岁；失精气者，一岁而损；男子，左脉短，右脉长，是为阳损，半岁；女子，右脉短，左脉长，是为阴损，半岁。春，脉当得肝脉，反得脾、肺之脉，损；夏，脉当得心脉，反得肾、肺之脉，损；秋，脉当得肺脉，反得肝、心之脉，损；冬，脉当得肾脉，反得心、脾之脉，损。

【注释】

[1] 脉失四时者为至启：此处所指之“至”即脉失常度的损脉。“启”含开始的意思。言脉先失四时的平脉，是损至脉的开始。

原文

当审[1]切寸口之脉，知绝不绝。前后去为绝。掌上相击，坚如弹石，为上脉虚尽，下脉尚有，是为有胃气。上脉尽，下脉坚如弹石，为有胃气。上下脉皆尽者，死；不绝不消[2]者，皆生，是损脉也。至之为言，言语音深远，视愦愦[3]，是志之至也；身体粗大，饮食暴多，是意之至也；语言妄见[4]，手足相引[5]，是魂之至也；茏葱[6]华色，是魄之至也；脉微小不相应，呼吸自大[7]，是神之至也。是至脉之法也。死生相应，病各得其气者生，十得其半也。黄帝曰：善。

【注释】

[1] 审：详细，熟悉。

[2] 消：灭。

[3] 愦愦：扰乱貌。

[4] 妄见：视觉有虚诞的幻觉。

[5] 引：相牵。

[6] 茏葱：草木蕃盛貌。此处指气色荣华。

[7] 呼吸自大：呼吸自动增强之义。大，可引伸为“强”。

【按语】

本篇论损至的脉，从五脏之损肺、损心、损脾、损肝、损肾，而推论到五脏之“合”；损皮、损脉、损肉、损筋、损骨，再进论及五脏所藏之损魄、损神、损意、损魂、损志。损脉与至脉均分别为四度，即离经、夺精、死、命绝。根据一次呼吸气与若干次脉动而确定。本篇三阴三阳的脉搏与《素问》六节脏象篇互有异同，兹列表比较于下。

上面《素问·六节脏象》三阴三阳脉搏的阴阳消长对比，与《灵枢·经脉》完全相同。均以寸口或人迎过盛的程度，而定阴或阳之大若干倍。本篇以脉的出或入的久暂倍数，而定阴或阳之大若干倍，从而定为三阴或三阳，原无不可。但本篇厥阴，太阳均以阴或阳四倍于阳或阴，与《灵枢》或《素问》所指厥阴的阴大一倍于阳，太阳的阳大二倍于阴出入最巨。孰是孰非，有待于进一步考证和研究。

表 6-1　本篇三阴三阳的脉搏与《素问·六节脏象》异同比较

三阴三阳	本篇阐述内容		《素问·六节脏象》阐述内容	
	原文	含义	原文	含义
少阴	再出一入	阴二倍于阳	寸口二盛病在少阴	阴大二倍于阳
少阳	再入一出	阳二倍于阴	人迎一盛病在少阳	阳大一倍于阴
太阴	三出一入	阴三倍于阳	寸口三盛病在太阴	阴大三倍于阳
阳明	三入一出	阳三倍于阴	人迎三盛病在阳明	阳大三倍于阴
厥阴	四出一入	阴四倍于阳	寸口一盛病在厥阴	阴大一倍于阳
太阳	四入一出	阳四倍于阴	人迎二盛病在太阳	阳大二倍于阴

诊脉动止投数疏数死期年月第六

原文

脉一动一止，二日死（一经云：一日死）。二动一止，三日死。三动一止，四日死，或五日死。四动一止，六日死。五动一止，五日死，或七日死。六动一止，八日死。七动一止，九日死。八动一止，十日死。九动一止，九日死，又云十一日死（一经云：十三日死，若立春死）。十动一止，立夏死（一经云：立春死）。十一动一止，夏至死（一经云：立夏死；一经云：立秋死）。十二、十三动一止，立秋死（一经云：立冬死）。十四、十五动一止，立冬死（一经云：立夏死）。二十动一止，一岁死，若立秋死。二十一动一止，二岁死。二十五动一止，立冬死（一经云：一岁死，或二岁死）。三十动一止，二岁若三岁死。三十五动一止，三岁死。四十动一止，四岁死。五十动一止，五岁死。不满五十动一止，五岁死。

原文

脉来五十投而不止者，五脏皆受气，即无病（《千金方》云：五行气毕，阴阳数同，荣卫出入，经脉通流，昼夜百刻，五德相生）。

脉来四十投而一止者，一脏无气[1]，却后四岁，春草生而死。

脉来三十投而一止者，二脏无气，却后三岁，麦熟而死。

脉来二十投而一止者，三脏无气，却后二岁，桑椹赤而死。

脉来十投而一止者，四脏无气，岁中死。得节不动，出清明日死，远不出谷雨死矣。

脉来五动而一止者，五脏无气，却后五日而死。

【注释】

[1] 一脏无气：根据《难经 · 十一难》云："故知一脏无气者，肾气先尽也。"后人以五脏深浅排列加以推论，就是说其他四脏均以肾为主，如"二脏无气"指肾肝；"三脏无气"指肾肝脾；"四脏无气"指肾肝脾心；"五脏无气"指肾肝脾心肺。

原文

脉一来而久住[1]者，宿病在心，主中治。

脉二来而久住者，病在肝，枝中治。

脉三来而久住者，病在脾，下中治。

脉四来而久住者，病在肾，间中治。

脉五来而久住者，病在肺，枝中治。

五脉[2]病，虚羸人得此者，死。所以然者，药不得而治，针不得而及。盛人可治，气全故也。

【注释】

[1] 久住：久，暂之反。住，止也。久住，犹言脉来暂时歇止而又跳动的意思。

[2] 五脉：指五脏脉。

【按语】

此篇论歇止脉与脏气衰竭的关系。出现歇止，说明心脏功能受损。其他脏气将得不到充分的精气供养。歇止出现愈频繁，是心脏功能受损愈严重，影响范围愈广泛，所以有"一脏无气"到"五脏无气"作为判断疾病预后的依据。在临床上出现歇止的脉，多属气血虚弱。而气滞血瘀之实证也可出现歇止，亦可偶见于正常人。故临床出现歇止究竟涉及何脏疾病，应该结合其他症状来分析。至于判断死期，王叔和指出与季节气候是有紧密的联系，且含有脏腑生克之意，道理深奥难明，留待研究。

诊百病死生诀第七

原文

诊伤寒，热盛，脉浮大者，生；沉小者，死。

伤寒，已得汗，脉沉小者，生；浮大者，死。

温病，三四日以下，不得汗，脉大疾者，生；脉细小难得者，死，不治。

温病，穰穰[1]大热，其脉细小者，死（《千金》穰穰作时行）。

温病，下利，腹中痛甚者，死，不治。

温病，汗不出，出不至足者，死；厥逆汗出，脉坚强急者，生；虚缓者，死。

温病，二三日，身体热，腹满，头痛，食饮如故，脉直而疾者，八日死。四五日，头痛，腹痛而吐，脉来细强，十二日死。八九日头不疼，身不痛，目不赤，色不变，而反利，脉来牒牒[2]，按之不弹手，时大，心下坚，十七日死。

热病，七八日，脉不软（一作喘），不散（一作数）者，当喑。喑后三日，温[3]汗不出者，死。

热病，七八日，其脉微细，小便不利，加暴[4]口燥，脉代，舌焦干黑者，死。

热病，未得汗，脉盛躁疾，得汗者，生；不得汗者，难瘥。

热病，已得汗，脉静安者，生；脉躁者，难治。

热病，已得汗，常大热不去者，亦死。（大，一作专。）

热病，已得汗，热未去，脉微躁者，慎不得刺治。

热病，发热，热甚者，其脉阴阳皆竭，慎勿刺。不汗出，必下利。

【注释】

[1] 穰穰：丰盛意思。引用发热之状。

[2] 牒牒：累累意思。成无己曰：“累累指沉迟脉象。”

[3] 温：与“蕴”通。

[4] 暴：仓猝意思。

原文

诊人被风，不仁痿蹶，其脉虚者，生；坚急疾者，死。

诊癫病，虚则可治，实则死。

癫疾，脉实坚者，生；脉沉细小者，死。

癫疾，脉搏大滑者，久久自已。其脉沉小急实，不可治；小坚急，亦不可疗。

诊头痛、目痛、久视无所见者，死。（久视，一作卒视。）

诊人心腹积聚，其脉坚强急者，生；虚弱者，死。又实强者，生；沉者，死。其脉大，腹大胀，四肢逆冷，其人脉形长者，死。腹胀满，便血，脉大时绝，极下血；脉小疾者，死。

心腹痛，痛不得息，脉细小迟者，生；坚大疾者，死。

肠澼，便血，身热则死，寒则生。

肠澼，下白沫，脉沉则生，浮则死。

肠澼，下脓血，脉悬绝则死，滑大则生。

肠澼之属，身热，脉不悬绝，滑大者，生；悬涩者，死。以脏期之。

肠澼，下脓血，脉沉小流连者，生；数疾且大，有热者，死。

肠澼，筋挛，其脉小细安静者，生；浮大紧者，死。

洞泄，食不化，不得留，下脓血，脉微小迟者，生；紧急者，死。

泄注，脉缓，时小结者，生；浮大数者，死。

䘌蚀阴疘[1]，其脉虚小者，生；紧急者，死。

【注释】

[1] 䘌蚀阴疘：䘌，虫蚀病。阴疘指肛门病。䘌蚀阴疘是䘌虫蚀烂肛门。

原文

咳嗽，脉沉紧者，死；浮直者，生；浮软者，生；小沉伏匿者，死。

咳嗽，羸瘦，脉形坚大者，死。

咳，脱形，发热，脉小坚急者，死；肌瘦，下（一本云不）脱形，热不去者，死。

咳而呕，腹胀且泄，其脉弦急欲绝者，死。

吐血、衄血、脉滑小弱者，生；实大者，死。

汗出若衄，其脉小滑者，生；大躁者，死。

唾血，脉紧强者，死；滑者，生。

吐血而咳，上气[1]，其脉数，有热，不得卧者，死。

上气，脉数者，死。谓其形损故也。

上气，喘息低昂[2]，其脉滑，手足温者，生；脉涩，四肢寒者，死。

上气，面浮肿，肩息，其脉大，不可治，加利必死。（一作又甚。）

上气，注液[3]，其脉虚宁宁伏匿者，生；坚强者死。

寒气上攻，脉实而顺滑者，生；实而逆涩则死。（《太素》云：寒气暴上，脉满实，何如？曰：实而滑则生，实而逆则死矣。其形尽满，何如？曰：举形尽满者，脉急大坚，尺满而不应，如是者，顺则生，逆则死。何谓顺则生，逆则死？曰：所谓顺者，手足温也；谓逆者，手足寒也。）

痟瘅，脉实大，病久可治；脉悬小坚急，病久不可治。

消渴，脉数大者，生；细小浮短者，死。

消渴，脉沉小者，生；实坚大者，死。

【注释】

[1] 上气：证名。指肺气上逆。

[2] 喘息低昂：喘促气急，其头一招一低之状。

[3] 注液：注，住留也。液指痰液。注液，谓痰液停留。

原文

水病，脉洪大者，可治；微细者，不可治。

水病，胀闭，其脉浮大软者，生；沉细虚小者，死。

水病，腹大如鼓，脉实者，生；虚者，死。

卒中恶[1]，吐血数升，脉沉数细者，死；浮大疾快者，生。

卒中恶，腹大，四肢满，脉大而缓者，生；紧大而浮者，死；紧细而微者，亦生。

病疮，腰脊强急，瘈疭者，皆不可治。

寒热，瘈疭[2]，其脉代、绝者，死。

金疮[3]，血出太多，其脉虚细者，生；数实大者，死。

金疮出血，脉沉小者，生；浮大者，死。

斫[4]疮，出血一二石，脉来大，二十日死。

斫刺俱有，病多，少血，出不自止断者，其脉止，脉来大者，七日死；滑细者，生。

从高顿仆，内有血，腹胀满，其脉坚强者，生；小弱者，死。

人为百药所中伤，脉浮涩而疾者，生；微细者，死；洪大而迟者，生。（《千金》迟作速。）

【注释】

[1] 中恶：病名。出自《肘后方·救卒中恶死方》。古人所谓中邪恶鬼祟所致病者。

[2] 瘈疭：证名。瘈，筋脉拘急。疭，筋脉弛张。

[3] 金疮：病名。指由金属器刃损伤肢体所致创伤。

[4] 斫：用刀、斧等砍。

原文

人病甚而脉不调者，难瘥。

人病甚而脉洪者，易瘥。

人内外俱虚，身体冷而汗出，微呕而烦扰，手足厥逆，体不得安静者，死。

脉实满，手足寒，头热，春秋生，冬夏死。

老人脉微，阳羸阴强者，生；脉焱大[1]加息（一作如急）者，死。阴弱阳强，脉至而代，奇（一作寄）月[2]而死。

尺脉涩而坚，为血实气虚也。其发病腹痛、逆满，气上行，此为妇人胞中绝伤，有恶血，久成结瘕。得病以冬时，黍穄[3]赤而死。

尺脉细而微者，血气俱不足，细而来有力者，是谷气不充，病得节辄动，枣叶生而死。此病秋时得之。

左手寸口脉偏动，乍大乍小，不齐，从寸口至关，关至尺，三部之位，处处动摇，各异不同，其人病，仲夏得之此脉，桃花落而死。（花，一作叶。）

右手寸口脉偏沉伏，乍小乍大，朝来浮大，暮夜沉伏。浮大即太过，上出鱼际。沉伏即下不至关中。往来无常，时时复来者，榆叶枯落而死。（叶，一作荚。）

右手尺部，脉三十动一止，有顷更还，二十动一止，乍动乍疏，连连相因，不与息数相应，其人虽食谷，犹不愈，蘩草[4]生而死。

左手尺部，脉四十动而一止，止而复来，来逆，如循直木，如循张弓弦，絙絙然[5]如两人共引一索，至立冬死。（《千金》作至立春而死。）

【注释】

[1] 焱大：焱，火花也。焱大形容像火花一样大。

[2] 奇月：此处作越月解。

[3] 黍穄：黍，禾稼之属，质黏。穄和黍相似，但不黏。

[4] 蘩草：草名，即今之白蒿。

[5] 絙絙然：形容缫绳时两绳子紧张的绞动。

【按语】

此篇叙述 21 种病证出现的死生脉象，以及老人、妇人生病过程中出现的脉象等，来判断病人的生死。此外，还从 6 种脉象的变化中，推究疾病的死生期，可供临床参考。

诊三部脉虚实决死生第八

原文

三部脉调而和者，生。

三部脉废[1]者，死。

三部脉虚，其人长[2]病得之，死。虚而涩，长病亦死，虚而滑亦死，虚而缓亦死，虚而弦急，癫病亦死。

三部脉实而大，长病得之，死；实而滑，长病得之，生。卒[3]病得之，死；实而缓亦生；实而紧亦生；实而紧急，癫痫可治。

三部脉强[4]，非称[5]其人病，便死。

三部脉羸，非其人（一作脉）得之，死。

三部脉粗，长病得之，死；卒病得之，生。

三部脉细而软，长病得之，生；细而数亦生；微而紧亦生。

三部脉大而数，长病得之，生；卒病得之，死。

三部脉微而伏，长病得之，死。

三部脉软（一作濡），长病得之，不治自愈；治之，死。卒病得之，生。

三部脉浮而结，长病得之，死；浮而滑，长病亦死；浮而数，长病风[6]得之，生；卒病得之，死。

【注释】

[1] 废：坏乱也，停止也。

[2] 长：久也。

[3] 卒：急也，忽然也。

[4] 强：有力也，有余也。

[5] 称：指相称。

[6] 风：指风湿病。

原文

三部脉芤，长病得之，生；卒病得之，死。

三部脉弦而数，长病得之，生；卒病得之，死。

三部脉革，长病得之，死；卒病得之，生。

三部脉坚而数，如银钗股[1]，蛊毒病[2]，必死；数而软，蛊毒病得之，生。

三部脉潎潎如羹上肥，长病得之，死；卒病得之，生。

三部脉连连如蜘蛛丝，长病得之，死；卒病得之，生。

三部脉如霹雳[3]，长病得之，死；三十日死。

三部脉如弓弦，长病得之，死。

三部脉累累如贯珠，长病得之，死。

三部脉如水淹然流，长病不治自愈，治之反死（一云：如水流者，长病七十日死；如水不流者，长病不治自愈）。

三部脉如屋漏[4]，长病十日死（《千金》云：十四日死。）

三部脉如雀啄[5]，长病七日死。

三部脉如釜中汤沸[6]，朝得暮死，夜半得日中死，日中得夜半死。

三部脉急，切腹间，病又婉转腹痛，针上下差。

【注释】

[1] 银钗股：是妇人银制首饰品，比较粗而硬。

[2] 蛊毒病：泛指由虫结聚，肝脾受伤，络脉瘀塞所致的蛊胀，如虫蛊、蛊胀、膨胀等简称。

[3] 霹雳：喻雷之急击。

[4] 屋漏：七怪脉之一。脉搏很久才跳动一次，且间歇时间不匀，如屋漏滴水之状。

[5] 雀啄：七怪脉之一。脉象急数，节律不调，止而复作，如雀啄食之状。

[6] 釜中汤沸：即釜沸脉，七怪脉之一。脉象浮数之极，有出无入，如锅中水沸，绝无根脚。

【按语】

阐述寸口脉象虚实，来判断疾病的生死。这是古人传述下来的经验，可供参考。至于“×× 日死”“× 日死”等是一种推测方法，并不是绝对的，应灵活地去理解。文中有“三部脉软，长病得之，不治自愈，治之，死”，意思是说长病的人，脉象出现软或缓的，这是佳兆，只要注意调摄，可以自愈，不要治疗。如治疗不当，反而促使死亡。认为脉症相合者，易治，脉症相忤者，难治。辨证察脉应紧密配合，足资效法。

卷　五

张仲景论脉第一

原文

问曰：脉有三部，阴阳相乘。荣卫气血，在人体躬（《千金》作而行人躬）。呼吸出入，上下于中，因息游布[1]，津液流通。随时动作，效象形容[2]，春弦秋浮，冬沉夏洪。察色观脉，大小不同，一时之间，变无经常，尺寸参差，或短或长。上下乖错[3]，或存或亡。病辄改易，进退低昂[4]。心迷意惑，动失纪纲[5]，愿为缕陈[6]，令得分明。

师曰：子之所问，道之根源。脉有三部，尺寸及关。荣卫流行，不失衡铨[7]。肾沉心洪，肺浮肝弦，此自经常，不失铢分[8]。出入升降，漏刻周旋，水下二刻，（臣亿等详水下二刻，疑。检旧本如此。）脉一周身，旋复寸口，虚实见焉。变化相乘，阴阳相干。风则浮虚，寒则紧弦，沉潜水滀[9]，支饮急弦，动弦为痛，数洪热烦。设有不应，知变所缘。三部不同，病各异端。太过可怪，不及亦然，邪不空见，终必有奸。审察表里，三焦别分，知邪所舍，消息[10]诊看，料度腑脏，独见若神。为子条记，传与贤人。

【注释】

[1] 因息游布：随着呼吸而周游一身，输布津液。

[2] 效象形容：仿效取法之意，取象来描写脉的形状。

[3] 乖错：乖，背也；错，舛也。乖错，是彼此不相合。

[4] 进退低昂：来去快慢，高低。

[5] 纪纲：纪，绪也，理之为纪。纲者总纲，网之大绳，张之为纲。在此处可作纲理解。

[6] 缕陈：条分缕析，详细陈述。

[7] 衡铨：衡是平轻重的器具，铨是量轻重的器具。在这里喻为法度。

[8] 铢分：作为厘解。

[9] 水滀：即水聚。

[10] 消息：此处作细心思考解。

【按语】

本篇用四言韵句来概括各种脉象。首重阴阳，从阴阳而联系及四时，五脏与《素问》“脉要精微论”若合季节，阴阳调和则无病，阴阳偏盛则病生，说明荣卫气血，呼吸出入，阴阳升降对脉的影响，相对的平衡，合于规律的就是平脉，为正常生理之反映，本节的“风则浮虚，寒则紧弦，沉潜水滀，支饮急弦……”，为从脉辨证，从证辨脉，指出了方向，进而又审察表里、三焦、脏腑，才能得到正确的诊断。

扁鹊阴阳脉法第二

原文

脉，平旦曰太阳，日中曰阳明，晡时曰少阳，黄昏曰少阴，夜半曰太阴，鸡鸣曰厥阴，是三阴三阳时也。

原文

少阳之脉，乍小乍大，乍长乍短，动摇六分。王十一月甲子夜半，正月、二月甲子王。

太阳之脉，洪大以长，其来浮于筋上，动摇九分。三月、四月甲子王。

阳明之脉，浮大以短，动摇三分。大前小后，状如蝌蚪，其至跳。五月、六月甲子王。

少阴之脉，紧细，动摇六分。王五月甲子日中，七月、八月甲子王。

太阴之脉，紧细以长，乘于筋上，动摇九分。九月、十月甲子王。

厥阴之脉，沉短以紧，动摇三分。十一月、十二月甲子王。

原文

厥阴之脉急弦，动摇至六分以上，病迟脉寒，少腹痛引腰，形喘者死；脉缓者可治。刺足厥阴入五分。

少阳之脉，乍短乍长，乍大乍小，动摇至六分以上。病头痛，胁下满，呕可治；扰[1]即死（一作伛可治，偃即死）。刺两季肋端足少阳也，入七分。

阳明之脉，洪大以浮，其来滑而跳，大前细后，状如蝌蚪，动摇至三分以上。病眩头痛，腹满痛，呕可治；扰即死。刺脐上四寸，脐下三寸，各六分。

【注释】

[1] 扰：烦扰。

原文

从二月至八月，阳脉在表；从八月至正月，阳脉在里。附阳脉强，附阴脉弱。至即惊，实则瘈疭。细而沉，不瘈疭即泄，泄即烦，烦即渴，渴即腹满，满即扰，扰即肠澼，澼即脉代，乍至乍不至。大而沉即咳，咳即上气，上气甚则肩息，肩息甚则口舌血出，血出甚即鼻血出。

原文

变出寸口，阴阳表里，以互相乘。如风有道，阴脉乘阳也。寸口中，前后溢者，行风。寸口中，外实内不满者，三风、四温。寸口者，劳风。劳风者，大病亦发，快行汗出亦发。软风者，上下微微扶[1]骨，是其诊也。表缓腹内急者，软风也。猥雷实夹者，飘风。从阴趋阳者，风邪。一来调，一来速，鬼邪也。阴缓阳急者，表有风来入脏也。阴急者，风已抱阳入腹。上逯逯，下宛宛[2]，不能至阳，流饮[3]也。上下血微，阴强者，为漏澼；阳强者，酒澼也。伛[4]偷[5]不过[6]，微反阳，澹浆[7]也。阴扶骨绝者，从寸口前顿[8]趣于阴，汗水也。来调四布者，欲病水也。阴脉不偷，阳脉伤，复少津。寸口中，后大前兑，至阳而实者，澼食。小过阳，一分者，七日澼；二分者，十日澼；三分者，十五日澼；四分者，二十日澼；四分中伏不过者，半岁癖。敦敦[9]不至胃阴一分，饮餔餌[10]癖也。外勾者，久癖也。内卷者，十日以还[11]。外强内弱者，裹大核也，并浮而弦者，汁核。并浮紧而数，如沉，病暑食粥（一作微）。有内紧而伏，麦饭若饼。寸口脉倚阳，紧细以微，瓜菜皮也；若倚如紧，荠藏菜也。赜赜[12]无数，生肉癖也；附阳者，炙肉癖也。小倚生，浮大如故，生麦豆也。

【注释】

[1] 扶：作附解。

[2] 上逯逯，下宛宛：指上部迟缓，下部柔弱。

[3] 流饮：《巢氏病源》“流饮者，由饮水多，水流走于肠胃之间，漉漉有声”。

[4] 伛：曲背。

[5] 偷：作薄弱解。

[6] 过：作病解。如《素问》：“上取下取，内取外取，以求其过。”

[7] 澹浆：作痰饮解。

[8] 顿：遽，立时，突然之意。

[9] 敦敦：厚重之意。

[10] 餔餌：粉饼。

[11] 还：作内解。

[12] 赜赜：深貌。

【按语】

本篇所讲阴阳，是以1岁之中的12个月，1日之中的十二时辰为主的，并分别描述脉的大小，长短，洪细，迟急，浮沉等象；彼此交叉兼见，而定为三阴三阳脉象。篇中说明，颇为详细，但其中与《素问·诊要经终论篇》《难经》《伤寒论》所说，出入较大，兹分述之：

《素问》以正月、二月，人气在肝。肝属厥阴。而本篇以之属于少阳。《素问》以三月、四月，人气在脾，脾属太阴。而本篇以之属于太阳。《素问》以五月、六月，人气在头。头为诸阳之首，而本篇以之属于阳明。《素问》以七月、八月，人气在肺，肺属太阴。而本篇以之属于少阴。《素问》以九月、十月，人气在心。心属少阴，而本篇以之属于太阴。《素问》以十一月、十二月，人气在肾。肾属少阴，而本篇以之属于厥阴。这是本篇三阴三阳之脉与《素问》人气所在之五脏，在一岁十二个月的分配方面，差异甚大。

又《难经》一年之中，在冬至之后，每60天，各按少阳、阳明、太阳、太阴、少阴、厥阴等先后次序而为当令的旺脉。而本篇当令的旺脉次序，却是少阳、太阳、阳明、少阴、太阴、厥阴。不同之处即太阳与阳明，太阴与少阴在两书中，次序相反。

在旺脉脉象方面：本篇与《难经》亦有不同。《难经》说“太阴之至，紧大而长”。本篇说:"太阴之脉，紧细以长。"前者说"大"与后者说"细"，恰恰相反，两者不能同时俱见。《难经》说"少阴之至，紧细而微"，本篇只说"少阴之脉，紧细"，两者相似，并非相同。

《伤寒论》的六经乘旺之时：太阳从巳至未，阳明从申至戌，少阳从寅至辰，太阴从亥至丑，少阴从子至寅，厥阴从丑至卯。本篇以为脉平旦曰太阳（寅时），日中曰阳明（午时）。晡时曰少阳（申时），黄昏曰少阴（戌时）。夜半曰太阴（子时），鸡鸣曰厥阴（丑时）。这是十二时辰分配于三阴三阳在两经典中阐述不同。

这种差异，可能是古代医家对这方面有不同的见解，本篇一并收采，以供参考。

扁鹊脉法第三

原文

扁鹊曰：人一息[1]脉二至谓平脉，体形无苦。人一息脉三至谓病脉。一息四至谓痹者，脱脉气，其眼睛青者，死。人一息脉五至以上，死，不可治也。都（一作声）息病，脉来动，取极五至，病有六七至也。

【注释】

[1] 一息：此处作一吸解。

原文

扁鹊曰：平和之气，不缓不急，不滑不涩，不存不亡，不短不长，不俛[1]不仰，不从[2]不横，此谓平脉。肾（一作紧）受如此（一作刚），身无苦也。

【注释】

[1] 俛：即俯。

[2] 从：古同纵。

原文

扁鹊曰：脉气弦急，病在肝。少食多厌，里急多言，头眩目痛，腹满，筋挛，癫疾上气，少腹积坚，时时唾血，咽喉中干。相病之法，视色听声，观病之所在，候脉要诀，岂不微乎？脉浮如[1]数，无热者，风也。若浮如[1]数，而有热者，气也。脉洪大者，又两乳房动[2]，脉复数，加有寒热，此伤寒病也。若羸长病，如脉浮溢[3]寸口，复有微热，此疰气[4]病也；如复咳又多热，乍剧乍差，难治也。又疗无剧者，易瘥；不咳者，易治也。

【注释】

[1] 如：与"而"通。此处作而解。

[2] 乳房动：指乳房下垂。

[3] 浮溢：溢，滑伯仁说："溢，如水之溢，由内而出乎外也"。浮溢作浮大解。

[4] 疰气：谓邪气居住人身内，故名疰气。

【按语】

本篇乃王叔和引用《扁鹊脉法》讨论诊脉、定色、听声、观病，以此作为中医辨证的要领。特别在辨证中首先强调要掌握平脉和病脉，再结合其他症状来辨别病情的轻重缓急，这样既知其常，复察其变，尽管病情错综复杂，也能执简驭繁地进行论治，给临床辨证很大的启发和帮助。

扁鹊华佗察声色要诀第四

| 原文 |

病人五脏已夺。神明不守，声嘶者，死。

病人循衣缝[1]，谵言者，不可治。

病人阴阳俱绝，掣衣掇空，妄言者，死。

病人妄语错乱及不能语者，不治；热病者，可治。

病人阴阳俱绝，失音不能言者，三日半死。

【注释】

[1] 循衣缝：手摸衣角，即循衣摸床之意。

| 原文 |

病人两目眦有黄色起者，其病方愈。

病人面黄目青者，不死；青如草滋[1]，死。

病人面黄目赤者，不死；赤如衃血，死。

病人面黄目白者，不死；白如枯骨，死。

病人面黄目黑者，不死；黑如炲[2]，死。

病人面目俱等者，不死。

病人面黑目青者，不死。

病人面青目白者，死。

病人面黑目白者，不死。

病人面赤目青者，六日死。

病人面黄目青者，九日必死，是谓乱经[3]。饮酒当风，邪入胃经，胆气妄泄，目则为青。虽有天救，不可复生。

病人面赤目白者，十日死。忧恚思虑，心气内索[4]，面色反好，急求棺椁[5]。

病人面白目黑者，死。此谓荣华[6]已去，血脉空索。

病人面黑目白者，八日死。肾气内伤，病因留积。

病人面青目黄者，五日死。

【注释】

[1] 草滋：草色沉夭如草之滋汁，青而带白。

[2] 炲：烟尘凝成的黑灰。

[3] 乱经：正气紊乱。

[4] 索：作尽解。

[5] 棺椁：古代棺木有二层，内棺外椁。

[6] 荣华：指肌肤外面的颜色润泽光华。

原文

病人著床，心痛短气，脾竭内伤，百日复愈。能起徬徨[1]，因坐于地，其立倚床，能治此者，可谓神良。

病人面无精光，若土色，不受饮食者，四日死。

病人目无精光及牙齿黑色者，不治。

病人耳目鼻口有黑色起，入于口者，必死。

病人耳目及颧颊赤者，死在五日中。

病人黑色出于额，上发际，下直鼻脊两颧上者，亦死在五日中。

病人黑气出天中，下至年上、颧上者，死。

病人及健人黑色若白色起，入目及鼻口，死在三日中。

病人及健人面忽如马肝色，望之如青，近之如黑者，死。

病人面黑，目直视，恶风者，死。

病人面黑，唇青者，死。

病人面青，唇黑者，死。

病人面黑，两胁下满，不能自转反者，死。

病人目回回直视，肩息者，一日死。

病人头目久痛，卒视无所见者，死。

病人阴结[2]阳绝，目精脱，恍惚者，死。

病人阴阳绝竭，目眶陷者，死。

病人眉系[3]倾[4]者，七日死。

【注释】

[1] 徬徨：徘徊。

[2] 阴结：大便不通属于阴的。《伤寒论·辨脉法第一》："脉沉而迟，不能食，身体重，大便反硬，名曰'阴结'。"

[3] 眉系：眼球连脑的脉络。

[4] 倾：偏侧不正。

原文

病人口如鱼口，不能复闭，而气出多不反者，死。

病人口张者，三日死。

病人唇青，人中反，三日死。

病人唇反，人中满者，死。

病人唇口忽干者，不治。

病人唇肿齿焦者，死。

病人阴阳俱竭，其齿如熟小豆，其脉快者，死。

病人齿忽变黑者，十三日死。

病人舌卷卵缩者，必死。

病人汗出不流，舌卷黑者，死。

病人发直者，十五日死。

病人发如干麻，善怒者，死。

病人发与眉冲起者，死。

病人爪甲青者，死。

病人爪甲白者，不活。

病人手足爪甲下肉黑者，八日死。

病人荣卫竭绝，面浮肿者，死。

病人卒肿，其面苍黑者，死。

病人手掌肿，无纹者，死。

病人脐肿，反出者，死。

病人阴囊茎俱肿者，死。

病人脉绝，口张足肿，五日死。

病人足趺肿，呕吐头重者，死。

病人足趺上肿，两膝大如斗者，十日死。

病人卧，遗屎不觉者，死。

病人尸臭者，不可治。

原文

肝病皮白，肺之日庚辛死。

心病目黑，肾之日壬癸死。

脾病唇青，肝之日甲乙死。

肺病颊赤目肿，心之日丙丁死。

肾病面肿唇黄，脾之日戊己死。

青欲如苍璧之泽，不欲如蓝。

赤欲如帛裹朱，不欲如赭。

白欲如鹅羽，不欲如盐。

黑欲重漆，不欲如炭。

黄欲如罗裹雄黄，不欲如黄土。

目色赤者病在心，白在肺，黑在肾，黄在脾，青在肝。黄色不可名者，病胸中。

诊目病，赤脉从上下者，太阳病也；从下上者，阳明病也；从外入内者，少阳病也。

诊寒热瘰疬，目中有赤脉，从上下至瞳子，见一脉，一岁死；见一脉半，一岁半死；见二脉，二岁死；见二脉半，二岁半死；见三脉，三岁死。

诊龋齿痛，按其阳明之脉，来有过者独热，在右右热，在左左热，在上上热，在下下热。

诊血者脉，多赤多热，多青多痛，多黑为久痹，多赤、多黑、多青皆见者，寒热身痛。面色微黄，齿垢黄，爪甲上黄，黄疸也。安卧，少黄赤，脉小而涩者，不嗜食。

【按语】

本篇阐述面目色泽与疾病的关系，作为临床辨证的指导。色贵润泽有神，称为生气外荣。忌枯槁不荣，则为真气内脱，色之润泽与枯槁，主要是观察精、气、神，借以判断疾病预后的情况。如同样面黄目青的病人，一主不死，一主九日死，虽不言颜色润泽与枯槁，其中色之荣槁是不言而喻的。对本篇的认识，不能执一而论，应全面理解，互相参照。

扁鹊诊诸反逆死脉要诀第五

原文

扁鹊曰：夫相死脉之气，如群鸟之聚，一马之驭系[1]水交驰之状，如悬石之落。出筋之上，藏筋之下，坚关之里，不在荣卫，伺候[2]交射，不可知也。

【注释】

[1] 驭系：牵制之意。

[2] 伺候：观察。

原文

脉病人不病，脉来如屋漏、雀啄者，死（屋漏者，其来既绝而止，时时复起，而不相连属也。雀啄者，脉来甚数而疾，绝止复顿来也）。又经言：得病七八日，脉如屋漏、雀啄者，死。（脉弹人手如黍米也。）

脉来如弹石，去如解索者，死。（弹石者，辟辟急也。解索者，动数而随散乱，无复次绪也。）

脉困[1]，病人脉如虾之游，如鱼之翔者，死。（虾游者，苒苒而起，寻复退没，不知所在，久乃复起，起辄迟而没去速者是也。鱼翔者，似鱼不行，而但掉尾动，头身摇而久住者是也。）

脉如悬薄[2]卷索者，死。

脉如转豆者，死。

脉如偃刀[3]者，死。

脉涌涌[4]不去者，死。

脉忽去忽来，暂止复来者，死。

脉中侈[5]者，死。脉分绝者，死。（上下分散也。）

【注释】

[1] 困：此处作“乱”解。

[2] 悬薄：作悬帘解。

[3] 偃刀：其来如仰起之刀，口锐背厚者。

[4] 涌涌：水上溢貌。

[5] 侈：作大解。

原文

脉有表无里者，死。经名曰结，去即死。何谓结？脉在指下如麻子动摇，属肾，名曰结，去死近也。

脉五来一止，不复增减者，死。经名曰代。何谓代？脉五来一止也。脉七来是人一息，半时不复增减，亦名曰代，正死不疑。

原文

经言：病或有死，或有不治自愈，或有连年月而不已。其死生存亡，可切脉而知之耶？

然，可具知也。设病者若闭目不欲见人者，脉当得肝脉弦急而长，反得肺脉浮短而涩者，死也。病若开目而渴，心下牢者，脉当得紧实而数，反得沉滑而微者，死。病若吐血，复鼽衄者，脉当得沉细，而反浮大牢者，死。病若谵言妄语，身当有热，脉当洪大，而反手足四逆，脉反沉细微者，死。病若大腹而泄，脉当微细而涩，反得紧大而滑者，死。此之谓也。

经言：形脉与病相反者，死。奈何？然：病若头痛目痛，脉反短涩者，死。

病若腹痛，脉反浮大而长者，死。

病若腹满而喘，脉反滑利而沉者，死。

病若四肢厥逆，脉反浮大而短者，死。

病若耳聋，脉反浮大而涩者，死。(《千金翼》云：脉大者生，沉迟细者难治。)

病若目䀮䀮，脉反大而缓者，死。

原文

左有病而右痛，右有病而左痛，下有病而上痛，上有病而下痛，此为逆，逆者死，不可治。

脉来沉之绝濡，浮之不止，推手者，半月死。(一作半日。)

脉来微细而绝者，人病当死。

人病脉不病者，生；脉病人不病者，死。

人病尸厥[1]，呼之不应，脉绝者，死。

脉当大反小者，死。

肥人脉细小，如丝欲绝者，死。

羸人得躁脉者，死。

人身涩而脉来往滑者，死。

人身滑而脉来往涩者，死。

人身小而脉来往大者，死。

人身短而脉来往长者，死。

人身长而脉来往短者，死。

人身大而脉来往小者，死。

尺脉不应寸，时如驰，半日死.(《千金》云：尺脉上应寸口，太迟者，半日死)。

【注释】

[1] 尸厥：古病名。厥证之一。突然昏倒，不省人事，状如昏死。

原文

肝脾俱至，则谷不化。肝多即死。

肺肝俱至，则痈疽，四肢重。肺多即死。

心肺俱至，则痹，消渴，懈怠。心多即死。

肾心俱至，则难以言，九窍不通，四肢不举。肾多即死。

脾肾俱至，则五脏败坏。脾多即死。

肝心俱至，则热甚瘛疭，汗不出，妄见邪。

肝肾俱至，则疝瘕，少腹痛，妇人月使不来。

肝满、肾满、肺满皆实，则为肿。肺之雍[1]，喘而两胠满。肝雍，两胠满，卧则惊，不得小便。肾雍，脚下至少腹满，胫有大小，髀胻大跛，易偏枯。

心脉满大，痫瘛筋挛。

肝脉小急，痫瘛筋挛。

肝脉骛暴[2]，有所惊骇，脉不至，若喑，不治自已。

肾脉小急，肝脉小急，心脉小急，不鼓，皆为瘕。

肾肝并沉，为石水；并浮，为风水；并虚，为死；并小弦，欲惊。

肾脉大急沉，肝脉大急沉，皆为疝。

心脉搏滑急为心疝，肺脉沉搏为肺疝。

脾脉外鼓，沉为肠澼，久自已。

肝脉小缓为肠澼，易治。

肾脉小搏沉，为肠澼下血，血温身热者死。心肝澼，亦下血。二脏同病者可治，其脉小沉涩者为肠澼，其身热者死，热见七日死。

胃脉沉鼓涩，胃外鼓大，心脉小紧急，皆膈偏枯，男子发左，女子发右，不喑舌转，可治，三十日起。其顺者喑，三岁起。年不满二十者，三岁死。

【注释】

[1] 雍：作“壅塞”解。

[2] 骛暴：疾速之意。

原文

脉至而搏，血衄身有热者，死。

脉来如悬钩，浮为热。

脉至如喘，名曰气厥。气厥者，不知与人言。(《素问》《甲乙》作暴厥。)

脉至如数，使人暴惊，三四日自已。

脉至浮合，浮合如数，一息十至、十至以上，是为经气予不足也，微见[1]，九十日死。

脉至如火新然，是心精之予夺也，草干而死。

脉至如散叶[2]，是肝气予虚也，木叶落而死。(木叶落作枣华。)

脉至如省客[3]，省客者，脉塞而鼓[4]，是肾气予不足也，悬去[5]枣华而死。

脉至如泥丸[6]，是胃精予不足也，榆荚落而死。(《素问》荚作叶。)

脉至如横格[7]，是胆气予不足也，禾熟而死。

脉至如弦缕[8]，是胞精予不足也，病善言，下霜而死；不言，可治。

脉至如交漆[9]，交漆者，左右傍至也，微见四十日死。(《甲乙》作交棘。)

脉至如涌泉，浮鼓肌中，是太阳气予不足也，少气，味韭英而死[10]。

脉至如委土[11](《素问》作颓土)之状，按之不得，是肌气[12]予不足也，五色先见黑，白垒(一作藟)发死[13]。

脉至如悬雍[14]，悬雍者，浮揣切之益大，是十二俞之予不足也，水凝而死。

脉至如偃刀，偃刀者，浮之小急也，按之坚大急，五脏菀热[15]，寒热独并于肾也，如此其人不得坐，立春而死。

脉至如丸滑不直手[16]，不直手者，按之不可得也，是大肠气予不足也，枣叶生而死。

脉至如春者，令人善恐，不欲坐卧，行立常听，是小肠气予不足也，季秋而死。

【注释】

[1] 微见：始见解。

[2] 散叶：浮泛无根。

[3] 省客：如省问之客，或去或来。

[4] 脉塞而鼓：脉或无而止或有而搏。

[5] 悬去：张景岳注："悬者，华之开，去者，华之落"。高士宗注："悬去犹言虚度，虚度枣华之初夏，而死于土令之长夏"。

[6] 泥丸：泥弹之状，形容坚强短涩。

[7] 横格：即脉长而坚，如物横格在中央。

[8] 弦缕：形容脉象紧张又细小。

[9] 交漆："交"与"绞"通，形容脉搏如绞滤漆汁，四面流散。

[10] 味韭英而死：英即叶子，韭英就是韭菜叶子，张景岳"当至味韭英之时而死"，意思是说，当死于尝到新韭菜的时候。

[11] 委土：如土委放在地。形容脉象虚大无力，重按即朽软而凹下。

[12] 肌气：即脾气。脾主肌肉也。按肌气为肌肉精气，肌气属脾土，因脾脏能化生精气，滋养肌肉。

[13] 白垒发死：垒同虆，即蓬虆之属。虆有五种，白色的虆发于春，木旺克土，脾病到春，故预后不良。

[14] 悬雍：脉如悬空之瓮，头小本大。

[15] 菀热：即郁热。

[16] 不直手：即不顺手。

原文

问曰：尝以春二月中，脉一病人，其脉反沉。师记言：到秋当死。其病反愈，到七月复病，因往脉之，其脉续沉。复记言：至冬死。

问曰：二月中得沉脉，何以故处之至秋死也？师曰：二月之时，其脉自当濡弱而弦，得沉脉，到秋自沉，脉见浮即死，故知到秋当死也。七月之时，脉复得沉，何以处之至冬当死？师曰：沉脉属肾，真脏脉也，非时妄见。

经言：王、相、囚、死。冬脉本王脉，不再见，故知至冬当死也。然后至冬复病，王以冬至日死，故知为谛[1]。华佗效此。

【注释】

[1] 谛：义同真言。

【按语】

死脉之中，有属反常者，即体征与脉象相反，如身小脉大，身长脉短；有属五行相克者，如肝脾俱至，肝多即死，脉至如横格，禾熟而死；有属真脏出现，命根耗竭者，如屋漏、雀啄、鱼翔、虾游之类。又有“左有病而右痛，右有病而左痛……此为逆，逆者死”。熟究其理，可供参考，不必刻舟求剑，按条套病。

卷　六

肝足厥阴经病证第一

原文

肝气虚，则恐；实，则怒。肝气虚，则梦见园苑[1]生草，得其时，则梦伏树下不敢起。肝气盛，则梦怒。厥气[2]客于肝，则梦山林树木。

病在肝，平旦慧，下晡甚，夜半静。

病先发于肝者，头目眩，胁痛支满[3]；一日之脾，闭塞不通，身痛体重；二日之胃，而腹胀；三日之肾，少腹腰脊痛，胫酸；十日不已，死。冬日入，夏早食。

肝脉搏坚而长[4]，色不青，当病坠堕，若搏，因血在胁下，令人喘逆。若软而散[4]。其色泽者，当病溢饮[5]。溢饮者，湿暴多饮，而溢（一作易）入肌皮肠胃之外也。肝脉沉之而急，浮之亦然，苦胁下痛，有气支满，引少腹而痛，时小便难，苦目眩头痛，腰背痛，足为逆寒，时癃。女人月使不来，时亡时有，得之少时有所坠堕。

青，脉之至也，长而左右弹，诊曰：有积气在心下，支胠，名曰肝痹。得之寒湿，与疝同法，腰痛，足清，头痛。

【注释】

[1] 园苑：指花园。

[2] 厥气：犹言邪气。

[3] 支满：支撑胀满。

[4] 搏坚而长、软而散：徐春甫“搏坚皆为太过；软而散皆为不及。五脏各因太过、不及而病也”。

[5] 溢饮：病名。

原文

肝中风者，头目瞤，两胁痛，行常伛[1]，令人嗜甘如阻妇状。

肝中寒者，其人洗洗[2]恶寒，翕翕发热[3]，面翕然赤，漐漐有汗[4]，胸中烦热。肝中寒者，其人两臂不举，舌本（又作大）燥，善太息，胸中痛，不得转侧，时盗汗，咳，食已吐其汁。

肝主胸中，喘，怒骂，其脉沉，胸中必窒，欲令人推按之，有热，鼻窒。

凡有所坠堕，恶血留内，若有所大怒，气上而不能下，积于左胁下，则伤肝。肝伤者，其人脱肉，又卧，口欲得张，时时手足青，目瞑，瞳仁痛，此为肝脏伤所致也。

肝胀者，胁下满而痛引少腹。

肝水者，其人腹大，不能自转侧，而胁下腹中痛，时时[5]津液微生，小便续通。

肺乘肝，即为痈肿；心乘肝，必吐利。

肝着[6]者，其病人常欲蹈其胸上，先未苦时[7]，但欲饮热。

肝之积，名曰肥气，在左胁下，如覆杯，有头足，如龟鳖状。久久不愈，发咳逆，痎疟[8]，连岁月不已。以季夏戊己日得之，何也？肺病传肝，肝当传脾，脾适以季夏王，王者不受邪，肝复欲还肺，肺不肯受，因留结为积，故知肥气以季夏得之。

肝病，其色青，手足拘急，胁下苦满，或时眩冒，共脉弦长，此为可治。宜服防风竹沥汤[9]、秦艽散[10]。春当刺大敦[11]，夏刺行间，冬刺曲泉[12]，皆补之；季夏刺太冲，秋刺中郄[13]，皆泻之。又当灸期门百壮，背第九椎五十壮。

肝病者，必两胁下痛引少腹，令人善怒。虚则目䀮䀮[14]无所见，耳无所闻，善恐，如人将捕之。若欲治之，当取其经。

足厥阴与少阳气逆，则头目痛，耳聋不聪，颊肿，取血者。

【注释】

[1] 行常伛：谓经常曲背而行。

[2] 洗洗：洗与洒同。指恶寒貌。

[3] 翕翕发热：形容鸟羽闭合之状，指发热的清浅。

[4] 漐漐有汗：不断微微出汗。

[5] 时时：上“时”字是动词。时时，意为待过一段时间。

[6] 肝着：病名。即肝脏气血郁滞不行的意思。

[7] 先未苦时：谓在疾病痛苦未发作之前。

[8] 痎疟：疟疾的统称。

[9] 防风竹沥汤：待考。

[10] 秦艽散：待考。

[11] 大敦：属足厥阴肝经。在足大趾端，去爪甲如韭叶。

[12] 曲泉：属足厥阴肝经。在膝上内侧辅骨下，大筋上，小筋下。

[13] 中郄：属足厥阴肝经，在内踝上七寸，胻骨中，又名中都。

[14] 䀮䀮：视物不清。

原文

邪在肝，则两胁中痛，寒中。恶血在内，胻善瘈，节时肿。取之行间以引胁下，补三里以温胃中，取血脉以散恶血，取耳间青脉[1]以去其瘈。

足厥阴之脉，起于大指聚毛[2]之际，上循足趺上廉，去内踝一寸，上踝八寸，交出太阴之后，上腘内廉，循股，入阴毛中，环阴器，抵少腹，挟胃，属肝，络胆，上贯膈，布胁肋，循喉咙之后，上入颃颡[3]，连目系，上出额，与督脉会于巅。其支者，从目系下颊里，环唇内。其支者，复从肝别贯膈，上注肺中。是动则病[4]腰痛，不可以俯仰，丈夫㿉疝，妇人少腹肿，甚则嗌干，面尘脱色。是主肝所生病者[4]，胸满，呕逆，洞泄，狐疝[5]，遗溺，闭癃。盛者，则寸口大一倍于人迎；虚者，则寸口反小于人迎。

足厥阴之别，名曰蠡沟[6]，去内踝上五寸，别走少阳。其别者，循经上睾，结于茎。其病气逆，则睾肿卒疝。实则挺长，热虚则暴痒，取之所别。

肝病，胸满胁胀，善恚怒，叫呼，身体有热，而复恶寒，四肢不举，面目白，身体滑[7]。其脉当弦长而急，今反短涩，其色当青，而反白者，此是金之克木，为大逆，十死不治。

【注释】

[1] 耳间青脉：指耳后青筋。

[2] 聚毛：即丛毛。足大趾节后的横纹处多毛，故名丛毛。

[3] 颃颡：在咽上颚骨的上窍。

[4] 是动则病、是主肝所生病者：根据《难经·二十二难》曰“经言是动者，气也；所生病者，血也”。《灵枢集注》张隐庵注：“夫是动者，病因于外；所生者，病因于内”。《难经经释》徐灵胎注：“《经脉》篇是动诸病，乃本经之病；所生之病，则以类推而旁及他经者”。总之，对此二句理解不一。现多认为：“是动病”是指经脉本身发生病变而出现的病证；“所生病”是指脏腑发生病变而出现的病证。

[5] 狐疝：小肠坠入阴囊，时上时下，像狐的出入无常。又名偏坠。也是疝气之一。

[6] 蠡沟：属足厥阴肝经。在足内踝上 5 寸。

[7] 滑：此处指虚浮不实。

胆足少阳经病证第二

原文

胆病者，善太息，口苦，呕宿汁，心澹澹恐，如人将捕之，嗌[1]中介介然[2]，数唾，候在足少阳之本末，亦见其脉之陷下者，灸之；其寒热，刺阳陵泉[3]。善呕，有苦汁，长太息，心中澹澹，善悲恐，如人将捕之，邪在胆，逆在胃，胆溢则口苦，胃气逆则呕苦汁，故曰呕胆。刺三里，以下胃气逆；刺足少阳血络，以闭胆；却调其虚实，以去其邪也。

胆胀者，胁下痛胀，口苦，太息。

厥气客于胆，则梦斗讼[4]。

【注释】

[1] 嗌：即咽。

[2] 介介然：似有物阻隔的样子。

[3] 阳陵泉：属足少阳胆经。在膝下一寸外辅骨陷中。

[4] 斗讼：争辩。

原文

足少阳之脉，起于目兑眦，上抵头角，下耳后，循颈，行手少阳之脉前，至肩上，却交手少阳之后，入缺盆。其支者，从耳后入耳中，出走耳前，至目兑眦后。其支者，别目兑眦，下大迎，合手少阳于䪼[1]（一本云：别兑眦，上迎手少阳于巅），下加颊车，下颈，合缺盆，以下胸中，贯膈，络肝，属胆，循胁里，出气街，绕毛际，横入髀厌[2]中。其直者，从缺盆下腋，循胸中，过季胁，下合髀厌中，以下循髀阳[3]，出膝外廉，下外辅骨[4]之前，直下抵绝骨[5]之端，下出外踝之前，循足趺上，出小指次指之端。其支者，趺上入大指之间，循大指歧[6]内，出其端，还贯入爪甲，出三毛。是动则病口苦，善太息，心胁痛，不能反侧，甚则面微尘[7]，体无膏泽，足外反热，是为阳厥[8]。是主骨所生病者，头痛角颔痛，目兑眦痛，缺盆中肿痛，腋下肿，马刀挟瘿[9]，汗出，振寒，疟，胸中、胁肋，髀、膝外至胻、绝骨、外踝前及诸节皆痛，小指次指不用。盛者，则人迎大一倍于寸口；虚者，则人迎反小于寸口也。

【注释】

[1] 䪼：颧骨。

[2] 髀厌：即髀枢。

[3] 髀阳：髀即股，俗名大腿。髀阳，即髀的外侧。

[4] 外辅骨：胻骨为辅骨，在外的叫外辅骨。

[5] 绝骨：属足少阳胆经。在足外踝上 3 寸，又名悬钟穴。

[6] 歧：即歧骨，大趾与次趾交叉处。

[7] 面微尘：形容面色灰暗，像有灰尘的样子。

[8] 阳厥：病名。此处是指足外反热的胆病。因为本经循髀阳，出膝外廉，下出外踝之前，病则足外反热。

[9] 马刀挟瘿：瘰疬一类的病，生在颈项及腋下部位。

心手少阴经病证第三

原文

心气虚，则悲不已；实，则笑不休。心气虚，则梦救火，阳物，得其时则梦燔灼。心气盛，则梦喜笑及恐畏。厥气客于心，则梦丘山烟火。

病在心，日中慧，夜半甚，平旦静。

病先发于心者，心痛；一日之肺，喘咳；三日之肝，胁痛支满；五日之脾，闭塞不通，身痛体重；三日不已，死。冬夜半，夏日中。

心脉搏坚而长，当病舌卷不能言。其软而散者，当病消渴，自已。心脉沉之小而紧，浮之不喘，苦心下聚气而痛，食不下，喜咽唾，时手足热，烦满，时忘，不乐，喜太息，得之忧思。

赤脉之至也，喘而坚。诊曰：有积气在中，时害于食，名曰心痹。得之外疾，思虑而心虚，故邪从之。

心脉急，名曰心疝，少腹当有形。其以心为牡脏[1]，小肠为之使，故少腹当有形。

【注释】

[1] 牡脏：即阳脏。牡为阳，牝为阴，心属火，居于膈上，故名牡脏。

| 原文 |

邪哭使魂魄不安者，血气少也。血气少者，属于心。心气虚者，其人即畏（一作衰），合目欲眠，梦远行而精神离散，魂魄妄行。阴气衰者即为癫。阳气衰者即为狂。五脏者，魂魄之宅舍，精神之所依托也。魂魄飞扬者，其五脏空虚也，即邪神居之，神灵所使，鬼而下之，脉短而微，其脏不足，则魂魄不安。魂属于肝，魄属于肺。肺主津液，即为涕泣。肺气衰者，即为泣出。肝气衰者，魂则不安。肝主善怒，其声呼。

心中风者，翕翕发热，不能起，心中饥而欲食，食则呕。

心中寒者，其人病心如噉[1]蒜状。剧者，心痛彻背，背痛彻心，如蛊注。其脉浮者，自吐乃愈。

愁忧思虑则伤心，心伤则苦惊，喜忘，善怒。心伤者，其人劳倦即头面赤而下重，心中痛彻背，自发烦热，当脐跳手，其脉弦，此为心脏伤所致也。

心胀者，烦心，短气，卧不安。

心水者，其人身体重（一作肿），而少气，不得卧，烦而躁，其阴大肿。

肾乘心，必瘈。

【注释】

[1] 噉：即啖。作吃解。

| 原文 |

真心痛，手足清至节，心痛甚，旦发夕死，夕发旦死。

心腹痛，懊侬[1]，发作肿聚，往来上下行，痛有休作，心腹中热，苦渴，涎出者，是蛔咬也。以手聚而坚，持之毋令得移，以大针刺之，久持之，虫不动，乃出针。肠中有虫蛔咬，皆不可取以小针。

心之积，名曰伏梁，起于脐上，上至心，大如臂。久久不愈，病烦心，心痛。以秋庚辛日得之，何也？肾病传心，心当传肺，肺适以秋王，王者不受邪，心复欲还肾，肾不肯受，因留结为积，故知伏梁以秋得之。

心病，其色赤，心痛，短气，手掌烦热[2]，或啼笑骂詈[3]，悲思愁虑，面赤身热，其脉实大而数，此为可治。春当刺中冲[4]，夏刺劳宫[5]，季夏刺大陵[6]，皆补之；秋刺间使[7]，冬刺曲泽[8]，皆泻之（此是手厥阴心包络经）。又当灸巨阙五十壮，背第五椎百壮。

【注释】

[1] 懊憹：心下热如火灼不宁，得吐则止。是一种烧灼嘈杂感的症状。

[2] 烦热：烦意为闷，作郁解。烦热即郁热。

[3] 骂詈：当面斥责叫骂。旁面讽刺叫詈。

[4] 中冲：属手厥阴心包经。在手中指末端去爪甲少许。

[5] 劳宫：属手厥阴心包经。以中指和无名指屈向掌心，当两指尖所着之中间取之。

[6] 大陵：属手厥阴心包经。手掌后横纹两筋间陷中。

[7] 间使：属手厥阴心包经。从手掌后横纹两筋间，再直上 3 寸两筋间。

[8] 曲泽：属手厥阴心包经。肘窝横纹正中。

原文

心病者，胸内痛，胁支满，两胁下痛，膺背肩甲间痛，两臂内痛。虚则胸腹大，胁下与腰背相引而痛。取其经，手少阴、太阳，舌下血者，其变病，刺郄中血者。

邪在心，则病心痛，善悲，时眩仆，视有余不足而调其输。

黄帝曰：手少阴之脉独无输，何也？岐伯曰：少阴者，心脉也，心者，五脏六腑之大主也。心为帝王，精神之所舍，其脏坚固，邪不能客。客之则伤心，心伤则神去，神去则身死矣。故诸邪在于心者，皆在心之包络，包络者，心主之脉也，故少阴无输焉。少阴无输，心不病乎？对曰：其外经腑病，脏不病，故独取其经于掌后锐骨之端也。

原文

手心主之脉，起于胸中，出属心包，下膈，历络三焦，其支者，循胸，出胁，下腋三寸，上抵腋，下循臑内，行太阴少阴之间，入肘中，下臂，行两筋之间，入掌中，循中指出其端。其支者，别掌中，循小指次指出其端。是动则病手心热，肘臂挛急，腋肿，甚则胸胁支满，心中澹澹大动，面赤目黄，善笑不休。是主脉所生病者，烦心，心痛，掌中热。盛者，则寸口大一倍于人迎；虚者，则寸口反小于人迎也。

手心主之别，名曰内关，去腕二寸，出于两筋间，循经以上，系于心包，络心系。气实则心痛，虚则为烦心，取之两筋间。

心病，烦闷，少气，大热，热上荡心，呕吐，咳逆，狂语，汗出如珠，身体厥冷，其脉当浮，今反沉濡而滑；其色当赤，而反黑者，此是水之克火，为大逆，十死不治。

小肠手太阳经病证第四

原文

小肠病者，少腹痛，腰脊控睾而痛，时窘之后，复耳前热。若寒甚，独肩上热，及手小指次指之间热。若脉陷者，此其候也。

少腹控睾，引腰脊，上冲心，邪在小肠者，连睾系，属于脊，贯肝肺，络心系。气盛则厥逆，上冲肠胃，动肝肺，散于肓，结于厌[1]（一作齐）。故取之肓原[2]以散之，刺太阴以与之，取厥阴以下之，取巨虚下廉[3]以去之，按其所过之经以调之。

小肠有寒，其人下重，便脓血，有热，必痔。

小肠有宿食，常暮发热，明日复止。

小肠胀者，少腹䐜胀，引腹而痛。

厥气客于小肠，则梦聚邑[4]街衢[5]。

【注释】

[1] 厌：会厌。

[2] 肓原：关元穴，小肠的募穴。

[3] 巨虚下廉：下巨虚。属足阳明胃经。在足三里下 6 寸。

[4] 聚邑：人烟稠密，货物聚集的城市。

[5] 街衢：交通便利的街道。

原文

手太阳之脉，起之于小指之端，循手外侧，上腕，出踝[1]中，直上，循臂骨下廉，出肘内侧两骨之间[2]，上循臑[3]外后廉，出肩解[4]，绕肩甲，交肩上，入缺盆，向腋，络心，循咽，下膈，抵胃，属小肠。其支者，从缺盆循颈上颊，至目兑眦，却入耳中。其支者，别颊，上頔，抵鼻，至目内眦，斜络于颧。是动则病嗌痛，颔肿，不可以顾，肩似拔，臑似折。是主液所生病者，耳聋，目黄，颊颔肿，颈、肩、肘、臂外后廉痛。盛者，则人迎大再倍于寸口；虚者，则人迎反小于寸口也。

【注释】

[1] 踝：此处指手腕后方小指侧的高骨。

[2] 两骨之间：此处指尺骨与上膊骨的肘关节。

[3] 臑：指上膊。

[4] 肩解：是肩胛棘端与上臂骨交会之处。

脾足太阴经病证第五

原文

脾气虚，则四肢不用，五脏不安；实，则腹胀，泾溲[1]不利。

脾气虚，则梦饮食不足，得其时，则梦筑垣盖屋。脾气盛，则梦歌乐，体重，手足不举。厥气客于脾，则梦丘陵大泽，坏屋风雨。

病在脾，日昳慧，平旦甚，日中持，下晡静。

病先发于脾，闭塞不通，身痛体重；一日之胃，而腹胀；二日之肾，少腹腰脊痛，胫酸；三日之膀胱，背胎筋痛，小便闭；十日不已，死。冬人定，夏晏食[2]。

脾脉搏坚而长，其色黄，当病少气。其软而散，色不泽者，当病足骭肿，若水状。

脾脉沉之而濡，浮之而虚，苦腹胀，烦满，胃中有热，不嗜食，食而不化，大便难，四肢苦痹。时不仁，得之房内。月使不来，来而频并。

黄脉之至也，大而虚，有积气在腹中，有厥气，名曰厥疝，女子同法。得之疾使四肢，汗出当风。

【注释】

[1] 泾溲：泾指大便，溲指小便。

[2] 晏食：寅时。《素问》杨元如注“夏晏食为寅”。

原文

寸口脉弦而滑，弦则为痛，滑则为实。痛即为急，实即为踊[1]，痛踊相搏，即胸胁抢急[2]。

趺阳脉浮而涩，浮即胃气微，涩即脾气衰，微衰相搏，即呼吸不得，此为脾家失度。

寸口脉双紧，即为入，其气不出，无表有里，心下痞坚。

趺阳脉微而涩，微即无胃气，涩即伤脾。寒在于膈，而反下之，寒积不消，胃微脾伤，谷气不行，食已自噫。寒在胸膈，上虚下实，谷气不通，为秘塞之病。

寸口脉缓而迟，缓则为阳，其气长；迟则为阴，荣气促。荣卫俱和，刚柔相得，三焦相承，其气必强。

趺阳脉滑而紧，滑即胃气实，紧即脾气伤。得食而不消者，此脾不治也，能食而腹不满，此为胃气有余。腹满而不能食，心下如饥，此为胃气不行，心气虚也。得食而满者，此为脾家不治。

脾中风者，翕翕发热，形如醉人，腹中烦重，皮肉瞤瞤而短气也。

【注释】

[1] 踊：本意为跳动。此处形容筋肉瞤动不安。

[2] 抢急：气逆而拘急窜痛。舟迎侧面之风而行曰抢，胸胁居身体之侧，气逆而胸胁紧痛，故称抢急。

原文

凡有所击仆，若醉饱入房，汗出当风，则伤脾。脾伤则中气，阴阳离别，阳不从阴，故以三分候死生。

脾气弱，病利，下白，肠垢，大便坚，不能更衣，汗出不止，名曰脾气弱。或五液注下，青、黄、赤、白、黑。

病人鼻下平者，胃病也；微赤者，病发痈；微黑者，有热；青者，有寒；白者，不治。

唇黑者，胃先病；微燥而渴者，可治；不渴者，不可治。脐反出者，此为脾先落（一云先终）。

脾胀者，善哕，四肢急，体重不能衣。（一作枚。）

脾水者，其人腹大，四肢苦重，津液不生，但苦少气，小便难。

趺阳脉浮而涩，浮则胃气强，涩则小便数，浮涩相搏，大便则坚，其脾为约。脾约者，其人大便坚，小便利而反不渴。

凡人病脉已解，而反暮微烦者，人见病者瘥安[1]，而强与谷，脾胃气尚弱，不能消谷，故令微烦。损谷则愈。

【注释】

[1] 瘥安：稍愈。

原文

脾之积，名曰痞气，在胃脘，覆大如盘。久久不愈，病四肢不收，黄瘅，食饮不为肌肤。以冬壬癸日得之，何也？肝病传脾，脾当传肾，肾适以冬王，王者不受邪，脾复欲还肝。肝不肯受，因留结为积，故知痞气以冬得之。

脾病，其色黄，饮食不消，腹苦胀满，体重节痛，大便不利，其脉微缓而长，此为可治。宜服平胃丸、泻脾丸[1]、茱萸丸[2]、附子汤。春当刺隐白[3]，冬刺阴陵泉[4]，皆泻之；夏刺大都[5]，季夏刺公孙[6]，秋刺商丘[7]，皆补之。又当灸章门五十壮，背第十一椎百壮。

脾病者，必身重，苦饥，足痿不收（《素问》作善肌，肉痿，足不收），行善瘈疭，脚下痛；虚则腹胀，肠鸣，溏泄，食不化。取其经，足太阴、阳明、少阴血者。

邪在脾胃，肌肉痛。阳气有余，阴气不足，则热中，善饥；阳气不足，阴气有余，则寒中，肠鸣腹痛；阴阳俱有余，若俱不足，则有寒有热。皆调其三里。

【注释】

[1] 泻脾丸：待考。

[2] 茱萸丸：待考。

[3] 隐白：属足太阴脾经。足大趾内侧距爪甲角一分许，下陷中。

[4] 阴陵泉：属足太阴脾经。膝内侧辅骨之下。

[5] 大都：属足太阴脾经。足大趾内侧本节前陷中。

[6] 公孙：属足太阴脾经。足大趾内侧本节后。

[7] 商丘：属足太阴脾经。内踝下微前陷中。

原文

足太阴之脉，起于大指之端，循指内侧白肉际，过核骨[1]后，上内踝前廉，上腨内，循胻骨后，交出厥阴之前，上循膝股内前廉，入腹，属脾，络胃，上膈，挟咽，连舌本，散舌下。其支者，复从胃别上膈，注心中。是动则病舌本强，食则呕（一作吐），胃脘痛，腹胀，善噫，得后与气[2]，则快然而衰，身体皆重。是主脾所生病者，舌本痛，体不能动摇，食不下，烦心，心下急痛，寒疟，溏，瘕，泄[3]，水闭，黄疸，好卧，不能食肉，唇青，强立股膝内痛厥，足大趾不用。盛者，则寸口大三倍于人迎；虚者，则寸口反小于人迎。

足太阴之别，名曰公孙，去本节后一寸，别走阳明。其别者，入络肠胃。厥气上逆，则霍乱。实则腹中切痛，虚则鼓胀。取之所别。

脾病，其色黄，体青，失溲，直视，唇反张，爪甲青，饮食吐逆，体重节痛，四肢不举。其脉当浮大而缓，今反弦急，其色当黄，今反青，此是木之克土，为大逆，十死不治。

【注释】

[1] 核骨：指大趾本节后内侧的圆骨。

[2] 得后与气：得后即解大便，气即矢气。

[3] 瘕，泄：即痢疾。

胃足阳明经病证第六

原文

胃病者，腹胀，胃脘当心而痛，上支两胁，膈咽不通，饮食不下，取三里。

饮食不下，隔塞不通，邪在胃脘。在上脘，则抑而刺之；在下脘，则散而去。

胃脉搏坚而长，其色赤，当病折髀。其软而散者，当病食痹[1]，髀痛。胃中有癖[2]，食冷物者，痛，不能食；食热即能食。胃胀者，腹满，胃脘痛，鼻闻焦臭，妨于食，大便难。

诊得胃脉，病形何如？曰：胃实则胀，虚则泄。

【注释】

[1] 食痹：病名。食入则脘中痛闷也。

[2] 癖：作痞积解。

原文

病先发于胃，胀满；五日之肾，少腹腰脊痛，胫酸；三日之膀胱，背胎筋痛，小便闭；五日上之脾，闭塞不通，身痛体重（《灵枢》云：上之心）。六日不已，死，冬夜半后，夏日昳。（六日一作三日）。

脉浮而芤，浮则为阳，芤则为阴，浮芤相搏，胃气生热，其阳则绝。

趺阳脉浮者，胃气虚也。趺阳脉浮大者，此胃家微，虚烦，圊必日再行。芤而有胃气者，脉浮之大而软，微按之芤，故知芤而有胃气也。趺阳脉数者，胃中有热，即消谷引食。趺阳脉涩者，胃中有寒，水谷不化。趺阳脉粗粗而浮者，其病难治。趺阳脉浮迟者，故久病。趺阳脉虚则遗溺，实则失气[1]。

动作头痛重，热气朝者，属胃。

厥气客于胃，则梦饮食。

【注释】

[1] 失气：即矢气。

原文

足阳明之脉，起于鼻交頞中[1]，旁约太阳之脉，下循鼻外，入上齿中，还出挟口，环唇，下交承浆[2]。却循颐[3]后下廉出大迎[4]，循颊车[5]，上耳前，过客主人[6]，循发际，至额颅。其支者，从大迎前下人迎[7]，循喉咙，入缺盆[8]，下膈，属胃，络脾。其直者，从缺盆下乳内廉，下挟脐，入气街[9]中。其支者，起胃下口，循腹里，下至气街中而合，以下髀关[10]，抵伏兔[11]，下入膝膑中，下循胻外廉，下足跗，入中指内间。其支者，下膝三寸而别，以下入中指外间。其支者，别跗上，入大指间，出其端。是动则病悽悽然振寒[12]，善伸，数欠，颜黑。病至恶人与火，闻木音则惕然而惊，心动，欲独闭户牖而处，甚则欲上高而歌，弃衣而走，贲响[13]腹胀，是为骭厥[14]。是主血（血一作胃）所生病者，狂，疟（一作瘈疭），温淫汗出，鼽衄，口㖞，唇紧，颈肿，喉痹，大腹水肿，膝膑痛，循膺、乳、街、股、伏兔、骭外廉、足跗上皆痛，中指不用。气盛，则身以前皆热，其有余于胃，则消谷善饥，溺色黄；气不足，则身以前皆寒栗，胃中寒则胀满。盛者，则人迎大三倍于寸口；虚者，则人迎反小于寸口也。

【注释】

[1] 頞中：鼻上端凹陷处，亦称山根。

[2] 承浆：穴位名，属任脉。在颐前唇下凹陷处。

[3] 颐：在口角后，腮的下部。

[4] 大迎：属足阳明胃经。曲颊前 1 寸 3 分，骨陷中动脉应手处。

[5] 颊车：属足阳明胃经。耳下曲颊端凹陷中。

[6] 客主人：又名上关。属足少阳胆经。耳前颧骨弓上侧，张口有空。

[7] 人迎：属足阳明胃经。挟喉结两旁 1 寸 5 分，有动脉应手之处。

[8] 缺盆：属足阳明胃经。肩下横骨上陷中。

[9] 气街：属足阳明胃经。在归来下 1 寸。

[10] 髀关：属足阳明胃经。在伏兔后交纹中。

[11] 伏兔：属足阳明胃经。在膝上 6 寸。

[12] 悽悽然振寒：悽悽，病弱貌。悽悽然振寒，形容病人阵阵寒栗。

[13] 贲响：贲同奔。肠中气体窜动而鸣响。

[14] 骭厥：骭是足胫。骭厥，是阳明之气自胫上逆而厥冷。

肺手太阴经病证第七

原文

肺气虚，则鼻息利，少气；实，则喘喝，胸凭仰息[1]。肺气虚，则梦见白物，见人斩血藉藉[2]，得其时，则梦见兵战；肺气盛，则梦恐惧，哭泣。厥气客于肺，则梦飞扬，见金铁之器奇物。

病在肺，下晡慧，日中甚，夜半静。

病先发于肺，喘咳；三日之肝，胁痛支满；一日之脾，闭塞不通，身痛体重；五日之胃，腹胀；十日不已，死。冬日入，夏日出。

肺脉搏坚而长，当病唾血，其濡而散者，当病漏汗（漏，一作灌）。至今不复散发。

肺脉沉之而数，浮之而喘，苦洗洗寒热，腹满，肠中热，小便赤，肩背痛，从腰以上汗出。得之房内，汗出当风。

白脉之至也，喘而浮大，上虚下实，惊，有积气在胸中，喘而虚，名曰肺痹。寒热，得之因醉而使内也。

【注释】

[1] 胸凭仰息：即胸满壅塞，仰面呼吸。

[2] 藉藉：交横貌。杂乱而众多也。

原文

肺中风者，口燥而喘，身运[1]而重，冒而肿胀。

肺中寒者，其人吐浊涕。

形寒寒饮则伤肺，以其两寒相感，中外皆伤，故气逆而上行。肺伤者，其人劳倦则咳唾血。其脉细紧浮数，皆吐血，此为躁扰嗔怒得之，肺伤气拥所致。

肺胀者，虚而满，喘，咳逆倚息，目如脱状，其脉浮。

肺水者，其人身体重，而小便难，时时大便鸭溏。

肝乘肺，必作虚满。

脉软而弱，弱反在关，软反在巅[2]。浮反在上[3]，弱反在下[4]。浮则为阳，弱则血不足，必弱为虚。浮弱自别，浮则自出，弱则为入。浮则为出不入，此为有表无里；弱则为入不出，此为无表有里。阳出极汗，齐腰而还，此为无表有里，故名曰厥阳[5]。在当汗出不汗出。

趺阳脉浮缓，少阳微紧，微为血虚，紧为微寒，此为鼠乳[6]。其病属肺。

【注释】

[1] 运：与晕同。

[2] 巅：此处指关部脉的浮取部分。

[3] 上：指寸脉部位。《医宗金鉴》云："上谓寸也。"

[4] 下：指尺脉部位。《医宗金鉴》云："下谓尺也。"

[5] 厥阳：《说文》："厥，气逆也"。厥阳，是孤阳之气。

[6] 鼠乳：病名。见《巢氏病源》。常发于颈项及胸背，初为米粒大或绿豆大的半球状隆起，表面呈蜡样光泽，中央凹陷如脐窝，呈散在分布，挤之可见豆腐渣样软疣小体，轻度瘙痒。

原文

肺之积，名曰息贲，在右胁下，覆大如杯。久久不愈，病洒洒寒热，气逆喘咳，发肺痈，以春甲乙日得之，何也？心病传肺，肺当传肝，肝适以春王，王者不受邪，肺复欲还心，心不肯受，因留结为积，故知息贲以春得之。

肺病，其色白，身体但寒无热，时时咳，其脉微迟，为可治。宜服五味子大补肺汤[1]、泻肺散[2]。春当刺少商[3]，夏刺鱼际，皆泻之；季夏刺太渊，秋刺经渠[4]，冬刺尺泽，皆补之。又当灸膻中百壮，背第三椎二十五壮。

肺病者，必喘咳，逆气，肩息，背痛，汗出，尻[5]、阴、股、膝挛，髀、腨[6]、胻、足皆痛。虚则少气，不能报息[7]，耳聋，嗌干。取其经手太阴，足太阳之外、厥阴内、少阴血者。

邪在肺，则皮肤痛，发寒热，上气，气喘，汗出，咳动肩背。取之膺中、外输[8]，背第三椎之旁，以手痛按之快然，乃刺之，取之缺盆中以越之。

【注释】

[1] 五味子大补肺汤：待考。

[2] 泻肺散：待考。

[3] 少商：属手太阴肺经。在大拇指桡侧，去爪甲角一分。

[4] 经渠：属手太阴肺经。在桡骨茎突起之内侧。

[5] 尻：尾骶部的通称。

[6] 腨：腓肠肌，俗称腿肚。

[7] 不能报息：呼吸气短，难于接续。

[8] 膺中、外输：指中府、云门二穴。均在胸正中线外开 6 寸处，中府当乳上三肋间陷中。云门当中府穴上 1 寸。同属手太阴肺经。

原文

手太阴之脉，起于中焦，下络大肠，还循胃口[1]，上膈，属肺，从肺系横出腋下，下循臑内，行少阴心主之前，下肘中，后循臂内上骨下廉[2]，入寸口，上鱼[3]，循鱼际，出大指之端。其支者，从腕后直次指内廉，出其端。是动则病肺胀满，膨膨[4]而喘咳，缺盆中痛，甚则交两手而瞀，是为臂厥。是主肺所生病者，咳，上气、喘喝，烦心，胸满，臑臂内前廉痛，掌中热。气盛有余，则肩背痛，风汗出，小便数而欠；气虚，则肩背痛，寒，少气不足以息，溺色变，卒遗失无度。盛者，则寸口大三倍于人迎；虚者，则寸口反小于人迎也。

手太阴之别，名曰列缺。起于腋下（一云腕上）分间[5]，别走阳明。其别者，并太阴之经，直入掌中，散入于鱼际。其实则手锐掌[6]热，虚则欠咳，小便遗数。取之去腕一寸半。

肺病，身当有热，咳嗽，短气，唾出脓血。其脉当短涩，今反浮大，其色当白，而反赤者，此是火之克金，为大逆，十死不治。

【注释】

[1] 胃口：指胃的上口贲门。

[2] 廉：侧边。

[3] 鱼：手大指本节后，掌侧隆起的肉叫鱼。

[4] 膨膨：气不宣畅而胀大的意思。

[5] 分间：即分肉之间。

[6] 手锐掌：手掌上小下大，故称锐掌。

大肠手阳明经病证第八

原文

大肠病者，肠中切痛而鸣濯濯，冬日重感于寒则泄，当脐而痛，不能久立。与胃同候。取巨虚上廉[1]。肠中雷鸣，气上冲胸，喘，不能久立，邪在大肠。刺肓之原、巨虚上廉、三里。

大肠有寒，鹜溏[2]；有热，便肠垢。大肠有宿食，寒栗发热，有时如疟状。大肠胀者，肠鸣而痛，寒则泄，食不化。

厥气客于大肠，则梦田野。

【注释】

[1] 巨虚上廉：即上巨虚，属足阳明胃经。在足三里下 3 寸。

[2] 鹜溏：鹜即鸭。鹜溏，谓如鸭之大便，水粪杂下。

原文

手阳明之脉，起于大指次指[1]之端外侧，循指上廉，出合谷[2]两骨之间，上入两筋之中，循臂上廉，上入肘外廉，循臑外前廉，上肩，出髃骨[3]之前廉，上出柱骨之会上[4]，下入缺盆，络肺，下膈，属大肠。其支者，从缺盆直入，上颈，贯颊，入下齿缝中，还出挟口，交人中，左之右，右之左，上挟鼻孔。是动则病齿痛，䪼肿。是主津所生病者，目黄，口干，鼽衄[5]，喉痹，肩前臑痛，大指次指痛不用。气盛有余，则当脉所过者热肿；虚，则寒栗不复[6]。盛者，则人迎大三倍于寸口；虚者，则人迎反小于寸口也。

【注释】

[1] 大指次指：是大指侧的次指，即食指。

[2] 合谷：属于阳明大肠经。在手大、次两指的歧骨间。

[3] 髃骨：即肩端之骨，肩胛骨头臼之上棱骨。今谓肱骨头。

[4] 柱骨之会上：肩背之上，颈项之根叫天柱骨，大椎穴位在其下。诸阳脉会于大椎，是谓会上。

[5] 鼽衄：鼻塞叫鼽。鼻出血叫衄。

[6] 寒栗不复：寒栗是发寒战，不复是不能恢复正常意思。此处指难得温暖之意。

肾足少阴经病证第九

原文

肾气虚，则厥逆；实，则胀满，四肢正黑。肾气虚，则梦见舟船溺人，得其时，梦伏水中，若有畏怖；肾气盛，则梦腰脊两解不相属。厥气客于肾，则梦临渊，没居水中。

病在肾，夜半慧，日乘四季甚，下晡静。

病先发于肾，少腹腰脊痛，胫酸。三日之膀胱，背胎[1]筋痛，小便闭。二日上之心，心痛。三日之小肠，胀。四日不已，死。冬大食[2]，夏晏晡[3]。

肾脉搏坚而长，其色黄而赤，当病折腰。其软而散者，当病少血。

肾脉沉之大而坚，浮之大而紧，苦手足骨肿，厥，而阴不兴，腰脊痛，少腹肿。心下有水气，时胀闭，时泄。得之浴水中，身未干而合房内，及劳倦发之。

黑脉之至也，上坚而大，有积气在少腹与阴，名曰肾痹。得之沐浴清水而卧。

凡有所用力举重，若入房过度，汗出如浴水，则伤肾。

【注释】

[1] 背胎：背脊。

[2] 大食：《黄帝内经》作大晨。大食在未时。

[3] 晏晡：戌时。

原文

肾胀者，腹满引背央央然[1]，腰髀痛。肾水者，其人腹大脐肿，腰重痛，不得溺，阴下湿如牛鼻头汗，其足逆寒，大便反坚。

肾着之为病，从腰以下冷，腰重如带五千钱。肾着之病，其人身体重，腰中冷如冰状。（一作如水洗状。一作如坐水中，形如水状。）反不渴，小便自利，食饮如故，是其证也。病属下焦。从身劳汗出，衣里冷湿故，久久得之。

肾之积，名曰奔豚，发于少腹，上至心下，如豚奔走之状，上下无时。久久不愈，病喘逆，骨痿，少气，以夏丙丁日得之，何也？脾病传肾，肾当传心，心适以夏王，王者不受邪，肾复欲还脾，脾不肯受，因留结为积。故知奔豚以夏得之。

【注释】

[1] 央央然：广貌。

原文

水流夜疾，何以故？师曰：土休，故流疾而有声，人亦应之，人夜卧则脾不动摇，脉为之数疾也。

肾病，其色黑，其气虚弱，吸吸[1]少气，两耳苦聋，腰痛，时时失精，饮食减少，膝以下清，其脉沉滑而迟，此为可治。宜服内补散[2]、建中汤、肾气丸、地黄煎[3]。春当刺涌泉[4]，秋刺伏留[5]，冬刺阴谷[6]，皆补之；夏刺然谷[7]，季夏刺太溪，皆泻之。又当灸京门五十壮，背第十四椎百壮。

肾病者，必腹大，胫肿痛，喘咳，身重，寝汗出，憎风。虚即胸中痛，大腹、小腹痛，清厥，意不乐。取其经，足少阴、太阳血者。

邪在肾，则骨痛阴痹。阴痹者，按之而不得，腹胀，腰痛，大便难，肩背、颈项强痛，时眩。取之涌泉、昆仑[8]，视有血者，尽取之。

【注释】

[1] 吸吸：少气貌，即言语，气息不能接续。

[2] 内补散：待考。

[3] 地黄煎：待考。

[4] 涌泉：属足少阴肾经。在足心陷中，足趾卷曲时，陷处取之。

[5] 伏留：属足少阴肾经。在足内踝上 2 寸。

[6] 阴谷：属足少阴肾经。在腘横纹内侧，小筋大筋之间。

[7] 然谷：属足少阴肾经。在足内踝前大骨下陷中，高骨之下。

[8] 昆仑：属足太阳膀胱经。在足外踝后，外踝与跟腱之间凹陷中。

原文

足少阴之脉，起于小指之下，斜趣[1]足心，出然骨[2]之下，循内踝之后，别入跟中，以上腨内，出腘中内廉，上股内后廉，贯脊，属肾[3]，络膀胱。其直者，从肾上贯肝膈，入肺中，循喉咙，挟舌本。其支者，从肺出络心，注胸中[4]。是动则病饥而不欲食，面黑如炭色（一作地色），咳唾则有血，喉鸣而喘，坐而欲起，目䀮䀮无所见，心悬若饥状，气不足则善恐，心惕惕若人将捕之，是为骨厥（一作痿）。是主肾所生病者，口热，舌干，咽肿，上气，嗌干及痛，烦心，心痛，黄疸，肠澼，脊、股内后廉痛，痿厥，嗜卧，足下热而痛。灸则强食而生害（一作肉）[5]，缓带被发，大杖重履而步。盛者，则寸口大再倍于人迎；虚者，则寸口反小于人迎也。

足少阴之别，名曰大钟。当踝后绕跟，别走太阳。其别者，并经上走于心包，下贯腰脊。其病，气逆则烦闷，实则闭癃，虚则腰痛，取之所别。

肾病，手足逆冷，面赤目黄，小便不禁，骨节烦疼，少腹结痛，气冲于心，其脉当沉细而滑，今反浮大，其色当黑，而反黄。此是土之克水，为大逆，十死不治。

【注释】

[1] 斜趣：趣同趋。即斜行。

[2] 然骨：即舟骨粗隆。《太素》卷八首篇注："然骨在内踝下近前起骨是也。"

[3] 贯脊，属肾：《十四经》注："由阴谷上股内后廉，贯脊会于脊之长强穴，还出于前，循横骨、大赫、气穴、四满、中注、肓俞之所，脐之左右属肾。"

[4] 其支者，从肺出络心，注胸中：《十四经》注："两乳间为胸中，支者自神藏别出绕心，注胸之膻中，以交于手厥阴也。"

[5] 强食而生害：《太素》卷八首篇注："自火化以降，并食熟肉，生肉令人热中，人多不欲食之。肾有虚风冷病，故强令人生食豕肉，温肾补虚，脚腰轻健。人有患脚风气，食生猪肉得愈者众，故灸肾病，须食助之。"《灵枢集注·经脉》张隐庵注："生，当作牲……强食牲肉，以助肾气上升，而与火土之相合也。"今从张隐庵注解。

膀胱足太阳经病证第十

原文

膀胱病者，少腹偏肿而痛，以手按之，则欲小便而不得，肩上热。若脉陷，足小指外侧及胫踝后皆热。若脉陷者，取委中。

膀胱胀者，少腹满而气癃。

病先发于膀胱者，背胎筋痛，小便闭。五日之肾，少腹、腰脊痛，胫酸。一日之小肠，胀。一日之脾，闭塞不通，身痛体重。二日不已，死。冬鸡鸣，夏下晡（一云：日夕）。

厥气客于膀胱，则梦游行。

原文

足太阳之脉，起于目内眦，上额，交巅上。其支者，从巅至耳上角。其直者，从巅入络脑，还出别下项，循肩髆[1]内，挟脊，抵腰中，入循膂[2]，络肾，属膀胱。

其支者，从腰中下会于后阴，下贯臀，入腘中。其支者，从髆内左右，别下贯髋（一作胂），过髀枢，循髀外后廉，过（一本下合）腘中，以下贯腨内，出外踝之后，循京骨[3]，至小指外侧。是动则病冲头痛，目似脱，项似拔，脊痛，腰似折，髀不可以曲，腘如结，腨如裂，是为踝厥[4]。是主筋所生病者，痔，疟，狂，癫疾，头脑顶痛，目黄，泪出，鼽衄，项、背、腰、尻、腘、腨、脚皆痛，小指不用。盛者，则人迎大再倍于寸口；虚者，则人迎反小于寸口也。

【注释】

[1] 肩髆：肩胛骨。

[2] 膂：挟脊两旁的肌肉。

[3] 京骨：属足太阳膀胱经。足外侧小趾本节后的大骨叫京骨。其穴在骨下。

[4] 踝厥：病名。经气自踝部上逆叫踝厥。

三焦手少阳经病证第十一

原文

三焦病者，腹胀气满，小腹尤坚，不得小便，窘急[1]，溢则为水，留则为胀。候在足太阳之外大络，在太阳、少阳之间，赤见于脉。取委阳[2]。少腹病肿，不得小便，邪在三焦，约取太阳大络。视其结脉[3]与厥阴小络结而血者，肿上及胃脘，取三里。

三焦胀者，气满于皮肤，壳壳然[4]而坚，不疼。

热在上焦，因咳为肺痿[5]。热在中焦，因腹坚。热在下焦，因溺血。

【注释】

[1] 窘急：迫急解。

[2] 委阳：属足太阳膀胱经。在委中外开 1 寸取之。

[3] 结脉：指青筋。

[4] 壳壳然：外坚中空貌。

[5] 肺痿：病名。指肺叶枯萎，以咳血、吐唾涎沫为主症的慢性虚弱疾患。

原文

手少阳之脉，起于小指次指之端，上出两指之间，循手表腕，出臂外两骨之间，上贯肘，循臑外，上肩，而交出足少阳之后，入缺盆，交膻中，散络心包，下膈，遍属三焦。其支者，从膻中上出缺盆，上项，挟耳后，直上出耳上角，以屈下颊，至䪼。其支者，从耳后，入耳中，出走耳前，过客主人前，交颊。至目锐眦。是动则病耳聋，辉辉焞焞[1]，嗌肿，喉痹。是主气所生病者，汗出，目锐眦痛，颊肿，耳后、肩、臑、肘、臂外皆痛，小指次指不用。盛者，则人迎大一倍于寸口；虚者，则人迎反小于寸口也。

【注释】

[1] 辉辉焞焞：听觉不清的意思。

【按语】

本卷分类，大抵从《黄帝内经》“少阴之脉无俞”“诸邪在于心者，皆在心之包络”之说，以心包并于心，合为论述。这与《灵枢·本输》的要旨相吻合，却与《灵枢·经脉》按十二经脉编列有所歧异。故在“三焦手少阳经病证第十一”之后，并无与三焦相表里的心包络之编列，而按五脏六腑分类，以阐明脏腑的虚实，疾病传变的次序，色合脉的关系，从五行生克以定病情的顺逆，从六气侵袭经络脏腑以演绎症状的变化，并细述经络循行与针刺取穴和举例。罗列颇详，取材多由《黄帝内经》《难经》《伤寒杂病论》而来，述而不作。但其中不无彼此矛盾之处，略述如下。

五脏危症，均按照“传于所胜”的规律而传变。其说本于《灵枢·病传》，即《难经》第五十三难所谓“心病传肺，肺传肝，肝传脾，脾传肾，肾传心”的次序。所以本卷在阐述肝、心、脾、肺、肾相关内容时，都依此规律而阐述病传次第。但在胃经却变为由胃传至膀胱，再传至脾，在膀胱经却变为由膀胱传至肾，再传至小肠，又再传至脾。此不但与《灵枢·病传》原文不同，亦与《难经》危病“传于所胜”的规律相违背。是否当时书写笔误，或者王叔和另有根据加以更改，有待今后进一步研究。

关于脏腑疾病传变所需日数与《黄帝内经》亦有出入。在肝病传变部分，《灵枢》作“三日之脾……三日不已，死”。而本卷却作“一日之脾，十日不已，死”。在胃病传变部分，《灵枢》作“二日不已，死”。而本卷却作“六日不已，死”。在肾病传变部分，《灵枢》作“三日上之心……三日不已，死”。而本卷却作“二日上之心……四日不已，死”。这样日数更改，其根据难以臆测。

脾病篇第八条载：“趺阳脉浮而涩，浮即胃气微。”而第十九条又载：“趺阳脉浮而涩，浮则胃气强。”同一趺阳脉浮而涩，前者说“胃气微”，后者说“胃气强”，恰恰相反。

脾病篇第十二条载：“趺阳脉滑而紧，滑即胃气实，紧即脾气伤。”而《伤寒论》平脉法篇亦曾经被王叔和所厘订，载有“趺阳脉滑而紧，滑者胃气实，紧者脾气强”。“伤”与“强”亦恰相反。脉同而病证不同，所释亦异，或有所误，待考。

五脏病的针刺取穴，均遵循《黄帝内经》《难经》“春刺井，夏刺荥，季夏刺俞，秋刺经，冬刺合”的原则。但于肝经竟改为“秋刺中郄”。而中郄穴系“井荥俞经合”五腧以外的穴位。却不刺肝的“经”穴——中封。在脾经，载“季夏刺公孙”，而公孙系脾的络脉，却不刺脾的“俞”穴——太白。唯此两脏，竟然不同，取穴意义，有待于继续探讨。

五脏病按四时针刺的补泻原则，总结起来不外四时与五脏按五行性质，相生者补，相克者泻。在进行针刺后，加灸穴位，采取俞募配穴法，背部腧穴，改取相关左右两腧穴中间，用脊椎上的督脉穴位来代替；灸法配穴，在肺经，不取肺的“募”穴——中府，代之以“气的会穴”——膻中。这都是独特之处，对临床有指导意义。

卷　七

病不可发汗证第一

原文

少阴病，脉细沉数，病为在里，不可发其汗。

脉浮而紧，法当身体疼痛，当以汗解。假令尺中脉迟[1]者，不可发其汗。何以知然？此为荣气不足，血微少故也。

少阴病，脉微（一作濡而微弱）。不可发其汗，无阳故也。

脉濡而弱，弱反在关，濡反在巅。微反在上，涩反在下。微则阳气不足，涩则无血。阳气反微，中风汗出而反躁烦，涩则无血，厥而且寒，阳微发汗，躁不得眠。

动气[2]在右，不可发汗。发汗则衄而渴，心苦烦，饮即吐水。

动气在左，不可发汗。发汗则头眩，汗不止，筋惕肉瞤。

动气在上，不可发汗。发汗则气上冲，正在心端。

动气在下，不可发汗。发汗则无汗，心中大烦，骨节苦疼，目运恶寒，食即反吐，谷不得前（一云谷不消化）。

咽中闭塞，不可发汗。发汗则吐血，气微绝，手足逆冷，欲得踡卧，不能自温。

诸脉数，动微弱[3]，并不可发汗。发汗则大便难，腹中干（一云小便难，胞中干），胃燥而烦。其形相象，根本异源。

脉濡而弱，弱反在关，濡反在巅，弦反在上，微反在下。弦为阳运[4]，微为阴寒，上实下虚，意欲得温。微弦为虚，不可发汗，发汗则寒栗，不能自还。咳者则剧，数吐涎沫，咽中必干，小便不利，心中饥烦，晬时[5]而发，其形似疟，有寒无热，虚而寒栗。咳而发汗，踡而苦满（满，一作心痛），腹中复坚。

厥，不可发汗，发汗则声乱，咽嘶，舌萎，谷不得前。

诸逆发汗，微者难愈，剧者言乱，睛眩者死，命将难全。

【注释】

[1] 尺中脉迟：此处尺脉迟是对紧而言。

[2] 动气：证候名。指脐周围有气筑筑跳动。

[3] 动微弱：指脉搏无力，不是与数脉并举。

[4] 阳运：阳气运动于外的意思。

[5] 晬时：周时。

原文

太阳病，得之八九日，如疟状，发热而恶寒，热多寒少，其人不呕，清便续自可[1]，一日再三发，其脉微而恶寒，此为阴阳俱虚，不可复发汗也。

太阳病，发热恶寒，热多寒少，脉微弱，则无阳也，不可复发其汗。

咽干燥者，不可发汗。

亡血家，不可攻其表，汗出则寒栗而振。

衄家，不可攻其表，汗出必额陷，脉上促急而紧，直视而不能眴[2]，不得眠。

汗家，重发其汗，必恍惚心乱，小便已阴疼，可与禹余粮丸[3]。

淋家，不可发汗，发其汗，必便血。

疮家，虽身疼痛，不可攻其表，汗出则痓（一作痉，下同）。

冬时发其汗，必吐利，口中烂，生疮。

下利清谷，不可攻其表，汗出必胀满。

咳而小便利，若失小便，不可攻其表，汗出则厥逆冷。汗出多极，发其汗，亦坚。

伤寒一二日至四五日，厥者必发热，前厥者后必热[4]，厥深者热亦深，厥微者热亦微。厥应下之，而反发其汗，必口伤烂赤。

病人脉数，数为有热，当消谷引食。反吐者，医发其汗，阳微，膈气虚，脉则为数，数为客阳，不能消谷，胃中虚冷，故令吐也。

伤寒四五日，其脉沉，烦而喘满，脉沉者，病为在里，反发其汗，津液越出，大便为难，表虚里实，久则谵语。

伤寒头痛，翕翕发热，形象中风，常微汗出。又自呕者，下之益烦心，懊侬如饥，发汗则致痓，身强难以屈伸，熏之则发黄，不得小便，久则发咳唾。

【注释】

[1] 清便续自可：古代称路厕为“行清”。清便续自下，是大小便尚能如常。

[2] 眴：目睛转动。

[3] 禹余粮丸：《伤寒论》方，已缺。

[4] 前厥者后必热：指郁极而厥，是阳邪外达，后必发热。

原文

太阳病，发其汗，因致痓。

伤寒脉弦细，头痛而反发热，此属少阳，少阳不可发其汗。

太阳与少阳并病，头项强痛，或眩冒，时如结胸，心下痞坚者，不可发其汗。

少阴病，咳而下利，谵语者，此被火气劫故也。小便必难，以强责[1]少阴汗也。

少阴病，但厥无汗，而强发之，必动其血，未知从何道出，或从口鼻，或从目出（一本作耳目）者，是为下厥上竭[2]，为难治。

伤寒有五，皆热病之类也。同病异名，同脉异经。病虽俱伤于风，其人自有痼疾，则不得同法，其人素伤于风，因复伤于热，风热相薄，则发风温，四肢不收，头痛身热，常汗出不解，治在少阴、厥阴，不可发汗。汗出谵言独语，内烦，躁扰不得卧，善惊，目乱无精，治之复发其汗，如此者医杀之也。

伤寒湿温，其人常伤于湿，因而中暍[3]，湿热相薄，则发湿温。病苦两胫逆冷，腹满叉胸，头目痛苦，若妄言，治在足太阴，不可发汗。汗出必不能言，耳聋，不知痛所在，身青，面色变，名曰重暍[4]，如此者，死，医杀之也（上二首出《医律》）。

【注释】

[1] 强责：过分强求。

[2] 下厥上竭：厥逆因于下焦阳虚，故称下厥，阴血因上出而耗竭，故称上竭。

[3] 暍：作热盛解。

[4] 重暍：是湿温误用辛温发汗，热上加热，故称重暍。

【按语】

此篇论不可发汗脉证颇详，概括之，大凡阴阳气血涉虚者，挟表证即列为不可发汗的范围。并指出误汗引起的变证，验之临床，实为经验之谈，但不是绝对如此，所以后世医家在此启发下，发展了滋阴发汗、温阳发汗等，填补了上述理论和治法的不足。然其中原文，应该灵活理解，宜紧密结合临床。

此外，风热相搏，则发风温，与湿热相搏，则发湿温，所谓“伤寒有五，皆热病之类”，均不可汗，又指出误治之变证，启后世“辛凉解表”“清热化湿”之机，所谓“治在少阴、厥阴”与“治在足太阴者”，说明营分血分之传变造成湿邪之流连不解。审因辨证，而法自立。

病可发汗证第二

原文

大法，春夏宜发汗。

凡发汗，欲令手足皆周至，漐漐一时间益佳，但不欲如水流离[1]。若病不解，当重发汗。汗多则亡阳，阳虚不得重发汗也。

凡服汤药发汗，中病便止，不必尽剂也。

凡云可发汗而无汤者，丸散亦可用，要以汗出为解，然不如汤随证良。

太阳病，外证未解，其脉浮弱，当以汗解，宜桂枝汤。

太阳病，脉浮而数者，可发其汗，属桂枝汤证。

阳明病，脉迟，汗出多，微恶寒，表为未解，可发其汗，属桂枝汤证。

夫病脉浮大，问病者，言但便坚耳。设利者为虚，大逆。坚为实，汗出而解，何以故？脉浮，当以汗解。

伤寒，其脉不弦紧而弱，弱者必渴，被火必谵语。弱者发热，脉浮，解之，当汗出愈。

病者烦热，汗出即解。复如疟状，日晡所发热，此属阳明。脉浮虚者，当发其汗，属桂枝汤证。

病常自汗出，此为荣气和，荣气和而外不解，此卫不和也。荣行脉中，为阴，主内；卫行脉外，为阳，主外。复发其汗，卫和则愈，属桂枝汤证。

病人脏无他病，时发热自汗出，而不愈，此卫气不和也。先其时发汗即愈，属桂枝汤证。

【注释】

[1] 流离：同淋漓。《伤寒论》作“流漓”，义同。

原文

脉浮而紧，浮则为风，紧则为寒，风则伤卫，寒则伤荣，荣卫俱病，骨节烦疼，可发其汗，宜麻黄汤。

太阳病不解，热结膀胱，其人如狂，血必自下，下者即愈。其外未解者，尚未可攻，当先解其外，属桂枝汤证。

太阳病，下之，微喘者，表未解故也，属桂枝加厚朴杏子汤[1]证。

伤寒，脉浮紧，不发其汗，因衄，属麻黄汤证。

阳明病，脉浮，无汗，其人必喘。发其汗则愈，属麻黄汤证。

太阴病，脉浮者，可发其汗，属桂枝汤证。

太阳病，脉浮紧，无汗而发热，其身疼痛，八九日不解，表候续在，此当发其汗，服汤微除。发烦目瞑，剧者必衄，衄乃解。所以然者，阳气重故也。属麻黄汤证。

脉浮者，病在表，可发其汗，属桂枝汤证。

伤寒不大便六七日，头痛有热，与承气汤，其大便反青（一作小便清者）。此为不在里，故在表也，当发其汗。头痛者，必衄，属桂枝汤证。

下利后，身体疼痛，清便自调，急当救表，宜桂枝汤。

太阳病，头痛发热，汗出恶风，若恶寒，属桂枝汤证。

太阳中风，阳浮而阴濡弱[2]。浮者热自发，濡弱者汗自出，啬啬恶寒，淅淅[3]恶风，翕翕发热，鼻鸣干呕，属桂枝汤证。

太阳病，发热汗出，此为荣弱卫强，故使汗出，欲救邪风，属桂枝汤证。

太阳病，下之，气上撞，可与桂枝汤；不撞，不可与之。

太阳病，初服桂枝汤，而反烦不解者，法当先刺风池[4]、风府[5]，却与桂枝汤则愈。

烧针[6]令其汗，针处被寒，核起而赤者，必发奔豚。气从少腹上撞心者，灸其核上一壮，与桂枝加桂汤[7]。

【注释】

[1] 桂枝加厚朴杏子汤：《伤寒论》方，桂枝、甘草、生姜、芍药、大枣、厚朴、杏仁。

[2] 阳浮而阴濡弱：此处指脉象而言。阳指轻按，阴指重按。也有认为指尺寸而言，意亦可通。

[3] 淅淅：形容怕风状。

[4] 风池：属足少阳胆经。在脑空下发际陷中。

[5] 风府：属督脉。在项后入发际 1 寸。

[6] 烧针：用粗针外裹棉花，蘸油烧之，俟针红即去棉油而刺入，是古人取汗的一种治法。

[7] 桂枝加桂汤：《伤寒论》方，即桂枝汤加重桂枝。

原文

太阳病，项背强几几，反汗出恶风，属桂枝加葛根汤[1]。

太阳病，项背强几几，无汗恶风，属葛根汤。

太阳与阳明合病，而自利不呕者，属葛根汤证。

太阳与阳明合病，不下利，但呕，属葛根加半夏汤[2]。

太阳病，桂枝证，医反下之，遂利不止，其脉促者，表未解，喘而汗出，属葛根黄芩黄连汤[3]。

太阳病，头痛发热，身体疼，腰痛，骨节疼痛，恶风，无汗而喘，属麻黄汤证。

太阳与阳明合病，喘而胸满，不可下也，属麻黄汤证。

太阳中风，脉浮紧，发热恶寒，身体疼痛，不汗出而烦躁，头痛，属大青龙汤[4]。脉微弱，汗出恶风，不可服之。服之则厥，筋惕肉瞤，此为逆也。

伤寒脉浮缓，其身不疼，但重，乍有轻时，无少阴证者，大青龙汤发之。

伤寒表不解，心下有水气，干呕，发热而咳，或渴，或利，或噎，或小便不利，小腹满，或微喘，属小青龙汤[5]。

伤寒，心下有水气，咳而微喘，发热不渴，服汤已而渴者，此寒去，为欲解，属小青龙汤证。

【注释】

[1] 桂枝加葛根汤:《伤寒论》方，葛根、芍药、生姜、甘草、大枣、桂枝。

[2] 葛根加半夏汤:《伤寒论》方，即葛根汤加半夏。

[3] 葛根黄芩黄连汤:《伤寒论》方，葛根、甘草、黄芩、黄连。

[4] 大青龙汤:《伤寒论》方，麻黄、桂枝、杏仁、甘草、生姜、大枣、石膏。

[5] 小青龙汤:《伤寒论》方，麻黄、芍药、细辛、干姜、甘草、桂枝、五味子、半夏。

原文

阳明中风，脉弦浮大而短气，腹都满，胁下及心痛，久按之，气不通（一作按之不痛），鼻干，不得汗，嗜卧，一身及目悉黄，小便难，有潮热，时时哕，耳前后肿，刺之小瘥，外不解，病过十日，脉续浮，与小柴胡汤。但浮，无余证，与麻黄汤。不溺，腹满加哕，不治。

太阳病，十日以去，脉浮细，嗜卧，此为外解。设胸满胁痛，与小柴胡汤。脉浮者，属麻黄汤证。

中风，往来寒热，伤寒五六日以后，胸胁苦满，嘿嘿[1]不欲饮食，烦心喜呕，或胸中烦而不呕，或渴，或腹中痛，或胁下痞坚，或心中悸，小便不利，或不渴，外有微热，或咳者，属小柴胡汤[2]。

伤寒四五日，身体热，恶风，颈项强，胁下满，手足温而渴，属小柴胡汤证。

伤寒六七日，发热、微恶寒，支节烦疼，微呕，心下支结，外证未去者，属柴胡桂枝汤。

少阴病，得之二三日，麻黄附子甘草汤[3]微发汗，以二三日无证，故微发汗也。

脉浮，小便不利，微热，消渴[4]，与五苓散，利小便，发汗。

【注释】

[1] 嘿嘿：即默默。形容词。方有执云:“默，静也，胸胁既满，谷不消化，所以静默不言，不思饮食也。”

[2] 小柴胡汤:《伤寒论》方：柴胡、黄芩、人参、半夏、甘草、生姜、大枣。

[3] 麻黄附子甘草汤:《伤寒论》方：麻黄、附子、甘草。

[4] 消渴：形容渴饮不止的意思。“消渴”在《金匮要略》中是指病名。本条之消渴是形容口渴之甚，属一种症状，二者不可混同。

【按语】

“大法，春夏宜发汗”指出季节性的治疗大法，其中列出各种发汗的病候，有的先其时，有的中病即止，有的可发，有的微发，有的重发，其用法不同，意义自别，学者宜结合临床，用心体会。

病发汗以后证第三

原文

二阳并病[1]，太阳初得病时，发其汗，汗先出，复不彻，因转属阳明，续自微汗出，不恶寒。若太阳证不罢，不可下，下之为逆，如此者，可小发其汗。设面色缘缘[2]正赤者，阳气怫郁[3]在表，当解之，熏之。若发汗不大彻，不足言，阳气怫郁不得越。当汗而不汗，其人躁烦，不知痛处，乍在腹中，乍在四肢，按之不可得，其人短气但坐，汗出而不彻故也。更发其汗即愈。何以知其汗不彻？脉涩，故以知之。

未持脉时，病人叉手自冒心。师因教试令咳而不即咳者，此必两耳无所闻也。所以然者，重发其汗，虚故也。

发汗后，饮水多者必喘。以水灌[4]之亦喘。

发汗后，水药不得入口为逆。若更发其汗，必吐下不止。

阳明病，本自汗出，医复重发其汗，病已瘥，其人微烦，不了了，此大便坚也，以亡津液，胃中干燥，故令其坚。当问小便日几行，若本日三四行，今日再行者，必知大便不久出，今为小便数少，津液当还入胃中，故知必当大便也。

发汗多，又复发其汗，此为亡阳。皆谵语、脉短者，死；脉自和者，不死。

伤寒发其汗，身目为黄，所以然者，寒湿相搏，在里不解故也。病人有寒，复发其汗，胃中冷，必吐蛔。

【注释】

[1] 并病：一经之证未罢，又见到另一经症状的，叫作并病。

[2] 缘缘：形容词。连续不断的意思。

[3] 怫郁：怫，郁也。怫郁，犹言郁结之意。

[4] 水灌：水洗浴。

原文

太阳病，发其汗，遂漏而不止，其人恶风，小便难，四肢微急，难以屈伸，属桂枝加附子汤[1]。

服桂枝汤，大汗出，若脉但洪大，与桂枝汤。若其形如疟，一日再三发，汗出便解，属桂枝二麻黄一汤[2]。

服桂枝汤，大汗出，大烦渴不解，若脉洪大，属白虎汤[3]。

伤寒，脉浮，自汗出，小便数，颇复（仲景颇复字作心烦），微恶寒，而脚挛急，反与桂枝，欲攻其表，得之便厥，咽干，烦躁，吐逆，当作甘草干姜汤[4]，以复其阳。厥愈足温，更作芍药甘草汤[5]与之，其脚即伸。而胃气不和，谵语，可与承气汤。重发其汗，复加烧针者，属四逆汤[6]。

伤寒，发汗已解，半日许复烦，其脉浮数，可复发其汗，属桂枝汤。

发汗后，身体疼痛，其脉沉迟，属桂枝加芍药生姜人参汤[7]。

发汗后，不可更行桂枝汤，汗出而喘，无大热，可以麻黄杏子甘草石膏汤[8]。

发汗过多以后，其人叉手自冒心，心下悸，而欲得按之，属桂枝甘草汤[9]。

发汗后，其人脐下悸，欲作奔豚，属茯苓桂枝甘草大枣汤[10]。

发汗后，腹胀满，属厚朴生姜半夏甘草人参汤[11]。

发其汗不解，而反恶寒者，虚故也，属芍药甘草附子汤[12]。不恶寒，但热者，实也，当和其胃气，宜小承气汤[13]。

【注释】

[1] 桂枝加附子汤:《伤寒论》方包括桂枝汤加附子。

[2] 桂枝二麻黄一汤:《伤寒论》方包括桂枝、芍药、麻黄、生姜、杏仁、甘草、大枣。（注：本方与桂枝麻黄各半汤药品相同，唯分量有异，桂枝、芍药用量多于桂麻各半汤，而麻黄、杏仁用量却少于桂麻各半汤。）

[3] 白虎汤:《伤寒论》方包括知母、石膏、甘草、粳米。

[4] 甘草干姜汤:《伤寒论》方包括甘草、干姜。

[5] 芍药甘草汤:《伤寒论》方包括芍药、甘草。

[6] 四逆汤：仲景方包括附子、干姜、甘草。

[7] 桂枝加芍药生姜人参汤:《伤寒论》包括桂枝汤加重芍药生姜各一两，人参三两。

[8] 麻黄杏子甘草石膏汤:《伤寒论》方包括麻黄、杏仁、甘草、石膏。

[9] 桂枝甘草汤:《伤寒论》方包括桂枝、甘草。

[10] 茯苓桂枝甘草大枣汤：仲景方包括茯苓、桂枝、甘草、大枣。

[11] 厚朴生姜半夏甘草人参汤:《伤寒论》方包括厚朴、生姜、半夏、甘草、人参。

[12] 芍药甘草附子汤:《伤寒论》方包括芍药、甘草、附子。

[13] 小承气汤：仲景方包括大黄、厚朴、枳实。

原文

太阳病，发汗，若大汗出，胃中燥，烦不得眠，其人欲饮水，当稍饮之，令胃中和则愈。

发汗已，脉浮而数，复烦渴者，属五苓散[1]。

伤寒，汗出而渴，属五苓散证；不渴，属茯苓甘草汤[2]。

太阳病，发其汗，汗出不解，其人发热，心下悸，头眩，身瞤而动，振振欲擗地，属真武汤[3]。

伤寒，汗出，解之后，胃中不和，心下痞坚，干噫食臭，胁下有水气，腹中雷鸣而利，属生姜泻心汤[4]。

伤寒发热，汗出不解后，心中痞坚，呕而下利，属大柴胡汤[5]。

太阳病三日，发其汗不解，蒸蒸发热者，属于胃也，属承气汤。

大汗出，热不去，内拘急[6]，四肢疼，下利，厥逆而恶寒，属四逆汤。

发汗多，亡阳谵语者，不可下，与柴胡桂枝汤[7]，和其荣卫，以通津液，后自愈。

【注释】

[1] 五苓散：仲景方：猪苓、泽泻、白术、茯苓、桂枝。

[2] 茯苓甘草汤:《伤寒论》方：茯苓、桂枝、甘草、生姜。

[3] 真武汤:《伤寒论》方：茯苓、芍药、生姜、白术、附子。

[4] 生姜泻心汤:《伤寒论》方：生姜、甘草、人参、干姜、黄芩、半夏、黄连、大枣。

[5] 大柴胡汤：仲景方：柴胡、枳实、生姜、黄芩、芍药、半夏、大枣、大黄。

[6] 内拘急：腹中挛急。

[7] 柴胡桂枝汤：仲景方：桂枝、黄芩、人参、甘草、半夏、芍药、大枣、生姜、柴胡。

病不可吐证第四

原文

太阳病，当恶寒而发热，今自汗出，反不恶寒发热，关上脉细而数，此医吐之过也。若得病一日、二日吐之，腹中饥，口不能食。三日、四日吐之，不喜糜粥[1]，欲食冷食，朝食暮吐，此医吐之所致也，此为小逆。

太阳病，吐之者，但太阳病当恶寒，今反不恶寒，不欲近衣，此为吐之内烦也。

少阴病，饮食入则吐，心中温温[2]欲吐，复不能吐，始得之，手足寒，脉弦迟，此胸中实，不可下。若膈上有寒饮，干呕者，不可吐，当温之。

诸四逆厥者，不可吐之，虚家亦然。

【注释】

[1] 糜粥：糜烂稠黏的粥。

[2] 温温：热气出貌。此处作泛泛欲吐的形容词。

病可吐证第五

原文

大法，春宜吐。

凡服汤吐，中病便止，不必尽剂也。

病如桂枝证，其头不痛，项不强，寸口脉微浮，胸中痞坚，气上撞咽喉，不得息，此为胸有寒[1]，当吐之。

病胸上诸实，胸中郁郁而痛，不能食，欲使人按之，而反有浊唾，下利日十余行，其脉反迟，寸口微滑，此可吐之，吐之利即止。

少阴病，饮食入则吐，心中温温欲吐，复不能吐，当遂吐之。宿食在上脘，当吐之。

病者手足厥冷，脉乍紧，邪结在胸中，心下满而烦，饥不能食，病在胸中，当吐之。

【注释】

[1] 胸有寒：此处的“寒”字作“邪”解。胸有寒，即胸中邪气阻滞的意思，凡痰涎宿食等都属于邪的范围。

【按语】

催吐方法，本宗于《黄帝内经》“其高者，因而越之”之旨发展而来的。在病不可吐证和病可吐证两篇中，指出了吐法的适应证和禁忌证，因为吐法易伤胃气，应从严掌握，不能滥用。故文中反复强调，要中病即止，不必尽剂，“无使过之，伤其正也”。

凡病邪在上焦，胸喉之间，如邪结在胸中，宿食在上脘，膈上有实邪，病人又有欲吐之势，应因势利导，所以均可用吐法治疗，篇中所谓“胸中痞坚，气上撞咽喉”“胸中郁郁而痛”“胸中温温欲吐”等，即是指出邪在上焦应用吐法的具体症状。

但篇中“春宜吐”之说，不可执一而论，亦未可单纯作时令解，古今医家用吐法治疗的医案相对较少，亦不拘束只在春天使用，当以临床见证为主，同时参考季节而应用吐法就更为稳妥。

病不可下证第六

原文

脉濡而弱，弱反在关，濡反在巅，微反在上，涩反在下，微则阳气不足，涩则无血。阳气反微，中风汗出，而反躁烦，涩则无血，厥而且寒，阳微不可下，下之则心下痞坚。

动气在右，不可下。下之则津液内竭，咽燥鼻干，头眩心悸。

动气在左，不可下。下之则腹里拘急，食不下，动气反剧，身虽有热，卧反欲踡。

动气在上，不可下。下之则掌握[1]热烦，身浮冷，热汗自泄，欲水自灌[2]。

动气在下，不可下。下之则腹满，卒起头眩，食则下清谷，心下痞坚。

咽中闭塞，不可下。下之则上轻下重，水浆不下，卧则欲踡，身体急痛，复下利日十数行。

诸外实，不可下。下之则发微热，亡脉则厥，当脐握热。

诸虚，不可下，下之则渴，引水者易愈，恶水者剧。

【注释】

[1] 掌握：掌心。

[2] 欲水自灌：要想喝很多的水。

原文

脉濡而弱，弱反在关，濡反在巅，弦反在上，微反在下。弦为阳运[1]，微为阴寒，上实下虚，意欲得温。微弦为虚，虚者不可下。微则为咳，咳则吐涎沫。下之咳则止，而利不休，胸中如虫啮，粥入则出，小便不利，两胁拘急，喘息为难，颈背相牵，臂则不仁，极寒反汗出，躯冷若冰，眼睛不慧，语言不休，谷气多入，则为除中[2]，口虽欲言，舌不得前。

脉濡而弱，弱反在关，濡反在巅，浮反在上，数反在下，浮则为阳虚，数则为无血，浮则为虚，数则生热。浮则为虚，自汗而恶寒。数则为痛，振而寒栗。微弱在关，胸下为急，喘汗，不得呼吸。呼吸之中，痛在于胁，振寒相搏，其形如疟。医反下之，令脉急数，发热，狂走见鬼，心下为痞。小便淋沥，少腹甚坚，小便血也。

【注释】

[1] 阳运：阳气转运。此处指肝阳上逆。

[2] 除中：中气将绝而反能食的，称为除中，属危象。

原文

脉濡而紧，濡则阳气微，紧则荣中寒。阳微卫中风，发热而恶寒。荣紧胃气冷，微呕心内烦。医以为大热，解肌而发汗，亡阳虚烦躁，心下苦痞坚，表里俱虚竭，卒起而头眩，客热在皮肤，怅快[1]不得眠，不知胃气冷，紧寒在关元，技巧无所施，汲水灌其身，客热应时罢，栗栗而振寒，重被而覆之，汗出而冒巅，体惕而又振，小便为微难，寒气因水发，清谷不容间，呕变反肠出，颠倒不得安，手足为微逆，身冷而内烦，迟欲从后救，安可复追还。

脉浮而大，浮为气实，大为血虚，血虚为无阴，孤阳独下阴部，小便难，胞中虚。今反小便利而大汗出，法卫家当微，今反更实，津液四射，荣竭血尽，干烦不眠，血薄肉消，而成暴液[2]。医复以毒药攻其胃，此为重虚，客阳去有期，必下如污泥而死。

趺阳脉迟而缓，胃气如经。趺阳脉浮而数，浮则伤胃，数则动脾，此非本病，医特下之所为也。

【注释】

[1] 怅快：失意不乐。

[2] 暴液：暴同曝。曝液，指津液被火气煎熬。

原文

荣卫内陷，其数先微，脉反但浮，其人必坚，气噫而除。何以言之？脾脉本缓，今数脉动脾，其数先微，故知脾气不治。大便坚，气噫而除，今脉反浮，其数改微，邪气独留，心中则饥，邪热不杀谷，潮热发渴数脉当迟缓，脉因前后度数如前（张仲景前字作法），病者则饥。数脉不时，则生恶疮。

脉数者，久数不止，止则邪结，正气不能复，正气却结于脏，故邪气浮之，与皮毛相得。脉数者，不可下，下之必烦，利不止。

少阴病，脉微，不可发其汗，无阳故也。阳已虚，尺中弱涩者，复不可下之。

脉浮大，应发其汗，医反下之，此为大逆。

脉浮而大，心下反坚，有热属脏，攻之，不全微汗。属腑，溲数则坚，汗多即愈，汗少便难。脉迟，尚未可攻。

二阳并病，太阳初得病时，发其汗，汗先出，复不彻，因转属阳明，欲自汗出，不恶寒，若太阳证不罢，不可下，下之为逆。

结胸证，其脉浮大，不可下，下之即死。

太阳与阳明合病，喘而胸满，不可下之。

太阳与少阳并病，心下痞坚，颈项强而眩，勿下之。

原文

诸四逆厥者，不可下之，虚家亦然。

病欲吐者，不可下之。

太阳病，有外证未解，不可下，下之为逆。

病发于阳，而反下之，热入因作结胸。发于阴，而反下之，因作痞。痞脉浮坚而下之，紧反入里，因作痞。

夫病阳多者热，下之则坚。

本虚，攻其热必哕。无阳，阴强而坚，下之，必清谷而腹满。

太阴之为病，腹满而吐，食不下，下之益甚，腹时自痛，胸下结坚。

厥阴之为病，消渴，气上撞，心中疼热，饥而不欲食，甚者则欲吐，下之不肯止。

少阴病，其人饮食入则吐，心中温温欲吐，复不能吐。始得之，手足寒，脉弦迟，此胸中实，不可下也。

伤寒五六日，不结胸，腹濡，脉虚，复厥者，不可下，下之亡血死。伤寒，发热，但头痛，微汗出。发其汗则不识人。熏之则喘，不得小便，心腹满。下之则短气而腹满，小便难，头痛背强。加温针则必衄。

原文

伤寒，其脉阴阳俱紧，恶寒发热，则脉欲厥。厥者，脉初来大，渐渐小，更来渐大，是其候也。恶寒甚者，翕翕汗出，喉中痛。热多者，目赤，睛不慧，医复发之，咽中则伤。若复下之，则两目闭，寒多清谷，热多便脓血。熏之则发黄。熨之则咽燥。小便利者可救。难者，必危殆。

伤寒发热，口中勃勃气出，头痛目黄，鼻衄不可制。贪水者必呕，恶水者厥，下之咽中生疮。假令手足温者，下重便脓血。头痛目黄者，下之目闭。贪水者，下之其脉必厥，其声嘤[1]，咽喉塞，发其汗则战栗，阴阳俱虚。恶水者，下之，里冷不嗜食，大便完谷出。发其汗，口中伤，舌上苔滑，烦躁。脉数实，不大便六七日，后必便血。复发其汗，小便即自利。

得病二三日，脉弱，无太阳柴胡证，而烦躁，心下坚。至四日，虽能食，以承气汤少与微和之，令小安。至六日，与承气汤一升。不大便六七日，小便少者，虽不大便，但头坚后溏，未定成其坚，攻之必溏。当须小便利，定坚，乃可攻之。

【注释】

[1] 嘤：鸟叫的声音。此处形容声音细小。

原文

脏结无阳证，寒而不热（《伤寒论》云：不往来寒热），其人反静，舌上苔滑者，不可攻也。

伤寒呕多，虽有阳明证，不可攻之。

阳明病，潮热，微坚，可与承气汤；不坚，不可与。若不大便六七日，恐有燥屎，欲知之法，可少与小承气汤。腹中转失气者，此为有燥屎，乃可攻之。若不转失气者，此但头坚后溏，不可攻之，攻之必腹满不能食。欲饮水者，即哕。其后发热者，必复坚，以小承气汤和之。若不转失气者，慎不可攻之。

阳明病，身合色赤者，不可攻也。必发热色黄者，小便不利也。

阳明病，当心下坚满，不可攻之。攻之，遂利不止者，死；止者，愈。

阳明病，自汗出，若发其汗，小便自利，此为内竭，虽坚不可攻之。当须自欲大便，宜蜜煎导而通之。若土瓜根及猪胆汁，皆可以导。

下利，其脉浮大，此为虚，以强下之故也，设脉浮革，因尔肠鸣，属当归四逆汤[1]。

【注释】

[1] 当归四逆汤:《伤寒论》方：当归、桂枝、芍药、细辛、甘草、通草、大枣。

病可下证第七

原文

大法，秋宜下。

凡可下者，以汤胜丸散，中病便止，不必尽三服。

阳明病，发热汗多者，急下之，属大柴胡汤。

少阴病，得之二三日，口燥咽干者，急下之，属承气汤。

少阴病六七日，腹满不大便者，急下之，属承气汤证。

少阴病，下利清水，色青者，心下必痛，口干燥者，可下之，属大柴胡汤、承气汤证。

下利，三部脉皆平，按其心下坚者，可下之，属承气汤证。

阳明与少阳合病而利，脉不负者为顺，负[1]者失也，互相克贼为负。

滑而数者，有宿食，当下之，属大柴胡、承气汤证。

伤寒后脉沉，沉为内实（《玉函》云：脉沉实，沉实者，下之），下之解，属大柴胡汤证。

伤寒六七日，目中不了了，睛不和，无表里证，大便难，微热者，此为实。急下之，属大柴胡汤、承气汤证。

太阳病未解，其脉阴阳俱停[2]，必先振，汗出解。但阳微者，先汗之而解；但阴微者，先下之而解，属大柴胡汤证。（阴微一作尺实。）

脉双弦迟，心下坚，脉大而紧者，阳中有阴，可下之，属承气汤证。

结胸者，项亦强，如柔痓状，下之即和。

【注释】

[1] 负：相克。

[2] 停：停匀、均匀。

原文

病者无表里证，发热七八日，虽脉浮数，可下之，属大柴胡汤证。

太阳病六七日，表证续在，其脉微沉，反不结胸，其人发狂，此热在下焦，少腹当坚而满，小便自利者，下血乃愈。所以然者，以太阳随经，瘀热在里故也。属抵当汤[1]。

太阳病，身黄，其脉沉结，少腹坚，小便不利，为无血；小便自利，其人如狂者，血证谛。属抵当汤证。

伤寒有热而少腹满，应小便不利，今反利者，此为血，当下之，属抵当丸[2]证。

阳明病，发热而汗出，此为热越[3]，不能发黄，但头汗出，其身无有，齐颈而还，小便不利，渴引水浆，此为瘀热在里，身必发黄，属茵陈蒿汤[4]。

阳明证，其人喜忘，必有蓄血。所以然者，本有久瘀血，故令喜忘。虽坚，大便必黑，属抵当汤证。汗出而谵语者，有燥屎在胃中，此风也，过经乃可下之。下之若早，语言乱，以表虚里实故也。下之则愈，属大柴胡汤、承气汤证。

病者烦热，汗出即解，复如疟状，日晡所发者，属阳明。脉实者，当下之，属大柴胡汤、承气汤证。阳明病，谵语，有潮热，而反不能食者，必有燥屎五六枚；若能食者，但坚耳，属承气汤证。

太阳中风，下利呕逆，表解，乃可攻之。其人漐漐汗出，发作有时，头痛，心下痞坚满，引胁下痛，呕则短气，汗出，不恶寒，此为表解里未和，属十枣汤[5]。

太阳病不解，热结膀胱，其人如狂，血自下，下之即愈。其外未解，尚未可攻，当先解外。外解，小腹急结者，乃可攻之，属桃仁承气汤[6]。

【注释】

[1] 抵当汤：仲景方：水蛭、虻虫、桃仁、大黄。

[2] 抵当丸：《伤寒论》方：同上作丸。

[3] 热越：里热发越于外。

[4] 茵陈蒿汤:《伤寒论》方：茵陈、栀子、大黄。

[5] 十枣汤：仲景方：芫花、甘遂、大戟、大枣。

[6] 桃仁承气汤:《伤寒论》方：桃仁、大黄、桂枝、甘草、芒硝。

原文

伤寒七八日，身黄如橘，小便不利，少腹微满，属茵陈蒿汤证。

伤寒十余日，热结在里，复往来寒热，属大柴胡汤证。但结胸，无大热，此为水结在胸胁，头微汗出，与大陷胸汤。

伤寒六七日，结胸热实，其脉沉紧，心下痛，按之如石坚，与大陷胸汤。

阳明病，其人汗多，津液外出，胃中燥，大便必坚，坚者则谵语，属承气汤证。

阳明病，不吐下而心烦者，可与承气汤。

阳明病，其脉迟，虽汗出而不恶寒，其体（一本作人）必重，短气，腹满而喘，有潮热，如此者，其外为解，可攻其里。若手足濈然[1]汗出者，此大便已坚，属承气汤。其热不潮，未可与承气汤。若腹满大而不大便者，属小承气汤，微和胃气，勿令至大下。

阳明病，谵语，发潮热，其脉滑疾，如此者，属承气汤。因与承气汤一升，腹中转失气者，复与一升；如不转失气者，勿更与之。明日又不大便，脉反微涩者，此为里虚，为难治，不可更与承气汤。

二阳并病，太阳证罢，但发潮热，手足漐漐汗出，大便难而谵语者，下之愈，属承气汤证。

病人小便不利，大便乍难乍易，时有微热，喘冒不能卧者，有燥屎也，属承气汤证。

【注释】

[1] 濈然：持续貌。

【按语】

按可下不可下证治，简而言之，即实者可下，虚者不可下，是临床运用下法必须掌握的治疗原则。也是遵《黄帝内经》“实者泻之，留者攻之”的治疗原则而提出的。在可下证节叙述了泻肠胃燥实、攻积逐饮、破瘀逐血、涤痰开结等，目的在于泻实热而救津液，攻瘀活血，扶正祛邪，随证投方，按病用药，同时还必须根据病情轻重，病势缓急，严格掌握攻下时期。如过早攻下则阳邪内陷，失下则热灼津涸，流弊百出，这是指可下情况必须注意的方面，当然不可下而误下的后果自不待言。篇中在不可下证治中列举许多禁下范例，如脐有动气，脉微，阳微，胃弱，老年血燥，新产血枯，津液损伤，气血亏耗，表证未罢，邪尚在表，邪虽入里，胃家未实，欲吐，呕多，咽中闭塞等都属于内虚、外实、病势向上的不可下范围。古人辨证之精微，用药之严谨，可推想而知。若正虚邪实，如津液内竭，阴血耗伤而出现便秘可下之证，是绝对不能专任攻伐的。故另立润导之法，蜜煎导、猪胆汁、土瓜根等以弥补峻攻剂之不足，乃临床实践经验的结晶，为后世医家所效仿，温病学的增水行舟之法，其理与此互通。

病发汗吐下以后证第八

原文

师曰：病人脉微而涩者，此为医所病也，大发其汗，又数大下之，其人亡血，病当恶寒而发热，无休止时。夏月盛热而与（仲景作欲）着复衣，冬月盛寒而与（仲景作欲）裸其体。所以然者，阳微即恶寒，阴弱即发热，故（仲景作医）发其汗，使阳气微，又大下之，令阴气弱。五月之时，阳气在表，胃中虚冷，以阳气内微，不能胜冷，故与（仲景作欲）着复衣。十一月之时，阳气在里，胃中烦热，以阴气内弱，不能胜热，故与（仲景作欲）裸其体。又阴脉迟涩，故知亡血。

太阳病三日，已发其汗，吐、下、温针[1]而不解，此为坏病[2]，桂枝复不中与也。观其脉证，知犯何逆，随证而治之。

脉浮数，法当汗出而愈，而下之，则身体重，心悸，不可发其汗，当自汗出而解。所以然者，尺中脉微，此里虚，须表里实，津液和，即自汗出愈。

凡病若发汗，若吐，若下，若亡血，无津液，而阴阳自和者，必自愈。

大下后，发汗，其人小便不利，此亡津液，勿治，其小便利，必自愈。

下以后，复发其汗，必振寒，又其脉微细。所以然者，内外俱虚故也。

【注释】

[1] 温针：以艾裹针体燃烧的针。

[2] 坏病：因治疗有误致病情恶化。

原文

太阳病，先下而不愈，因复发其汗，表里俱虚，其人因冒。冒家[1]当汗出自愈。所以然者，汗出表和故也。表和，然后下之。

得病六七日，脉迟浮弱，恶风寒，手足温。医再三下之，不能多（多一作食），其人胁下满，面目及身黄，颈项强，小便难，与柴胡汤[2]，后必下重，本渴，饮水而呕，柴胡汤复不中与也，食谷者哕。

太阳病，二三日，终不能卧，但欲起者，心下必结，其脉微弱者，此本寒也。而反下之，利止者，必结胸；未止者，四五日复重下之。此挟热利也。

太阳病，下之，其脉促，不结胸者，此为欲解。其脉浮者，必结胸。其脉紧者，必咽痛。其脉弦者，必两胁拘急。其脉细而数者，头痛未止。其脉沉而紧者，必欲呕。其脉沉而滑者，挟热利。其脉浮而滑者，必下血。

太阳少阳并病，而反下之，成结胸，心下坚，下利不复止，水浆不肯下，其人必心烦。

脉浮紧，而下之，紧反入里，则作痞，按之自濡，但气痞耳。

伤寒吐下、发汗，虚烦，脉甚微，八九日心下痞坚，胁下痛，气上冲咽喉，眩冒，经脉动惕者，久而成痿。

【注释】

[1] 冒家：冒，头目如被物蒙。冒家，即头目昏冒的病人。

[2] 柴胡汤：张仲景方：柴胡、黄芩、人参、半夏、甘草、生姜、大枣。

原文

阳明病，不能食，下之不解，其人不能食。攻其热必哕，所以然者，胃中虚冷故也。

阳明病，脉迟，食难用饱，饱即发烦、头眩者，必小便难，此欲作谷疸。虽下之，其腹满如故耳。所以然者，脉迟故也。

太阳病，寸缓关浮尺弱，其人发热而汗出，复恶寒，不呕，但心下痞者，此为医下之也。

伤寒，大吐、大下之，极虚，复极汗者，其人外气怫郁，复与之水，以发其汗，因得哕。所以然者，胃中寒冷故也。

吐、下、发汗后，其人脉平，而小烦者，以新虚不胜谷气故也。

太阳病，医发其汗，遂发热而恶寒，复下之，则心下痞。此表里俱虚，阴阳气并竭[1]，无阳则阴独[2]。复加火针，因而烦，面色青黄，肤瞤，如此者，为难治。今色微黄，手足温者，易愈。

服桂枝汤，下之，头项强痛，翕翕发热，无汗，心下满微痛，小便不利，属桂枝去桂加茯苓术汤[3]。

太阳病，先发其汗，不解，而下之，其脉浮者，不愈。浮为在外，而反下之，故令不愈。今脉浮，故在外，当解其外则愈，属桂枝汤。下以后，复发其汗者，则昼日烦躁不眠，夜而安静，不呕不渴，而无表证，其脉沉微，身无大热，属干姜附子汤[4]。

【注释】

[1] 阴阳气并竭：指表里俱虚。发汗使表虚而阳气竭，攻下使里虚而阴气竭。

[2] 无阳则阴独：是表邪内陷成痞，表证罢而里证独具。

[3] 桂枝去桂加茯苓术汤：《伤寒论》方包括芍药、甘草、生姜、白术、茯苓、大枣。

[4] 干姜附子汤：《伤寒论》方包括干姜、附子。

原文

伤寒吐、下、发汗后，心下逆满，气上撞胸，起即头眩，其脉沉紧，发汗即动经，身为振摇，属茯苓桂枝白术甘草汤[1]。

发汗、吐、下以后，不解，烦躁，属茯苓四逆汤[2]。

伤寒发汗、吐、下后，虚烦不得眠。剧者，反复颠倒，心中懊侬，属栀子汤。若少气，栀子甘草汤[3]。若呕，栀子生姜汤[4]。若腹满者，栀子厚朴汤[5]。

发汗若下之，烦热，胸中塞者，属栀子汤证。

太阳病，过经[6]十余日，心下温温欲吐而胸中痛，大便反溏，其腹微满，郁郁微烦，先时自极吐下者，与承气汤。不尔者，不可与。欲呕，胸中痛，微溏，此非柴胡汤证，以呕故知极吐下也。

太阳病，重发其汗，而复下之，不大便五六日，舌上燥而渴，日晡所小有潮热，从心下至少腹坚满，而痛不可近，属大陷胸汤[7]。

伤寒五六日，其人已发汗，而复下之，胸胁满微结，小便不利，渴而不呕，但头汗出，往来寒热，心烦，此为未解，属柴胡桂枝干姜汤[8]。

伤寒汗出，若吐下，解后，心下痞坚，噫气不除者，属旋覆代赭汤[9]。

大下以后，不可更行桂枝汤。汗出而喘，无大热，可以麻黄杏子甘草石膏汤。

【注释】

[1] 茯苓桂枝白术甘草汤：仲景方包括茯苓、桂枝、白术、甘草。

[2] 茯苓四逆汤：《伤寒论》方包括茯苓、人参、附子、甘草、干姜。

[3] 栀子甘草汤：待考。

[4] 栀子生姜汤：待考。

[5] 栀子厚朴汤：《伤寒论》方包括栀子、厚朴、枳实。

[6] 过经：此处指邪已离开太阳经的意思。

[7] 大陷胸汤：《伤寒论》方包括大黄、芒硝、甘遂。

[8] 柴胡桂枝干姜汤：仲景方包括柴胡、桂枝、干姜、栝蒌根、黄芩、牡蛎、甘草。

[9] 旋覆代赭汤：《伤寒论》方包括旋覆花、人参、生姜、代赭石、甘草、半夏、大枣。

原文

伤寒大下后，复发其汗，心下痞，恶寒者，表未解也，不可攻其痞，当先解表，表解，乃攻其痞。解表属桂枝汤，攻痞[1]属大黄黄连泻心汤[2]。

伤寒吐下后，七八日不解，热结在里，表里俱热，时时恶风，大渴，舌上干燥而烦，欲饮水数升，属白虎汤。

伤寒吐下后未解，不大便五六日至十余日，其人日晡所发潮热，不恶寒，独语如见鬼神之状。若剧者，发则不识人，循衣妄撮，怵惕不安，微喘直视。脉弦者生，涩者死。微者，但发热谵语，属承气汤。若下者，勿复服。

三阳合病[3]，腹满身重，难以转侧，口不仁[4]，面垢[5]，谵语，遗溺。发汗则谵语，下之则额上生汗，手足厥冷，自汗，属白虎汤证。

阳明病，其脉浮紧，咽干口苦，腹满而喘，发热汗出，而不恶寒，反偏恶热，其身体重，发其汗即躁，心愦愦而反谵语。加温针，必怵惕，又烦躁不得眠。下之，即胃中空虚，客气动膈，心中懊憹，舌上苔者，属栀子汤证。

阳明病，下之，其外有热，手足温，不结胸，心中懊侬，若饥不能食。但头汗出，属栀子汤证。

【注释】

[1] 攻痞：此处“攻”字，是含有治疗的意思。攻痞，即治疗痞证。

[2] 大黄黄连泻心汤:《伤寒论》方：大黄、黄连。

[3] 三阳合病：即太阳、少阳、阳明三经同时发病。

[4] 口不仁：言语不利，不知味。

[5] 面垢：面部油垢污浊。

原文

阳明病，下之，心中懊侬而烦，胃中有燥屎者，可攻。其人腹微满，头坚后溏者，不可下之。有燥屎者，属承气汤证。

太阳病，吐下发汗后，微烦，小便数，大便因坚，可与小承气汤和之，则愈。

大汗若大下，而厥冷者，属四逆汤证。

太阳病，下之，其脉促胸满者，属桂枝去芍药汤。若微寒，属桂枝去芍药加附子汤。

伤寒五六日，大下之，身热不去，心中结痛[1]者，未欲解也，属栀子汤证。

伤寒下后，烦而腹满，卧起不安，属栀子厚朴汤。

伤寒，医以丸药大下之，身热不去，微烦，属栀子干姜汤[2]。

伤寒，医下之，续得下利，清谷不止。身体疼痛，急当救里。身体疼痛，清便自调，急当救表。救里宜四逆汤，救表宜桂枝汤。

太阳病，过经[3]十余日，反再三下之，后四五日，柴胡证续在，先与小柴胡汤。呕止小安（一云：呕不止，心下急）。其人郁郁微烦者，为未解，与大柴胡汤，下者止。

伤寒，十三日不解，胸胁满而呕，日晡所发潮热，而微利，此本当柴胡汤下之，不得利，今反利者，故知医以丸药下之，非其治也。潮热者，实也，先再服小柴胡汤，以解其外，后属柴胡加芒硝汤[4]。

【注释】

[1] 结痛：支结而痛，由胸中窒塞不通进一步发展而成。

[2] 栀子干姜汤：《伤寒论》方：栀子、干姜。

[3] 过经：指伤寒过程中，由一经的证候转入另一经证候的变化。

[4] 柴胡加芒硝汤：《伤寒论》方包括柴胡、黄芩、人参、甘草、生姜、半夏、大枣、芒硝。

原文

伤寒十三日，过经而谵语，内有热也，当以汤下之。小便利者，大便当坚，而反利，其脉调和者，知医以丸药下之，非其治也。自利者，其脉当微，厥[1]，今反和者，此为内实，属承气汤证。

伤寒八九日，下之，胸满烦惊，小便不利，谵语，一身不可转侧，属柴胡加龙骨牡蛎汤[2]。

火逆下之，因烧针烦躁，属桂枝甘草龙骨牡蛎汤[3]。

太阳病，脉浮而动数，浮则为风，数则为热，动则为痛，数则为虚。头痛发热，微盗汗出，而反恶寒，其表未解。医反下之，动数则迟，头痛即眩（一云：膈内拒痛），胃中空虚，客气动膈，短气躁烦，心中懊侬，阳气内陷，心下因坚，则为结胸，属大陷胸汤。若不结胸，但头汗出，其余无有，齐颈而还[4]，小便不利，身必发黄。

伤寒五六日，呕而发热，柴胡汤证具，而以它药下之，柴胡证仍在，复与柴胡汤。此虽已下，不为逆也。必蒸蒸[5]而振[6]，却发热汗出而解。若心下满而坚痛者，此为结胸，属大陷胸汤。若但满而不痛者，此为痞，柴胡复不中与也。属半夏泻心汤[7]。本以下之，故心下痞，与之泻心。其痞不解，其人渴而口燥，小便不利者，属五苓散。（一方言：忍之，一日乃愈）。

【注释】

[1] 其脉当微，厥：指脉微而四肢厥。

[2] 柴胡加龙骨牡蛎汤：《伤寒论》方包括柴胡、龙骨、黄芩、生姜、铅丹、人参、桂

枝、茯苓、半夏、大黄、牡蛎、大枣。

[3] 桂枝甘草龙骨牡蛎汤:《伤寒论》方包括桂枝、甘草、龙骨、牡蛎。

[4] 齐颈而还：到颈部而止。

[5] 蒸蒸：指热由内向外蒸腾。

[6] 振：作兴奋解。

[7] 半夏泻心汤：仲景方包括半夏、黄芩、干姜、人参、甘草、黄连、大枣。

原文

伤寒中风，医反下之，其人下利日数十行，谷不化，腹中雷鸣，心下痞坚而满，干呕而烦，不能得安。医见心下痞，为病不尽，复重下之，其痞益甚，此非结热，但胃中虚，客气上逆，故使之坚，属甘草泻心汤[1]。

伤寒，服汤药，而下利不止，心下痞坚，服泻心汤已。后以它药下之，利不止，医以理中与之，利益甚。理中，理中焦，此利在下焦，属赤石脂禹余粮汤[2]。若不止者，当利其小便。

太阳病，外证未除，而数下[3]之，遂挟热而利不止，心下痞坚，表里不解，属桂枝人参汤[4]。

伤寒吐后，腹满者，与承气汤。

病者无表里证，发热七八日，脉虽浮数者，可下之。假令下已，脉数不解，今热则消谷喜饥，至六七日不大便者，有瘀血，属抵当汤。若脉数不解，而不止，必夹血，便脓血。

太阳病，医反下之，因腹满时痛，为属太阴，属桂枝加芍药汤[5]。大实痛，属桂枝加大黄汤[6]。

伤寒六七日，其人大下后，脉沉迟，手足厥逆，下部脉不至，喉咽不利，唾脓血，泄利不止，为难治，属麻黄升麻汤[7]。

伤寒，本自寒下，医复吐下之，寒格[8]更遂吐（一本作更逆吐下），食入即出，属干姜黄芩黄连人参汤[9]。

【注释】

[1] 甘草泻心汤：仲景方包括甘草、黄芩、干姜、半夏、大枣、黄连。

[2] 赤石脂禹余粮汤:《伤寒论》方包括赤石脂、禹余粮。

[3] 数下：屡用攻下。

[4] 桂枝人参汤:《伤寒论》方包括桂枝、甘草、白术、人参、干姜。

[5] 桂枝加芍药汤:《伤寒论》方包括桂枝汤倍芍药量。

[6] 桂枝加大黄汤:《伤寒论》方包括桂枝汤加大黄。

[7] 麻黄升麻汤:《伤寒论》方包括麻黄、升麻、当归、知母、黄芩、葳蕤、芍药、天冬、桂枝、茯苓、甘草、石膏、白术、干姜。

[8] 寒格：指上热为下寒所格，致饮食入口即吐，故称寒格。

[9] 干姜黄芩黄连人参汤:《伤寒论》方包括干姜、黄芩、黄连、人参。

病可温证第九

原文

大法，冬宜服温热药及灸。

师曰：病发热头痛，脉反沉。若不瘥，身体更疼痛，当救其里，宜温药，四逆汤。

下利，腹满，身体疼痛，先温其里，宜四逆汤。

自利，不渴者，属太阴，其脏有寒故也。当温之，宜四逆辈[1]。

少阴病，其人饮食入则吐，心中温温欲吐，复不能吐。始得之，手足寒，脉弦迟。若膈上有寒饮，干呕者，不可吐，当温之，宜四逆汤。

少阴病，脉沉者，急当温之，宜四逆汤。

下利，欲食者，就当温之。

下利，脉迟紧，为痛未欲止，当温之。得冷者满，而便肠垢[2]。

下利，其脉浮大，此为虚，以强下之故也。设脉浮革，因尔肠鸣，当温之，宜当归四逆汤。

少阴病，下利，脉微涩者，即呕汗出，必数更衣，反少，当温之。

伤寒，医下之，续得下利，清谷不止，身体疼痛，急当救里，宜温之，以四逆汤。

【注释】

[1] 四逆辈：指四逆汤一类的方药。

[2] 肠垢：大便垢浊。

【按语】

救里宜温自属法则，应指里虚里寒而言，亦要联系时令，四逆为救里的主方，少阴用以扶阳，太阴用以温中，固正气强中气，所谓温里救里，凡虚证皆以里为重也。

病不可灸证第十

原文

微数之脉，慎不可灸，因火为邪，则为烦逆，追虚逐实[1]，血散脉中[2]，火气虽微，内攻有力，焦骨伤筋[3]，血难复也。

脉浮，当以汗解，而反灸之，邪无从去，因火而盛，病从腰以下，必当重而痹，此为火逆[4]。若欲自解，当先烦，烦乃有汗，随汗而解。何以知之？脉浮，故知汗出当解。

脉浮，热甚，而灸之，此为实，实以虚治，因火而动，咽燥必唾血。

【注释】

[1] 追虚逐实：血本虚，而更加火法，劫伤阴分，是为追虚。热本实，而更用火法，增加里热，是为逐实。

[2] 血散脉中：火邪内攻，随血液而流散。

[3] 焦骨伤筋：形容火毒危害之烈，由于血为火灼，筋骨失去濡养，故曰焦骨伤筋。

[4] 火逆：凡误用火法治疗，因而形成变证的，称为火逆。

病可灸证第十一

原文

烧针令其汗，针处被寒，核起而赤者，必发奔豚。气从少腹上撞者，灸其核上一壮（一本作各一壮），与桂枝加桂汤。

少阴病，得之一二日，口中和[1]，其背恶寒者，当灸之。

少阴病，其人吐利，手足不逆，反发热，不死。脉不至者[2]，灸其少阴七壮。

少阴病，下利，脉微涩者，即呕汗出，必数更衣，反少，当温其上，灸之（一云灸厥阴可五十壮）。

诸下利，皆可灸足大都五壮（一云七壮），商丘、阴陵泉皆三壮。

下利，手足厥，无脉，灸之不温，反微喘者，死。少阴负趺阳者[3]，为顺也。

伤寒六七日，其脉微，手足厥，烦躁，灸其厥阴，厥不还者，死。

伤寒，脉促，手足厥逆，可灸之，为可灸少阴、厥阴，主逆。

【注释】

[1] 口中和：即口不苦，不燥渴的意思。

[2] 脉不至者：不足为虚，指无力甚至欲绝的。

[3] 少阴负趺阳者：少阴指足少阴经太溪穴的脉。负是略小之意。

【按语】

灸法和不可灸，形虽相反，理实相同。大概寒可灸，而热不可灸。虚宜灸，而实不宜灸。下利陷下，灸之为妙，脉浮邪气上升，灸之则谬。脉微而肢厥灸之为宜，脉浮而热甚，灸之反乖。归纳二篇，可为后人法则。

病不可刺证第十二

原文

大怒无刺（大，一作新），已刺无怒（已，一作新）。新内[1]无刺，已刺无内。大劳无刺（大，一作新），已刺无劳。大醉无刺，已刺无醉。大饱无刺，已刺无饱。大饥无刺，已刺无饥。大渴无刺，已刺无渴。无刺大惊，无刺熇熇[2]之热，无刺漉漉[3]之汗，无刺浑浑[4]之脉。身热甚，阴阳皆争[5]者，勿刺也。其可刺者，急取之，不汗则泄。所谓勿刺者，有死征也。无刺病与脉相逆[6]者。上工刺未生，其次刺未盛，其次刺已衰，粗工逆此，谓之伐[7]形。（出九卷）

【注释】

[1] 内：性生活。

[2] 熇熇：大热炽盛。

[3] 漉漉：水流貌。此处形容大汗淋漓之状。

[4] 浑浑：同混混。浊乱貌。

[5] 阴阳皆争：阴与阳相争，即阴阳皆亢之意。在脉搏的阴阳皆争，应为尺可浮按沉按皆亢强。

[6] 相逆：相反。

[7] 伐：攻杀。

病可刺证第十三

原文

太阳病，头痛，至七日，自当愈，其经竟[1]故也。若欲作再经者，当针足阳明，使经不传则愈。

太阳病，初服桂枝汤，而反烦不解者，当先刺风池、风府，乃却与桂枝汤则愈。

伤寒，腹满而谵语，寸口脉浮而紧者，此为肝乘脾，名纵[2]，当刺期门。

伤寒，发热，啬啬恶寒，其人大渴，欲饮酢[3]浆者，其腹必满，而自汗出，小便利，其病欲解，此为肝乘肺，名曰横[4]，当刺期门。

阳明病，下血而谵语，此为热入血室。但头汗出者，当刺期门，随其实而泻之，濈然汗出者则愈。

妇人中风，发热恶寒，经水适来，得之七八日，热除，脉迟，身凉，胸胁下满，如结胸状，其人谵语，此为热入血室，当刺期门，随其虚实而取之（《平病》云：热入血室，无犯胃气及上三焦。与此相反，岂谓药不谓针耶）。

太阳与少阳并病，头痛，颈项强而眩，时如结胸，心下痞坚，当刺大杼[5]第一间，肺俞[6]、肝俞[7]，慎不可发汗，发汗则谵语，谵语则脉弦。谵语五日不止，当刺期门。

少阴病，下利，便脓血者，可刺。

【注释】

[1] 竟：作“尽”解。

[2] 纵：直之意，凡克其所胜，其性顺，则放纵自如，称为纵。

[3] 酢：醋之意，醋字的古体。

[4] 横：强横跋扈的意思。肺金克制肝木，乃五行之常，今肝强肺弱，肝木反侮肺金，故称为横。

[5] 大杼：应为大椎，属督脉。在第一椎上陷者宛宛中。

[6] 肺俞：属足太阳膀胱经。在第三椎下两旁去脊各一寸五分。

[7] 肝俞：属足太阳膀胱经。在第九椎下两旁去脊各一寸五分。

原文

妇人伤寒，怀身腹满，不得小便，加从腰以下重，如有水气状，怀身七月，太阴当养不养，此心气实，当刺泻劳宫及关元，小便利则愈。

伤寒，喉痹，刺手少阴。少阴在腕，当小指后动脉是也。针入三分，补之。

问曰：病有汗出而身热烦满，烦满不为汗解者何？对曰：汗出而身热者，风也；汗出而烦满不解者，厥也，病名曰风厥也。太阳主气，故先受邪，少阴与为表里也。得热则上从之，从之则厥，治之，表里刺之，饮之汤。

热病三日，气口静，人迎躁者，取之诸阳五十九刺，以泻其热，而出其汗，实其阴，以补其不足。所谓五十九刺者，两手外内侧各三，凡十二痏[1]；五指间各一，凡八痏；足亦如是；头入发一寸旁三分，各三，凡六痏；更入发三寸，边各五，凡十痏；耳前后、口下、项中各一，凡六痏；巅上一。

热病先肤痛，窒鼻充面，取之皮，以第一针[2]五十九。苛菌为轸（一云苛轸）鼻[3]，索皮于肺，不得，索之火，火，心也。

热病，嗌干多饮，善惊，卧不能安，取之肤肉，以第六针[4]五十九。目眦赤，索肉于脾，不得索之木，木，肝也。

热病而胸胁痛，手足躁，取之筋间，以第四针[5]针于四达（一作逆），筋辟目浸[6]，索筋于肝，不得索之金，金，肺也。

热病数惊，瘈疭而狂，取之脉，以第四针急泻有余者，癫疾，毛发去，索血（一作脉）于心，不得索之水，水，肾也。

热病，而身重骨痛，耳聋而好瞑，取之骨，以第四针五十九。骨病食啮牙齿[7]，耳清，索骨于肾，无（一本作不）得索之土，土，脾也。

【注释】

[1] 痏：瘢痕。此处指针瘢，实谓穴为痏。

[2] 第一针：古九针之一的镵针。

[3] 苛菌为轸鼻：苛与疥同。轸义同痛。此句意为疥疮的菌毒使鼻部疼痛。

[4] 第六针：古九针之一的员利针。

[5] 第四针：古九针之一的锋针。

[6] 筋辟目浸：筋辟即筋痿不能行走。目浸即泪出不止。

[7] 食啮牙齿：啮，啃咬的意思。此处指因骨病致齿枯软，食物腐蚀牙齿。

原文

热病，先身涩傍勃[1]（傍教《太素》作倚），烦闷，干唇嗌，取之以第一针五十九。肤胀，口干，寒汗[2]。

热病，头痛，摄（摄一作颞）颥，目脉紧，善衄，厥热也，取之以第三针[3]，视有余不足，寒热病。

热病，体重，肠中热，取之以第四针，于其输及下诸指间，索气于胃络，得气也。

热病，挟脐痛急，胸胁支满，取之涌泉与太阴、阳明（一云阴陵泉），以第四针，针嗌里。

热病而汗且出，及脉顺可汗者，取之鱼际、太渊、大都、太白[4]。泻之则热去，补之则汗出。汗出太甚者，取踝上横纹以止之。

热病七日、八日，脉口动，喘而眩者，急刺之。汗且自出，浅刺手大指间。

热病，先胸胁痛，手足躁，刺足少阳，补手太阴，病甚，为五十九刺。

热病，先手臂痛，刺手阳明、太阴，而汗出止。

热病，始于头首者，刺项太阳而汗出止。

热病，先身重骨痛，耳聋目瞑，刺足少阴，病甚，为五十九刺。（一云刺少阳。）

热病先眩冒而热，胸胁满。刺足少阴、少阳。

热病，始足胫者，先取足阳明而汗出。

【注释】

[1] 傍教：傍同旁，变色之意。

[2] 寒汗：冷汗。

[3] 第三针：古九针之一的鍉针。

[4] 太白：属足太阴脾经。足内侧核骨后陷中。

【按语】

不可刺证的例子很多。凡精神状态或生理状态有剧烈挫伤或畸形亢进的，或病理方面，阴阳俱亢，有死征出现的，俱不可针刺。了解不可刺的范围，则除此之外的可刺证，可从反面推求而得。针刺方法则不外于《黄帝内经》所说的“盛则泻之，虚则补之，热则疾之，寒则留之，不盛不衰，以经取之”的5种类型。从这些类型互相交叉，更可得出许多针刺方法。

病不可水证第十四

原文

发汗后，饮水多者，必喘。以水灌之，亦喘。

伤寒，大吐、大下之，极虚，复极汗者，其人外气怫郁，复与之水，以发其汗，因得哕，所以然者，胃中寒冷故也。

阳明病，潮热，微坚，可与承气汤。不坚，勿与之。若不大便六、七日，恐有燥屎，欲知之法，可与小承气汤。若腹中不转失气者，此为但头坚后溏，不可攻之，攻之必腹满，不能食，欲饮水者，即哕。

阳明病，若胃中虚冷，其人不能食，饮水即哕。

下利，其脉浮大，此为虚，以强下之故也。设脉浮革，因尔肠鸣，当温之，与水即哕。

病在阳，当以汗解，而反以水噀[1]之，若灌之，其热却不得去，益烦，皮上粟起，意欲饮水，反不渴，宜文蛤散[2]。若不瘥，与五苓散。

【注释】

[1] 水噀：喷水。

[2] 文蛤散：《伤寒论》方：文蛤。

原文

若寒实结胸，无热证者，与三物小陷胸汤[1]，白散[2]亦可。身热皮粟不解，欲引衣自覆，若以水噀之洗之，益令热却不得出。当汗而不汗，即烦。假令汗出已，腹中痛，与芍药三两，如上法。

寸口脉浮大，医反下之，此为大逆。浮即无血，大即为寒，寒气相搏，即为肠鸣，医乃不知，而反饮水，令汗大出，水得寒气，冷必相搏，其人即䭇[3]。

寸口脉濡而弱，濡即恶寒，弱即发热，濡弱相搏，脏气衰微，胸中苦烦，此非结热，而反薄居，水渍布，冷铫[4]贴之，阳气遂微，诸腑无所根据，阴脉凝聚，结在心下，而不肯移，胃中虚冷，水谷不化，小便纵通，复不能多，微则可救，聚寒心下，当奈何也。

【注释】

[1] 三物小陷胸汤：待考。

[2] 白散：《伤寒论》方：桔梗、巴豆、贝母。

[3] 饐：同噎，是气逆而噎塞，与哕的情况相同，但哕有声，而噎无声，这是两者的区别。王肯堂说："轻者为噎，重者为哕"。张隐庵说："饐者，微呃无声之谓"。

[4] 铫：刈物之器。

病可水证第十五

原文

太阳病，发汗后，若大汗出，胃中干燥，烦不得眠，其人欲饮水，当稍饮之，令胃中和则愈。

厥阴病，渴欲饮水者，与水饮之即愈。

太阳病，寸口缓，关上小浮，尺中弱，其人发热而汗出，复恶寒，不呕，但心下痞者，此为医下也。若不下，其人复不恶寒而渴者，为转属阳明。小便数者，大便即坚，不更衣十日，无所苦也。欲饮水者，但与之，当以法救渴，宜五苓散。

寸口脉洪而大，数而滑，洪大则荣气长，滑数则胃气实，荣长则阳盛，怫郁不得出身，胃实则坚难，大便则干燥，三焦闭塞，津液不通，医发其汗，阳盛不周[1]，复重下之，胃燥热蓄，大便遂摈[2]，小便不利，荣卫相搏，心烦发热，两眼如火，鼻干面赤，舌燥齿黄焦，故大渴。过经成坏病，针药所不能制，与水灌枯槁，阳气微散，身寒温衣覆，汗出表里通，然其病即除。形脉多不同，此愈非法治，但医所当慎，妄犯伤荣卫。

霍乱而头痛发热，身体疼痛，热多欲饮水，属五苓散。

呕吐而病在膈上，后必思水者，急与猪苓散。饮之水，亦得也。

【注释】

[1] 不周：此处指汗出不均匀。

[2] 遂摈：抛弃净尽解。此处指下后大便已通。

【按语】

王叔和归纳《伤寒论》基本精神，提出可水与不可水证治，主要严格掌握其适应证和禁忌证。这说明了用之得当则疗效显，用之不当则弊病生，可见古人临证之谨慎入微，足为后世医家所效法。虽近代很少采用水疗法，此法对机体确能起到调整与补偿作用，同时还有发汗退热利尿功能，达到生津止渴化气消肿之目的。所以，上列条文并非虚设，都有指导的意义。

病不可火证第十六

原文

太阳中风，以火劫发其汗，邪风被火热，血气流泆，失其常度，两阳[1]相熏灼，其身发黄。阳盛则欲衄，阴虚小便难，阴阳俱虚竭，身体则枯燥，但头汗出，齐颈而还，腹满而微喘，口干咽烂，或不大便，久则谵语，甚者至哕，手足躁扰，循衣摸床[2]，小便利者，其人可治。

太阳病，医发其汗，遂发热而恶寒，复下之，则心下痞，此表里俱虚。阴阳气并竭[3]，无阳则阴独，复加火针因而烦，面色青黄，肤瞤。如此者为难治。今色微黄，手足温者愈。

伤寒，加温针必惊。

阳脉浮，阴脉弱，则血虚，血虚则筋伤。其脉沉者，荣气微也。其脉浮，而汗出如流珠者，卫气衰也。荣气微，加烧针，血留不行，更发热而躁烦也。

伤寒，脉浮，而医以火迫劫之，亡阳[4]，惊狂，卧起不安，属桂枝去芍药加蜀漆牡蛎龙骨救逆汤[5]。

【注释】

[1] 两阳：风为阳邪，火亦属阳，中风用火劫，故称两阳。

[2] 循衣摸床：昏迷时，手不自觉地摸弄衣床。

[3] 阴阳气并竭：指表里俱虚，以发汗使表虚而阳气竭，攻下使里虚而阴气竭。

[4] 亡阳：此处的阳，指心阳而言。亡阳，即心阳外亡，神气浮越之谓。

[5] 桂枝去芍药加蜀漆牡蛎龙骨救逆汤：《伤寒论》方包括桂枝、炙草、生姜、大枣、牡蛎、蜀漆、龙骨。

原文

问曰：得病十五、十六日，身体黄，下利，狂欲走。师脉之，言当下清血如豚肝，乃愈，后如师言，何以知之？师曰：寸口脉阳浮阴濡弱，阳浮则为风，阴濡弱为少血，浮虚受风，少血发热，恶寒洒淅，项强头眩。医加火熏，郁令汗出，恶寒遂甚，客热因火而发，怫郁蒸肌肤，身目为黄，小便微难，短气，从鼻出血，而复下之，胃无津液，泄利遂不止，热瘀在膀胱，畜[1]结成积聚，状如豚肝，当下未下，心乱迷愦，狂走赴水，不能自制。蓄血若去，目明心了。此皆医所为，无他祸患，微轻得愈，极者不治。

伤寒，其脉不弦紧而弱者，必渴，被火必谵言。弱者发热，脉浮，解之，当汗出愈。

太阳病，以火熏之，不得汗，其人必躁，到经不解，必有清血[2]。

阳明病，被火，额上微汗出，而小便不利，必发黄。

阳明病，其脉浮紧，咽干口苦，腹满而喘，发热汗出而不恶寒，反偏恶热，其身体重，发其汗则躁，心愦愦而反谵语。加温针必怵惕，又烦躁不得眠。

少阴病，咳而下利，谵语，是为被火气劫故也，小便必难，为强责少阴汗出。

太阳病二日，而烧瓦熨其背，大汗出，火气入胃，胃中竭燥，必发谵语，十余日振而反汗出者，此为欲解。其汗从腰以下不得汗，其人欲小便，反不得，呕欲失溲，足下恶风，大便坚者，小便当数，而反不数及多，便已，其头卓然[3]而痛，其人足心必热，谷气[4]下流故也。

【注释】

[1] 畜：通蓄字，留蓄的意思。

[2] 清血：即便血。

[3] 卓然：卓，高远貌。因头在身体最高处，故称卓然。

[4] 谷气：指饮食后所产生的热气。

病可火证第十七

| 原文 |

下利，谷道[1]中痛，当温之以火，宜熬木盐熨之。一方，炙枳实熨之。

【注释】

[1] 谷道：即肛门。

【按语】

古之火法，颇似现代医学的物理疗法，多用于温阳发汗，阴寒见证者宜之，里热津伤者禁用。在病可火证一节，叙证比较简略，又不知所出，只是谈到“下利谷道中痛，当温之……”根据临床实践，此症多属肠热下迫，而“当温之”语气之肯定，应该尚有虚寒的见证，否则怎能用温法呢？可能古人省略而已。病不可火证一节，乃王叔和援引《伤寒论》火逆论治归纳而成，火逆多为以火迫汗所引起的变证，如汗不出，火邪内攻，热伤血络而吐血、便血，若汗大出火气入胃，热伤津液而烦躁谵语，或阴虚阳亢而小便难，口干咽烂等。总之，误火引起热炽津伤者多见，所以阴液来复为欲愈的转机。若大汗亡阳而惊狂，起卧不安，则当复阳，回阳为主，故阳复为欲愈转机。因此，认为误火变证多端，临床必须认真观察，严格掌握，切勿轻易使用火法。

热病阴阳交并少阴厥逆阴阳竭尽生死证第十八

原文

问曰：温病，汗出辄复热，而脉躁疾，不为汗衰，狂言，不能食，病名为何？对曰：名曰阴阳交[1]，交者，死。人所以汗出者，生于谷，谷生于精。今邪气交争于骨肉而得汗者，是邪却而精胜。精胜则当能食而不复热。热者，邪气也。汗者，精气也。今汗出而辄复热者，邪胜也。不能食者，精无俾[2]也。汗而热留者，寿可立而倾[3]也。

夫汗出而脉尚躁盛者，死。此今脉不与汗相应，此不胜其病也。狂言者，是失志，失志者，死。有三死[4]，不见一生，虽愈必死。

【注释】

[1] 阴阳交：张景岳曰："以阳邪交入阴分，则阴气不守，故曰阴阳交，交者死也。"意思是指热邪（阳邪）深入阴分，精气销烁，而热邪不退，所以是死证。

[2] 精无俾：谓精气不能继续补益的意思。俾，补益也。

[3] 倾：倾倒。此处有危险、败坏的意义。

[4] 三死：马莳曰："汗后辄复热，不能食者，一死；汗出脉尚躁盛者，二死；汗后反狂言失志者，三死。"

原文

热病，已得汗，而脉尚躁盛，此阳脉[1]之极也，死。其得汗而脉静者，生也。

热病，脉尚躁盛，而不得汗者，此阳脉之极也。死。脉躁盛得汗者，生也。

热病，已得汗，而脉尚躁，喘且复热，勿肤刺，喘甚者，死。

热病，阴阳交者，死。

热病，烦已而汗，脉当静。

太阳病，脉反躁盛者，是阴阳交，死。复得汗，脉静者，生。

热病，阴阳交者，热烦身躁，太阴寸口脉两冲[2]尚躁盛，是阴阳交，死。得汗脉静者，生。

热病，阳进阴退，头独汗出，死。阴进阳退，腰以下至足汗出，亦死。阴阳俱进，汗出已，热如故，亦死。阴阳俱退，汗出已，寒栗不止，鼻口气冷，亦死。（上热病，阴阳交部。）

热病，所谓并阴者，热病已得汗，因得泄，是谓并阴，故治。（治，一作活。）

热病，所谓并阳者，热病已得汗，脉尚躁盛，大热，汗之，虽不汗出，若衄，是谓并阳，故治。（上热病，并阴阳部。）

【注释】

[1] 阳脉：指经脉中的阳经，其中包括手足三阳经、督脉、阳维脉、阳跷脉等。

[2] 冲：据《广雅》作动解。

原文

少阴病，恶寒，踡而利，手足逆者，不治。

少阴病，下利止而眩，时时自冒者，死。

少阴病，其人吐利，躁逆者，死。

少阴病，四逆，恶寒而踡，其脉不至，其人不烦而躁者，死。

少阴病六七日，其人息高者，死。

少阴病，脉微细沉，但欲卧，汗出不烦，自欲吐，五、六日自利，复烦躁，不得卧寐者，死。

少阴病，下利，若利止，恶寒而踡，手足温者，可治。

少阴病，恶寒而踡，时时自烦，欲去其衣被者，可治。

少阴病，下利止，厥逆无脉，干烦（一本作干呕）。服汤药，其脉暴出者，死。微细者，生。（上少阴部。）

伤寒六七日，其脉微，手足厥，烦躁，灸其厥阴[1]，厥不还者，死。

伤寒，下利，厥逆，躁不能卧者，死。

伤寒，发热，下利至厥不止者，死。

伤寒，厥逆，六七日不利，便发热而利者，生。其人汗出，利不止者，死。但有阴无阳故也。

伤寒五六日，不结胸，腹濡，脉虚复厥者，不可下，下之，亡血，死。

伤寒，发热而厥，七日，下利者，为难治。

右厥逆部。

【注释】

[1] 灸其厥阴：灸厥阴经的腧穴。

原文

热病，不知所痛，不能自收，口干，阳热甚，阴颇有寒者，热在髓，死不治。

热病在肾，令人渴，口干，舌焦黄赤，昼夜欲饮不止，腹大而胀，尚不厌饮，目无精光，死不治。

脾伤，即中风，阴阳气别离，阴不从阳，故以三分[1]，候其死生。

伤寒，咳逆上气，其脉散者，死。谓其人形损故也。

伤寒，下利，日十余行，其人脉反实[2]者，死。

病者胁下素有痞，而不在脐旁，痛引少腹，入阴挟阴筋，此为脏结，死。

夫实则谵语，虚则郑声。郑声者，重语是也。直视、谵语、喘满者，死。若下利者，亦死。

结胸证悉具而躁者，死。

吐舌下卷者，死。唾如胶者，难解。舌头四边，徐有津液，此为欲解。病者至经，上唇有色，脉自和，为欲解。色急者，未解。

右阴阳竭尽部。

【注释】

[1] 三分：作不过甚解。

[2] 脉反实：指虚证而见脉实，所以说反。

【按语】

本节叙述阴阳交和少阴厥逆的辨证要点。以阴阳交而论，热病的预后一般以邪正盛衰为依据。王叔和援引《灵枢·热病》《素问·评热病论》中，有汗出脉静而愈者，有汗出脉躁而病不衰者，这分别是精胜邪却和邪胜精衰所致。少阴厥逆证，要视其阳气来复与否，作为判断厥逆病的生死，如所引《伤寒论》少阴篇中指出四逆恶寒，踡卧脉不至者死；恶寒踡卧手足温者可治，和欲去衣被者可治，这就是根据阳气是否来复判断预后的。总之，阴证以阳气为主，阳回者生，阳绝者死。阳证以精气为主，精胜者生，精竭者死。这些辨证要点，作为临床的理论依据，有实用价值。

重实重虚阴阳相附生死证第十九

原文

问曰：何谓虚实？对曰：邪气盛则实，精气夺则虚。重实者，言大热，病气热，脉满，是谓重实。

问曰：经络俱实，何如？对曰：经络皆实，是寸脉急而尺缓也，皆当俱治。故曰滑则顺，涩则逆。夫虚实者，皆从其物类始，五脏骨肉滑利，可以长久。寒气暴上，脉满实。实而滑，顺则生，实而涩，逆则死。形尽满，脉急大坚，尺满而不应，顺则生，逆则死。所谓顺者，手足温。所谓逆者，手足寒也。

问曰：何谓重虚？对曰：脉虚、气虚、尺虚，是谓重虚也。所谓气虚者，言无常也；尺虚者，行步匡然[1]也；脉虚者，不象阴也。如此者，滑则生，涩则死。气虚者，肺虚也；气逆者，足寒也。非其时则生，当其时则死，余脏皆如此也。

脉实满，手足寒，头热者，春秋则生，冬夏则死[2]。脉浮而涩，涩而身有热者，死。络气不足，经气有余，脉热而尺寒，秋冬为逆，春夏为顺。经虚络满者，尺热满而寒涩，春夏死，秋冬生。络满经虚，灸阴刺阳；经满络虚，刺阴灸阳。

问曰：秋冬无极阴，春夏无极阳，何谓也？对曰：无极阳者，春夏无数虚阳明，阳明虚则狂。无极阴者，秋冬无数虚太阴，太阴虚则死。（上重实重虚部。）

热病，所谓阳附阴者，腰以下至足热，腰以上寒，阴气下争，还心腹满者，死。所谓阴附阳者，腰以上至头热，腰以下寒，阳气上争，还得汗者生。（上阴阳相附部。）

【注释】

[1] 行步匡然：匡，羸弱意。行步匡然，指行步羸弱无力。

[2] 春秋则生，冬夏则死：张隐庵曰："春时阳气微上，阴气微下；秋时阴气微上，阳气微下，阴阳二气，交相资生，故主生。冬时阴气尽出于外，夏时阳气尽虚于内，故主死。"

【按语】

"邪气盛则实，精气夺则虚"是全篇主要精神。文中从疾病的虚实，结合时令的逆顺关系，以预测死生，进而推论各种虚实，如经络的虚实，五脏的虚实，重实、重虚，病情虚实等，做了比较透彻的理解，并指出灸刺的原则。

热病生死期日证第二十

原文

太阳之脉，色荣颧骨，热病也。荣未夭，曰今且得汗，待时而已。与厥阴脉争见者，死期不过三日，其热病气内连肾。少阳之脉，色荣颊前，热病也。荣未夭，曰今且得汗，待时而已。与少阴脉争见者，死期不过三日。

热病七八日，脉微小，病者溲血，口中干，一日半而死。脉代者，一日死。

热病七八日，脉不躁喘，不数，后三日中有汗。三日不汗，四日死。未曾汗，勿肤刺。（肤，一作庸）。

热病三四日，脉不喘，其动均者，身虽烦热，今自得汗，生。传曰：始腑入脏，终阴复还阳，故得汗。

热病七八日，脉不喘，其动均者，生。微热在阳不入阴，今自汗也。

热病七八日，脉不喘，动数均者，病当喑。期三日不得汗，四日死。

热病，身面尽黄而肿，心热，口干，舌卷，焦黄黑，身麻臭，伏毒伤肺。中脾者，死。

热病，瘈疭，狂言，不得汗，瘈疭不止，伏毒伤肝，中胆者，死。

热病，汗不出，出不至足，呕胆，吐血，善惊不得卧，伏毒在肝。腑足少阳者，死。

【按语】

本篇论述两感，即阴阳俱病而出现脉证相反的危病，并推断其死日。如太阳热病与厥阴脉争见；少阳热病与少阴脉争见；热病七八日而出现与证相矛盾之微小脉……均属危候；不过篇内所述的死期天数，只供参考，不能绝对地看待。

热病十逆死证第二十一

【原文】

热病，腹满膜胀，身热者，不得大小便，脉涩小疾，一逆见，死。

热病，肠鸣腹满，四肢清，泄注，脉浮大而洪不已，二逆见，死。

热病，大衄不止，腹中痛，脉浮大绝[1]，喘而短气，三逆见，死。

热病，呕且便血，夺形肉[2]，身热甚，脉绝动疾，四逆见，死。

热病，咳喘，悸眩，身热，脉小疾，夺形肉，五逆见，死。

热病，腹大而胀，四肢清，夺形肉，短气，六逆见，一旬内死。

热病，腹胀便血，脉大，时时小绝，汗出而喘，口干舌焦，视不见人，七逆见，一旬死。

热病，身热甚，脉转小，咳而便血，目眶陷，妄言，手循衣缝，口干，躁扰不得卧，八逆见，一时死。

热病，瘈疭，狂走，不能食，腹满，胸痛，引腰脐背，呕血，九逆见，一时死。

热病，呕血，喘咳，烦满，身黄，其腹鼓胀，泄不止，脉绝，十逆见，一时死。

【注释】

[1] 绝：过也，太过之意。

[2] 夺形肉：形体肌肉瘦削。

【按语】

热病之十逆死证中，均可见到脉与证相违反的形象。只有六、九两条述症状，未言脉象，但前者属于衰竭的消沉症状，其性属阴，其行慢，所以“一旬内死”。后者属于高度亢进的剧烈症状，其性属阳，其行速，所以“一时死”。但是不能太绝对化，以今日之临床观之，似未可完全按条而断。

热病五脏气绝死日证第二十二

【原文】

热病，肺气绝，喘逆，咳唾血，手足腹肿，面黄，振栗不能言语，死。魄与皮毛俱去，故肺先死，丙日笃，丁日死。

热病，脾气绝，头痛，呕宿汁，不得食，呕逆吐血，水浆不得入，狂言谵语，腹大满，四肢不收，意不乐，死。脉与肉气俱去，故脾先死，甲日笃，乙日死。

热病，心主气绝，烦满，骨痛（一作瘦），嗌肿，不可咽，欲咳不能咳，歌哭而笑，死。神与荣脉俱去，故心先死。壬日笃，癸日死。

热病，肝气绝，僵仆，足不安地，呕血，恐惧，洒淅恶寒，血妄出，遗屎溺，死。魂与筋血俱去，故肝先死。庚日笃，辛日死。

热病，肾气绝，喘悸，吐逆，肿疽，尻痈，目视不明，骨痛，短气，喘满，汗出如珠，死。精与骨髓俱去，故肾先死。戊日笃，己日死。

故外见瞳子青小，爪甲枯，发堕，身涩，齿挺而垢，人皮面厚尘黑，咳而唾血，渴欲数饮，大满，此五脏绝，表病也。

【按语】

本篇论热病五脏气绝的死日，主要以临床症状和五行生克作为推理预测的依据。如遇到克我的“阳干”日，则病状转剧；“阴干”日，则有死亡的危险。而阴阳日之中，按前后次序和五时、五行属性，分为甲乙木、丙丁火、戊己土、庚辛金、壬癸水，与五脏属性比较，凡遇克脏之“日”，非“笃”即“死”。这种推演，道理深奥难明，有待进一步研究。当以临床症状为主，后一条五脏气绝均以瞳孔缩小、爪甲干枯、头发脱落、肌肤干涩等外观症状，作为五脏气绝的诊断依据，有参考的价值。

热病至脉死日证第二十三

原文

热病，脉四至，三日死。脉四至者，平人一至，病人脉四至也。

热病，脉五至，一日死。时一大至，半日死，忽忽闷乱者，死。

热病，脉六至，半日死。忽急疾大至，有顷死。

热病脉损日死证第二十四

原文

热病，脉四损，三日死。所谓四损者，平人四至，病人脉一至，名曰四损。

热病，脉五损，一日死。所谓五损者，平人五至，病人脉一至，名曰五损。

热病，脉六损，一时死。所谓六损者，平人六至，病人脉一至，名曰六损。若绝不至，或久乃至，立死。

治伤寒形证所宜进退。晋王叔和集仲景评脉要论。

【按语】

上两篇分述至脉与损脉。至脉象形亢进，谓之太过；损脉象形消退，谓之不足。两者恰恰相反，各趋极端，均会出现危险。至脉损脉，是按脉搏次数的异常来判断的。

卷 八

平卒尸厥脉证第一

原文

寸口沉大而滑，沉则为实，滑则为气，实气相搏，血气入于脏即死，入于腑即愈，此为卒厥。不知人，唇青身冷，为入脏，即死；如身温和，汗自出，为入腑，而复自愈。

【按语】

本篇所论卒厥即尸厥，入脏即死，入腑即愈，与《素问·调经论》记载的“血之与气，并走于上，则为大厥，厥则暴死；气复反则生，不反则死”，及《素问·阳明脉解》“厥逆连脏则死，连经则生”等意义是相通的。

平痓湿暍脉证第二

原文

太阳病[1]，发热无汗，而反恶寒者，名刚痓[2]。

太阳病，发热汗出，而不恶寒者，名柔痓。(一云恶寒。)

太阳病，发热，其脉沉而细者，为痓。

太阳病，发其汗，因致痓。(论云：发其汗太多，因致痓。)

病者身热足寒，颈项强急，恶寒，时头热，面赤，目脉赤，独头动摇者，为痓。(论云：独头面摇，卒口噤，背反张者，痓病也。)

太阳病，无汗，而小便反少，气上冲胸，口噤不得语，欲作刚痓，葛根汤主之。

刚痓为病，胸满口噤，卧不着席，脚挛急，其人必齘齿[3]，可与大承气汤[4]。

痓病，发其汗已，其脉浛浛[5]如蛇，暴腹胀大者，为欲解，脉如故，反伏弦者，必痓。(一云：痓脉出欲已。)

痓脉来，按之筑筑而弦，直上下行[6]。

痓家，其脉伏坚，直上下。

夫风病，下之则痓。复发其汗，必拘急。

太阳病，其证备，身体强几几然[7]，脉沉迟，此为痓，栝蒌桂枝汤[8]主之。

痓病，有灸疮[9]，难疗。

疮家，虽身疼痛，不可发其汗，汗出则痓。

【注释】

[1] 太阳病：症状脉浮、头项强痛、恶寒等。

[2] 痓：同“痉”，下同。以项背强急为主症。

[3] 齘齿：牙齿相磨，俗谓磨牙。

[4] 大承气汤：仲景方：大黄、厚朴、枳实、芒硝。

[5] 涂涂：涂，水和泥也。涂涂，形容滑利之象。

[6] 直上下行：谓从寸部到尺部。

[7] 几几然：强直貌。

[8] 栝蒌桂枝汤：《金匮要略》方包括栝蒌根、桂枝、芍药、甘草、生姜、大枣。

[9] 灸疮：是因火灸所发生的疮疡。

原文

太阳病，关节疼烦，脉沉而缓者，为中湿。（论云：中湿为湿痹之候，其人小便不利，大便反快，但当利其小便。）

病者一身尽疼（一云疼烦），发热，日晡即剧，此为风湿。汗出所致也。（论云：此病伤于汗出当风，或久伤取冷所致。）

湿家之为病，一身尽疼，发热，而身色熏黄也。

湿家之为病，其人但头汗出，而背强，欲得被覆向火。若下之早，则哕，或胸满，小便利（一云不利），舌上如胎[1]，此为丹田有热，胸上有寒，渴欲饮而不能饮，则口燥也。

湿家下之，额上汗出，微喘，小便利（一云不利）者，死。若下利不止者，亦死。

问曰：风湿相搏，身体疼痛，法当汗出而解，值天阴雨不止，师云此可发汗，而其病不愈者，何也？答曰：发其汗，汗大出者，但风气去，湿气续在，是故不愈。若治风湿者，发其汗，微微似欲出汗者，则风湿俱去也。

湿家身烦疼，可与麻黄汤加术四两，发其汗为宜，慎不可以火攻之。

风湿，脉浮，身重，汗出恶风者，防己汤[2]主之。

病人喘，头痛，鼻塞而烦，其脉大，自能饮食，腹中和，无病。病在头中寒湿，故鼻塞，内药鼻中即愈。（论云：湿家病，身疼痛，发热，面黄而喘，头痛鼻窒而烦。）

伤寒八九日，风湿相搏，身体疼痛，不能自转侧，不呕不渴，脉浮虚而涩者，桂枝附子汤[3]主之。若其人大便鞕，小便自利者，白术附子汤[4]主之。

风湿相搏，骨节疼烦，掣痛不得屈伸，近之则痛剧，汗出短气，小便不利，恶风不欲去衣。或身微肿者，甘草附子汤主之。

【注释】

[1] 如胎：胎，同苔。指舌上湿润白滑，似苔非苔，它和胃热证舌上黄黑干燥的苔，大有区别。

[2] 防己汤：《金匮要略》方包括防己、甘草、白术、黄芪。

[3] 桂枝附子汤：仲景方包括桂枝、附子、生姜、大枣、甘草。

[4] 白术附子汤：《金匮要略》方包括白术、附子、甘草、生姜、大枣。

原文

太阳中热，暍是也。其人汗出恶寒，身热而渴也，白虎汤主之。

太阳中暍，身热疼重，而脉微弱，此以夏月伤冷水，水行皮肤中所致也，瓜蒂汤[1]主之。

太阳中暍，发热恶寒，身重而疼痛，其脉弦细芤迟，小便已，洒洒然毛耸，手足逆冷，小有劳，身热，口前开，板齿燥。若发其汗，恶寒则甚；加温针，则发热益甚；数下之，淋复甚。

【注释】

[1] 瓜蒂汤：《金匮要略》方包括瓜蒂。

【按语】

痉、湿、暍三病均由外感引起，而且多从太阳病开始，故王叔和援引《金匮要略》有关内容合为一篇进行讨论。痉病的病因多为外感风寒之邪，伤及太阳筋脉，或因津液不足，而致筋脉失于濡养，故出现症状多有颈项强直、背反张、脉弦紧等，由于症属太阳，治不离表，当发表散邪之中，必须照顾津液。文中以葛根汤治表实无汗之刚痉；栝蒌桂枝汤治表虚有汗之柔痉，两方都具有滋养津液、舒缓筋脉的作用。如失表入里化燥成实，治当酌用大承气汤泻热存阴，以解其痉。至于内伤致痉的证治，虽未提及，其阴血亏损，津液耗伤，是发生痉病的重要因素，所以养血润燥，生津增液，是治疗内伤痉病的原则。

湿病，有外湿和内湿的分别，本篇主要论述外湿，且多兼夹风寒之邪。以身体疼痛，骨节烦痛为主证，治法须从汗解。但湿性濡滞，不易骤泄，发汗之法，不宜重用表药，宜用温药振其阳气，蒸发湿邪，使汗出病除。如表实无汗或表虚汗出，应取微汗而解。若湿胜阳微，虽有表证，亦当助阳化湿。总之，湿为阴邪，最易伤阳，论治方面应照顾阳气，否则过汗误下，都能导致亡阳虚脱，发生不良的后果。

暍即暑病，涉及虚证、实证、挟湿证，所出方治，白虎汤是治暑热有效的方剂，至于瓜蒂汤的疗效，当待临床验证，学者可识其证，而勿拘泥其方。

平阳毒阴毒百合狐惑脉证第三

| 原文 |

阳毒为病，身重腰背痛，烦闷不安，狂言，或走，或见鬼，或吐血下痢，其脉浮大数，面赤斑斑如锦纹，喉咽痛，唾脓血，五日可治，至七日不可治也。有伤寒一二日便成阳毒。或服药吐、下后变成阳毒，升麻汤[1]主之。

阴毒为病，身重背强，腹中绞痛，咽喉不利，毒气攻心，心下坚强，短气不得息，呕逆，唇青面黑，四肢厥冷，其脉沉细紧数，身如被打。五六日可治，至七日不可治也。或伤寒初病一二日，便结成阴毒。或服药六七日以上至十日，变成阴毒，甘草汤[2]主之。

【注释】

[1] 升麻汤:《圣济总录》方包括升麻、犀角屑、射干、黄芩、人参、甘草。

[2] 甘草汤:《伤寒论》方包括甘草。

| 原文 |

百合之为病，其状常默默欲卧，复不能卧；或如强健人，欲得出行，而复不能行，意欲得食，复不能食，或有美时，或有不用闻饮食臭时，如寒无寒，如热无热，朝至口苦，小便赤黄，身形如和[1]，其脉微数，百脉一宗[2]，悉病，各随证治之。百合病，见于阴者，以阳法救之；见于阳者，以阴法救之。见阳攻阴，复发其汗，此为逆，其病难治；见阴攻阳，乃复下之，此亦为逆，其病难治。(《千金方》云：见在于阴而攻其阳，则阴不得解也，复发其汗为逆也。见在于阳而攻其阴，则阳不得解也，复下之，其病不愈。)

【注释】

[1] 身形如和：是说从形体上来观察和健康人一样。

[2] 百脉一宗：百脉，指全身所有的经脉，分之则为百脉，合之则为一宗，说明人体百脉是同出一源的。

| 原文 |

狐惑为病，其状如伤寒，默默欲眠，目不得闭，卧起不安，蚀于喉为惑，蚀于阴为狐。狐惑之病，并不欲饮食，闻食臭，其面目乍赤、乍白、乍黑。其毒蚀于上者，则声喝[1]，其毒蚀于下部者，咽干。蚀于上部，泻心汤[2]主之。蚀于下部，苦参汤[3]淹洗之；蚀于肛者，雄黄熏之。

其人脉数，无热微烦，默默欲卧，汗出，初得三四日，目赤如鸠眼，得之七八日，目四眦黄黑，若能食者，脓已成也，赤小豆当归散[4]主之。

病人或从呼吸上蚀其咽，或从下焦蚀其肛阴，蚀上为惑，蚀下为狐。狐惑病者，猪苓散[5]主之。

【注释】

[1] 声喝：声音嘶哑。

[2] 泻心汤：仲景方包括大黄、黄连、黄芩。

[3] 苦参汤：《金匮要略》方包括苦参。

[4] 赤小豆当归散：《金匮要略》方包括赤小豆、当归。

[5] 猪苓散：《金匮要略》方包括猪苓、茯苓、白术。

【按语】

本节举出阴阳毒、百合、狐惑三种脉证和治法，见于《金匮要略》。阴阳毒属于天行时气之类，而百合、狐惑多与热病有关。

平霍乱转筋脉证第四

原文

问曰：病有霍乱者何？师曰：呕吐而利，此为霍乱。

问曰：病者发热，头痛，身体疼，恶寒，而复吐利，当属何病？师曰：当为霍乱。霍乱吐利止，而复发热也。伤寒，其脉微涩，本是霍乱，今是伤寒，却四五日，至阴经上，转入阴必吐利。

转筋为病，其人臂脚直，脉上下行，微弦，转筋入腹[1]，鸡屎白散[2]主之。

【注释】

[1] 转筋入腹：即筋挛痛自两腿牵引少腹。

[2] 鸡屎白散：《金匮要略》方包括鸡屎白。

平中风历节脉证第五

原文

夫风之为病，当半身不遂，或但臂不遂者，此为痹。脉微而数，中风使然。

头痛脉滑者，中风，风脉虚弱也。

寸口脉浮而紧，紧则为寒，浮则为虚，虚寒相搏，邪在皮肤。浮者血虚，络脉空虚，贼邪不泻[1]，或左或右。邪气反缓，正气则急[2]，正气引邪，㖞僻不遂。邪在于络，肌肤不仁。邪在于经，则重不胜。邪入于腑，则不识人。邪入于脏，舌即难言，口吐于涎。

寸口脉迟而缓，迟则为寒，缓则为虚。荣缓则为亡血，卫迟则为中风。邪气中经，则身痒而瘾疹[3]。心气不足，邪气入中，则胸满而短气。

趺阳脉浮而滑，滑则谷气实，浮则汗自出。

少阴脉浮而弱，弱则血不足，浮则为风，风血相搏，则疼痛如掣。

盛人[4]脉涩小，短气，自汗出，历节疼，不可屈伸，此皆饮酒汗出当风所致也。

寸口脉沉而弱，沉则主骨，弱则主筋；沉则为肾，弱则为肝。汗出入水中，如水伤心，历节黄汗出，故曰历节也。

味酸则伤筋，筋伤则缓，名曰泄。咸则伤骨，骨伤则痿，名曰枯。枯泄相搏，名曰断泄。荣气不通，卫不独行，荣卫俱微，三焦无所御，四属[5]断绝，身体羸瘦，独足肿大，黄汗出，胫冷。假令发热，便为历节也。病历节，疼痛不可屈伸，乌头汤[6]主之。

诸肢节疼痛，身体尪羸[7]，脚肿如脱[8]，头眩短气，温温欲吐[9]，桂枝芍药知母汤[10]主之。

【注释】

[1] 不泻：指邪气停留于体内，而不向外排出。

[2] 邪气反缓，正气则急：指受邪的一侧经络松弛无力，健康的一侧经络呈紧张状态。

[3] 瘾疹：是隐于皮肤的红色小点。

[4] 盛人：指身体肥胖的人。

[5] 四属：指皮、肉、脂、髓，或四肢。

[6] 乌头汤:《金匮要略》方包括川乌、麻黄、芍药、黄芪、甘草。

[7] 尪羸：瘦弱。

[8] 脚肿如脱：形容脚肿很厉害，迟钝不灵，像要和身体脱离一样。

[9] 温温欲吐：即泛泛欲呕。

[10] 桂枝芍药知母汤:《金匮要略》方包括桂枝、芍药、甘草、麻黄、生姜、白术、知母、防风、附子。

【按语】

本节讨论中风与痹症在病因、症状、脉象等各方面的不同情况。中风是正气虚弱，风邪侵入经络而深入脏腑导致。邪中人体的部位、程度不同，因而病情有浅深轻重的表现。痹病是风寒湿三气杂至，流着于肌肉和关节，故多出现局部不遂，麻痹或痛感。古人认为“风重而痹轻，风动而痹着也”。

历节与痹症，在病因方面很难截然分开，其出现症状多有相同之处，根据本节内容概括历节病因，有风血相搏者，有饮酒汗出当风者，有过食酸咸者，内因虽有些不同，而外因与痹病一样，也不离乎风寒湿三气，通阳行痹，散寒镇痛为历节病治疗的主法。

平血痹虚劳脉证第六

原文

问曰：血痹[1]从何得之？师曰：夫尊荣人[2]，骨弱肌肤盛，重因疲劳汗出，卧不时动摇，加被微风，遂得之。形如风状（巢原云：其状如被微风所吹），但以脉自微涩，在寸口、关上小紧，宜针引阳气，令脉和，紧去则愈。

血痹，阴阳俱微，寸口、关上微，尺中小紧，外证身体不仁，如风痹状，黄芪桂枝五物汤[3]主之。

夫欲治病，当先知其证何趣，乃当攻之耳。

男子平人[4]，脉大为劳。极虚亦为劳。

男子劳之为病，其脉浮大，手足暖，春夏剧，秋冬瘥，阴寒精自出，酸削不能行，少腹虚满。

人年五十、六十，其病脉大者，痹挟背行，苦肠鸣，马刀侠瘿[5]者，皆为劳得之。

男子平人，脉虚弱细微者，喜盗汗出也。

男子面色薄[6]者，主渴及亡血。卒喘悸，其脉浮者，里虚也。

男子脉虚沉弦，无寒热，短气，里急，小便不利，面色白，时时目瞑，此人喜衄，少腹满，此为劳使之然。

男子脉微弱而涩，为无子，精气清冷。

夫失精家[7]，少腹弦急，阴头寒[8]，目眶痛（一云目眩），发落，脉极虚芤迟，为清谷，亡血，失精。

脉得诸芤动微紧，男子失精，女子梦交通，桂枝加龙骨牡蛎汤[9]主之。

脉沉小迟，名脱气[10]。其人疾行则喘喝，手足逆寒，腹满，甚则溏泄，食不消化也。

脉弦而大，弦则为减，大则为芤，减则为寒，芤则为虚，寒虚相搏，此名为革。妇人则半产、漏下，男子则亡血、失精。

【注释】

[1] 血痹：病名。系风邪侵入血分，血滞肌表，产生顽痹不仁等症状。

[2] 尊荣人：尊贵荣华的人。

[3] 黄芪桂枝五物汤：《金匮要略》方包括黄芪、桂枝、芍药、生姜、大枣。

[4] 平人：没有病的人。

[5] 马刀侠瘿：结核生于腋下，形如马刀。结核生于颈旁，叫作侠瘿。二者相联，总称瘰疬。

[6] 面色薄：指面色薄白而不荣。

[7] 失精家：经常遗精的人。

[8] 阴头寒：阴茎头冷。

[9] 桂枝加龙骨牡蛎汤:《金匮要略》方包括桂枝、芍药、生姜、甘草、大枣、龙骨、牡蛎。

[10] 脱气：胸中大气虚少。

【按语】

本篇论述血痹与虚劳两种脉证。两者共同点是“虚”。不同点是，前者阳虚不能卫外，营血因而涩滞所引起。与《素问·五脏生成》“卧出而风吹之，血凝于肤者为痹”的论点相同。后者由于劳伤太过以致阴阳亏损，其脉证与治疗均注重在脾与肾。

平消渴小便利淋脉证第七

原文

师曰：厥阴之为病，消渴，气上冲心，心中疼热，饥而不欲食，食即吐，下之不肯止。

寸口脉浮而迟，浮则为虚，迟则为劳。虚则卫气不足，迟则荣气竭。趺阳脉浮而数，浮则为气[1]，数则消谷而紧（《要略》紧作大坚），气盛则溲数，溲数则紧（《要略》作坚）。紧数相搏，则为消渴。

男子消渴，小便反多，以饮一斗，小便一斗，肾气丸主之。

师曰：热在（一作结）下焦则溺血，亦令人淋闭不通。淋之为病，小便如粟状[2]，少腹弦急，痛引脐中。寸口脉细而数，数则为热，细则为寒，数为强吐。趺阳脉数，胃中有热，则消谷引食，大便必坚，小便则数。少阴脉数，妇人则阴中生疮，男子则气淋。

淋家不可发汗，发汗则必便血。

【注释】

[1] 浮则为气：此处指趺阳的胃脉气盛而上浮。

[2] 小便如粟状：小便排出有小砂石，如粟粒一样。

【按语】

本篇论消渴三条,《金匮要略》于第 3 条自男子消渴下，另列一条，主以肾气丸。消渴病，后世分上、中、下三消论治，肾气丸只治虚寒的下消证候。淋病 3 条，有论无方。而小便利，尚无专条。在证候上虽各有不同，但彼此之间的内在因素和病理变化是有相互影响的关系。

平水气黄汗气分脉证第八

原文

师曰：病有风水，有皮水，有正水，有石水，有黄汗。风水其脉自浮，外证骨节疼痛，其人恶风。皮水，其脉亦浮，外证胕肿，按之没指，不恶风，其腹如鼓（如鼓，一作如故不满），不渴，当发其汗。正水，其脉沉迟，外证自喘。石水，其脉自沉，外证腹满，不喘。黄汗，其脉沉迟，身体发热，胸满，四肢、头面肿，久不愈，必致痈脓。

原文

脉浮而洪，浮则为风，洪则为气，风气相搏，风强则为瘾疹，身体为痒，痒为泄风[1]，久为痂癞[2]。气强则为水，难以俯仰。风气相击，身体洪肿[3]，汗出乃愈。恶风则虚，此为风水；不恶风者，小便通利，上焦有寒，其口多涎，此为黄汗。

寸口脉沉滑者，中有水气，面目肿大有热，名曰风水。视人之目窠[4]上微拥[5]，如新卧起状，其颈脉动，时时咳，按其手足上，陷而不起者，风水。

太阳病，脉浮而紧，法当骨节疼痛，而反不疼，身体反重而酸。其人不渴，汗出即愈，此为风水。恶寒者，此为极虚，发汗得之。渴而不恶寒者，此为皮水。身肿而冷，状如周痹[6]，胸中窒，不能食，反聚痛，暮躁不眠，此为黄汗，痛在骨节。咳而喘，不渴者，此为脾胀。其形如肿，发汗即愈。然诸病此者，渴而下利，小便数者，皆不可发汗。

【注释】

[1] 泄风：身体痒而多汗，风邪外出于表，称为泄风，属癞的初期症状。

[2] 痂癞：指结痂的癞病，症状是眉发稀少，身有干疮而腥臭。

[3] 洪肿：周身浮肿厉害。

[4] 目窠：即眼皮，包括眼眶，上下眼皮。

[5] 微拥：轻度的浮肿。

[6] 周痹：病名。病在血脉之中，上下游行，真气不能周，故名周痹。

原文

风水，其脉浮，浮为在表，其人能食，头痛汗出，表无它病，病者言但下重，故从腰以上为和，腰以下当肿及阴，难以屈伸，防已黄芪汤[1]主之。（一云：风水，脉浮身重，汗出恶风者，防已黄芪汤主之。）

风水，恶风，一身悉肿，脉浮不渴，续自汗出，而无大热者，越婢汤[2]主之。

师曰：裹水[3]者，一身面目洪肿，其脉沉。小便不利，故令病水。假如小便自利，亡津液，故令渴也，越婢加术汤[4]主之。（一云：皮水，其脉沉，头面浮肿，小便不利，故令病水。假令小便自利，亡津液，故令渴也。）

皮水之为病，四肢肿，水气在皮肤中，四肢聂聂[5]动者，防己茯苓汤[6]主之。

【注释】

[1] 防己黄芪汤:《金匮要略》方包括防己、黄芪、白术、甘草。

[2] 越婢汤:《金匮要略》方包括麻黄、石膏、生姜、甘草、大枣。

[3] 裹水：作皮水解。

[4] 越婢加术汤:《金匮要略》方包括即越婢汤加白术。

[5] 聂聂：树叶被风微微吹动貌。

[6] 防己茯苓汤:《金匮要略》方包括防己、黄芪、桂枝、茯苓、甘草。

|原文|

趺阳脉当伏，今反紧，本自有寒，疝瘕[1]，腹中痛。医反下之，下之则胸满短气。

趺阳脉当伏，今反数，本自有热，消谷（一作消渴），小便数，今反不利，此欲作水。

寸口脉浮而迟，浮脉热，迟脉潜，热潜相搏，名曰沉。趺阳脉浮而数，浮脉热，数脉止，热止相搏，名曰伏。沉伏相搏，名曰水。沉则络脉虚，伏则小便难，虚难相搏，水走皮肤，则为水矣。

寸口脉弦而紧，弦则卫气不行，卫气不行则恶寒，水不沾流，走在肠间。

少阴脉紧而沉，紧则为痛，沉则为水，小便即难。

【注释】

[1] 疝瘕：疝是睾丸连少腹急痛；瘕是腹中积块，或聚或散，没有定形定处。

【原文】

师曰：脉得诸沉者，当责有水，身体肿重，水病脉出者，死。

夫水病人，目下有卧蚕[1]，面目鲜泽，脉伏，其人消渴，病水腹大，小便不利，其脉沉绝者，有水，可下之。

问曰：病下利后，渴饮水，小便不利，腹满因肿者，何也？答曰：此法当病水，若小便自利及汗出者，自当愈。

水之为病，其脉沉小属少阴。浮者为风，无水虚胀者为气。水发其汗即已。沉者与附子麻黄汤[2]，浮者与杏子汤[3]。

心水者，其身重而少气，不得卧，烦而躁，其阴大肿。

肝水者，其腹大，不能自转侧，胁下腹中痛，时时津液微生，小便续通。

肺水者，其身肿，小便难，时时鸭溏。

脾水者，其腹大，四肢苦重，津液不生，但苦少气，小便难。

肾水者，其腹大，脐肿，腰痛，不得溺，阴下湿如牛鼻上汗，其足逆冷，面反瘦（一云大便反坚）。

师曰：诸有水者，腰以下肿，当利小便，腰以上肿，当发汗乃愈。

【注释】

[1] 目下有卧蚕：形容眼皮肿，像有蚕躺在上面一样。

[2] 附子麻黄汤：《潘石言方》方包括麻黄、甘草、附子。

[3] 杏子汤：《易简方论》方包括人参、半夏、茯苓、细辛、干姜、芍药、甘草、官桂、五味子、杏仁。

原文

师曰：寸口脉沉而迟，沉则为水，迟则为寒，寒水相搏，趺阳脉伏，水谷不化，脾气衰则骛溏，胃气衰则身肿。

少阳脉卑，少阴脉细，男子则小便不利，妇人则经水不通。经为血，血不利则为水，名曰血分（一云水分）。

问曰：病者苦水[1]，面目身体四肢皆肿，小便不利，师脉之，不言水，反言胸中痛，气上冲咽，状如炙肉[2]，当微咳喘，审如师言，其脉何类？师曰：寸口脉沉而紧，沉为水，紧为寒，沉紧相搏，结在关元[3]，始时当微，年盛不觉，阳衰之后，荣卫相干，阳损阴盛，结寒微动，紧气上冲，喉咽塞噎，胁下急痛。医以为留饮而大下之，气击不去，其病不除。后重吐之，胃家虚烦，咽燥欲饮水，小便不利，水谷不化，面目手足浮肿，又与葶苈丸[4]下水，当时如小瘥，食饮过度，肿复如前，胸胁苦痛，象若奔豚，其水扬溢，则浮咳喘逆。当先攻击冲气，令止，乃治咳，咳止，其喘自瘥。先治新病，病当在后。

【注释】

[1] 苦水：犹言患水气病。

[2] 炙肉：烤熟的肉块。

[3] 关元：此处指下焦。

[4] 葶苈丸：《圣济总录》方包括葶苈、泽泻、赤茯苓、陈橘皮、甘遂、牵牛子、杏仁。

原文

黄汗之病，身体洪肿（一作重），发热，汗出而渴（而渴，一作不渴），状如风水，汗沾衣，色正黄如柏汁，其脉自沉。

问曰：黄汗之病，从何得之？师曰：以汗出入水中浴，水从汗孔入得之。黄芪芍药桂枝苦酒汤[1]主之。

黄汗之病，两胫自冷，假令发热，此属历节。食已汗出，又身常暮卧盗汗出者，此劳气也。若汗出已，反发热者，久久其身必甲错[2]。发热不止者，必生恶疮。若身重，汗出已辄轻者，久久必身瞤[3]，瞤则胸中痛，又从腰以上必汗出，下无汗，腰髋弛痛，如有物在皮中状。剧者不能食，身疼重，烦躁，小便不利，此为黄汗。桂枝加黄芪汤[4]主之。

寸口脉迟而涩，迟则为寒，涩为血不足。趺阳脉微而迟，微则为气，迟则为寒。寒气不足，则手足逆冷；手足逆冷，则荣卫不利；荣卫不利，则腹满胁鸣相逐[5]；气转膀胱，荣卫俱劳，阳气不通则身冷，阴气不通则骨疼。阳前通则恶寒，阴前通则痹不仁。阴阳相得，其气乃行，大气[6]一转，其气乃散。实则失气，虚则遗溺，名曰气分。气分，心下坚，大如盘，边如旋杯[7]，水饮所作，桂枝去芍药加麻黄细辛附子汤[8]主之。心下坚，大如盘，边如旋盘，水饮所作，枳实术汤[9]主之。

【注释】

[1] 黄芪芍药桂枝苦酒汤：《金匮要略》方包括黄芪、芍药、桂枝、苦酒。

[2] 甲错：形容皮肤粗糙起皱，如鳞甲的交错。

[3] 身瞤：周身筋肉跳动。

[4] 桂枝加黄芪汤：《金匮要略》方包括桂枝、芍药、甘草、生姜、大枣、黄芪。

[5] 胁鸣相逐：据程林《金匮直解》作肠鸣，义较长。“相逐”是不止的意思。

[6] 大气：指胸中的宗气。

[7] 旋杯：即复杯。

[8] 桂枝去芍药加麻黄细辛附子汤：《金匮要略》方包括桂枝、生姜、甘草、大枣、麻黄、细辛、附子。

[9] 枳实术汤：《金匮要略》方包括枳实、白术。

【按语】

本节根据水肿病人在临床上表现的不同脉证和原因，提出了风水、皮水、正水、石水、黄汗 5 种水肿病的类型。继又根据水肿病形成与内脏的关系，论述了肝水、心水、脾水、肺水、肾水的临床特征。与前 5 种类型的水肿，是同源一流，有密切的联系，不能截然分开，辨证时应该互参。

关于水肿病的治疗，提出了腰以下肿当利小便，腰以上肿当发汗的两大原则，对指导临床实践有很大的价值。此外，又提出一个治疗原则，就是逐水的方法，该法适用于水肿的重症。在正气还未大衰，用发汗、利小便等法无效时可采用此法。但是，这样方法必须灵活运用，只要病人具备了可以逐水的指征，不拘是否用过发汗、利小便的方法，都可以使用。总之，治疗水肿病，必须辨证施治，灵活运用这三大原则，才能收到应有的效果。后世治疗水肿病，也都是本着这3个原则进行治疗的。

平黄疸寒热疟脉证第九

原文

凡黄候，其寸口脉近掌无脉，口鼻冷，并不可治。脉沉，渴欲饮水，小便不利者，皆发黄。

腹满，舌痿黄[1]，躁不得睡，属黄家。

师曰：病黄疸，发热烦喘，胸满口燥者，以发病时，火劫其汗[2]，两热所得[3]。然黄家所得，从湿得之。一身尽发热而黄，肚热，热在里，当下之。

师曰：黄疸之病，当以十八日为期[4]，治之十日以上为瘥，反剧为难治。

又曰：疸而渴者，其疸难治。疸而不渴者，其疸可治。发于阴部，其人必呕；发于阳部[5]，其人振寒而发热也。

师曰：诸病黄家，但利其小便。假令脉浮，当以汗解之，宜桂枝加黄芪汤。又男子黄，小便自利，当与小建中汤。

黄疸，腹满，小便不利而赤，自汗出，此为表和里实。当下之，宜大黄黄柏栀子芒硝汤[6]。

黄疸病，小便色不变，欲自利，腹满而喘，不可除热，热除必哕。哕者，小半夏汤[7]主之。

夫病酒黄疸，必小便不利，其候，心中热，足下热，是其证也。

心中懊侬而热，不能食，时欲吐，名曰酒疸。

酒黄疸者，或无热，靖言[8]了了，腹满欲吐，鼻燥。其脉浮者，先吐之；沉弦者，先下之。

酒疸，心中热，欲吐者，吐之即愈。

酒疸，黄色，心下结热而烦。

酒疸下之，久久为黑疸，目青面黑，心中如啖蒜齑状，大便正黑，皮肤爪之不仁。其脉浮弱，虽黑微黄，故知之。

【注释】

[1] 舌痿黄：据徐忠可《金匮论注》“舌萎”当作“身萎”。萎就是萎黄，指身黄不明润。

[2] 火劫其汗：谓用熏法、熨法或烧针法，强迫出汗。

[3] 两热所得：谓火与热相互结合。

[4] 十八日为期：黄疸是脾病，黄为脾土之色，土无定位，旺于四季之末各十八日。当

以十八日为期，谓十八日土旺脾气至，虚者当复，实者可通。

[5] 阴部、阳部：阴指在里，阳指在表。

[6] 大黄黄柏栀子芒硝汤：《备急千金要方》：大黄、黄柏、芒硝、栀子。

[7] 小半夏汤：仲景方包括半夏、生姜。

[8] 靖言：谓言语不乱，无热之象。

原文

寸口脉微而弱，微则恶寒，弱则发热。当发不发，骨节疼痛；当烦不烦，而极汗出。趺阳脉缓而迟，胃气反强。

少阴脉微，微则伤精，阴气寒冷，少阴不足，谷气反强，饱则烦满，满则发热，客热消谷，发已复饥，热则腹满，微则伤精，谷强则瘦，名曰谷寒热。

阳明病，脉迟者，食难用饱，饱则发烦。头眩者，必小便难，此欲作谷疸。虽下之，腹满如故，所以然者，脉迟故也。

师曰：寸口脉浮而缓，浮则为风，缓则为痹[1]。痹非中风，四肢苦烦[2]，脾色必黄，瘀热以行。

趺阳脉紧而数，数则为热，热则消谷；紧则为寒，食即满也。尺脉浮为伤肾，趺阳脉紧为伤脾。风寒相搏，食谷则眩，谷气不消，胃中苦浊[3]，浊气下流，小便不通。阴被其寒[4]，热流膀胱，身体尽黄，名曰谷疸。

额上黑[5]，微汗出，手足中热，薄暮则发，膀胱急，小便自利，名曰女劳疸。腹如水状，不治。

黄家，日晡所发热，而反恶寒，此为女劳得之。膀胱急，少腹满，身尽黄，额上黑，足下热，因作黑疸。其腹胀如水状，大便必黑，时溏，此女劳之病，非水也。腹满者难治。硝石矾石散[6]主之。

【注释】

[1] 痹：此处是闭藏的意思。指风闭藏于脾内。

[2] 苦烦：不舒服。

[3] 胃中苦浊：脾不散精，则谷气化为浊热，故曰“胃中苦浊”。

[4] 阴被其寒：谓太阴脾经受寒生湿。

[5] 额上黑：《灵枢》：“庭者额也”；又云“肾病者，颧与颜黑”。女劳疸除额黑外，身上也发黄，本节不言，是省文法。

[6] 硝石矾石散：《金匮要略》方：硝石、矾石、大麦粥汁和服。

原文

夫疟脉自弦也，弦数者多热，弦迟者多寒。弦小紧者可下之，弦迟者可温药，若脉紧数者，可发汗，针灸之。浮大者，可吐之。脉弦数者，风发也，以饮食消息止之。疟病结为癥瘕，名曰疟母[1]，鳖甲煎丸[2]主之。

疟但见热者，温疟也。其脉平，身无寒但热，骨节疼烦，时呕，朝发暮解，暮发朝解，名曰温疟，白虎加桂枝汤[3]主之。

疟多寒者，牡疟也，蜀漆散[4]主之。

【注释】

[1] 疟母：疟久不解，胁下结成块，按之坚而痛，叫作“疟母”。

[2] 鳖甲煎丸:《金匮要略》方：鳖甲（炙）、乌扇（烧）、黄芩、柴胡、鼠妇（熬）、干姜、大黄、芍药、桂枝、葶苈、石苇、厚朴、牡丹、瞿麦、紫葳、阿胶（炙）、蜂窠（炙）、赤硝、蜣螂（熬）、桃仁、半夏、人参、䗪虫（熬）。

[3] 白虎加桂枝汤：仲景方：知母、甘草（炙）、石膏、粳米、桂枝。

[4] 蜀漆散:《金匮要略》方：蜀漆、云母、龙骨。

【按语】

本篇将黄疸分为 3 种类型：谷疸、酒疸、女劳疸。这样分类是古代的一种分类法，目前在临床上已少应用。唯“从湿得之”一语，是着眼处，有参考的价值。后代医家将本病概括为两类：即阴黄和阳黄。同时又在阳黄所反映的不同症状上，进一步分为湿重、热重、或湿热并重，从而更有利于辨证施治。

疟疾部分论述了疟疾的辨证施治问题。首先指出了疟脉自弦为后世临诊之要领，继则又从脉的弦迟或弦数，分清疟疾的偏寒、偏热。篇中即从寒热的多寡程度，提出了温疟、牡疟的不同证型，治疗温疟用白虎加桂枝汤，牡疟用蜀漆散。篇中还论述了疟疾日久不愈，可以形成痞块，结于胁下，称为疟母。鳖甲煎丸治疗疟母的方法，迄今仍广泛使用。

平胸痹心痛短气奔豚脉证第十

原文

师曰：夫脉当取太过与不及，阳微阴弦，则胸痹而痛。所以然者，责其极虚也。今阳虚知在上焦，所以胸痹心痛者，以其脉阴弦故也。

胸痹之病，喘息咳唾，胸背痛，短气，寸口脉沉而迟，关上小紧数者，栝蒌薤白白酒汤[1]主之。

平人无寒热，短气不足以息[2]者，实也。

奔豚病者，从少腹起，上冲咽喉，发作时欲死，复止，皆从惊得。其气上冲胸，腹痛，及往来寒热，奔豚汤[3]主之。

师曰：病有奔豚，有吐脓，有惊怖，有火邪，此四部病皆从惊发得之。

【注释】

[1] 栝蒌薤白白酒汤:《金匮要略》方：栝蒌、薤白、白酒。

[2] 短气不足以息：短气者，呼吸虽数而不能相续，似喘不摇肩，似呻吟而无痛者是也。不足以息，即指一呼一吸的时间较正常为短。

[3] 奔豚汤:《金匮要略》方：甘草、芎䓖、当归、半夏、黄芩、生葛、芍药、生姜、甘李根白皮。

【按语】

本篇讨论胸痹、心痛、短气和奔豚脉证。胸痹、心痛主要是上焦阳虚，下焦阴盛而引起的。所以首先表现阳脉微，阴脉弦，故通阳散寒，理气和胃成为治疗胸痹、心痛的主法。奔豚病的成因，主要是从惊恐得之，和《难经》的“肾积奔豚”有所不同，可供参考。

平腹满寒疝宿食脉证第十一

原文

趺阳脉微弦，法当腹满，不满者必下部闭塞，大便难，两胠（一云脚）疼痛，此虚寒从下上也，当以温药服之。

病者腹满，按之不痛为虚，痛者为实，可下之。舌黄未下者，下之黄自去。腹满时减，减复如故，此为寒，当与温药。

趺阳脉紧而浮，紧则为痛，浮则为虚，虚则肠鸣，紧则坚满。

双脉弦而迟者，必心下坚。脉大而紧者，阳中有阴也，可下之。

病腹中满痛为实，当下之。

腹满不减，减不足言，当下之。

病腹满，发热数十日，脉浮而数，饮食如故，厚朴三物汤[1]主之。

腹满痛，厚朴七物汤[2]主之。

寸口脉迟而缓，迟则为寒，缓即为气，气寒相搏，转绞而痛。

寸口脉迟而涩，迟为寒，涩为无血。

【注释】

[1] 厚朴三物汤:《金匮要略》方：厚朴、大黄、枳实。（注：本方与小承气汤似同实异，方中厚朴用量大至一倍于大黄，而枳实亦多两枚，且又先煮枳实，后下大黄。）

[2] 厚朴七物汤:《金匮要略》方：厚朴、甘草、大黄、大枣、枳实、桂枝、生姜。

原文

夫中寒家喜欠，其人清涕出，发热色和者，善嚏。

中寒，其人下利，以里虚也，欲嚏不能，此人肚中寒。(一作痛。)

夫瘦人绕脐痛，必有风冷，谷气不行，而反下之，其气必冲。不冲者，心下则痞。

寸口脉弦者，则胁下拘急而痛，其人啬啬恶寒也。

寸口脉浮而滑，头中痛。趺阳脉缓而迟，缓则为寒，迟则为虚，虚寒相搏，则欲食温，假令食冷，则咽痛。

寸口脉微，尺中紧而涩，紧则为寒，微则为虚，涩则血不足，故知发汗而复下之也。紧在中央，知寒尚在，此本寒气，何为发汗复下之耶?

夫脉浮而紧乃弦，状如弓弦，按之不移。脉数弦者，当下其寒。

胁下偏痛，其脉紧弦，此寒也，以温药下之，宜大黄附子汤[1]。

【注释】

[1] 大黄附子汤:《金匮要略》方：大黄、附子、细辛。

原文

寸口脉弦而紧，弦则卫气不行，卫气不行则恶寒，紧则不欲食。弦紧相搏，此为寒疝。

趺阳脉浮而迟，浮则为风虚，迟则为寒疝，寒疝绕脐痛。若发则白汗出，手足厥寒，其脉沉弦者，大乌头汤[1]主之。

问曰：人病有宿食，何以别之？师曰：寸口脉浮大，按之反涩，尺中亦微而涩，故知有宿食。

寸口脉紧如转索，左右无常者，有宿食。

寸口脉紧，即头痛风寒，或腹中有宿食不化。

脉滑而数者，实也。有宿食，当下之。

下利，不欲食者，有宿食，当下之。

大下后六七日不大便，烦不解，腹满痛，此有燥屎也。所以然者，本有宿食故也。

宿食在上脘，当吐之。

【注释】

[1] 大乌头汤：待考。

【按语】

按腹痛、寒疝、宿食三者均系腹部肠胃的疾患，多有腹满腹痛。腹满，是以腹中胀满为主证，有寒热虚实之分；寒疝，以腹痛为主，为伤于寒；宿食，满而兼痛，为伤于食。本节详细指出辨证要点，如腹满与不满，痛与不痛，绕脐痛或胁下偏痛，按之痛或按之不痛，腹满时减，减复如故，或腹满不减或减不足言等，作为辨别寒热虚实而决定温凉补泻，同时也要辨明病位所在，进行施治，如“其高者，因而越之，其下者，引而竭之，中满者，泻之于内”来因势利导，这都是中医辨证的基础和治疗原则，为后世医者所遵循，对临床辨证论治起了指导作用。

平五脏积聚脉证第十二

原文

问曰：病有积、有聚、有槃[1]气（槃，一作谷，下同），何谓也？师曰：积者，脏病也，终不移；聚者，腑病也，发作有时，展转痛移，为可治；槃气者，胁下痛，按之则愈，愈复发为槃气。夫病已愈，不得复发，今病复发，即为槃气也。

诸积大法，脉来细而附骨者，乃积也（细，一作结）。寸口，积在胸中。微出寸口，积在喉中。关上，积在脐傍。上关上，积在心下。微下关，积在少腹。尺，积在气街。脉出在左，积在左；脉出在右，积在右；脉两出，积在中央。各以其部处之。

诊得肺积，脉浮而毛，按之辟易[2]，胁下气逆，背相引痛，少气，善忘，目瞑，皮肤寒，秋瘥夏剧，主皮中时痛，如虱缘之状，甚者如针刺，时痒，其色白。

诊得心积，脉沉而芤，上下无常处，病胸满，悸，腹中热，面赤，嗌干，心烦，掌中热，甚即唾血，主身瘈疭，主血厥，夏瘥冬剧，其色赤。

诊得脾积，脉浮大而长，饥则减，饱则见，䐜起与谷争减，心下累累如桃李，起见于外，腹满呕泄，肠鸣，四肢重，足胫肿，厥不能卧，是主肌肉损，其色黄。

诊得肝积，脉弦而细，两胁下痛，邪走心下，足肿寒，胁痛引少腹，男子积疝，女子瘕淋，身无膏泽，喜转筋，爪甲枯黑，春瘥秋剧，其色青。

诊得肾积，脉沉而急，苦脊与腰相引痛，饥则见，饱则减，少腹里急，口干，咽肿伤烂，目䀮䀮，骨中寒，主髓厥，善忘，其色黑。

【注释】

[1] 槃：据《康熙字典》作“留滞”解。

[2] 辟易：退避的意思。

原文

寸口脉沉而横者，胁下及腹中有横积痛，其脉弦，腹中急痛，腰背痛相引，腹中有寒，疝瘕。脉弦紧而微细，症也。夫寒痹、症瘕、积聚之脉，皆弦紧。若在心下，即寸弦紧；在胃管（一作胃脘），即关弦紧；在脐下，即尺弦紧。（一曰：关脉弦长，有积在脐左右上下也。）

又脉症法，左手脉横，症在左；右手脉横，症在右；脉头大者在上，头小者在下。

又法：横脉见左积在右，见右积在左。偏得洪实而滑，亦为积。弦紧亦为积，为寒痹，为疝痛。内有积不见脉，难治，见一脉（一作胁）相应，为易治，诸不相应，为不治。

左手脉大，右手脉小，上病在左胁，下病在左足。

右手脉大，左手脉小，上病在右胁，下病在右足。

脉弦而伏者，腹中有症，不可转也。必死不治。

脉来细而沉，时直者，身有痈肿，若腹中有伏梁。

脉来小沉而实者，胃中有积聚，不下食，食即吐。

【按语】

本篇首述积聚，槃气的鉴别诊断和诸积诊脉的方法，又分别叙述了五脏之积病脉证，以及寒痹、症瘕、积聚法。《灵枢》五变篇积、聚不分，至《难经·五十五难》始分明阴阳隶属脏腑，而《金匮要略》论述虽详，有时亦混为一谈，临证时可互为参考，加以区别。此外本篇对积聚脉象的大小和病变左右上下的部位所在，亦有详细的叙述，均可作为临证的参考。

平惊悸衄吐下血胸满瘀血脉证第十三

原文

寸口脉动而弱，动则为惊，弱则为悸。

趺阳脉微而浮，浮则胃气虚，微则不能食，此恐惧之脉，忧迫所作也。惊生病者，其脉止而复来，其人目睛不转，不能呼气。

寸口脉紧，趺阳脉浮，胃气则虚。

寸口脉紧，寒之实也。寒在上焦，胸中必满而噫。胃气虚者，趺阳脉浮，少阳脉紧，心下必悸。何以言之？寒水相搏，二气相争，是以悸。

原文

脉得诸涩濡弱，为亡血。

寸口脉弦而大，弦则为减，大则为芤。减则为寒，芤则为虚。寒虚相搏，此名为革。妇人则半产漏下[1]，男子则亡血。

亡血家，不可攻其表，汗出则寒栗而振。

问曰：病衄连日不止，其脉何类？师曰：脉来轻轻在肌肉，尺中自溢（一云尺脉浮），目睛晕黄，衄必未止；晕黄去，目睛慧了[2]，知衄今止。

师曰：从春至夏发衄者，太阳；从秋至冬发衄者，阳明。

寸口脉微弱，尺脉涩。弱则发热，涩为无血，其人必厥，微呕。夫厥，当眩不眩，而反头痛，痛为实，下虚上实必衄也。

太阳脉大而浮，必衄、吐血。

病人面无血色，无寒热，脉沉弦者，衄也。

衄家，不可发其汗，汗出必额上促急而紧，直视而不能眴，不得眠。

脉浮弱，手按之绝者，下血，烦咳者，必吐血。

寸口脉微而弱，气血俱虚，男子则吐血，女子则下血。呕吐、汗出者，为可。

【注释】

[1] 半产漏下：半产，即小产。漏下，即下血淋漓不断。但有两义：一为妇女非月经期间的下血，淋漓不断；一种是妇女怀孕期间的下血。

[2] 目睛慧了：指眼睛视物明晰。

| 原文 |

趺阳脉微而弱，春以胃气为本，吐利者为可，不者，此为有水气，其腹必满，小便则难。

病人身热，脉小绝者，吐血；若下血，妇人亡经，此为寒；脉迟者，胸上有寒，噫气喜唾。

脉有阴阳、趺阳、少阴脉皆微，其人不吐下，必亡血。

脉沉为在里，荣卫内结，胸满，必吐血。

男子盛大，其脉阴阳微，趺阳亦微，独少阴浮大，必便血而失精。设言淋者，当小便不利。

趺阳脉弦，必肠痔下血。

病人胸满、唇痿、舌青、口燥，其人但欲漱水，不欲咽，无寒热，脉微大来迟，腹不满，其人言我满，为有瘀血。当汗出不出，内结亦为瘀血。病者如热状。烦满，口干燥而渴，其脉反无热，此为阴伏，是瘀血也，当下之。

下血，先见血，后见便，此近血也；先见便，后见血，此远血也。

【按语】

本篇所论以血证为主，包括吐血、衄血、下血和瘀血，又指出衄有季节性而属经不同。胸满是血证中的偶然见证，惊悸和血证从表面上看似乎没有什么关系，但因惊悸是心脏疾患，血又为心之所主，故合为一篇论述。

平呕吐哕下利脉证第十四

| 原文 |

呕而脉弱，小便复利，身有微热，见厥者，难治。

趺阳脉浮者，胃气虚，寒气在上，暖气在下，二气并争，但出不入，其人即呕而不得食，恐怖而死，宽缓即瘥。

夫呕家有痈脓者，不可治呕，脓尽自愈。

先呕却渴者，此为欲解；先渴却呕者，为水停心下，此属饮家。

呕家本渴，今反不渴者，以心下有支饮也。

原文

问曰：病人脉数，数为热，当消谷引食，而反吐者，何也？

师曰：以发其汗，令阳微，膈气虚，脉乃数，数为客热，不能消谷，胃中虚冷，故吐也。

阳紧阴数，其人食已即吐，阳浮而数，亦为吐。

寸紧尺涩，其人胸满，不能食而吐，吐止者为下之，故不能食。设言未止者，此为胃反，故尺为之微涩也。

寸口脉紧而芤，紧则为寒，芤则为虚，虚寒相搏，脉为阴结而迟，其人则噎。关上脉数，其人则吐。

脉弦者，虚也。胃气无余，朝食暮吐，变为胃反。寒在于上，医反下之，今脉反弦，故名曰虚。

趺阳脉微而涩，微则下利，涩则吐逆，谷不得入也。

寸口脉微而数，微则无气，无气则荣虚，荣虚则血不足，血不足则胸中冷。趺阳脉浮而涩，浮则为虚，涩则伤脾，脾伤则不磨，朝食暮吐，暮食朝吐，宿谷不化，名曰胃反。脉紧而涩，其病难治。

夫吐家，脉来形状如新卧起。

病人欲吐者，不可下之。

呕吐而病在膈上，后思水者，解，急与之。思水者，猪苓散主之。

哕而腹满，视其前后，知何部不利，利之即愈。

原文

夫六腑气绝于外者，手足寒，上气，脚缩；五脏气绝于内者，下利不禁，下甚者，手足不仁。

下利，脉沉弦者，下重；其脉大者，为未止；脉微弱数者，为欲自止，虽发热不死。

脉滑，按之虚绝者，其人必下利。

下利，有微热，其人渴。脉弱者，今自愈。

下利，脉数，若微发热，汗自出者，自愈。设脉复紧，为未解。

下利，寸脉反浮数，尺中自涩，其人必清脓血。

下利，手足厥，无脉，灸之不温，若脉不还，反微喘者，死。

少阴负趺阳者为顺也。

下利，脉数而浮（一作渴）者，今自愈。设不瘥，其人必清脓血，以有热故也。

下利后，脉绝，手足厥冷，晬时脉还。手足温者，生。脉不还者，死。

下利，脉反弦，发热身汗者，自愈。

原文

下利气者，当利其小便。

下利清谷，不可攻其表，汗出必胀满。其脏寒者，当下之。

下利，脉沉而迟，其人面少赤，身有微热。

下利清谷，必郁冒[1]，汗出而解，其人微厥。所以然者，其面戴阳，下虚故也。

下利，腹胀满，身体疼痛，先温其里，乃攻其表。

下利，脉迟而滑者，实也。利未欲止，当下之。

下利，脉反滑者，当有所去，下乃愈。

下利瘥，至其年、月、日、时复发，此为病不尽，当复下之。

下利而谵语者，为有燥屎也，宜下之。

下利而腹痛满，为寒实，当下之。

下利，腹中坚者，当下之。

下利后更烦，按其心下濡者，为虚烦也。

下利后，脉三部皆平，按其心下坚者，可下之。

下利，脉浮大者，虚也，以强下之故也。设脉浮革，因尔肠鸣，当温之。

病者痿黄，躁而不渴，胃中寒实，而下利不止者，死。

夫风寒下者，不可下之。下之后，心下坚痛。脉迟者，为寒，但当温之。脉沉紧，下之亦然。脉大浮弦，下之当已。

【注释】

[1] 郁冒：昏闷蒙昧。

【按语】

本篇论述脾胃疾患，有呕、吐、哕三种。呕吐大体分虚寒、实热、水饮、寒热错杂等四种。哕分虚寒、虚热、实热三种。下利分实滞、湿热、虚寒三种。均按脉证虚实，病情缓急，邪气所在，而定先后、攻补的治疗方法，特别指出“呕家有痈脓，不可治呕，脓尽自愈”和“病人欲吐者，不可下之”是治疗吐证的关键问题，为后世医家所遵循沿用至今，对临床辨证有很大的帮助。

平肺痿肺痈咳逆上气淡饮脉证第十五

原文

问曰：热在上焦者，因咳为肺痿。肺痿之病，从何得之？

师曰：或从汗出，或从呕吐，或从消渴，小便利数，或从便难，数被快药下利，重亡津液，故得之。

寸口脉不出，而反发汗，阳脉早索[1]，阴脉不涩，三焦踟蹰[2]，入而不出，阴脉不涩，身体反冷，其内反烦，多唾，唇燥，小便反难，此为肺痿，伤于津液。便如烂瓜，亦如豚脑，但坐[3]发汗故也。

肺痿，其人欲咳不得咳，咳则出干沫[4]，久久小便不利，甚则脉浮弱。

肺痿，吐涎沫而不咳者，其人不渴，必遗溺，小便数。所以然者，以上虚不能制下也，此为肺中冷，必眩，多涎唾，甘草干姜汤以温其脏。

师曰：肺痿咳唾，咽燥欲饮水者，自愈。自张口者，短气也。

咳而口中自有津液，舌上苔滑，此为浮寒，非肺痿也。

问曰：寸口脉数，其人咳，口中反有浊唾、涎沫者，何也？

师曰：此为肺痿之病。若口中辟辟[5]燥，咳则胸中隐隐痛，脉反滑数，此为肺痈。

咳唾脓血，脉数虚者，为肺痿；脉数实者，为肺痈。

【注释】

[1] 索：散之意，又尽之意。

[2] 踟蹰：徘徊不进。

[3] 坐：为罪过之义。引申为错误。

[4] 干沫：尘埃似的飞沫。

[5] 辟辟：形容干燥。

原文

问曰：病咳逆，脉之何以知此为肺痈？当有脓血，吐之则死，后竟吐脓死。其脉何类？师曰：寸口脉微而数，微则为风，数则为热；微则汗出，数则恶寒。风中于卫，呼气不入；热过于荣，吸而不出。风伤皮毛，热伤血脉。风舍于肺，其人则咳，口干，喘满，咽燥不渴，多唾浊沫，时时振寒。热之所过，血为凝滞，蓄结痈脓，吐如米粥。始萌可救，脓成则死。

咳而胸满，振寒，脉数，咽干不渴，时时出浊唾腥臭，久久吐脓如粳米粥者，为肺痈，桔梗汤[1]主之。

肺痈，胸满胀，一身面目浮肿，鼻塞清涕出，不闻香鼻酸辛，咳逆上气，喘鸣迫塞，葶苈大枣泻肺汤[2]主之。

寸口脉数，趺阳脉紧，寒热相搏，故振寒而咳。趺阳脉浮缓，胃气如经[3]，此为肺痈。

问曰：振寒发热，寸口脉滑而数，其人饮食起居如故，此为痈肿病。医反不知，而以伤寒治之，应不愈也。何以知有脓？脓之所在，何以别知其处？

师曰：假令脓在胸中者，为肺痈。其人脉数，咳唾有脓血。设脓未成，其脉自紧数。紧去但数，脓为已成也。

【注释】

[1] 桔梗汤：仲景方包括桔梗、甘草。

[2] 葶苈大枣泻肺汤：《金匮要略》方包括葶苈、大枣。

[3] 如经：如常的意思。

原文

夫病吐血，喘咳上气，其脉数，有热，不得卧者，死。上气，面浮肿，肩息，其脉浮大，不治。又加利尤甚。上气燥而喘者，属肺胀，欲作风水，发汗则愈。（一云：咳而上气，肺胀，其脉沉，心下有水气也。《要略》《千金》《外台》沉作浮）。

夫酒客咳者，必致吐血，此坐极饮[1]过度所致也。

咳家，脉弦为有水，可与十枣汤[2]下之。咳而脉浮，其人不咳不食，如是四十日乃已（一云三十日）。咳而时发热，脉卒弦者，非虚也。此为胸中寒实所致也，当吐之。咳家，其脉弦，欲行吐药，当相人强弱，而无热乃可吐之。其脉沉者，不可发汗。久咳数岁，其脉弱者，可治；实大数者，不可治。其脉虚者，必苦冒，其人本有支饮在胸中故也，治属饮家。

【注释】

[1] 极饮：即狂饮，指饮酒无度。

[2] 十枣汤：仲景方包括芫花、甘遂、大戟、大枣。

原文

问曰：夫饮有四，何谓也？师曰：有痰饮（一云留饮）、有悬饮、有溢饮、有支饮。

问曰：四饮何以为异？师曰：其人素盛今瘦，水走肠间，沥沥有声，谓之痰饮。饮后水流在胁下，咳唾引痛，谓之悬饮。饮水流行，归于四肢，当汗出而不汗出，身体疼重，谓之溢饮。咳逆倚息，短气不得卧，其形如肿，谓之支饮。

留饮者，胁下痛引缺盆，咳嗽转盛（一云辄已）。

胸中有留饮，其人短气而渴，四肢历节痛，其脉沉者，有留饮。

夫心下有留饮，其人背寒冷大如手。

病者脉伏，其人欲自利，利者反快，虽利，心下续坚满，此为留饮欲去故也。甘遂半夏汤[1]主之。

病痰饮者，当以温药和之。

心下有痰饮，胸胁支满，目眩，甘草（草一作遂）汤主之。

病溢饮者，当发其汗，小青龙汤主之。

支饮，亦喘而不能卧，加短气，其脉平也。

【注释】

[1] 甘遂半夏汤:《金匮要略》方包括甘遂、半夏、芍药、甘草。

原文

膈间支饮，其人喘满，心下痞坚，面色黧黑，其脉沉紧，得之数十日，医吐下之，不愈，木防己汤[1]主之。

心下有支饮，其人苦冒眩，泽泻汤[2]主之。

呕家本渴，渴者为欲解，今反不渴，心下有支饮故也，小半夏汤主之。

夫有支饮家，咳烦，胸中痛者，不卒死，至一百日或一岁，可与十枣汤。

膈上之病，满喘咳吐，发则寒热，背痛，腰疼，目泣自出（目泣自出，一作目眩），其人振振[3]身瞤剧，必有伏饮。

夫病人饮水多，必暴喘满。凡食少饮多，心下水停，甚者则悸，微者短气。

脉双弦者，寒也。皆大下后喜虚。脉偏弦者，饮也。肺饮不弦，但喜喘短气。

【注释】

[1] 木防己汤:《金匮要略》方包括木防己、石膏、桂枝、人参。

[2] 泽泻汤:《金匮要略》方包括泽泻、白术。

[3] 振振：作耸动解。振近于战，而其势较轻。

原文

病人一臂不随，时复转移在一臂，其脉沉细，非风也。必有饮在上焦。其脉虚者为微劳，荣卫气不周故也，久久自瘥（一云：冬自瘥）。

腹满，口苦干燥，此肠间有水气也，防已椒目葶苈大黄丸[1]主之。

假令瘦人脐下悸，吐涎沫而癫眩者，水也，五苓散主之。

先渴却呕，为水停心下，此属饮家，半夏加茯苓汤[2]主之。

水在心，心下坚筑短气，恶水不欲饮；水在肺，吐涎沫欲饮水；水在脾，少气身重；水在肝，胁下支满，嚏而痛；水在肾，心下悸。

【注释】

[1] 防己椒目葶苈大黄丸：《金匮要略》方：防己、椒目、葶苈、大黄。

[2] 半夏加茯苓汤：《金匮要略》方：半夏、生姜、茯苓。

【按语】

本篇绝大部分系从《金匮要略》肺痿肺痈咳嗽上气病脉证治和痰饮咳嗽病脉证治两篇摘录而成。中多论述肺脏病变，其次为脾胃，略涉及他脏，如“水在心……水在肝……水在肾”。间亦有与《金匮要略》原文不尽相同之处。例如心下有痰饮，胸胁支满，目眩，《金匮要略》作“苓桂术甘汤主之”，而本篇却作“甘草汤主之”，又或作“甘遂汤”。据《金匮要略》所论，病痰饮者，当以温药和之，甘遂为苦寒，系有毒的攻下药，似不能以此苦寒药为君，治心中有痰饮。此外心下有痰饮，症状有“目眩，胸胁支满”，系实中有虚，如徒以甘草为君的“甘草汤”治疗，比之《金匮要略》的“苓桂术甘汤”泻中有补治法，似有不足之处。是否笔误，或另有见地，有待研究。

平痈肿肠痈金疮侵淫脉证第十六

原文

脉数，身无热，内有痈也（一云：腹无积聚身体。一本作：无热脉数，此为肠有脓）。薏苡附子败酱汤[1]主之。

诸浮数脉，应当发热，而反洒淅恶寒，若有痛处，当发其痈。

脉微而迟，必发热，弱而数，为振寒，当发痈肿。

脉浮而数，身体无热，其形嘿嘿，胸中微燥，（一作胃中微燥）不知痈之所在，此人当发痈肿。

脉滑而数，数则为热，滑则为实，滑则主荣，数则主卫，荣卫相逢，则结为痈。热之所过，则为脓也。

师曰：诸痈肿，欲知有脓与无脓，以手掩肿上，热者为有脓，不热者为无脓。

问曰：官羽林[2]妇病，医脉之，何以知妇人肠中有脓，为下之则愈？师曰：寸口脉滑而数，滑则为实，数则为热，滑则为荣，数则为卫。卫数下降，荣滑上升，荣卫相干，血为浊败，少腹痞坚，小便或涩，或时汗出，或复恶寒，脓为已成。设脉迟紧，聚为瘀血，血下则愈。

肠痈之为病，其身体甲错，腹皮（一作支）急，按之濡，如肿状。

肠痈者，少腹肿，按之则痛，小便数如淋，时时发热，自汗出，复恶寒，其脉迟紧者，脓未成，可下之，当有血。脉洪数者，脓已成，不可下也，大黄牡丹汤[3]主之。

问曰：寸口脉微而涩，法当亡血，若汗出，设不汗者云何?

答曰：若身有疮[4]，被刀器所伤，亡血故也。

浸淫疮，从口起流向四肢者，可治；从四肢流来入口者，不可治。

【注释】

[1] 薏苡附子败酱汤:《金匮要略》方：薏苡仁、附子、败酱草。

[2] 羽林：古禁卫官名称。即羽林郎，亦曰羽林军。

[3] 大黄牡丹汤:《金匮要略》方：大黄、牡丹皮、桃仁、瓜子、芒硝。

[4] 疮：古作创。此处指金疮。

【按语】

本篇指出从脉证上来判断痈肿发生的情况。从按诊上，以有热或无热，来鉴别有脓或无脓。对于肠痈，以脉迟紧与洪数，可以判断是否成脓等。这些诊断方法，在外科临床上具有实用价值。

卷　九

平妊娠分别男女将产诸证第一

原文

脉平而虚者，乳子法[1]也。经云：阴搏阳别[2]，谓之有子。此是血气和调，阳施阴化也。诊其手少阴脉动甚者[3]，妊子也。少阴，心脉也，心主血脉。又肾名胞门子户，尺中肾脉也，尺中之脉，按之不绝，法妊娠也。三部脉沉浮正等[4]，按之无绝者，有娠也。妊娠初时，寸微小，呼吸五至。三月而尺数也。脉滑疾，重以手按之散者，胎已三月也。脉重手按之不散，但疾不滑者，五月也。

妇人妊娠四月，欲知男女法：左疾为男，右疾为女，俱疾为生二子。

【注释】

[1] 乳子法：谓产后哺乳子时的诊脉法。

[2] 阴搏阳别:《类经》注云:“阴，如前手少阴也，或兼足少阴而言亦可。盖心主血，肾主子宫，皆胎孕之所主也。搏，搏击于手也。阳别者，言阴脉搏手，似乎阳邪，然其鼓动滑利，本非邪脉，盖以阴中见阳而别有和调之象，是谓阴搏阳别也”。

[3] 手少阴脉动甚者:《类经》注云:“心脉当诊于左寸，动甚者，流利滑动也。心生血，血旺乃能胎，妇人心脉动甚者，血旺而然，故当妊子。启玄子云：手少阴脉，谓掌后陷者中，当小指动而应手者也。盖指心经之脉，即神门穴也，其说甚善，然以余之验，左寸亦应”。

[4] 正等：相等意思。

原文

又法：得太阴脉为男，得太阳脉为女。太阴脉沉，太阳脉浮。

又法：左手沉实为男，右手浮大为女。左右手俱沉实，猥生[1]二男；左右手俱浮大，猥生二女。

又法：尺脉左偏大为男，右偏大为女，左右俱大产[2]二子。大者如实状。

又法：左右尺俱浮，为产二男，不尔[3]则女作男生。左右尺俱沉，为产二女，不尔则男作女生也。

又法：遣[4]妊娠人面南行，还复呼之，左回首者是男，右回首者是女也。

又法：看上圊[5]时，夫从后急呼之，左回首是男，右回首是女也。

又法：妇人妊娠，其夫左乳房有核是男，右乳房有核是女也。

妇人怀娠离经，其脉浮，设腹痛引腰脊，为今欲生也。但离经者，不病也。

又法：妇人欲生，其脉离经，夜半觉，日中则生也。

【注释】

[1] 猥生：猥，多的意思。猥生，此处指双胎之诊。

[2] 产：犹言生。

[3] 不尔：不然。

[4] 遣：打发的意思。

[5] 圊：即厕所。

【按语】

辨妊娠脉法，仅在寸口与尺脉中推究，概以滑疾为主。如“妊娠初时，寸微小，呼吸五至”。说明妊娠初期之脉既虽微小，也要有滑疾之象。

其次关于辨别男女及双胎法中，所提的方法与脉象，有否实用价值，有待临床证实。

平妊娠胎动血分水分吐下腹痛证第二

原文

妇人怀胎，一月之时，足厥阴脉养。二月，足少阳脉养。三月，手心主脉养。四月，手少阳脉养。五月，足太阴脉养。六月，足阳明脉养。七月，手太阴脉养。八月，手阳明脉养。九月，足少阴脉养。十月，足太阳脉养。诸阴阳各养三十日活儿。

手太阳、少阴不养者，下主月水，上为乳汁，活儿养母。怀娠者不可灸刺其经，必堕胎。

妇人怀娠三月而渴，其脉反迟者，欲为水分。复腹痛者，必堕胎。

脉浮汗出者，必闭[1]。其脉数者，必发痈脓。五月、六月脉数者，必向坏。脉紧者，必胞漏。脉迟者，必腹满而喘。脉浮者，必水坏为肿。

问曰：有一妇人，年二十所，其脉浮数，发热呕咳，时下利，不欲食，脉复浮，经水绝，何也？师曰：法当有娠。何以故？此虚家法当微弱，而反浮数，此为戴阳[2]。阴阳和合，法当有娠。到立秋，热当自去。何以知然？数则为热，热者是火，火是木之子，死于未[3]。未为六月位，土王，火休废，阴气生，秋节气至，火气当罢，热自除去，其病即愈。

师曰：乳后三月有所见，后三月来，脉无所见，此便是躯[4]。有儿者护之，恐病利也。何以故？怀妊阳气内养，乳中虚冷，故令儿利。

【注释】

[1] 闭：《广雅》："闭，闭藏也。"此处作热邪壅盛解。

[2] 戴阳：虚阳上浮。

[3] 死于未：指热气消退于未时。

[4] 躯：妊娠。

原文

妇人怀娠，六月、七月，脉弦发热，其胎逾腹，腹痛恶寒，寒者小腹如扇[1]之状。所以然者，子脏开故也，当以附子汤[2]温其脏。

妇人妊娠七月，脉实大牢强者，生；沉细者，死。

妇人妊娠八月，脉实大牢强弦紧者，生；沉细者，死。

妇人怀躯六月、七月，暴下斗余水，其胎必倚而堕。此非时，孤浆预下故也。

师曰：寸口脉洪而涩，洪则为气，涩则为血。气动丹田[3]，其形即温。涩在于下，胎冷若冰。阳气胎活，阴气必终。欲别阴阳，其下必僵。假令阳终，蓄然[4]若杯。

问曰：妇人妊娠病，师脉之，何以知此妇人双胎，其一独死，其一独生？而为下其死者，其病即愈，然后竟免躯，其脉何类？何以别之？

师曰：寸口脉，卫气平调，荣气缓舒。阳施阴化，精盛有余，阴阳俱盛，故成双躯。今少阴微紧，血即浊凝，经养不周，胎则偏夭。少腹冷满，膝膑疼痛，腰重起难，此为血理。若不早去，害母失胎。

师曰：妇人有胎腹痛，其人不安，若胎病不长，欲知生死，令人摸之，如覆杯者则男，如肘头参差起者女也。冷在何面？冷者为死，温者为生。

师曰：妇人有漏下者，有中生后，因续下血，都不绝者，有妊娠下血者。假令妊娠腹中痛，为胞漏（一云阻），胶艾汤[5]主之。

妇人妊娠，经断三月，而得漏下，下血四十日不止，胎欲动，在于脐上，此为症痼害。妊娠六月动者，前三月经水利时，胎也。下血者，后断三月，衃[6]也，所以下血不止者，其癥不去故也。当下其癥，宜桂枝茯苓丸[7]。

【注释】

[1] 如扇：好像扇风样阵阵作冷。

[2] 附子汤：《伤寒论》方：附子、茯苓、人参、白术、芍药。

[3] 气动丹田：犹言阳气发动于丹田穴。

[4] 蓄然：蓄积样。

[5] 胶艾汤：《金匮要略》方：芎䓖、阿胶、甘草、艾叶、当归、芍药、干地黄。

[6] 衃：又名衃血。凝聚成紫黑色的瘀血。

[7] 桂枝茯苓丸：《金匮要略》方：桂枝、茯苓、牡丹皮、桃仁、芍药。

原文

问曰：妇人病，经水断一二月，而反经来，今脉反微涩，何也？师曰：此前月中，若当下利，故令妨经。利止，月经当自下，此非躯也。

妇人经自断而有躯，其脉反弦，恐其后必大下，不成躯也。

妇人怀躯七月而不可知，时时衄血而转筋者，此为躯也。衄时嚏而动者，非躯也。

脉来近去远，故曰反，以为有躯，而反断，此为有阳无阴故也。

妇人经月下，但为微少。师脉之，反言有躯，其后审然，其脉何类？何以别之？师曰：寸口脉阴阳俱平，荣卫调和，按之滑，浮之则轻，阳明、少阴，各如经法，身反洒淅，不欲食饮，头痛心乱，呕哕欲吐，呼则微数，吸则不惊，阳多气溢，阴滑气盛，滑则多实，六经养成，所以月见，阴见阳精，汁凝胞散，散者损堕。设复阳盛，双妊二胎。今阳不足，故令激经[1]也。

妇人妊娠，小便难，饮如故，当归贝母苦参丸[2]主之。

妇人妊娠有水气，身重，小便不利，洒洒恶寒，起即头眩，葵子茯苓散[3]主之。

【注释】

[1] 激经：又名垢胎、盛胎。指孕后仍按月行经，并无其他症状，又无损于胎儿，随胎儿渐长，其经自停，谓之激经。

[2] 当归贝母苦参丸：《金匮要略》方：当归、贝母、苦参。

[3] 葵子茯苓散：待考。

原文

妇人妊娠，宜服当归散[1]，即易产无疾苦。

师曰：有一妇人来诊（一作脉），自道经断不来。师言：一月为衃，二月为血，三月为居经[2]。是定作躯也，或为血积，譬如鸡乳子，热者为禄，寒者多浊，且当须后月复来，经当入月几日来。假令以七日所来，因言且须后月十日所来相问。设其主复来者，因脉之，脉反沉而涩，因问曾经半生，若漏下亡血者，定为有躯。其人言实有是，宜当护之。今经微弱，恐复不安。设言当奈何？当为合药治之？

师曰：有一妇人来诊，自道经断即去。师曰：一月血为闭，二月若有若无，三月为血积，譬如鸡伏子，中寒即浊，中热即禄，欲令胎寿，当治其母。侠寒怀子，命则不寿也。譬如鸡伏子，试取鸡一毛拔去，覆子不遍，中寒者浊。今夫人有躯，少腹寒，手掌反逆，奈何得有躯？妇人因言，当奈何？师曰：当与温经汤[3]。设与夫家俱来者，有躯。与父母家俱来者，当言寒多，久不作躯。

师曰：有一妇人来诊，因言阴阳俱和调，阳气长，阴气短，但出不入，去近来远，故曰反。以为有躯，偏反血断，断来几日。假令审实者，因言急当治，恐经复下。设令宫中人，若寡妇无夫，曾夜梦寐交通，邪气或怀久作癥瘕，急当治下，服二汤。设复不愈，因言发汤当中。下胎而反不下，此何等意邪？可使且将视赤乌（一作赤马）。

师曰：若宫里张氏不瘥，复来相问。（臣亿等详此文理脱误不属，无本可校，以示阙疑。余皆效此。）

【注释】

[1] 当归散：《金匮要略》方：当归、黄芩、芍药、川芎、白术。

[2] 居经：月经周期 3 个月来潮一次，大多属正常生理范围。

[3] 温经汤：《金匮要略》方包括吴茱萸、当归、川芎、芍药、人参、桂枝、阿胶、生姜、牡丹皮、甘草、半夏、麦冬。

原文

师曰：脉妇人得平脉，阴脉小弱，其人渴，不能食，无寒热，名为躯，桂枝主之，法六十日当有娠。设有医治逆者，却一月加吐下者，则绝之。方在《伤寒》中。

妇人脉平而虚者，乳子法也。平而微者实，奄续[1]法也。而反微涩，其人不亡血、下利，而反甚，其脉虚，但坐乳大儿及乳小儿，此自其常，不能令甚虚竭，病与亡血虚等，必眩冒而短气也。

师曰：有一妇人好装衣来诊，而得脉涩，因问曾乳子下利，乃当得此脉耳，曾半生漏下者，可。设不者，经断三月、六月。设乳子漏下，可为奄续，断小儿勿乳，须利止复来相问，脉之。

师曰：寸口脉微迟，尺微于寸，寸迟为寒，在上焦，但当吐耳。今尺反虚，复为强下之，如此发胸满而痛者，必吐血；少腹痛、腰脊痛者，必下血。师曰：寸口脉微而弱，气血俱虚，若下血、呕吐、汗出者，可；不者，趺阳脉微而弱。春以胃气为本，吐利者，可；不者，此为水气，其腹必满，小便则难。

妇人常呕吐而胃反，若常喘（一作多唾），其经又断。设来者，必少。

【注释】

[1] 奄续：奄，覆也。奄续，此处作继续怀孕解。

原文

师曰：有一妇人，年六十所，经水常自下，设久得病利，少腹坚满者，为难治。

师曰：有一妇人来诊，言经水少，不如前者，何也？师曰：曾更下利，若汗出、小便利者，可。何以故？师曰：亡其津液，故令经水少。设经下反多于前者，当所苦困。当言恐大便难，身无复汗也。

师曰：寸口脉沉而迟，沉则为水，迟则为寒，寒水相搏，趺阳脉伏，水谷不化，脾气衰则鹜溏，胃气衰则身体肿。少阳脉畀，少阴脉细，男子则小便不利，妇人则经水不通，经为血，血不利则为水，名曰血分。（一作水分。）

师曰：寸口脉沉而数，数则为出，沉则为入，出则为阳实，入则为阴结。趺阳脉微而弦，微则无胃气，弦则不得息。少阴脉沉而滑，沉则为在里，滑则为实，沉滑相搏，血结胞门，其藏不泻，经络不通，名曰血分。

问曰：病有血分，何谓也？师曰：经水前断，后病水，名曰血分。此病为难治。

问曰：病有水分，何谓也？师曰：先病水，后经水断，名曰水分。此病易治。何以故？去水，其经自当下。

脉濡而弱，弱反在关，濡反在巅。迟在上，紧在下。迟则为寒，名曰浑。阳浊则湿，名曰雾。紧则阴气栗。脉反濡弱，濡则中湿，弱则中寒，寒湿相搏，名曰痹。腰脊骨节苦烦，肌为不仁，此当为痹，而反怀躯，迟归经。体重，以下脚为胕肿，按之没指，腰冷不仁，此为水怀。喘则倚息，小便不通，紧脉为呕，血气无余，此为水分。荣卫乖亡，此为非躯。

【按语】

此篇文意牵强，很难理解。林亿云："臣亿等详此文理脱误不属，无本可校，以示阙疑，余皆效此。"袁校本亦云："有脱误。"据此，只可就文直译，供作参考。

平产后诸病郁冒中风发热烦呕下利证第三

原文

问曰：新产妇人有三病：一者病痉（亦作痓），二者病郁冒[1]，三者大便难，何谓也？师曰：新产亡血虚，多汗出，喜中风，故令病痉。何故郁冒？师曰：亡血复汗，寒多，故令郁冒。何故大便难？师曰：亡津液，胃燥，故大便难。产妇郁冒，其脉微弱，呕不能食，大便反坚，但头汗出。所以然者，血虚而厥，厥而必冒，冒家欲解，必大汗出，以血虚下厥，孤阳[2]上出，故但头汗出。所以生妇[3]喜汗出者，亡阴血虚，阳气独盛，故当汗出，阴阳乃复。所以便坚者，呕不能食也，小柴胡汤主之。病解能食。七、八日而更发热者，此为胃热气实，承气汤主之。方在《伤寒》中。

【注释】

[1] 郁冒：头目昏眩，视物不清，神识模糊。

[2] 孤阳：即阳独盛的意思。

[3] 生妇：产妇。

原文

妇人产得风，续之[1]数十日不解，头微痛，恶寒，时时有热，心下坚，干呕，汗出，虽久，阳旦证续在，可与阳旦。方在《伤寒》中，桂枝是也。

妇人产后，中风发热，面正赤[2]，喘而头痛，竹叶汤[3]主之。

妇人产后腹中疠痛[4]，可与当归羊肉汤[5]。

师曰：产妇腹痛，烦满不得卧，法当枳实芍药散[6]主之。假令不愈者，此为腹中有干血[7]着脐下，与下瘀血汤[8]。

妇人产后七八日，无太阳证，少腹坚痛，此恶露不尽，不大便四五日，趺阳脉微实，再倍其人发热，日晡所烦躁者，不能食，谵语，利之则愈，宜承气汤。以热在里，结在膀胱也。方在《伤寒》中。

妇人产中虚，烦乱呕逆，安中益气，竹皮大丸[9]主之。

妇人热利，重下，新产虚极，白头翁加甘草汤[10]主之。(《千金方》又加阿胶)

【注释】

[1] 得风，续之：续感风邪的意思。

[2] 正赤：即纯赤。

[3] 竹叶汤:《金匮要略》方：竹叶、葛根、防风、桔梗、桂枝、人参、甘草、附子、大枣、生姜。

[4] 疠痛：绵绵不断的痛。

[5] 当归羊肉汤：待考。

[6] 枳实芍药散:《金匮要略》方包括枳实、芍药。

[7] 干血：瘀血。

[8] 下瘀血汤:《金匮要略》方包括大黄、桃仁、䗪虫。

[9] 竹皮大丸:《金匮要略》方包括竹茹、石膏、桂枝、甘草、白薇。

[10] 白头翁加甘草汤：待考。

【按语】

篇中所述新产妇人三病：痉、郁冒、大便难。其病势虽有轻重之分，而病理一致为亡血伤津。至于产后感受外邪，或由外邪而引起的胃家实，其中虽有所虚，而在治疗方面，仍是可汗则汗，可下则下，进行辨证论治。总之，既不能拘泥于产后，又不能不照顾到产后，应全面掌握，相互兼顾，有是证则用是方，用药中肯就能收到满意的效果。

平带下绝产无子亡血居经证第四

原文

师曰：妇人带下、六极之病[1]，脉浮则为肠鸣腹满，紧则为腹中痛，数则为阴中痒，洪则生疮，弦则阴疼掣痛[2]。

师曰：带下有三门：一曰胞门，二曰龙门，三曰玉门。已产属胞门，未产属龙门，未嫁女属玉门。

问曰：未出门[3]女有三病，何谓也？师曰：一病者，经水初下，阴中热，或有当风，或有扇者。二病者，或有以寒水洗之，三病者，或见丹下[4]，惊怖得病，属带下。

师曰：妇人带下，九实[5]中事，假令得鼠乳之病，剧易。当剧有期，当庚辛为期。余皆仿此。

问曰：有一妇人，年五十所，病但苦背痛，时时腹中痛，少食多厌，喜䐜胀，其脉阳微，关尺小紧，形脉不相应，愿知所说？师曰：当问病者饮食何如。假令病者言：我不欲饮食，闻谷气臭者，病为在上焦；假令病者言：我少多为欲食，不食亦可，病为在中焦；假令病者言：我自饮食如故，病为在下焦，为病属带下。当以带下治之。

【注释】

[1] 六极之病：六极：筋极、骨极、血极、肉极、精极、气极。极是说病至极点，此指虚劳病之最重者。

[2] 掣痛：牵引疼痛。

[3] 未出门：未出嫁。

[4] 丹下：浅红色称丹。丹下，指浅红色的液体流下。

[5] 九实：疑即《千金方》赤白带下崩中漏下中的九痛。九痛为："一曰阴中痛伤；二曰阴中淋沥痛；三曰小便即痛；四曰寒冷痛；五曰经来即腹中痛；六曰气满痛；七曰汁出阴中如有虫啮痛；八曰胁下分痛；九曰腰胯痛。"本文所指似为其中的第二、第七两项。

原文

妇人带下，经水不利，少腹满痛，经一月再见，土瓜根散[1]主之。

妇人带下，脉浮，恶寒、漏下者，不治。

师曰：有一妇人将一女子年十五所来诊。言女年十四时经水自下，今经反断，其母言恐怖。师曰：言此女为是夫人亲女，非耶？若亲者，当相为说之。妇人因答言：自是女尔。师曰：所以问者无他，夫人年十四时，亦以经水下，所以断，此为避年[2]。勿怪，后当自下。

妇人少腹冷，恶寒久，年少者得之，此为无子；年大者得之，绝产。

师曰：脉微弱而涩，年少得此为无子，中年得此为绝产。

师曰：少阴脉浮而紧，紧则疝瘕，腹中痛，半产而堕伤。浮则亡血，绝产，恶寒。

师曰：肥人脉细，胞有寒，故令少子。其色黄者，胸上有寒。

妇人少腹磈磊转痛[3]，而复自解，发作无常，经反断，膀胱中结坚急痛，下引阴中气冲者，久必两胁拘急。

【注释】

[1] 土瓜根散：《金匮要略》方包括土瓜根、䗪虫、桂枝、芍药。

[2] 避年：指健康妇女月经一年来潮一次。

[3] 磈磊转痛：痉挛样疼痛。

原文

问曰：妇人年五十所，病下利，数十日不止，暮则发热，少腹里急痛，腹满，手掌热，唇口干燥，何也？师曰：此病属带下。何以故？曾经半产，瘀血在少腹中不去。何以知之？其证唇口干燥，故知之。当与温经汤。

问曰：妇人病下利，而经水反断者，何也？师曰：但当止利，经自当下，勿怪。所以利不止而血断者，但下利亡津液，故经断。利止，津液复，经当自下。

妇人血下[1]，咽干而不渴，其经必断。此荣不足，本自有微寒，故不引饮。渴而引饮者，津液得通，荣卫自和，其经必复下。

师曰：寸口脉微而涩，微则卫气不足，涩则血气无余。卫不足，其息短，其形燥；血不足，其形逆，荣卫俱虚，言语谬误。趺阳脉浮而涩，涩则胃气虚，虚则短气，咽燥而口苦，胃气涩则失液。少阴脉微而迟，微则无精，迟则阴中寒，涩则血不来，此为居经，三月一来。

师曰：脉微，血气俱虚，年少者亡血也。乳子下利，为可；不者，此为居经，三月一来。

【注释】

[1] 血下：此处指血便。

| 原文 |

问曰：妇人妊娠三月。师脉之，言此妇人非躯，今月经当下。其脉何类？何以别之？

师曰：寸口脉，卫浮而大，荣反而弱，浮大则气强，反弱则少血，孤阳独呼，阴不能吸，二气不停，卫降荣竭，阴为积寒，阳为聚热，阳盛不润，经络不足，阴虚阳往（一作实），故令少血。时发洒淅，咽燥汗出，或溲稠数，多唾涎沫，此令重虚。津液漏泄，故知非躯，蓄烦满洫[1]，月禀一经，三月一来，阴盛则泻，名曰居经。

问曰：妇人年五十所，一朝而清血[2]，二三日不止。何以治之？师曰：此妇人前绝生，经水不下，今反清血，此为居经。不须治，当自止。经水下常五日止者，五日愈。

妇人月经一月再来者，经来，其脉欲自如常。而反微，不利，不汗出者，其经二月必来。

【注释】

[1] 洫：田间的水道，沟渠。

[2] 清血：清洁称清。此处作排出瘀血意思。

【按语】

本篇论及带下、绝产、无子、亡血、居经诸病。在带下、绝产、居经的病证中，叙述了同病异脉和同病异证。叙述无子、亡血的脉象虽较简略，亦可作为临床参考。但原文中所说避年，提及女子月经初潮而复断，似与母氏遗传有关。据《素问》上古天真论云："二七而天癸至，任脉通，太冲脉盛，月事以时下。"这是女子月经初潮的正常情况。至于避年，涉及遗传，有待进一步研究。是否是女子虽已成年而气血尚未完全充盛，所以潮后复停的情况，是值得考虑的。

平郁冒五崩漏下经闭不利腹中诸病证第五

| 原文 |

问曰：妇人病经水适下，而发其汗，则郁冒不知人，何也？师曰：经水下，故为里虚，而发其汗，为表复虚，此为表里俱虚，故令郁冒也。

问曰：妇人病如癫疾郁冒，一日二十余发。师脉之，反言带下，皆如师言，其脉何类？何以别之？师曰：寸口脉濡而紧，濡则阳气微，紧则荣中寒，阳微卫气虚，血竭凝寒，阴阳不和，邪气舍于荣卫，疾（疾一作候）起年少时，经水来以合房室，移时[1]过度，精感命门开，经下血虚，百脉皆张，中极感阳动，微风激成寒，因虚舍荣卫，冷积于丹田。发动上冲，奔在胸膈，津液掩口入，涎唾涌溢出，眩冒状如厥，气冲髀里热。粗医名为癫，灸之因大剧。

【注释】

[1] 移时：移，过也。移时，即拖过一段时间。

| 原文 |

问曰：妇人病苦气上冲胸，眩冒，吐涎沫，髀里气冲热。师脉之，不名带下，其脉何类？何以别之？师曰：寸口脉沉而微，沉则卫气伏，微则荣气绝，阳伏则为疹，阴绝则亡血。病当小便不利，津液闭塞，今反小便通，微汗出，沉变为寒，咳逆呕沫，其肺成痿。津液竭少，亡血损经络，因寒为血厥，手足苦痹，气从丹田起，上至胸胁，沉寒怫郁[1]于上，胸中窒塞，气历阳部，面翕如醉，形体似肥，此乃浮虚。医反下之，长针，复重虚荣卫，久发眩冒，故知为血厥也。

问曰：五崩何等类？师曰：白崩者形如涕，赤崩者形如绛津，黄崩者形如烂瓜，青崩者形如蓝色，黑崩者形如衃血也。

师曰：有一妇人来脉，反得微涩，法当吐，若下利，而言不，因言夫人年几何？夫人年七七四十九，经水当断，反至今不止，以故致此虚也。

【注释】

[1] 怫郁：郁结的意思。

| 原文 |

寸口脉弦而大，弦则为减，大则为芤，减则为寒，芤则为虚，寒虚相搏，脉则为革，妇人则半产、漏下，旋覆花汤[1]主之。

妇人陷经[2]漏下，黑不解，胶姜汤[3]主之。

妇人经水不利，抵当汤主之。在《伤寒》中。

妇人经水闭不利，脏坚僻不止[4]，中有干血。下白物[5]，矾石丸[6]主之。

妇人腹中诸疾痛，当归芍药散[7]主之。（一云：治怀妊腹中疼痛。）

妇人腹中痛，小建中汤主之。方在《伤寒》中。（一云：腹中痛，小便利，理中汤主之。）

【注释】

[1] 旋覆花汤:《金匮要略》方包括旋覆花、葱、新绛。

[2] 陷经：指经血下血不止。

[3] 胶姜汤:《金匮要略》方缺。

[4] 脏坚僻不止：脏，指子宫。坚僻不止，意谓坚僻不停，即硬结不散之意。

[5] 白物：即白带。

[6] 矾石丸:《金匮要略》方包括矾石、杏仁，炼蜜为丸。

[7] 当归芍药散:《金匮要略》方包括当归、芍药、茯苓、白术、泽泻、芎䓖。

【按语】

本篇论述了崩、漏、经、带诸病。王叔和认为“经下血虚，百脉皆张”易受邪扰，误治多变。指出误汗而变成郁冒，卫虚血竭误灸而使病情严重，误下、误针而变成血厥证。又阐述疑似脉象，五崩鉴别等，可供临床参考。至于经闭不利，治疗用抵当汤，必须是瘀血实证，否则抵当汤应该慎用。腹中疼痛用当归芍药散，乃气郁血凝者宜之，不能认为妇女所有腹痛而统用此方。总之，妇女疾病错综复杂，必须明辨证候，诊察脉象，根据不同情况，施以不同治法，才能达到预期的效果。本篇叙述简略，研读者当举一反三，切勿拘泥。

平咽中如有炙脔喜悲热入血室腹满证第六

原文

妇人咽中如有炙脔[1]状，半夏厚朴汤[2]主之。

妇人脏燥，喜悲伤，欲哭，象如神灵所作，数欠，甘草小麦汤[3]主之。

妇人中风，发热恶寒，经水适来，得之七八日，热除，脉迟，身凉，胸胁下满如结胸状，其人谵语，此为热入血室[4]。当刺期门，随其虚实而取之。

妇人中风七八日，续有寒热，发作有时，经水适断者，此为热入血室，其血必结，故使如疟状，发作有时，小柴胡汤主之。方在《伤寒》中。

妇人伤寒发热，经水适来，昼日了了，暮则谵语，如见鬼状，此为热入血室。无犯胃气，若上二焦，必当自愈。(二字疑。)

阳明病，下血而谵语，此为热入血室。但头汗出者，当刺期门，随其实而泻之，濈然汗出者则愈。

妇人少腹满如敦敦[5]状(《要略》云满而热)，小便微难而不渴，生后(生后疑)者，此为水与血并，结在血室，大黄甘遂汤[6]主之。

【注释】

[1] 炙脔：脔，指肉块。炙脔，是烤炙的肉块。

[2] 半夏厚朴汤:《金匮要略》方包括半夏、厚朴、茯苓、生姜、苏叶。

[3] 甘草小麦汤：待考。

[4] 血室：有 3 种见解，一是子宫，二是冲任，三是肝脏。此处指子宫较为恰当。

[5] 敦敦：古器物，圆形有盖。敦敦，形容少腹胀满高起。

[6] 大黄甘遂汤：《金匮要略》方包括大黄、甘遂、阿胶。

【按语】

本篇主要论述妇女热入血室、脏躁等病，均为张仲景《金匮要略》妇人杂病脉证并治第二十二，其中治疗脏躁的甘草小麦汤可能即《金匮要略》之甘麦大枣汤，有待进一步考证。

平阴中寒转胞阴吹阴生疮脱下证第七

原文

妇人阴寒，温中坐药[1]，蛇床子散[2]主之。

妇人着坐药，强下其经，目眶为痛，足跟难以践地，心中状如悬。

问曰：有一妇人病，饮食如故，烦热不得卧，而反倚息者，何也？师曰：得病转胞[3]，不得溺也。何以故？师曰：此人故肌盛，头举身满，今反羸瘦，头举中空感（一作减），胞系了戾[4]，故致此病，但利小便则愈，宜服肾气丸，以中有茯苓故也。方在《虚劳》中。

师曰：脉得浮紧，法当身躯疼痛。设不痛者，当射[5]云何，因当射言。若肠中痛、腹中鸣、咳者，因失便，妇人得此脉者，法当阴吹[6]。

师曰：寸口脉浮而弱，浮则为虚，弱则无血，浮则短气，弱则有热，而自汗出。趺阳脉浮而涩，浮则气满，涩则有寒，喜噫吞酸。其气而下，少腹则寒。少阴脉弱而微，微则少血，弱则生风，微弱相搏，阴中恶寒，胃气下泄，吹而正喧[7]。

师曰：胃气下泄，吹而正喧，此谷气之实也，膏发[8]导之。

少阴脉滑而数者，阴中则生疮。

少阴脉数则气淋，阴中生疮。

妇人阴中蚀疮烂，狼牙汤[9]洗之。

妇人脏肿如瓜，阴中疼引腰痛者，杏仁汤[10]主之。

少阴脉弦者，白肠[11]必挺核。

少阴脉浮而动，浮则为虚，动则为痛，妇人则脱下。

【注释】

[1] 坐药：用锦裹药纳入阴中的方法。

[2] 蛇床子散：《金匮要略》方包括蛇床子仁（研末）、白粉。

[3] 转胞：病名。证见脐下急痛，小便不通。

[4] 胞系了戾：谓膀胱之系，缭绕捻转。

[5] 射：此处作指向解。

[6] 阴吹：阴中出气有声，如大便矢气之状。

[7] 正喧：直下而有声。此处形容阴吹之状，当胃气下泄，从阴窍直下而发出声响，犹矢气之状。正，直也。

[8] 膏发：应为膏发煎。《金匮要略》方包括猪膏、乱发。

[9] 狼牙汤:《金匮要略》方：狼牙。

[10] 杏仁汤：待考。

[11] 白肠：此处指子宫。

【按语】

本篇论述妇人4种杂病的证治,其中阴寒主以蛇床子散坐药；妊娠转胞主以肾气丸；阴吹主以膏发煎；阴疮主以狼牙汤洗剂；阴挺主以杏仁汤等，均可供临床参考。

平妇人病生死证第八

原文

诊妇人漏血下赤白，日下血数升，脉急疾者，死；迟者，生。

诊妇人漏下赤白不止，脉小虚滑者，生；大紧实数者，死。

诊妇人新生乳子，脉沉小滑者，生；实大坚弦急者，死。

诊妇人疝瘕积聚，脉弦急者，生；虚弱小者，死。

诊妇人新生乳子，因得热病，其脉弦小，四肢温者，生；寒清者，死。

诊妇人生产，因中风、伤寒、热病，喘鸣而肩息，脉实大浮缓者，生；小急者，死。

诊妇人生产之后，寸口脉焱疾[1]不调者，死；沉微附骨不绝者，生。

金疮在阴处，出血不绝，阴脉不能至阳[2]者，死；接阳而复出者，生。

【注释】

[1] 焱疾：如火上炎的样子。

[2] 阴脉不能至阳：阴指尺部，阳指寸部。即尺部脉不能到寸部。

【按语】

妇人病脉证与其他脉证一样，阴阳表里虚实，顺见是顺脉，相反的是逆脉，本篇亦不出此范围。

关于妇人产后从脉象判断生死，在临床上应结合具体症状，不能光凭脉象做出预后判断。但如遇见此等脉象，虽目前未发现症状，亦应严密观测，注意调理治疗，脉象好转，方可无虞。

平小儿杂病证第九

原文

小儿脉，呼吸八至者平，九至者伤，十至者困。诊小儿脉，法多雀斗[1]，要以三部脉为主。若紧为风痫[2]，沉者乳不消，弦急者客忤[3]气。

小儿是其日数应变蒸[4]之时，身热而脉乱，汗不出，不欲食，食辄吐哯[5]者，脉乱无苦也。

小儿脉沉而数者，骨间有热，欲以腹按冷清也。

小儿大便赤，青瓣，飧泄，脉小，手足寒，难已；脉小，手足温，易已。

小儿病困，汗出如珠，著身不流者，死。

小儿病，其头毛，皆上逆者，必死。耳间青脉起者，瘛痛。

小儿病而囟陷入，其口唇干，目皮反，口中出气冷，足与头相抵，卧不举身，手足四肢垂，其卧正直如得缚，其掌中冷，皆死。至十日不可复治也。

【注释】

[1] 雀斗：雀斗犹言雀啄。

[2] 风痫：病名。多因肝经积热所致。证见项强直视、目青、面红、发搐。即小儿之急惊风。

[3] 客忤：病证名。如骤见生人，突闻异声，突见异物，易引起惊吓啼哭，因风痰相搏，影响脾胃，致吐泻、腹痛、瘈疭等。

[4] 变蒸：又名小儿变蒸。婴儿在生长过程中，32 天为变，64 天为蒸，当此时间，有身热、脉乱、汗出等症，而身无大病。

[5] 吐哯：哯，不呕而吐，乳饱即吐出，非呕逆病，谓之吐哯。

【按语】

本篇叙述小儿杂病，首先指出八至为小儿平脉，进而讨论了受惊、风痫、积滞等疾病，并举出“汗出如珠，着身不流”“头毛皆上逆”等作为死候辨证要点。至于小儿变蒸，乃王叔和首创，考历代医家，议论不一，有云是小儿生理发育的一种自然现象，如《诸病源候论》《千金要方》等；有的认为是病态，如张景岳、陈复正等医家。根据临床实践，后世医家多赞同张景岳所言“凡属违和，则不因外感，必以内伤，初未闻有无因而病者，岂真变蒸之谓耶？”

卷　十

手检图二十一部

原文

经言：肺者，人之五脏华盖[1]也，上以应天，解理[2]万物，主行精气，法五行、四时，知五味。

寸口之中，阴阳交会，中有五部。前后左右，各有所主，上下中央，分为九道[3]。浮沉结散，知邪所在，其道奈何？

岐伯曰：脉大而弱者，气实血虚也；脉大而长者，病在下候；浮直上下交通者，阳脉也。坚在肾，急在肝，实在肺。前如外者，足太阳也；中央如外者，足阳明也；后如外者，足少阳也。中央直前者，手少阴也；中央直中者，手心主也；中央直后者，手太阴也；前如内者，足厥阴也；中央如内者，足太阴也。后如内者，足少阴也。前部左右弹者，阳跷也；中部左右弹者，带脉也；后部左右弹者，阴跷也。从少阳之厥阴[4]者，阴维也；从少阴之太阳[4]者，阳维也。来大时小者，阴络也；来小时大者，阳络也。

【注释】

[1] 华盖：古代用帛制成的大伞。此处喻肺为华盖，居高而覆盖五脏。

[2] 解理：解，晓也。理，治理也。

[3] 九道：①前如外，②中央如外，③后如外，④前如内，⑤中央如内，⑥后如内，⑦前部中央直，⑧中部中央直，⑨后部中央直。合计九道。按“如”字，作“往”字解。“直”字作“当”字解。“前如外”即寸口脉在前部的外侧向。“前部中央直”即寸口脉在前部正当着中间的部位。其他各“道”，可类推。

[4] 少阳之厥阴、少阴之太阳：之，作“往”字解。即由某经通向某经之意。

原文

前如外者，足太阳也。动，苦头项腰痛，浮为风，涩为寒热，紧为宿食。

前如外者，足太阳也。动，苦目眩，头颈项腰背强痛也。男子阴下湿，女子月水不利，少腹痛，引命门、阴中痛，子脏闭。浮为风，涩为寒血，滑为劳热，紧为宿食，针入九分，却至六分。

中央如外者，足阳明也。动，苦头痛，面赤，微滑，苦大便不利，肠鸣，不能食，足胫痹。

中央如外者，足阳明也。动，苦头痛，面赤热，浮微滑，苦大便不利，喜气满。滑者为饮，涩为嗜卧，肠鸣不能食，足胻痹。针入九分，却至六分。

后如外者，足少阳也。动，苦腰背胻股肢节痛。

后如外者，足少阳也。浮为气涩，涩为风血，急为转筋，弦为劳。针入九分，却至六分。（上足三阳脉。）

原文

前如内者，足厥阴也。动，苦少腹痛，月经不利，子脏闭。

前如内者，足厥阴也。动，苦少腹痛与腰相连，大便不利，小便难，茎中痛，女子月水不利，阴中寒，子门壅绝内，少腹急；男子疝气，两丸上入，淋也。针入六分，却至三分。

中央如内者，足太阴也。动，苦胃中痛，食不下，咳唾有血，足胫寒，少气，身重，从腰上状如居水中。

中央如内者，足太阴也。动，苦腹满，上脘有寒，食不下，病以饮食得之。沉涩者，苦身重，四肢不动，食不化，烦满，不能卧，足胫痛，苦寒，时咳血，泄利黄。针入六分，却至三分。

后如内者，足少阴也。动，苦少腹痛，与心相引背痛，淋。从高堕下，伤于内，小便血。

后如内者，足少阴也。动，苦小腹痛，与心相引背痛，淋。从高堕下，伤于尻内，便血里急，月水来，上抢心，胸胁满拘急，股里急也。针入六分，却至三分。（上足三阴脉。）

原文

前部左右弹者，阳跷也。动，苦腰背痛，微涩为风痫。取阳跷。

前部左右弹者，阳跷也。动，苦腰痛，癫痫，恶风，偏枯，僵仆羊鸣，瘰痹[1]皮肤，身体强（一作淫）痹。直取阳跷，在外踝上三寸，直绝骨是。

中部左右弹者，带脉也。动，苦少腹痛引命门，女子月水不来，绝继复下止，阴辟寒[2]，令人无子，男子苦少腹拘急，或失精也。

后部左右弹者，阴跷也。动，苦癫痫，寒热，皮肤强（一作淫）痹。

后部左右弹者，阴跷也。动，苦少腹痛，里急，腰及髋窌[3]下相连，阴中痛，男子阴疝，女子漏下不止。（上阳跷阴跷带脉。）

【注释】

[1] 痡痹：麻痹的意思。

[2] 阴辟寒：辟即击、拍之意。阴辟寒，意即阴部痛，如被击而又寒冷。

[3] 髋窌：俗称骨盘。

原文

中央直前者，手少阴也。动，苦心痛，微坚，腹胁急。实坚者，为感忤[1]；纯虚者，为下利，肠鸣。滑者，为有娠，女子阴中痒痛，痛出玉门上一分前。

中央直中者，手心主也。动，苦心痛，面赤，食苦，咽多，喜怒。微浮者，苦悲伤，恍惚不乐也。涩为心下寒。沉为恐怖，如人捕之状也。时寒热，有血气。

中央直后者，手太阴也。动，苦咳逆，气不得息。浮为内风。紧涩者，胸中有积热，时咳血也，有沉热。（上手三阴脉。）

【注释】

[1] 忤：作逆解。

原文

从少阴斜至太阳，是阳维也。动，苦肌肉痹痒。

从少阴斜至太阳，是阳维也。动，苦颠，僵仆羊鸣，手足相引。甚者失音，不能言，癫疾。直取客主人，两阳维脉，在外踝绝骨下二寸。

从少阳斜至厥阴，是阴维也。动，苦癫痫，僵仆羊鸣。

从少阳斜至厥阴，是阴维也。动，苦僵仆，失音，肌肉淫[1]痒，痹，汗出恶风。

脉来暂大暂小，是阴络也（一作结）。动，苦肉痹，应时自发，身洗洗也。

脉来暂小暂大者，是阳络也（一作结）。动，苦皮肤痛，下部不仁，汗出而寒也。（上阳维阴维阳络阴络脉。）

【注释】

[1] 淫：太过。

原文

前部横于寸口丸丸者，任脉也。动，苦少腹痛，逆气抢心，胸拘急，不得俯仰。

三部俱牢，直上直下者，冲脉也。动，苦胸中有寒疝。

三部俱浮，直上直下者，督脉也。动，苦腰脊强痛，不得俯仰。大人癫，小儿痫。（上任、冲、督三脉。）

原文

肺脉之来也。如循榆叶[1]，曰平。如风吹毛，曰病。状如连珠者，死，期丙丁日，禺中日中。

心脉之来也，如反笋莞大[2]，曰平。如连珠，曰病。前曲后居如带钩者，死。期壬癸日，人定、夜半。

肝脉之来也，搏而弱，曰平。如张新弓弦，曰病。如鸡践地者，死。期庚辛日，晡时、日入。

脾脉之来也，阿阿如缓[3]，曰平。来如鸡举足，曰病。如鸟之啄，如水之漏[4]者，死。期甲乙日，平旦、日出。

肾脉之来也，微细以长，曰平。来如弹石，曰病。去如解索[5]者，死，期戊己日，食时、日昳、黄昏、鸡鸣。（上平五脏脉）。

【注释】

[1] 如循榆叶：好像抚摸榆叶一样。此处形容脉象轻浮虚软，不疾不徐。

[2] 如反笋莞大：反笋，形容上大下小。莞，草也。如反笋莞大，此处指脉象轻取大而软。

[3] 阿阿如缓：阿阿，柔软貌。阿阿如缓，指脉来软而缓。

[4] 如水之漏：形容脉象如屋漏水，点滴而无伦次。

[5] 解索：谓如索之朽坏。此处指脉动数而随散乱，无复次序。

原文

寸口中脉躁竟尺，关中无脉应，阳干阴也。动，苦腰背腹痛，阴中若伤，足寒。刺足太阳，少阴直绝骨，入九分，灸太阴五壮。

尺中脉坚实竟关，寸口无脉应，阴干阳也。动，苦两胫腰重，少腹痛，癫疾。刺足太阴踝上三寸，针入五分。又灸太阳、阳跷，在足外踝上三寸直绝骨是也。

寸口脉紧，直至鱼际下，小按之如持维竿（一作鸡毛）状，其病肠鸣，足痹痛酸，腹满，不能食，得之寒湿。刺阳维，在外踝上三寸间也，入五分。此脉出鱼（一作原）际。

寸口脉沉着骨，反仰其手乃得之，此肾脉也。动，苦少腹痛，腰体酸，癫疾。刺肾俞[1]，入七分。又刺阴维，入五分。

初持寸口中脉，如细坚状，久按之，大而深。动，苦心下有寒，胸胁苦痛，阴中痛，不欲近丈夫也，此阴逆。刺期门，入六分。又刺肾俞，入五分，可灸胃管（一作足三里）七壮。

初持寸口中脉，如躁状洪大，久按之，细而牢坚。动，苦腰腹相引痛，以下至足胻重也，不能食。刺肾俞，入四分至五分，亦可灸胃管（一作足三里）七壮。

【注释】

[1] 肾俞：属足太阳经。在第14椎下两旁，去脊各1寸5分。

原文

尺寸俱沉，但有关上脉，苦寒，心下痛。

尺寸俱沉，关上无有者，苦心下喘。

尺寸俱数，有热；俱迟，有寒。

尺寸俱微，厥，血气不足，其人少气。

尺寸俱濡弱，发热，恶寒，汗出。(一云内温热，手足逆冷，汗出。)

寸口沉，胸中痛引背。(一云短气。)

关上沉，心痛，上吞酸。

尺中沉，引背痛。

寸口伏，胸中有逆气。

关上伏，有水气，泄溏。

尺中伏，水谷不消。

寸口弦，胃中拘急。(一作心下愊愊。)

关上弦，胃中有寒，心下拘急。

尺中弦，少腹、脐下拘急。

寸口紧，头痛，逆气。

关上紧，心下痛。

尺中紧，脐下少腹痛。

寸口涩，无阳，少气。

关上涩，无血，厥冷。

尺中涩，无阴，厥冷。

寸口微，无阳，外寒。

关上微，中实(一作胃虚)，能食，故里急。(一作无胃气)。

尺中微，无阴，厥冷，腹中拘急。

寸口滑，胸满逆。

关上滑，中实逆。

尺中滑，下利，少气。

原文

寸口数，即吐。

关上数，胃中有热。

尺中数，恶寒，小便赤黄。

寸口实，即生热；虚，即生寒。

关上实，即痛；虚，即胀满。

尺中实，即小便难，少腹牢痛；虚，即闭涩。

寸口芤，吐血；微芤，衄血。

关上芤，胃中虚。

尺中芤，下血；微芤，小便血。

寸口浮，其人中风，发热、头痛。

关上浮，腹痛，心下满。

尺中浮，小便难。

寸口迟，上焦有寒。

关上迟，胃有寒。

尺中迟，下焦有寒，背痛。

寸口濡，阳弱，自汗出。

关上濡，下重。

尺中濡，少血，发热，恶寒。

寸弱，阳气少。

关弱，无胃气。

尺弱，少血。

上杂言三部，二十四种脉。

附

（一）关于“二十一部”的各家观点

对“手检图二十一部”，历来注家意见不一。有的加以怀疑，如袁表认为“首言十二经脉，次言奇经八脉，次言三部二十四种脉，未见所谓手检图二十一部者”；有的加以篡改，如张柏说：“柏按二十一部，‘一’当作‘二’，以十二经脉，奇经八脉，阴阳络二脉，合计有此数也”。有的不加点数，数字含糊不清，如李时珍载“气口九道手检图”，只画有图，对“二十一部”未加以可否。总之，历来注家，多未从《脉经》原文或“气口九道手检图”一一点明而凑足“二十一”之数，故对“二十一部”产生怀疑、否定而加以更改，现经反复阅读《脉经》原文及“气口九道手检图”分别找出“二十一”之数，有下列两种初步见解。

1. 本篇第一节所载岐伯讲话，如逐句截分计有二十一种脉象，恰符所谓“二十一部”之数，与当时王叔和编本书所说的“二十一部”相似。兹逐一点写于下。

①脉大而弱者，气实血虚也。②脉大而长者，病在下。候，浮直上下交通者，阳脉也。③坚在肾。④急在肝。⑤实在肺。⑥前如外者，足太阳也。⑦中央如外者，足阳明也。⑧后如外者，足少阳也。⑨中央直前者，手少阴也。⑩中央直中者，手心主也。⑪中央直后者，手太阴也。⑫前如内者，足厥阴也。⑬中央如内者，足太阴也。⑭后如内者，足少阴也。⑮前部左右弹者，阳跷也。⑯中部左右弹者，带脉也。⑰后部左右弹者，阴跷也。⑱从少阳之厥阴者，阴维也。⑲从少阴之太阳者，阳维也。⑳来大时小者，阴络也。㉑来小时大者，阳络也。

2.《脉经》朱、张本均附录“气口九道手检图”，结合《脉经》原文，亦可凑足“二十一”之数。兹将“气口九道手检图”各部，用数字标明如下，以探讨“二十一部”之数。

图 6–1 需要说明事项如下。

（1）手检图二十一部的内容：十二经中除去三焦经，加上奇经八脉与阴阳二络，合计为二十一部。

（2）图 6–1 中手足三阴三阳，其互为表里者，均双双相配无缺。惟手厥阴的心包，即手心主，与其相配互为表里的手少阳三焦，独告缺如，不能使人无疑。揣度当时制图者可能认为《灵枢·本脏》有“肾合三焦、膀胱”之论，以三焦可于肾、膀胱等部诊察而得病情。所以，独于三焦略而不列，而恰成二十一部之数。

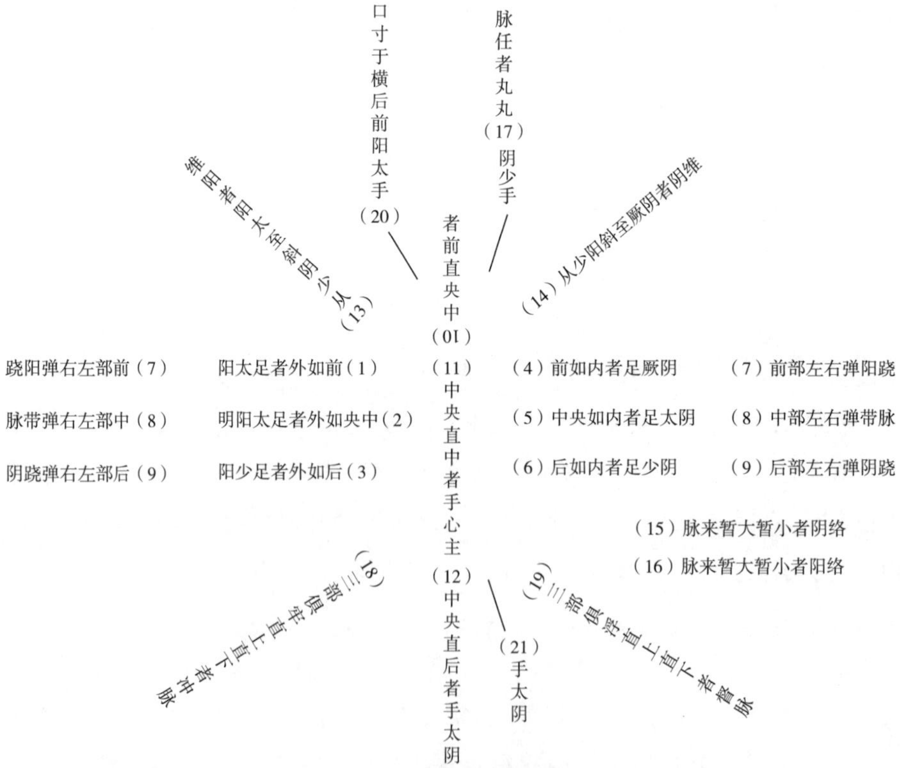

图 6–1　气口九道手检图

（3）图 6–1 未列有阴络与阳络，而《脉经》原文却列这两种脉象。不过，可以理解，脉的位置，能在图中显示，至于脉的力量与变化，难于在图中表现出。所以《脉经》原文的“前、后、中、外、内”等，属于位置范畴，“手检图”中，可以反映出来。而《脉经》原文中的“暂小暂大”“暂大暂小”属于脉力变化的范畴，图中难于列出。因此，“手检图”列有十九部，加上不能列出而属于脉力变化的阴络阳络两部，亦恰符“二十一部”之数。

以上两种关于“二十一部”的解释，前者从《脉经》卷十第一条原文中，逐项列出。后者从“手检图”结合《脉经》卷十第二条以下各条，逐项析出。两者均恰符二十一部之数。何者为是，有待于讨论。总之，对王叔和原书“二十一部”记载，在未得确凿的否定证据之前，未敢盲从擅改为“二十一部”等。

（二）关于“手检图”二十一部方向的解释

“手检图”易使人模糊的，是脉的方向位置，如《脉经》的“前、中、后、内、外……”是指何位置，是指何方向，必须考据有关文献，予以弄清。兹参考清代李延昰著《脉诀汇辨》卷六奇经所载:“尺外斜上，至寸阴维，尺内斜上，至寸阳维”，与本篇所载“从少阳斜至厥阴，是阴维也”“从少阴斜至太阳，是阳维也”“前如外者，足太阳也”“后如外者，足少阳也”“前如内者，足厥阴也”“后如内者，足少阴也”各条互参，可以认为，“前、中、后”即寸关尺三部。所谓“外”，即向大指的一侧；所谓“内”，即向小指的一侧。这些含义一经明确，则“手检图”及本节所指二十一部，即可得到解释。

（三）本节若干问题，有待于进一步探讨

（1）“手检图”的前、中、后、外、内各部所分配的手足三阴三阳，不但与《黄帝内经》所载气口分配脏腑有异同，即与各名家所流传资料，亦大有出入。举例如下。

《黄帝内经》载：左寸“外以候心，内以候脸中”，右寸“外以候肺，内以候胸中”。而“手检图”不分左右，只是提到寸部，外以候足太阳，内以候足厥阴。内外中间，以候手少阴与手太阳。

《黄帝内经》载：左关“外以候肝，内以候膈”；右关“外以候胃，内以候脾”。而“手检图”不分左右，只是提到关部，外以候足阳明，内以候足太阴，内外中间，以候手心主。

《黄帝内经》载：尺部“外以候肾，里以候腹”，而“手检图”只是提到尺部，外以候足少阳，内以候足少阴，内外中间，以候手太阴与手阳明。

虽上文《黄帝内经》所指“内、外”，各家注解不同，而《黄帝内经》所载脉的“内、外”与《脉经》卷十所称“内、外”含义亦未必一致。不但如此，《黄帝内经》与《脉经》气口各部所载的分配脏腑，出入更大。后世各名家所主张的左右寸、关、尺三部分配为心、肝、肾，肺、脾、命门……与“手检图”所载亦大有出入。难以一一详举。

（2）本节所述三阴三阳的病症，与《黄帝内经》亦不同，例如，足阳明经疾病，本节载“动，苦头痛，面赤，微滑，苦大便不利，肠鸣，不能食，足胫痹……”而《灵枢·经

脉》载:“……是动则病洒洒振寒，善呻数欠，颜黑。病至则恶人与火，闻木音则惕然而惊，心欲动，独闭户塞牖而处。甚则欲上高而歌，弃衣而走，贲响腹胀……”两者相比，出入极大，其他各经，大概类此。

（3）本节所论五脏脉中与《素问》平人气象论所记载的五脏脉有异同出。略举之，如本节认为如风吹毛为肺的病脉，而《素问》却认为是肺的死脉；如张新弓弦为肝的病脉，而《素问》却认为是肝的死脉；如鸡践地是肝的死脉，而《素问》却认为是脾的平脉；弹石是肾的病脉，而《素问》却认为是肾的死脉。

总之,《脉经》卷十及“手检图”不但与《灵枢》《素问》《难经》所载分配脏腑出入甚巨，即《脉经》各本亦互有出入，如张柏的《脉经真本》比钱熙祚的《脉经》多出任脉、冲脉、督脉三条。此问题留待研究。

《脉经》断生死法

卷　一

平人得病所起第十四

原文

何以知春得病？无肝脉也。无心脉，夏得病；无肺脉，秋得病；无肾脉，冬得病；无脾脉，四季之月得病。

假令肝病者，西行，若食鸡肉得之，当以秋时发，得病以庚辛日也。家有腥死，女子见之，以明要为灾。不者，若感金银物得之。

假令脾病，东行，若食雉兔肉及诸木果实得之。不者，当以春时发，得病以甲乙日也。

假令心病，北行，若食豚及鱼得之。不者，当以冬时发，得病以壬癸日也。

假令肺病，南行，若食马肉及獐鹿肉得之。不者，当以夏时发，得病以丙丁日也。

假令肾病，中央，若食牛肉及诸土中物得之。不者，当以长夏时发，得病以戊己日也。

卷 二

平三关阴阳二十四气脉第一

|原文|

左手关前寸口阳绝者，无小肠脉也。苦脐痹，小腹中有疝瘕，王月（王字一本作五）即冷上抢心。刺手心主经，治阴，心主在掌后横理中（即大陵穴也）。

左手关后尺中阳绝者，无膀胱脉也。苦逆冷，妇人月使不调，王月则闭，男子失精，尿有余沥。刺足少阴经，治阴，在足内踝下动脉（即太溪穴也）。

右手关前寸口阳绝者，无大肠脉也。苦少气，心下有水气，立秋节即咳。刺手太阴经，治阴，在鱼际间（即太渊穴也）。

卷 三

肝胆部第一

|原文|

肝象木（肝于五行象木），与胆合为腑（胆为清净之腑）。其经足厥阴（厥阴肝脉），与足少阳为表里（少阳，胆脉也，脏阴腑阳，故为表里）。其脉弦（弦，肝脉之大形也），其相冬三月（冬水王木相），王春三月，废夏三月（夏火王木废），囚季夏六月（季夏土王木囚），死秋三月（秋金王木死）。其王日甲乙，王时平旦、日出（并木也）。其困日戊己，困时食时、日昳（并土也）。其死日庚辛，死时晡时、日入（并金也）。其神魂（肝之所藏者魂），其主色，其养筋（肝气所养者筋），其候目（肝候出目，故肝实则目赤），其声呼，其色青，其臭臊（《月令》云：其臭膻），其液泣（泣出肝），其味酸，其宜苦（苦，火味也），其恶辛（辛，金味）。肝俞在背第九椎，募在期门（直两乳下二肋端）；胆俞在背第十椎，募在日月（穴在期门下五分）。

上新撰。（并出《素问》诸经。昔人撰集，或混杂相涉，烦而难了，今抄事要分别五脏各为一部）。

肝藏血，血舍魂。悲哀动中则伤魂，魂伤则狂妄不精，不敢正当人（不精不敢正当人，一作其精不守，令人阴缩）。阴缩而筋挛，两胁骨不举，毛悴色夭，死于秋。

春肝木王，其脉弦细而长，名曰平脉也。反得浮涩而短者（《千金》云：微涩而短），是肺之乘肝，金之克木，为贼邪，大逆，十死不治（一本云：日、月、年数至三，忌庚辛）。反得洪大而散者（《千金》云：浮大而洪），是心之乘肝，子之扶母，为实邪，虽病自愈。反得沉濡而滑者，是肾之乘肝，母之归子，为虚邪，虽病易治。反得大而缓者，是脾之乘肝，土之陵木，为微邪，虽病即瘥。

足厥阴气绝则筋缩，引卵与舌。厥阴者，肝脉也。肝者，筋之合也。筋者，聚于阴器而脉络于舌本。故脉弗营则筋缩急，筋缩急则引舌与卵。故唇青、舌卷、卵缩，则筋先死。庚笃辛死，金胜木也。

肝死脏，浮之脉弱，按之中如索不来，或曲如蛇行者，死。

心小肠部第二

原文

心象火，与小肠合为腑（小肠为受盛之腑也）。其经手少阴（手少阴心脉也），与手太阳为表里（手太阳小肠脉也）。其脉洪（洪，心脉之大形），其相春三月（木王火相），王夏三月，废季夏六月，囚秋三月（金王火囚），死冬三月（水王火死）。其王日丙丁，王时禺中、日中；其困日庚辛，困时晡时、日入，其死日壬癸，死时人定、夜半。其藏神（心之所藏者神也），其主臭，其养血（心气所养者血），其候舌，其声言（言由心出，故主言），其色赤，其臭焦，其液汗，其味苦，其宜甘（甘，脾味也），其恶咸（咸，肾味也）。心俞在背第五椎（或云第七椎），募在巨阙（在心下一寸），小肠俞在背第十八椎，募在关元（脐下三寸）。

上新撰。

心藏脉，脉舍神。怵惕思虑则伤神，神伤则恐惧自失，破（䐃）脱肉，毛悴色夭，死于冬。

夏心火王，其脉洪（《千金》作浮大而洪）大而散，名曰平脉。反得沉濡而滑者，是肾之乘心，水之克火，为贼邪，大逆，十死不治（一本云：日、月、年数至二，忌壬癸）。反得大而缓者，是脾之乘心，子之扶母，为实邪，虽病自愈。反得弦细而长者，是肝之乘心，母之归子，为虚邪，虽病易治。反得浮（《千金》浮作微）涩而短者，是肺之乘心。金之陵火，为微邪，虽病即瘥。

手少阴气绝则脉不通。少阴者，心脉也。心者，脉之合也。脉不通则血不流，血不流则发色不泽，故其面黑如漆柴者，血先死。壬笃癸死，水胜火也。

心死脏，浮之脉实，如豆麻击手，按之益躁疾者，死。

脾胃部第三

原文

脾象土，与胃合为腑（胃为水谷之腑）。其经足太阴（太阴，脾之脉也），与足阳明为表里（阳明胃脉）。其脉缓（缓，脾脉之大形也），其相夏三月（火王土相）。王季夏六月，废秋三月，囚冬三月，死春三月。其王日戊己，王时食时、日昳；困日壬癸，困时人定、夜半；其死日甲乙，死时平旦、日出（并木时也）。其神意，其主味，其养肉，其候口，其声歌，其色黄，其臭香，其液涎，其味甘，其宜辛，其恶酸。脾俞在背第十一椎，募在章门（季肋端是）。胃俞在背第十二椎，募在太仓。

上新撰。

脾藏荣，荣舍意。愁忧不解则伤意，意伤则闷乱，四肢不举，毛悴色夭，死于春。

六月季夏建未，坤未之间土之位，脾王之时。其脉大，阿阿而缓，名曰平脉。反得弦细而长者，是肝之乘脾，木之克土，为贼邪，大逆，十死不治。反得浮（《千金》浮作微），涩而短者，是肺之乘脾，子之扶母，为实邪，虽病自愈。反得洪大而散者（《千金》作浮大而洪），是心之乘脾，母之归子，为虚邪，虽病易治。反得沉濡而滑者，肾之乘脾，水之陵土，为微邪，虽病即瘥。

足太阴气绝，则脉不营其口唇。口唇者，肌肉之本也。脉不营则肌肉濡，肌肉濡则人中满，人中满则唇反，唇反者肉先死。甲笃乙死，木胜土也。

脾死脏，浮之脉大缓（一作坚），按之中如覆杯，状如摇者，死。（一云状蟄蟄如炙肉）。

上《素问》《针经》，张仲景。

肺大肠部第四

原文

肺象金，与大肠合为腑（大肠为传导之腑也）。其经手太阴（手太阴肺脉也），与手阳明为表里（手阳明大肠脉也）。其脉浮（浮，肺脉之大形也）。其相季夏六月（季夏土王金相）。其王秋三月，废冬三月，囚春三月，死夏三月（夏火王金死）。其王日庚辛，王时晡时、日入；其困日甲乙，困时平旦、日出；其死日丙丁，死时禺中、日中。其神魄，其主声，其养皮毛，其候鼻，其声哭，其色白，其臭腥，其液涕，其味辛，其宜咸，其恶苦。肺俞在背第三椎（或云第五椎也），募在中府（直两乳上下肋间）。大肠俞在背第十六椎，募在天枢（挟脐旁各一寸半）。

上新撰。

肺藏气，气舍魄。喜乐无极则伤魄，魄伤则狂，狂者意不存人，皮革焦，毛悴色夭，死于夏。

秋金肺王。其脉浮（《千金》浮作微）涩而短，曰平脉。反得洪大而散者（《千金》作浮大而洪），是心之乘肺，火之克金，为贼邪，大逆，十死不治（一本云：日、月、年数至四，忌丙丁）。反得沉濡而滑者，是肾之乘肺，子之扶母，为实邪，虽病自愈。反得大而缓者，是脾之乘肺，母之归子，为虚邪，虽病易治。反得弦细而长者，是肝之乘肺，木之陵金，为微邪，虽病即瘥。

手太阴气绝则皮毛焦。太阴者，行气温皮毛者也，气弗营则皮毛焦，皮毛焦则津液去，津液去则皮节伤，皮节伤者则爪（爪字一作皮）枯毛折，毛折者则气（气字一作毛）先死。丙笃丁死，火胜金也。

肺死脏，浮之虚，按之弱如葱叶，下无根者，死。

肾膀胱部第五

原文

肾象木，与膀胱合为腑（膀胱为津液之腑）。其经足少阴（足少阴肾脉也），与足太阳为表里（足太阳膀胱脉也）。其脉沉（沉，肾脉之大形也），其相秋三月（秋金王水相）。其王冬三月，废春三月，囚夏三月，其死季夏六月。其王日壬癸，王时人定、夜半；其困日丙丁，困时禺中、日中；其死日戊已，死时食时、日昳。其神志（肾之所藏者志也），其主液，其养骨，其候耳，其声呻，其色黑，其臭腐，其液唾，其味咸，其宜酸，其恶甘。肾俞在背第十四椎，募在京门；膀胱俞在第十九椎，募在中极（横骨上一寸，在脐下五寸前陷者中）。

上新撰。

肾藏精，精舍志。盛怒而不止则伤志，伤志则善忘其前言，腰脊痛，不可以俯仰屈伸，毛悴色夭，死于季夏。

冬肾水王，其脉沉濡而滑，曰平脉。反得大而缓者，是脾之乘肾，土之克水，为贼邪，大逆，十死不治（一本云：日、月、年数至一，忌戊已）。反得弦细而长者，是肝之乘肾，子之扶母，为实邪，虽病自愈。反得浮（《千金》作微）涩而短者，是肺之乘肾，母之归子，为虚邪，虽病易治。反得洪大而散者（《千金》作浮大而洪），是心之乘肾，火之陵水，为微邪，虽病即瘥。

足少阴气绝则骨枯。少阴者，冬脉也，伏行而濡骨髓者也。故骨不濡则肉不能着骨也，骨肉不相亲则肉濡而却，肉濡而却故齿长而垢（《难经》垢字作枯），发无泽。发无泽者，骨先死。戊笃已死，土胜水也。

肾死脏，浮之坚，按之乱如转丸，益下入尺中者，死。

卷　四

辨三部九候脉证第一

原文

黄帝曰：冬阴夏阳奈何？岐伯曰：九候之脉皆沉细悬绝者，为阴，主冬，故以夜半死；盛躁喘数者，为阳，主夏，故以日中死。是故寒热者，平旦死；热中及热病者，日中死；病风者，以日夕死；病水者，以夜半死；其脉乍数乍疏乍迟乍疾者，以日乘四季死；形肉已脱，九候虽调，犹死。七诊虽见，九候皆顺者，不死。所言不死者，风气之病及经月之病，似七诊之病而非也，故言不死。若有七诊之病，其脉候亦败者，死矣。必发哕噫，必审问其所始病与今之所方病，而后各切循其脉，视其经络浮沉，以上下逆顺循之。其脉疾者，不病；其脉迟者，病；脉不往来者，死；皮肤著者，死。

两手脉，结上部者，濡；结中部者，缓；结三里者，豆起。弱反在关，濡反在巅。微在其上，涩反在下。微即阳气不足，沾热汗出；涩即无血，厥而且寒。

平杂病脉第二

原文

浮短者，其人肺伤。诸气微少，不过一年死，法当嗽也。

沉而数，中水。冬不治自愈。

微浮，秋吉，冬成病。

诊五脏六腑气绝证候第三

原文

病人肝绝，八日死。何以知之？面青，但欲伏眠，目视而不见人，汗（一作泣）出如水不止。（一曰二日死。）

病人胆绝，七日死。何以知之？眉为之倾。

病人筋绝，九日死。何以知之？手足爪甲青，呼骂不休。（一曰八日死。）

病人心绝，一日死。何以知之？肩息，回视，立死。（一曰目亭亭，一日死。）

病人肠（一云小肠）绝，六日死。何以知之？发直如干麻，不得屈伸，白汗不止。

病人脾绝，十二日死。何以知之？口冷，足肿，腹热，胪胀，泄利不觉，出无时度。（一曰五日死。）

病人胃绝，五日死。何以知之？脊痛，腰中重，不可反复。（一曰腓肠平，九日死。）

病人肉绝，六日死。何以知之？耳干，舌皆肿，溺血，大便赤泄。（一曰足肿，九日死。）

病人肺绝，三日死，何以知之？口张，但气出而不还。（一曰鼻口虚张短气。）

病人大肠绝，不治。何以知之？泄利无度，利绝则死。

病人肾绝，四日死。何以知之？齿为暴枯，面为正黑，目中黄色，腰中欲折，白汗出如流水。（一曰人中平，七日死。）

病人骨绝，齿黄落，十日死。

诸浮脉无根者，皆死。以上五脏六腑为根也。

诊四时相反脉证第四

原文

春三月木王，肝脉治，当先至，心脉次之，肺脉次之，肾脉次之。此为四时王相顺脉也。到六月土王，脾脉当先至而反不至，反得肾脉，此为肾反脾也，七十日死。何谓肾反脾？夏，火王，心脉当先至，肺脉次之，而反得肾脉，是谓肾反脾。期五月、六月，忌丙丁。

脾反肝，三十日死。何谓脾反肝？春，肝脉当先至，而反不至，脾脉先至，是谓脾反肝。期正月、二月，忌甲乙。

肾反肝，三岁死。何谓肾反肝？春，肝脉当先至，而反不至，肾脉先至，是谓肾反肝也。期七月、八月，忌庚辛。

肾反心，二岁死。何谓肾反心？夏，心脉当先至而反不至，肾脉先至，是谓肾反心也。期六月，忌戊己。（臣亿等按:《千金》云：此中不论肺金之气，疏略未谕，指南又推五行，亦颇颠倒，待求别录也。）

诊脉动止投数疏数死期年月第六

原文

脉一动一止，二日死。（一经云：一日死。）

二动一止，三日死。

三动一止，四日死，或五日死。

四动一止，六日死。

五动一止，五日死，或七日死。

六动一止，八日死。

七动一止，九日死。

八动一止，十日死。

九动一止，九日死，又云十一日死。(一经云：十三日死，若立春死。)

十动一止，立夏死。(一经云：立春死。)

十一动一止，夏至死。(一经云：立夏死；一经云：立秋死。)

十二、十三动一止，立秋死。(一经云：立冬死。)

十四、十五动一止，立冬死。(一经云：立夏死。)

二十动一止，一岁死，若立秋死。

二十一动一止，二岁死。

二十五动一止，立冬死。(一经云：一岁死，或二岁死。)

三十动一止，二岁若三岁死。

三十五动一止，三岁死。

四十动一止，四岁死。

五十动一止，五岁死。

不满五十动一止，五岁死。

脉来五十投而不止者，五脏皆受气，即无病。(《千金方》云：五行气毕，阴阳数同，荣卫出入，经脉通流，昼夜百刻，五德相生)。

脉来四十投而一止者，一脏无气，却后四岁，春草生而死。

脉来三十投而一止者，二脏无气，却后三岁，麦熟而死。

脉来二十投而一止者，三脏无气，却后二岁，桑椹赤而死。

脉来十投而一止者，四脏无气，岁中死。得节不动，出清明日死，远不出谷雨死矣。

脉来五动而一止者，五脏无气，却后五日而死。

诊百病死生诀第七

原文

温病，二、三日身体热，腹满，头痛，食饮如故，脉直而疾者，八日死。四、五日头痛，腹痛而吐，脉来细强，十二日死。八、九日头不疼，身不痛，目不赤，色不变，而反利，脉来牒牒，按之不弹手，时大，心下坚，十七日死。

热病，七、八日，脉不软(一作喘)，不散(一作数)者，当喑。喑后三日，温汗不出者，死。

斫疮，出血一二石，脉来大，二十日死。

斫刺俱有，病多，少血，出不自止断者，其血止，脉来大者，七日死；滑细者，生。

脉实满，手足寒，头热，春秋生，冬夏死。

老人脉微，阳羸阴强者，生；脉焱大加息（一作如急）者，死。阴弱阳强，脉至而代，奇（一作寄）月而死。

尺脉涩而坚，为血实气虚也。其发病腹痛、逆满、气上行，此为妇人胞中绝伤，有恶血，久成结瘕。得病以冬时，黍穄赤而死。

尺脉细而微者，血气俱不足，细而来有力者，是谷气不充，病得节辄动，枣叶生而死。此病秋时得之。

左手寸口脉偏动，乍大乍小，不齐，从寸口至关，关至尺，三部之位，处处动摇，各异不同，其人病，仲夏得之此脉，桃花落而死。（花，一作叶。）

右手寸口脉偏沉伏，乍小乍大，朝来浮大，暮夜沉伏。浮大即太过，上出鱼际。沉伏即下不至关中。往来无常，时时复来者，榆叶枯落而死。（叶，一作荚。）

右手尺部，脉三十动一止，有顷更还，二十动一止，乍动乍疏，连连相因，不与息数相应，其人虽食谷，犹不愈，蘩草生而死。

左手尺部，脉四十动而一止，止而复来，来逆，如循直木，如循张弓弦，絚絚然如两人共引一索，至立冬死。（《千金》作至立春而死。）

诊三部脉虚实决死生第八

原文

三部脉如霹雳，长病得之，死；三十日死。

三部脉如屋漏，长病十日死。（《千金》云：十四日死。）

三部脉如雀啄，长病七日死。

三部脉如釜中汤沸，朝得暮死，夜半得日中死，日中得夜半死。

卷　五

扁鹊华佗察声色要诀第四

原文

病人阴阳俱绝，失音不能言者，三日半死。

病人面赤目青者，六日死。

病人面黄目青者，九日必死，是谓乱经。饮酒当风，邪入胃经，胆气妄泄，目则为青。虽有天救，不可复生。

病人面赤目白者，十日死。忧恚思虑，心气内索，面色反好，急求棺椁。

病人面黑目白者，八日死。肾气内伤，病因留积。

病人面青目黄者，五日死。

病人面无精光，若土色，不受饮食者，四日死。

病人耳目及颧颊赤者，死在五日中。

病人黑色出于额，上发际，下直鼻脊两颧上者，亦死在五日中。

病人及健人黑色若白色起，入目及鼻口，死在三日中。

病人目回回直视，肩息者，一日死。

病人眉系倾者，七日死。

病人口张者，三日死。

病人唇青，人中反，三日死。

病人齿忽变黑者，十三日死。

病人发直者，十五日死。

病人手足爪甲下肉黑者，八日死。

病人脉绝，口张足肿者，五日死。

病人足趺上肿，两膝大如斗者，十日死。

肝病皮白，肺之日庚辛死。

心病目黑，肾之日壬癸死。

脾病唇青，肝之日甲乙死。

肺病颊赤目肿，心之日丙丁死。

肾病面肿唇黄，脾之日戊己死。

诊目病，赤脉从上下者，太阳病也；从下上者，阳明病也；从外入内者，少阳病也。

诊寒热瘰疬，目中有赤脉，从上下至瞳子，见一脉，一岁死；见一脉半，一岁半死；见二脉，二岁死；见二脉半，二岁半死；见三脉，三岁死。

扁鹊诊诸反逆死脉要诀第五

脉来沉之绝濡，浮之不止，推手者，半月死。(一作半日。)

尺脉不应寸，时如驰，半日死。(《千金》云：尺脉上应寸口，太迟者，半日死。)

肾脉小搏沉，为肠澼下血，血温身热者死。心肝澼，亦下血。二脏同病者可治，其脉小沉涩者为肠澼，其身热者死，热见七日死。

胃脉沉鼓涩，胃外鼓大，心脉小紧急，皆膈偏枯，男子发左，女子发右，不喑舌转，可治，三十日起。其顺者喑，三岁起。年不满二十者，三岁死。

脉至如数，使人暴惊，三四日自已。

脉至浮合，浮合如数，一息十至、十至以上，是为经气予不足也，微见，九十日死。

脉至如火新然，是心精之予夺也，草干而死。

脉至如散叶，是肝气予虚也，木叶落而死。（木叶落作枣华。）

脉至如省客，省客者，脉塞而鼓，是肾气予不足也，悬去枣华而死。

脉至如泥丸，是胃经予不足也，榆荚落而死。（《素问》荚作叶。）

脉至如横格，是胆气予不足也，禾熟而死。

脉至如弦缕，是胞精予不足也，病善言，下霜而死；不言，可治。

脉至如交漆，交漆者，左右傍至也，微见四十日死。（《甲乙》作交棘。）

脉至如涌泉，浮鼓肌中，是大肠气予不足也，少气，味韭英而死。

脉至如委土（《素问》作颓土）之状，按之不得，是肌气予不足也，五色先见黑，白垒（一作藟）发死。

脉至如悬雍，悬雍者，浮揣切之益大，是十二俞之予不足也，水凝而死。

脉至如偃刀，偃刀者，浮之小急也，按之坚大急，五脏菀熟，寒热独并于肾也，如此其人不得坐，立春而死。

脉至如丸滑不直手，不直手者，按之不可得也，是大肠气予不足也，枣叶生而死。

脉至如春者，令人善恐，不欲坐卧，行立常听，是小肠气予不足也，季秋而死。

问曰：尝以春二月中，脉一病人，其脉反沉。师记言：到秋当死。其病反愈，到七月复病，因往脉之，其脉续沉。复记言：至冬死。

问曰：二月中得沉脉，何以故处之至秋死也？

师曰：二月之时，其脉自当濡弱而弦，得沉脉，到秋自沉，脉见浮即死，故知到秋当死也。

七月之时，脉复得沉，何以处之至冬当死？

师曰：沉脉属肾，真脏脉也，非时妄见。

经言：王、相、囚、死。冬脉本王脉，不再见，故知至冬当死也。然后至冬复病，王以冬至日死，故知为谛。华佗效此。

卷　六

肝足厥阴经病证第一

原文

病在肝，平旦慧，下晡甚，夜半静。

病先发于肝者，头目眩，胁痛支满；一日之脾，闭塞不通，身痛体重；二日之胃，而腹胀；三日之肾，少腹腰脊痛，胫酸；十日不已，死。冬日入，夏早食。

心手少阴经病证第三

原文

病在心，日中慧，夜半甚，平旦静。

病先发于心者，心痛；一日之肺，喘咳；三日之肝，胁痛支满；五日之脾，闭塞不通，身痛体重；三日不已，死。冬夜半，夏日中。

真心痛，手足青至节，心痛甚，旦发夕死，夕发旦死。

脾足太阴经病证第五

原文

病在脾，日昳慧，平旦甚，日中持，下晡静。

病先发于脾，闭塞不通，身痛体重；一日之胃，而腹胀；二日之肾，少腹腰脊痛，胫酸；三日之膀胱，背肥筋痛，小便闭；十日不已，死。冬人定，夏晏食。

胃足阳明经病证第六

原文

诊得胃脉，病形何如?

曰：胃实则胀，虚则泄。病先发于胃，胀满；五日之肾，少腹腰脊痛，胫酸；三日之膀胱，背肥筋痛，小便闭；五日上之脾，闭塞不通，身痛体重(《灵枢》云：上之心)。六日不已，死，冬夜半后，夏日昳。(六日一作三日。)

肺手太阴经病证第七

原文

病在肺，下晡慧，日中甚，夜半静。

病先发于肺，喘咳；三日之肝，胁痛支满；一日之脾，闭塞不通，身痛体重；五日之胃，腹胀；十日不已，死。冬日入，夏日出。

肾足少阴经病证第九

原文

病在肾，夜半慧，日乘四季甚，下晡静。

病先发于肾，少腹腰脊痛，胫酸。三日之膀胱，背胆筋痛，小便闭。二日上之心，心痛。三日之小肠，胀；四日不已，死。冬大食，夏晏晡。

膀胱足太阳经病证第十

原文

病先发于膀胱者，背胆筋痛，小便闭。五日之肾，少腹、腰脊痛，胫酸。一日之小肠，胀。一日之脾，闭塞不通，身痛体重。二日不已，死。冬鸡鸣，夏下晡。（一云日夕。）

卷　七

病可刺证第十三

原文

太阳病，头痛，至七日，自当愈，其经竟故也。若欲作再经者，当针足阳明，使经不传则愈。

重实重虚阴阳相附生死证第十九

原文

脉实满，手足寒，头热者，春秋则生，冬夏则死。脉浮而涩，涩而身有热者，死。络气不足，经气有余，脉热而尺寒，秋冬为逆，春夏为顺。经虚络满者，尺热满而寒涩，春夏死，秋冬生。络满经虚，灸阴刺阳；经满络虚，刺阴灸阳。

问曰：秋冬无极阴，春夏无极阳，何谓也?

对曰：无极阳者，春夏无数虚阳明，阳明虚则狂。无极阴者，秋冬无数虚太阴，太阴虚则死。

热病生死期日证第二十

原文

太阳之脉，色荣颧骨，热病也。荣未夭，曰今且得汗，待时而已。与厥阴脉争见者，死期不过三日，其热病气内连肾。少阳之脉，色荣颊前，热病也。荣未夭，曰今且得汗，待时而已。与少阴脉争见者，死期不过三日。

热病七八日，脉微小，病者溲血，口中干，一日半而死。脉代者，一日死。

热病七八日，脉不躁喘，不数，后三日中有汗。三日不汗，四日死。未曾汗，勿肤刺（肤，一作庸）。

热病三四日，脉不喘，其动均者，身虽烦热，今自得汗，生。传曰：始腑入脏，终阴复还阳，故得汗。

热病七八日，脉不喘，其动均者，生。微热在阳不入阴，今自汗也。

热病七八日，脉不喘，动数均者，病当喑。期三日不得汗，四日死。

热病十逆死证第二十一

原文

热病，腹大而胀，四肢清，夺形肉，短气，六逆见，一旬内死。

热病，腹胀便血，脉大，时时小绝，汗出而喘，口干舌焦，视不见人，七逆见，一旬死。

热病，身热甚，脉转小，咳而便血，目眶陷，妄言，手循衣缝，口干，躁扰不得卧，八逆见，一时死。

热病，瘈疭，狂走，不能食，腹满，胸痛，引腰脐背，呕血，九逆见，一时死。

热病，呕血，喘咳，烦满，身黄，其腹鼓胀，泄不止，脉绝，十逆见，一时死。

热病五脏气绝死日证第二十二

原文

热病，肺气绝，喘逆，咳唾血，手足腹肿，面黄，振栗不能言语，死。魄与皮毛俱去，故肺先死，丙日笃，丁日死。

热病，脾气绝，头痛，呕宿汁，不得食，呕逆吐血，水浆不得入，狂言谵语，腹大满，四肢不收，意不乐，死。脉与肉气俱去，故脾先死，甲日笃，乙日死。

热病，心主气绝，烦满，骨痛（一作瘈），嗌肿，不可咽，欲咳不能咳，歌哭而笑，死。神与荣脉俱去，故心先死。壬日笃，癸日死。

热病，肝气绝，僵仆，足不安地，呕血，恐惧，洒淅恶寒，血妄出，遗屎溺，死。魂与筋血俱去，故肝先死。庚日笃，辛日死。

热病，肾气绝，喘悸，吐逆，肿疽，尻痈，目视不明，骨痛，短气，喘满，汗出如珠，死。精与骨髓俱去，故肾先死。戊日笃，己日死。

故外见瞳子青小，爪甲枯，发堕，身涩，齿挺而垢，人皮面厚尘黑，咳而唾血，渴欲数饮，大满，此五脏绝，表病也。

热病至脉死日证第二十三

原文

热病，脉四至，三日死，脉四至者，平人一至，病人脉四至也。

热病，脉五至，一日死。时一大至，半日死，忽忽闷乱者，死。

热病，脉六至，半日死。忽急疾大至，有顷死。

热病脉损日死证第二十四

原文

热病，脉四损，三日死。所谓四损者，平人四至，病人脉一至，名曰四损。

热病，脉五损，一日死。所谓五损者，平人五至，病人脉一至，名曰五损。

热病，脉六损，一时死。所谓六损者，平人六至，病人脉一至，名曰六损。若绝不至，或久乃至，立死。

治伤寒形证所宜进退。晋王叔和集仲景评脉要论。

卷　八

平阳毒阴毒百合狐惑脉证第三

原文

阳毒为病，身重腰背痛，烦闷不安，狂言，或走，或见鬼，或吐血下痢，其脉浮大数，面赤斑斑如锦纹，喉咽痛，唾脓血。五日可治，至七日不可治也。

阴毒为病，身重背强，腹中绞痛，咽喉不利，毒气攻心，心下坚强，短气不得息，呕逆，唇青面黑，四肢厥冷，其脉沉细紧数，身如被打。五六日可治，至七日不可治也。

平血痹虚劳脉证第六

原文

男子劳之为病，其脉浮大，手足暖，春夏剧，秋冬瘥，阴寒精自出，酸削不能行，少阴虚满。

平黄胆寒热疟脉证第九

原文

师曰：黄胆之病，当以十八日为期，治之十日以上为瘥，反剧为难治。

平五脏积聚脉证第十二

原文

诊得肺积，脉浮而毛，按之辟易，胁下气逆，背相引痛，少气，善忘，目瞑，皮肤寒，秋瘥夏剧，主皮中时痛，如虱缘之状，甚者如针刺，时痒，其色白。

诊得心积，脉沉而芤，上下无常处，病胸满，悸，腹中热，面赤，嗌干，心烦，掌中热，甚即唾血，主身瘈疭，主血厥，夏瘥冬剧，其色赤。

诊得肝积，脉弦而细，两胁下痛，邪走心下，足肿寒，胁痛引少腹，男子积疝，女子瘕淋，身无膏泽，喜转筋，爪甲枯黑，春瘥秋剧，其色青。

平呕吐哕下利脉证第十四

原文

下利瘥，至其年、月、日、时复发，此为病不尽，当复下之。

平肺痿肺痈咳逆上气淡饮脉证第十五

原文

咳而脉浮，其人不咳不食，如是四十日乃已。(一云三十日。)

夫有支饮家，咳烦，胸中痛者，不卒死，至一百日或一岁，可与十枣汤。

肺饮不弦，但喜喘短气。

病人一臂不随，时复转移在一臂，其脉沉细，非风也。必有饮在上焦。其脉虚者为微劳，荣卫气不周故也，久久自瘥。（一云：冬自瘥。）

卷　九

平妊娠胎动血分水分吐下腹痛证第二

原文

问曰：有一妇人，年二十所，其脉浮数，发热呕咳，时下利，不欲食。脉复浮，经水绝，何也？

师曰：法当有娠。何以故？此虚家法当微弱，而反浮数，此为戴阳。阴阳和合，法当有娠。到立秋，热当自去。何以知然？数则为热，热者是火，火是木之子，死于未。未为六月位，土王，火休废，阴气生，秋节气至，火气当罢，热自除去，其病即愈。

平带下绝产无子亡血居经证第四

原文

师曰：妇人带下，九实中事，假令得鼠乳之病，剧易，当剧有期，当庚辛为期。余皆仿此。

问曰：妇人年五十所，一朝而清血，二三日不止。何以治之？

师曰：此妇人前绝生，经水不下，今反清血，此为居经。不须治，当自止。经水下常五日止者，五日愈。妇人月经一月再来者，经来，其脉欲自如常。而反微，不利，不汗出者，其经二月必来。

卷　十

上平五脏脉

原文

肺脉之来也。如循榆叶，曰平。如风吹毛，曰病。状如连珠者，死，期丙丁日，禺中日中。

心脉之来也，如反笋莞大，曰平。如连珠，曰病。前曲后居如带钩者，死。期壬癸日，入定夜半。

肝脉之来也，搏而弱，曰平。如张新弓弦，曰病。如鸡践地者，死。期庚辛日，晡时日入。

脾脉之来也，阿阿如缓，曰平。来如鸡举足，曰病。如鸟之啄，如水之漏者，死。期甲乙日，平旦日出。

肾脉之来也，微细以长，曰平。来如弹石，曰病。去如解索者，死，期戊已日，食时、日、黄昏、鸡鸣。

第七章　宋代庞安常《脉法》

一、传承概要

庞安时（1042—1099），字安常，北宋蕲州新水（今湖北省浠水县）人，是我国古代著名医学家之一。其医术高超，针药并用，名气很大。庞氏医学著作丰富，对后世医家影响深远，在古代医学领域里有相当重要的地位。

庞安常最重要的医学著作，是《补仲景〈伤寒论〉》，即现在的《伤寒总病论》。

庞安常性喜读书，闻人异书，购之若饥渴，书工日夜传录，君寒暑疾病，未尝置卷，其藏书至万余卷，然皆以考医方之事，尤以治伤寒为主。淮南人谓庞安常能与伤寒“说话”。庞安常深入研究了张仲景的《伤寒论》，有很多新见解，是研究《伤寒论》的大家。他自述“用心三十余年，广寻诸书，反复参合”，因而著有一部凝聚了他多年研究成果的《伤寒总病论》，它“实能发仲景未尽之意，而补其未备之方”。其他的著作还有《主对集》《难经辨》《本草补遗》等。

从庞安常的医学著作，特别是《伤寒总病论》一书中，可以看到，他的医学学术思想主要是源于《黄帝内经》《难经》《太素》《甲乙经》《脉经》等书。他尊崇张仲景、扁鹊，汇通《千金》《伤寒论》。对于脉法，庞安常有一定的研究，对后世起了积极的影响作用。

二、学术价值

庞安常在脉法上有自己的独到之处：“察脉之要，莫急于人迎、寸口，是二脉阴阳相应，如两引绳，阴阳均，则绳之大小等，故定阴阳于喉、手，配覆溢于尺、寸，寓九候于浮沉。”所以在以脉象论“关格”时，正是体现了这种思想。

脉法上，庞安常将《灵枢·终始》和《难经·三难》的“人迎”“寸口”“尺”“寸”诊法结合起来，在对“关格”之义进行论述时，他指出：“所谓关格者，覆溢是也。”提出了“阴生于寸动于尺”“阳生于尺动于寸”的尺寸阴阳的互根理论，论述了寸口四倍于尺中，脉象自关以上溢于鱼际，而关后之脉伏行，乃阴盛乘阳，曰外关内格者，为阴拒阳而外出，此即所谓寸口倍于人迎，为关阴之脉者也；尺中四倍于寸口，脉象自关以下覆入尺泽，而关前之脉伏行，乃阳亢乘阴，曰内关外格，为阳拒阴而内入者，此即所谓人迎四倍于寸口，为格阳之脉者也。这两种脉象均主死候。具体是，外关内格（溢）：是寸口四倍于尺中，则上鱼而为溢，故言溢者，寸倍尺极矣。溢之脉，一名（外）关，一名内格，一名阴乘之脉，曰外关者，自关以上外脉也，阴拒阳而（外）出也，故曰外（误，当作“内”）格。尺寸阴阳互根：阴生于寸动于尺，脉象自关以上溢入鱼际而关以后之脉伏行，是为阴壮乘阳而阳竭，阳竭则死，脉有是者死矣，此所谓寸口四倍于人迎，为关阴之脉者也。内关外格（覆）：是尺中倍于寸口至三（误，当作“四”）倍，则入尺而为覆，故言覆者，尺倍寸极矣，覆之脉，一名内关，一名外格，一名乘阳之脉，内关者，关以下内脉也，外格者，阳拒阴而内入也。尺寸阴阳互根：阳生于尺动于寸，脉象自关以下覆入尺泽，而关以前之脉伏行，则为阳亢乘阴而阴竭，（阴竭）亦死，脉有是者死矣，此所谓人迎四倍于寸口，为格阳之脉（者）也。

三、原文解读

原文

察脉之要，莫急于人迎、寸口，是二脉相应如两引绳，阴阳均则绳之大小等。凡平人之脉，人迎大于春夏，寸口大于秋冬。何谓人迎？喉旁取之，《内经》所谓别于阳者[1]也。越人不尽取诸穴之脉，但取手太阴之行度，鱼际后一寸九分，以配阴阳之数，而得关格之脉[2]。然不先求喉手引绳之义，则昧[3]尺寸阴阳关格之所起。寸口倍于尺则上鱼际而为溢，故言溢者寸倍尺极矣。溢之脉，一名外关，一名内格，一名阴乘之脉。曰外关者，自关以上外脉也，阴拒阳而出，故曰外格。阴生于阳，寸动于尺，今自关以上溢于鱼际，而关以后脉伏行，是为阴壮乘阳而阳竭，阳竭则死，脉有是者，死矣。此所谓寸口四倍于人迎，为关阴之脉[4]者也。关以后脉当一寸而沉，过者谓尺中倍寸口至，三倍则入寸[5]而为覆。故言寸者，尺倍寸极矣。覆之脉，一名曰内关，一名曰外格，一名曰阳乘之脉。内关者，关以下内脉也。外格者，阳拒阴而内入也。阳生于阴，尺动于寸，今自关以下覆入尺泽，而关以下脉伏行，则为阳亢乘阴，而阴竭亦死，脉有是者，死矣。

此所谓人迎四倍于寸口，为格阳之脉也。《黄帝内经》曰：“人迎与寸口皆盛，过四倍则为关格。关格之脉羸，不能极天地之精气而死。所谓关格者，覆溢是也。虽然，独覆独溢，则补泻以生之。尺部一盛，泻足少阳补足厥阴，二盛，泻足太阳补足少阴；三盛，泻足阳明补足太阴，皆二泻而一补之。四盛，则三极，导之以针，当尽取少阳太阳阳明之穴，脉弱者取三阳于足，脉数者取于手少阳二，当补于阴一。至寸而反之。脉有九候者，寓浮中沉于寸关尺也。且越人不取十二经者，穴直以二经配合于手太阴行度自尺至寸，九分之位复分三部，部中有浮中沉以配天地人也。”又曰：“中风木，伤寒金，湿温水，热病火，温病起于湿，湿则土病，土病而诸脏受害，其本生于金、木、水、火四脏之变也。阳浮阴濡为风温，阳数阴实为温毒，阳濡阴急为湿温，阴阳俱盛为温疟。其治之也，风温取足厥阴木、手少阴火，温毒专取少阴火，伤寒取手太阴金、手少阴火，湿温取足少阴水。乡人皆为我能与伤寒语，我察伤寒与温变，辨其疑似而不可乱也。故定阴阳于喉手，配覆溢于尺寸，寓九候于浮沉，分四温于伤寒。”

【注释】

[1] 别于阳者：指《素问·阴阳别论》“别于阳者，知病处也；别者，知死生之期”云。

[2] 关格之脉：《黄帝内经》关格之脉谓“三阳在头，三阴在手”，以寸口对待而言，《难经》关格之脉仅以尺寸对待而言。庞安常则“以经为本”，有时参用《黄帝内经》。

[3] 昧：原文作“脉”，今据《医说》改。

[4] 关阴之脉：参见《素问·六节脏象论》。

[5] 入寸：原文作“八寸”，今据《医说》改。

第八章　明代李言闻《四言举要》

一、传承概要

李言闻，字子郁，号月池，晚号藏六野人，明代著名医药学家。李时珍之父，为李时珍的成长及学术生涯奠定了良好的基础。

二、学术价值

李言闻出身医学世家，博洽经史，以医为业，行医四方，有闻于时，并勤于著述，其所著《医学八脉注》，已佚，从书名推演，极有可能是研究注解奇经八脉的专书，李时珍所撰的《奇经八脉考》可能是在此基础上编撰而成，为其一家研习经络学说的结晶。医学顾问《濒湖八脉考引》云："濒湖世儒，兼以医鸣，一门父子兄弟，富有著述，此特见一斑耳。"

李言闻重视诊断，著有《四诊发明》八卷，惜已失传。但其部分内容，保存在《濒湖脉学》一书中。《濒湖脉学》系李时珍在《四诊发明》的基础上，撮粹撷华，增补精要，编撰而成的。而且经过李言闻删补刊印的崔嘉彦《四言举要》一书，现尚存于世，题为"宋南康紫虚隐君崔嘉彦希范著，明蕲州月池子李言闻子郁删补"，其传播之功亦不可没。《四库全书提要》曰："时珍乃撮举其父言闻《四诊发明》，著为此书，以正《脉诀》之失。其浮、沉、迟、数、滑、涩、虚、实、长、短、洪、微、紧、缓、芤、弦、革、牢、濡、弱、散、细、伏、动、促、结、代二十七种脉象毫厘之别，精核无疑。"

三、原文解读

（一）《濒湖脉学》是李言闻脉学理论精髓

《濒湖脉学》有序云：宋有俗子，杜撰《脉诀》，鄙陋讹谬，医学习诵，以为权舆，逮臻颁白，脉理竟昧。戴同父常刊其误，先考月池翁著《四诊发明》八卷，皆精诣奥室，浅学未能窥造珍。因撮粹撷华，僭撰此书，以便习读，为脉指南。世之医病两家，咸以脉为首务。不知脉乃四诊之末，谓之巧者尔。上士欲会其全，非备四诊不可。

明嘉靖甲子上元日，谨书于濒湖薖所。

（二）《濒湖脉学》中提到的《四言举要》原文

四言举要——宋南康紫虚隐君崔嘉彦希范著，明荆州月池子李言闻子郁删补。

脉乃血脉，气血之先，血之隧道，气息应焉。
其象法地，血之府也，心之合也，皮之部也。
资始于肾，资生于胃，阳中之阴，本乎营卫。
营者阴血，卫者阳气，营行脉中，卫行脉外。
脉不自行，随气而至，气动脉应，阴阳之义。
气如橐籥，血如波澜，血脉气息，上下循环。
十二经中，皆有动脉，惟手太阴，寸口取决。
此经属肺，上系吭嗌，脉之大会，息之出入。
一呼一吸，四至为息，日夜一万，三千五百。
一呼一吸，脉行六寸，日夜八百，十丈为准。
初持脉时，令仰其掌，掌后高骨，是谓关上。
关前为阳，关后为阴，阳寸阴尺，先后推寻。
心肝居左，肺脾居右，肾与命门，居两尺部。
魂魄谷神，皆见寸口，左主司官，右主司府。
左大顺男，右大顺女，本命扶命，男左女右。
关前一分，人命之主，左为人迎，右为气口。
神门决断，两在关后，人无二脉，病死不愈。
男女脉同，惟尺则异，阳弱阴盛，反此病至。
脉有七诊，曰浮中沉，上下左右，消息求寻。
又有九候，举按轻重，三部浮沉，各候五动。
寸候胸上，关候膈下，尺候于脐，下至跟踝。
左脉候左，右脉候右，病随所在，不病者否。
浮为心肺，沉为肾肝，脾胃中州，浮沉之间。
心脉之浮，浮大而散，肺脉之浮，浮涩而短。
肝脉之沉，沉而弦长，肾脉之沉，沉实而濡。
脾胃属土，脉宜和缓，命为相火，左寸同断。
春弦夏洪，秋毛冬石，四季和缓，是谓平脉。
太过实强，病生于外，不及虚微，病生于内。
春得秋脉，死在金日，五脏准此，推之不失。
四时百病，胃气为本，脉贵有神，不可不审。
调停自气，呼吸定息，四至五至，平和之则。
三至为迟，迟则为冷，六至为数，数即热证。
转迟转冷，转数转热，迟数既明，浮沉当别。

浮沉迟数，辨内外因，外因于天，内因于人。
天有阴阳，风雨晦明，人喜怒忧，思悲恐惊。
外因之浮，则为表证，沉里迟阴，数则阳盛。
内因之浮，虚风所为，沉气迟冷，数热何疑。
浮数表热，沉数里热，浮迟表虚，沉迟冷结。
表里阴阳，风气冷热，辨内外因，脉证参别。
脉理浩繁，总括于四，既得提纲，引申触类。
浮脉法天，轻手可得，泛泛在上，如水漂木。
有力洪大，来盛去悠，无力虚大，迟而且柔。
虚甚则散，涣漫不收，有边无中，其名曰芤。
浮小为濡，绵浮水面，濡甚则微，不任寻按。
沉脉法地，近于筋骨，深深在下，沉极为伏。
有力为牢，实大弦长，牢甚则实，愊愊而强。
无力为弱，柔小如绵，弱甚则细，如蛛丝然。
迟脉属阴，一息三至，小快于迟，缓不及四。
二损一败，病不可治，两息夺精，脉已无气。
浮大虚散，或见芤革，浮小濡微，沉小细弱。
迟细为涩，往来极难，易散一止，止而复还。
结则来缓，止而复来，代则来缓，止不能回。
数脉属阳，六至一息，七疾八极，九至为脱。
浮大者洪，沉大牢实，往来流利，是谓之滑。
有力为紧，弹如转索，数见寸口，有止为促。
数见关中，动脉可候，厥厥动摇，状如小豆。
长则气治，过于本位，长而端直，弦脉应指。
短则气病，不能满部，不见于关，惟尺寸候。
一脉一形，各有主病，数脉相兼，则见诸证。
浮脉主表，里必不足，有力风热，无力血弱。
浮迟风虚，浮数风热，浮紧风寒，浮缓风湿。
浮虚伤暑，浮芤失血，浮洪虚火，浮微劳极。
浮濡阴虚，浮散虚剧，浮弦痰饮，浮滑痰热。
沉脉主里，主寒主积，有力痰食，无力气郁。
沉迟虚寒，沉数热伏，沉紧冷痛，沉缓水蓄。
沉牢痼冷，沉实热极，沉弱阴虚，沉细痹湿。

沉弦饮痛，沉滑宿食，沉伏吐利，阴毒聚积。
迟脉主脏，阳气伏潜，有力为痛，无力虚寒。
数脉主腑，主吐主狂，有力为热，无力为疮。
滑脉主痰，或伤于食，下为蓄血，上为吐逆。
涩脉少血，或中寒湿，反胃结肠，自汗厥逆。
弦脉主饮，病属胆肝，弦数多热，弦迟多寒。
浮弦支饮，沉弦悬痛，阳弦头痛，阴弦腹痛。
紧脉主寒，又主诸病，浮紧表寒，沉紧里痛。
长脉气平，短脉气病，细则气少，大则病进。
浮长风痫，沉短宿食，血虚脉虚，气实脉实。
洪脉为热，其阴则虚，细脉为湿，其血则虚。
缓大者风，缓细者湿，缓涩血少，缓滑内热。
濡小阴虚，弱小阳竭，阳竭恶寒，阴虚发热。
阳微恶寒，阴微发热，男微虚损，女微泻血。
阳动汗出，阴动发热，为痛与惊，崩中失血。
虚寒相搏，其名为革，男子失精，女子失血。
阳盛则促，肺痈阳毒，阴盛则结，疝瘕积郁。
代则气衰，或泄脓血，伤寒心悸，女胎三月。
脉之主病，有宜不宜，阴阳顺逆，凶吉可推。
中风浮缓，急实则忌，浮滑中痰，沉迟中气。
尸厥沉滑，卒不知人，入脏身冷，入腑身温。
风伤于卫，浮缓有汗，寒伤于营，浮紧无汗。
暑伤于气，脉虚身热，湿伤于血，脉缓细涩。
伤寒热病，脉喜浮洪，沉微涩小，证反必凶。
汗后脉静，身凉则安。汗后脉躁，热甚必难。
阳病见阴，病必危殆，阴病见阳，虽困无害。
上不至关，阴气已绝，下不至关，阳气已竭。
代脉止歇，脏绝倾危，散脉无根，形损难医。
饮食内伤，气口急滑，劳倦内伤，脾脉大弱。
欲知是气，下手脉沉，沉极则伏，涩弱久深。
火郁多沉，滑痰紧食，气涩血芤，数火细湿。
滑主多痰，弦主留饮，热则滑数，寒则弦紧。
浮滑兼风，沉滑兼气，食伤短疾，湿留濡细。

疟脉自弦，弦数者热，弦迟者寒，代散者折。
泄泻下痢，沉小滑弱，实大浮洪，发热则恶。
呕吐反胃，浮滑者昌，弦数紧涩，结肠者亡。
霍乱之候，脉代勿讶，厥逆迟微，是则可怕。
咳嗽多浮，聚肺关胃，沉紧小危，浮濡易治。
喘急息肩，浮滑者顺，沉涩肢寒，散脉逆证。
病热有火，洪数可医，沉微无火，无根者危。
骨蒸发热，脉数而虚，热而涩小，必殒其躯。
劳极诸虚，浮耎微弱，土败双弦，火炎急数。
诸病失血，脉必见芤，缓小可喜，数大可忧。
瘀血内蓄，却宜牢大，沉小涩微，反成其害。
遗精白浊，微涩而弱，火盛阴虚，芤濡洪数。
三消之脉，浮大者生，细小微涩，形脱可惊。
小便淋閟，鼻头色黄，涩小无血，数大何妨。
大便燥结，须分气血，阳数而实，阴迟而涩。
癫乃重阴，狂乃重阳，浮洪吉兆，沉急凶殃。
痫脉宜虚，实急者恶，浮阳沉阴，滑痰数热。
喉痹之脉，数热迟寒，缠喉走马，微伏则难。
诸风眩晕，有火有痰，左涩死血，右大虚看。
头痛多弦，浮风紧寒，热洪湿细，缓滑厥痰。
气虚弦耎，血虚微涩，肾厥弦坚，真痛短涩。
心腹之痛，其类有九，细迟从吉，浮大延久。
疝气弦急，积聚在里，牢急者生，弱急者死。
腰痛之脉，多沉而弦，兼浮者风，兼紧者寒。
弦滑痰饮，濡细肾着，大乃肾虚，沉实闪肭。
脚气有四，迟寒数热，浮滑者风，濡细者湿。
痿病肺虚，脉多微缓，或涩或紧，或细或濡。
风寒湿气，合而为痹，浮涩而紧，三脉乃备。
五疸实热，脉必洪数，涩微属虚，切忌发渴。
脉得诸沉，责其有水，浮气与风，沉石或里。
沉数为阳，沉迟为阴，浮大出厄，虚小可惊。
胀满脉弦，土制于木，湿热数洪，阴寒迟弱。
浮为虚满，紧则中实，浮大可治，虚小危极。

五脏为积，六腑为聚，实强者生，沉细者死。
中恶腹胀，紧细者生，脉若浮大，邪气已深。
痈疽浮散，恶寒发热，若有痛处，痈疽所发，
脉数发热，而痛者阳，不数不热，不疼阴疮。
未溃痈疽，不怕洪大，已溃痈疽，洪大可怕。
肺痈已成，寸数而实，肺痿之形，数而无力。
肺痈色白，脉宜短涩，不宜浮大，唾糊呕血。
肠痈实热，滑数可知，数而不热，关脉芤虚。
微涩而紧，未脓当下，紧数脓成，切不可下。
妇人之脉，以血为本，血旺易胎，气旺难孕。
少阴动甚，谓之有子，尺脉滑利，妊娠可喜。
滑疾不散，胎必三月，但疾不散，五月可别。
左疾为男，右疾为女，女腹如箕，男腹如釜。
欲产之脉，其至离经，水下乃产，未下勿惊。
新产之脉，缓滑为吉，实大弦牢，有证则逆。
小儿之脉，七至为平，更察色证，与虎口纹。
奇经八脉，其诊又别，直上直下，浮则为督。
牢则为冲，紧则任脉，寸左右弹，阳跷可决。
尺左右弹，阴跷可别，关左右弹，带脉当决。
尺外斜上，至寸阴维，尺内斜上，至寸阳维。
督脉为病，脊强癫痫，任脉为病，七疝瘕坚。
冲脉为病，逆气里急，带主带下，脐痛精失。
阳维寒热，目眩僵仆，阴维心痛，胸胁刺筑。
阳跷为病，阳缓阴急，阴跷为病，阴缓阳急。
癫痫瘛疭，寒热恍惚，八脉脉证，各有所属。
平人无脉，移于外络，兄位弟乘，阳溪列缺。
病脉既明，吉凶当别，经脉之外，又有真脉。
肝绝之脉，循刀责责，心绝之脉，转豆躁疾。
脾则雀啄，如屋之漏，如水之流，如杯之覆。
肺绝如毛，无根萧索，麻子动摇，浮波之合。
肾脉将绝，至如省客，来如弹石，去如解索。
命脉将绝，虾游鱼翔，至如涌泉，绝在膀胱，
真脉既形，胃已无气，参察色证，断之以臆。

（三）《四言举要》注释

▶ 经脉与脉气

｜原文｜

脉乃血脉[1]，气血之先。血之隧[2]道，气息应焉。其象法[3]地，血之府[4]也。心之合也，皮之部[5]也。

【注释】

[1] 血脉：原作“血派”，坊刻本作“血脉”，现从坊刻本改为“血脉”。

[2] 隧：凿通山石或在地下挖洞所成的通路，叫隧道。

[3] 法：这里作“效法”解。

[4] 府：这里作“藏”解，即容纳的意思。

[5] 部：这里作“分布”解。

【语译】

此段讲经脉的生理。经脉即脉管，又叫作血脉，是人体内运载血液环流自成系统的器官。全身的气血运动，必须通过经脉的“先导”作用才能完成。凡经脉所在的地方，就是气血所到的地方，所以经脉不仅是血液流行的隧道，而且是与气息（即呼吸时所出入的气，一呼一吸，叫作一息）息息相关的。经脉在人体内合理地分布着，与地面存在的大小河流很相似，内面直接和心脏配合，外面遍布于皮肤、肌肉之间，使全身血液都得到容纳，从而形成了整个的血液循环。

｜原文｜

资[1]始于肾，资生于胃。阳中之阴，本乎营卫。营者阴血，卫者阳气。营行脉中，卫行脉外。

【注释】

[1] 资：这里作“取得”“获得”解。

【语译】此段讲脉气的生成。脉搏之所以能够搏动不休，主要是由于“脉气”的存在。“脉气”,可以理解为经脉本身的一种功能。这种功能不仅要获得先天之“肾气”和后天“胃气”的不断供给而存在，还要与营气、卫气互相结合起来，才是“脉气”搏动的根本。从“脉气”的性质来讲，它属于“阳中之阴气”。因“气”本来属阳，但脉属阴，它又存在于经脉里面，便绝不是单纯的“阳气”，而有一部分“阴气”在其中了。营气与卫气均产生于脾胃，营气具有化生阴血、营养全身的作用；卫气具有保卫体表的功能。营气是存在于血液里的，所以它和阴血一块在经脉里运行；卫气是阳气的一种，所以它便循行于经脉的外边。这样内、外、阴、阳相互作用，就维持了“脉气”的正常活动。

原文

脉不自行，随气而至。气动脉应，阴阳之义。气如橐籥[1]，血如波澜。血脉气息，上下循环。

【注释】

[1] 橐籥（tuó yào）：风箱。

【语译】

此段讲“胃气”和“宗气”引导血行，经脉随气运动的道理。经脉本身不能自己单独的运动，一定要随着“胃气”和“宗气”的运动才能运动。经脉随着“胃气”“宗气”运动的道理，可以概括为“阴经”“阳气”相互作用的结果。脉属阴，气为阳，阴脉、阳气配合起来，便发生无休止的运动。阳气的运行，有似风箱的鼓动作用，经脉中血液受到阳气，即“胃气”和“宗气”的鼓动，便会往复无穷地循环着。

原文

十二经中，皆有动脉。惟手太阴，寸口取决。此经属肺，上系吭嗌[1]。脉之大会，息之出入。一呼一吸，四至为则[2]。日夜一万，三千五百。一呼一吸，脉行六寸。日夜八百，十丈为准。

【注释】

[1] 吭嗌（háng yì）：喉咙。

[2] 则：原作“息”。

【语译】

此段讲“寸口”诊脉的意义及呼吸和血行的关系。全身正经十二经脉，每一经脉都有可以切诊脉动的地方，为什么一般都单独在手太阴肺经脉所在的寸口部位诊脉呢？手太阴是肺脏所属的经脉，它上从喉咙下连于肺，是诊断各经脏气的要道。全身的营气、卫气以及吸入的天阳之气都在肺腑会合，因此，肺经脉所过的“寸口”部位，便能反映各经脏气的盛衰变化。其所以叫作“寸口”的原因，主要是这个部位全长 1 寸 9 分（同身寸，即以本人身体某一部分的长度，作为测量本人体表某部长短度的标准。例如：以中指中节两侧横纹头之间的距离定为 1 寸，用以测量本人手、足、背、腹各部的长短宽窄，便叫作“中指同身寸法”），“口”是出、入、往、来的意思，因而便把这个部位叫作“寸口”。正常人的一呼一吸，叫作一息，古人计算在一天一夜里共呼吸 13500 息。血液在经脉中流行，一呼一吸大约前进 6 寸，在一天一夜里约共流行 810 丈。这呼吸数字与现在的统计颇有出入，正常人一昼夜的呼吸数为 24000 ～ 26000 息。不过，一息脉来四至，基本上还是正确的。

▶ 部位、诊法

原文

初持脉时，令仰其掌。掌后高骨，是谓关上。关前为阳，关后为阴。阳寸阴尺，先后推寻。寸口无脉[1]，求之臂外，是谓反关，本不足怪。

【注释】

[1] 寸口无脉：本句至末句，原无。今据第十部分“真脏脉绝”首 4 句的意思改编增入。

【语译】

此段讲寸、关、尺三部的区分。开始诊察脉搏的时候，让患者伸出手臂，掌心向上，很自然地平摆着，首先看准掌后高骨隆起的地方，这就是“关脉”所在的部位。“关部”的前方为“寸部”，属阳；“关部”的后方为“尺部”，属阴。医生覆手取脉，先把中指头准确地按在“关部”，前后两指尖自然地落在“寸部”和“尺部”的部位上，这时便可以进行仔细地切按了。有少数在“寸口”部摸不着脉的搏动，却在手臂外侧，即“寸口”的上方，可以摸到脉的搏动，这叫作“反关脉”，有的一只手“反关”，有的双手“反关”，属于一般生理现象，用不着怪异。

原文

心肝居左，肺脾居右。肾与命门，居两尺部。魂魄谷神[1]，皆见寸口。左主司官，右主司府。左大顺男，右大顺女。本命扶命，男左女右。关前一分，人命为主。左为人迎，右为气口。神门决断，两在关后。人无二脉，病死不愈。左大顺男，右大顺女。男女脉同，惟尺则异。阳弱阴盛，反此病至。

【注释】

[1] 魂魄谷神：肝藏魂，肺藏魄，心藏神，脾主五谷。魂魄谷神可概括人体脏腑的生理功能和病理表现。

【语译】

此段讲三部主脏腑以及男女脉象差异。脏腑气机的变化，都可以在“寸口”反映出来，并各有它的一定的部位。如左手“寸部”属心，“关部”属肝（包括胆），“尺部”属肾（包括小肠、膀胱）。右手“寸部”属肺，“关部”属脾（包括胃），“尺部”属命门（包括大肠）。因此五脏的生理功能都表现在寸口脉上，左手脉多诊察五脏疾病，右手脉多诊察六腑疾病。一般而言，男性左脉比右脉大，女性右脉比左脉大。人体先天和后天精气盛衰，男性主要从左手脉切得，女性从右手脉切得，这是左右手六部分主脏腑的一般说法；但还有另一种说法，左手寸部叫“人迎”，凡属外感表证都在这里诊察；右手寸部叫“气口”，凡属内伤里证都在这里诊察。这种说法源于王叔和的《脉经》，后世医家因得不到临床验证，多不表示同意，因此，这里只作参考。此外，在《黄帝内经》里称喉结两旁的动脉叫“人迎”，左右手三部脉都叫“气口”，这是古人从全身诊脉的方法之一。《脉经》还把两手“尺部”叫作“神门”，专在这里诊察肾阴、肾阳的变化。肾阴肾阳强，主身体健壮，肾阴肾阳弱，主身体虚衰。如果两手“尺部”的脉都没有了，说明肾阴肾阳十分衰竭，是病情严重的表示。至于男女异性，阴阳各有盛衰，反映在左右两手的脉搏亦略有差别。左为阳，右为阴，男子阳气偏盛，当以左手脉稍大为顺；女子阴血偏盛，当右手脉稍大为好。再把“寸部”和“尺部”相互比较，寸为阳，尺为阴，男子阳气偏盛，当以寸脉盛尺脉弱为宜；女子阴血偏盛，当以尺脉盛寸脉弱为宜。如果两者相反，便说明是有病变了。

原文

脉有七诊，曰浮中沉。上下左右，消息求寻[1]。又有九候，举按轻重。三部浮沉，各候五动。

【注释】

[1] 消息求寻：这里的“消息”，作体察解。

【语译】

此段讲“七诊”与“九候”两种诊脉方法。诊法中有所谓“七诊”的，即浮、中、沉、上、下、左、右七种诊脉的手法。浮取能观察有无外感表证，中取能观察脾胃功能的变化，沉取能观察有无内伤里证。上，指寸部；下，指尺部。左即左手，右即右手。诊脉时既要上下相互比较，也要左右相互对照。运用“七诊“手法来体察病情、寻找病因。这样，对疾病的观察分析就较全面了。诊法中还有所谓”九候”的，即在寸、关、尺三部，每诊一部时，都必须经过轻手浮取、稍重中取、重按沉取三种手法，每用一种手法时，都必须候到脉搏 5 次以上的搏动。一只手分作寸、关、尺三部，每一部又分作浮、中、沉三候，“三三得九”，这就叫作“九候”。候，仔细观察的意思。

原文

寸候胸上，关候膈下，尺候于脐，下至跟踝[1]。左脉候左，右脉候右。病随所在，不病者否。

【注释】

[1] 踝（kuà）：现一般读作怀（huái）。足跟前两侧隆起的圆骨。

【语译】

此段讲从“寸口”观察全身病变。在“寸口”观察全身病变的方法：凡属胸膈以上至于头顶的疾病，都可以在“寸部”观察。凡属胸膈以下至脐以上的疾病，都可以在“关部”观察。凡属脐以下至足跟的疾病，都可以在“尺部”观察。左半身的病变还可从左手三部观察，右半身的病变还可从右手三部观察。所以能够“上以候上，中以候中，下以候下，左以候左，右以候右”，就是因为“病随所在”，也就是说某一部分有了病变，脉搏便相应地在寸口的某一部位上反映出来；某一部分没有病变，相应地寸口的某一部位的脉搏，也就正常，并不发生什么变化。例如：左胁疼痛，左关脉便现弦或紧，这就是“病随所在”；右胁正常，右关脉也就没有不正常的变化，这是“不病者否（即“不”的意思）”。

▶ 五脏平脉

原文

浮为心肺，沉为肾肝。脾胃中州[1]，浮沉之间。心脉之浮，浮大而散。肺脉之浮，浮涩而短。肝脉之沉，沉而弦长。肾脉之沉，沉实而濡。脾胃属土，脉宜和缓。命为相火，左寸同断。

【注释】

[1] 中州：这里的“州”作区域解释。中州，即中部的意思。

【语译】

此段讲五脏正常脉象，都可以通过浮、中、沉三候来观察。浮部可以观察心和肺，沉部可以观察肾和肝。浮与沉之间，也就是中部可以观察脾和胃，但这都是从大体上来说的，仔细分析，还各有所不同。心脉的浮，浮中显得大而散，就是指尖稍微着力，便觉得脉体粗大；再稍着力，便觉得脉体阔大软散。肺脉的浮，浮中显得涩而短，就是指尖稍微着力，便觉得脉冲的搏动带有滞涩的感觉；再稍着力，更显得脉有一种短促的感觉。肝脉在沉中出现，不仅脉形显得较长，还具有张力较大的弦象；肾脉也在沉中出现，但有壮实兼软滑的感觉。至于脾和胃的脉象，总以不快不慢、和缓为上。本章“部位、诊法”的第二段曾说：“肾与命门，居两尺部。”即是左尺部候肾，右尺部候命门。但后世医家的经验认为命门部位本在两肾的中间，大体上虽然分了左右，实际命门中元阳的盛衰变化，在左右两尺部都可以判断出来。

原文

春弦夏洪，秋毛[1]冬石[2]。四季和缓，是谓平脉。太过实强，病生于外。不及虚微，病生于内。春得秋脉，死在金日。五脏准此，推之不失。四时百病，胃气为本。脉贵有神，不可不审。

【注释】

[1] 毛：这里作“浮而轻虚”解。

[2] 石：这是作“沉而有力”解。

【语译】

此段讲四时平脉。一年四季的气候变化，对于人体是有一定的影响。人体的生理功能为了适应它，必然要随时进行调节，来维持健康。这种调节作用，在脉搏上同样有所反映。春季阳气渐次上升，脉搏相应地张力较强见弦；夏季气候炎热，脉搏相应地来去充沛而见洪；秋季阳气逐渐衰退，脉搏相应地轻虚浮软而见毛；冬季气候严寒，脉搏相应地沉潜有力而见石。在一年四季里，无论见到弦脉、洪脉、毛脉、石脉，只要都带有一种和缓的脉气，这就说明身体健康。相反，在弦、洪、毛、石不同的脉搏中，都出现了太过而强实的情况，一般是外感，邪气有余的病变；如果在弦、洪、毛、石中出现了虚弱细微的脉气，大多是内伤，属于正气不足的病变了。病人在春季里本应该是弦脉，而出现了秋季之浮脉，说明金克木，若更逢金日，肝木受克太过，则病情危重。五脏患病之轻重皆可依次而推。总之，无论是诊察四时脉也好，或其他疾病的脉搏也好，最根本的就是要诊察脉搏中是否有“胃气”的存在。脉中有“胃气”，就是脉来“有神”。所谓“有神”，就是脉来和缓。例如：脉虽微弱，却是搏动均匀，这就叫作“有神”、有“胃气”，这就说明身体的正气还存在，病变虽重，仍易治疗。如脉来无“神”、无“胃气”，说明正气已极度衰竭，应当加以注意，不可稍有疏忽。

▶ 辨脉提纲

原文

调停自气，呼吸定息。四至五至，平和之则。三至为迟，迟则为冷。六至为数[1]，数即热证。转迟转冷，转数转热，迟数既明，浮沉当别。浮沉迟数，辨内外因。外因于天，内因于人。天有阴阳，风雨晦明[2]。人喜怒忧，思悲恐惊。外因之浮，则为表证。沉里迟阴，数则阳盛。内因之浮，虚风所为。沉气迟冷，数热何疑。浮数表热，沉数里热。浮迟表虚，沉迟冷结。表里阴阳，风气冷热。辨内外因，脉证参别。脉理浩繁，总括于四。既得提纲，引申触类。

【注释】

[1] 数（shuò）：即“快”。

[2] 晦明：原作“晦冥”，今据《左传》：“天有六气，曰阴阳风雨晦明也。过则为灾。”改作“晦明”。晦，是黑夜；明，是白天。

【语译】

此段讲浮、沉、迟、数为脉的四纲。在未曾诊察脉搏之先，医生首先应把自己的呼吸调整好，在一呼一吸、气息十分稳定的时候，才进行诊脉。在一呼一吸之间，脉来跳动四或五至，这就是正常脉搏的一般准则。如果一呼一吸脉搏跳动 3 次，便为迟脉，便属有寒的病变；相反，一呼一吸脉搏仅跳动到 6 次，便为数脉，便属有热的病变。假使一呼一吸脉搏动仅有一二次，愈是转变为迟，说明寒邪病变愈加严重；一呼一吸脉搏动到七八次以上，愈是转变为数，说明热邪病变愈是厉害了。即分清了迟、数两脉，还得分辨浮、沉两脉的特点，只有完全掌握了浮、沉、迟、数这 4 个主要脉象，从而分析内因或外因的病变，才更全面。外因，主要是指阴、阳（这里指四时寒暑）、风、雨、晦、明等自然界的变化。但是，这个说法已经成为历史资料，习惯所称的外因六淫，是指风、寒、暑、湿、燥、火。内因，主要是指人体本身的情志变化，如喜、怒、忧、思、悲、恐、惊，习惯称为“七情”。其实还是由于外界的刺激而发生的。无论内因或外因的病变，都可以出现浮、沉、迟、数几种不同的脉象。外因见浮脉，多属于风寒表证；外因见沉脉，多为感冒初期，寒邪深入，紧束于里，一时不能发越的缘故；外因见迟脉，多为脏气不充，邪气流连不解的阴证；外因见数脉，多为风热伤经，邪气在表的阳证。内因见脉浮，多为精气不充，虚风内动；内因见脉沉，多为气陷、气郁，有所积滞；内因见脉迟，多为元气大虚，阴寒冷积；内因见脉数，多为邪火炽盛，阳热燔灼。但是，临床上所见到的脉象，往往都不是单一地出现，而是兼见的。例如：同样的数脉，有浮数与沉数的区分，浮数是热邪在表；沉数是热邪在里。同样的迟脉，有浮迟与沉迟的不同，浮迟是虚寒在表；沉迟是冷结在里。总之，对脉象的仔细诊察，结合症状的表现，互相参证，加以分析，便知道这个病症在表在里，属阴属阳，为风为气，或冷或热，是内伤还是外感等，都可以了解了。于此可见脉学的道理，讲起来好像很繁杂，但归纳起来，可以把浮、沉、迟、数四种脉象概括为一个提纲，只要有了这个纲，就能触类旁通了。

▶ 诸脉形态

原文

浮脉法天，轻手可得。泛泛在上，如水漂木。有力洪大，来盛去悠[1]。无力虚大，迟而且柔。虚甚则散，涣漫不收。有边无中，其名曰芤[2]。芤而急弦[3]，革脉使然。浮小而濡，绵浮水面。濡甚则微，不任寻按。

【注释】

[1] 悠（yōu）：这里作“持久”解。

[2] 芤（kōu）：脉象的一种。

[3] 芤而急弦：原无，今加。

【语译】

此段讲从浮脉的体状进而分析与洪、虚、散、芤、革、濡、微七种脉象的区别。浮脉的形象，有似空间的“天阳之气”，轻清上浮，只要手指头轻微地碰到皮肤，便可以感觉到脉的搏动，好像在水面漂浮着的木料一样，老是浮泛在上。在浮脉里可以见到 7 种不同的脉象，若浮而有力，脉体还显得粗大，一来一去地搏动，既极其充盛而又持久的，这是洪脉。若浮而无力，脉体虽大，却是极柔软，搏动又较迟缓的，这是虚脉。若比虚脉还显得涣漫不清楚，稍加重按就摸不着了，这是散脉。若浮而中空，外边有，中间无，这是芤脉。比芤脉更加弦急的，这是革脉。若浮而细软无力，好像棉絮漂浮水面一样，这是软脉。若比软脉还要软而细小，稍用力按，脉搏就似有似无没法寻按了，这是微脉。

原文

沉脉法地，近于筋骨。深深在下，沉极为伏。有力为牢，实大弦长。牢甚则实，愊愊[1]而强。无力为弱，柔小如绵。弱甚则细，如蛛丝然。

【注释】

[1] 愊愊（bì bì）：原作郁结，这里作“坚实”的形容词。

【语译】

此段讲从沉脉的体状进而分析与伏、牢、实、弱、细五种脉象的区别。沉脉的形象，好比重浊的“地阴之气”，总是不断下沉，必须手指用力重按，直按到筋骨上才可能摸着它。在沉脉里可以见到 5 种不同的脉象。第一，比沉脉还要深沉的脉象，则必须用手指使劲推动筋骨，才能感觉到脉搏在深处隐隐约约地跳动，这叫伏脉。第二，沉而有力，来势充实，形体阔大，还兼有长而且弦的形状的，这叫牢脉。第三，比牢脉还坚实，搏动极其强而有力，这叫实脉。第四，沉而无力，既软弱如绵又极细小的，这叫弱脉。第五，比弱脉还要小，只像蜘蛛丝那么一点的，这叫细脉。

原文

迟脉属阴，一息三至。小快于迟，缓不及四。二损一败，病不可治。两息夺精，脉已无气。浮大虚散，或见芤革，浮小濡微，沉小细弱。迟细为涩，往来极难。似止非止，短散两兼[1]。结则来缓，止而复来。代则来缓，止不能回。

【注释】

[1] 似止非止，短散两兼：原作“易散一止，止而复还”。因涩脉一般不会歇止，只是稍微迟滞一下就过去了，这和“止而复还”的结脉不同。不过，涩脉却有兼有“短”象或“散”象的时候，今据《脉经》“往来难，短且散”的原文改。

【语译】

此段讲从迟脉的体状进而分析与缓、涩、结、代四脉以及损脉、败脉、夺精脉的区别。迟脉是阳虚阴盛的脉象，一呼一吸只有三至。需要和迟脉区别的，首先是缓脉，缓脉的搏动要比迟脉稍快，一呼一吸刚四至，而且它的搏动亦均匀和缓。如果一呼一吸脉仅搏动两次，这叫损脉。一呼一吸脉仅搏动一次的，这叫败脉。更有在两息的时间内仅搏动一次的，这叫夺精脉。凡是出现以上 3 种脉象的，都说明精气衰竭，病势已经发展到了极其严重的阶段。脉位浮但脉形大的脉象有虚脉、散脉、芤脉和革脉；脉位浮但脉形小的脉象有濡脉和微脉；脉位沉而脉形小的脉象有细脉和弱脉。至于脉来迟细，搏动又艰涩困难，甚至有些像短散脉和歇止脉，但它并不歇止，只是在短暂的时刻内稍微迟滞一下就过去了，这叫作涩脉。有两种歇止的脉应予区分，一种是脉来迟缓，时而有一次歇止，歇止的间隔是不规则的，歇止后马上再搏动，这叫结脉；另一种也是脉来迟缓，但它是很均匀地歇止，并经过较长的歇止时刻，才开始再搏动，这叫代脉。所谓“止不能回”，就是说它歇止时间较长，来时也只是照常搏动，没有自行补偿的频速功能，并不是说歇止后永远不回复了，参看七言诀代脉解释。

原文

数脉属阳，六至一息。七疾八极，九至为脱。浮大者洪，沉大牢实。往来流利，是谓之滑。有力为紧，弹如转索。数见寸口，有止为促。数见关中，动脉可候。厥厥[1]动摇，状如小豆。

【注释】

[1] 厥厥：匆忙的样子。此处形容脉象搏动急促滑数。

【语译】

此段讲从数脉的体状进而分析与滑、紧、促、动四脉以及疾脉、极脉、脱脉的区分。

数脉是阴虚阳盛的脉象，一呼一吸脉来六至。如果到了七至者为疾脉；八至者为极脉；九至者为脱脉。这都是阴精虚损、阳热亢极病变的反映。到了九至以上，是阳气已绝的象征，所以称为“脱”。脉象浮大而有力者为洪脉，沉大而有力者为牢脉。脉搏往来流利者为滑脉，脉来左右弹动，有如绳索转绞者为紧脉。数且时而歇止，特别多见于寸部者为促脉。数而坚紧，搏击有力，指下有豆粒般大一点陇然高起而摇动不休的感觉，又常见于关部者为动脉。

原文

长则气治[1]，过于本位。长而端直，弦脉应指。短则气病，不能满部。不见于关，惟尺寸候。

【注释】

[1] 治：指“乱”的反面，这里作“正常”解。

【语译】

此段讲长、短、弦三脉的区别。长脉是超越寸或尺部的本位而有余，只要是长中带有柔和之象并不弦急的，便是正气充沛的反映。如果脉长而具有挺直的形象，弛张力亦较大的，这叫作弦脉。相反，脉不长而短，无论在寸或尺部都表现为不满足而短缩，这便属于气血虚损的短脉了。

▶ 诸脉主病

原文

一脉一形，各有主病。数脉相兼，则见诸症。浮脉主表，里必不足。有力风热，无力血弱。浮迟风虚，浮数风热。浮紧风寒，浮缓风湿。浮虚伤暑，浮芤失血。浮洪虚火，浮微劳极[1]。浮濡阴虚，浮散虚剧。浮弦痰饮，浮滑痰热。

【注释】

[1] 劳极：劳，即“虚劳”，又称“虚损”，有心劳、肝劳、脾劳、肺劳、肾劳，称为“五劳”。极，是指筋极、骨极、血极、精极、气极、“六极”而言，是 6 种极为严重的虚损病。

【语译】

此段讲不同浮脉所主各病。每一种脉象，都有不同的形态，主要是由于不同的病变所致。临床上一脉独见的较少，往往是几种脉象互相兼见于各种复杂的病症中。例如：浮脉主要出现于外感表证，也可见于里虚不足的症候。但外感表证，多见浮而有力，里虚血弱，多见浮而无力。脉浮而迟的，多见于气虚伤风；脉浮而数的，多见于外伤风热。风寒表邪滞于经脉，多见浮而紧；风湿邪气留于肌肉，多见浮而缓。暑伤元气，脉来浮虚；大失血后，脉来浮芤。阴虚火旺，常见浮洪；虚损劳极，常见浮微。阴精虚损的，脉见浮软；气血极虚的，脉见浮散。若痰饮内盛，脉见浮而弦；痰热壅滞，脉见浮而滑。

原文

沉脉主里，主寒主积。有力痰食，无力气郁。沉迟虚寒，沉数热伏。沉紧冷痛，沉缓水蓄。沉牢痼[1]冷，沉实热极。沉弱阴虚，沉细痹湿。沉弦饮[2]痛，沉滑宿食。沉伏吐利，阴毒[3]聚积。

【注释】

[1] 痼（gù）：积久不易治好的病。

[2] 饮：即“痰饮”或“水饮”的简称。是因风、寒、湿、热诸邪，以及情志或饮食的郁滞，酿成稀黏的浊液，积于体内为病。其清稀者为饮，稠浊者为痰。或吐咯上出，或凝滞胸膈，或滞于经络而发生种种病变。

[3] 阴毒：病名。因寒邪深入骨髓，以致气血不能流行，凝滞经络而成，其主要症状为肤色青紫，周身剧烈疼痛，咽喉痛，继则红肿腐烂。

【语译】

此段讲不同沉脉所主各病。沉脉的出现，最常见的有 3 种情况：①内伤里证。凡属脏腑中的病变而无外感的，都属于里证的范围。②阴寒邪气。③各种积聚。固定地停聚在某一部位，叫作积；发作有时，辗转移痛，叫作聚。诊察沉脉，首先要从它的搏动有力和无力来分辨，沉而有力，多为痰饮和伤食的病变；沉而无力，一般多由气机郁滞所致。脉来沉迟，多是虚寒为病；脉来沉数，常为热邪内伏。沉而兼紧，以寒凝冷痛的为多；沉而兼缓，以水气（即寒水邪气）蓄积的为多。如久患冷病，沉脉之中兼牢象；如里热盛极，沉脉之中多兼实象。

阴精虚损的，脉来沉弱；湿邪痹着（停滞不行）的，脉来沉细。痹，又为病名之一，主要是由风、寒、湿三种病邪痹着而成，关节间有游走性疼痛，多汗的为风痹；关节呈固定性疼痛的为寒痹；肢节发沉，其或麻木不仁的为湿痹。这里所谓痹湿，也就是湿痹病。沉弦脉，每见于痰饮为病的痛症；沉滑脉，每见于宿食为病的积症。假如脉来沉伏，多见于阴毒和聚积不消发之剧烈吐泻的时候。

原文

迟脉主脏，阳气伏潜。有力为痛，无力虚寒。数脉主腑，主吐主狂。有力为热，无力为疮。

【语译】

此段讲迟数两脉所主病症。五脏的虚寒病变，反映在脉搏方面，多为迟脉，尤其是阳气潜伏在里，不能通达于外的时候，脉的搏动显著变迟。如果是寒凝腹痛，脉来迟而有力；如果是阳气不足而引起的虚寒证，脉来便迟而无力了。

六腑的邪热病变，反映在脉搏方面，多为数脉。诸如胃热上逆的呕吐、热伤神志的发狂等症的脉搏，往往都现数象。如果实热炽盛，脉来数而有力。一般疮疡，初起多为血分有热，但在溃脓以后，营血大伤，只是余热未除，则脉来数而无力。

原文

滑脉主痰，或伤于食。下为蓄血，上为吐逆。涩脉少血，或中寒湿。反胃[1]结肠[2]，自汗厥逆[3]。

【注释】

[1] 反胃：即饮食物吞下后又吐出来。除有热之外，血虚也可见此。

[2] 结肠：又叫“肠结”，即肠中津液缺乏，大便秘结。

[3] 厥逆：阳气不能达于四肢，以致四肢不温的病症。

【语译】

此段讲滑、涩两脉所主病症。滑脉是邪气内盛的脉象。如痰饮停留、伤食气滞、瘀血蓄积、呕吐气滞等，都可见到滑利的脉象。不过痰饮多见浮滑，伤食多见沉滑，蓄血的滑脉多见于关部，吐逆的滑脉多见于寸部就是了。

涩脉是精亏血少的脉象。凡是寒湿入于血中，或阴虚液涸的反胃、便秘，以及出汗过多而伤津、营卫虚损而厥逆等病变，都可以见到来去艰难，极不流利的涩脉。

原文

弦脉主饮，病属胆肝。弦数多热，弦迟多寒。浮弦支饮[1]，沉弦悬痛[2]。阳弦头痛，阴弦腹痛。

【注释】

[1] 支饮：痰饮病的一种。其症状为咳喘气短、胸部痞满，亦可见到轻度水肿，皮肤发黑。

[2] 悬痛：这里是“悬饮”胸痛的简称。“悬饮”因胸胁部有水饮潴留，症见咳嗽，胸胁痛，时而呕吐。

【语译】

此段讲各种弦脉的主症。弦脉为水饮病多见的脉象，尤多见于胆和肝的病症中。脉弦而数，多为热盛；脉弦而迟，多为寒盛。在浮部见弦，多属支饮为病；在沉部见弦，多属悬饮胸胁痛。头痛因病在上，故寸脉多见弦，又称为“阳弦”；腹痛因病在下，故尺脉多见弦，又称为“阴弦”。这就是分辨弦脉的大概。

原文

紧脉主寒，又主诸痛。浮紧表寒，沉紧里痛。

【语译】

此段讲紧脉的主症。紧脉的出现，主要为寒邪盛和各种痛症的反映。脉浮而紧，说明寒邪在表；脉沉而紧，说明是里虚寒痛。

原文

长脉气平，短脉气病。细则气少，大则病进。浮长风痫[1]，沉短宿食。血虚脉虚，气实脉实。洪脉为热，其阴则虚。细脉为湿，其血则虚。

【注释】

[1] 风痫：“痫”，原作“痼”，现已统一改作“痫”，下同。风痫为痫病的一种，多因风痰而起，常突然发作，昏倒、抽搐、目上视，时发时止。

【语译】

此段讲长、短、细、洪、虚、实这六脉的主症。脉来显长，是正气充沛，是正常现象，是身体健康的表现。脉来见短，多属气虚的病变；脉来见大，表示病在进展。如果脉在浮部见长，并有紧张感的，常见于风痫病；脉在沉部见短，则为宿食不消。凡气血虚少，或湿邪滞于经络的，脉来多细；凡热盛阴伤，脉多见洪大。总之，血气虚的，每见虚脉；邪气实的，常见实脉。临床所见，一般如此。

原文

缓大者风，缓细者湿。缓涩血少，缓滑内热。濡小阴虚，弱小阳竭。阳竭恶寒，阴虚发热。阳微恶寒，阴微发热。男微虚损，女微泻血。阳动汗出，阴动发热。为痛与惊，崩中[1]失血。虚寒相搏，其名为革。男子失精，女子失血。

【注释】

[1] 崩中：即“崩漏”。妇女下部大量出血的叫“崩”；少量出血,但缠绵不止的叫“漏”。

【语译】

此段讲缓、软、弱、微、动、革六脉不同的主症。脉来和缓，本是有“胃气”的正常脉象，如缓而偏大，则多见于风热病症；缓而偏细，则多见于寒湿病症。缓而兼涩，常为营血虚少的脉象；缓而兼滑，常为内热炽盛的脉象。同是细小脉，还有软与弱的区分。软而细小，是阴血虚损；弱而细小，为阳气衰竭。阳衰气不充于身，最易出现恶寒症状；阴虚不能和阳，常见发热症状。气血两虚的，容易见到微脉，但亦有种种分别。寸部属阳，如寸脉微，这是阳虚，阳虚的便恶寒；尺部属阴，如尺脉微，这是阴虚，阴虚的便发热。男子脉来微细，多见于虚弱劳损的病变；女子脉来微细，总是在崩漏下血的时候。假使阳气郁结于血分得不到发泄时，就会出现种种“动”脉。汗出不止的，寸部脉见“动”，这称为“阳动”；发热不止的，尺部脉见“动”，这称为“阴动”。例如疼痛、惊悸、血崩、便血等，两手关部脉多见“动”。惊悸，即因受惊，心跳加速，惕动不安的病变。本来就是个虚寒的体质，同时又阴邪内动，便会出现革脉。如在男子的严重精亏、女子的崩漏失血阶段，都可以见到这种气血虚损而又受寒邪侵袭（虚寒相搏）所致的革脉。

原文

阳盛则促，肺痈阳毒。阴盛则结，疝瘕积郁。代则气衰，或泄脓血，伤寒心悸，女胎三月。

【语译】

此段讲促、结、代三脉的主症。凡阳热盛极而伤阴时，多见到促脉。如患肺痈（主症为潮热、咳嗽、吐黏臭脓痰、胸痛等）、阳毒（主症状为紫斑、咽痛，甚至吐血）时常见促脉。凡阴邪盛极，或者到了固结的时期，便能见到结脉，常见于疝（即疝气痛，多为睾丸连少腹急痛，有的阴囊胀大）、瘕（腹中积块，时聚时散）、积（即积聚）、郁（郁积、有气郁、血郁、痰郁、食郁等）等症。心悸，心跳悸动不安。如果元气衰竭，到了不能持续的时候，便会出现代脉，如见于久泄浓血、元气大伤之症；或久病伤寒、阳虚心悸也能见代脉。妊娠三月，恶心呕吐很厉害，以致气机阻滞，脉气难于接续的时候，也可以见到代脉。

▶ 杂病脉象

原文

脉之主病，有宜不宜。阴阳顺逆，凶吉可推。中[1]风浮缓，急实则忌。浮滑中痰，沉迟中气。尸厥沉滑，卒[2]不知人。入脏身冷，入腑身温。

【注释】

[1] 中（zhòng）：感受，伤害。

[2] 卒（cù）：忽然。

【语译】

此段讲卒中的脉症。脉象就是病变的反映之一，因此不同的脉象，会出现于不同的病症中。病有阴证、阳证的区分，脉亦有阴脉和阳脉的不同。阴证见阴脉，阳证见阳脉，这是相宜的，为顺。反之，阴证见阳脉、阳证见阴脉，这是不相宜的，为逆。

突然受到病邪伤害而暴发疾病的，叫作卒中。最常见的卒中病有中风、中痰、中气、尸厥几种。中风病，多是由于气血先虚、风邪乘虚伤害人体而成。因此，中风而见脉浮缓，浮虽是风邪的表现，缓却是正气还存在的反映，这是病与脉相宜的脉象。如果脉来坚实而急数，则为病邪太盛的征象，是中风病所忌讳的。

中痰的患者，脉来多浮滑。凡中风而见痰涎壅盛、昏迷不醒的，便叫中痰。

中气的患者，脉来多沉迟。中气，属于“尸厥”病的一种，多先因情志损伤、脏气厥逆而发生，症见卒然昏倒，身冷无痰。

尸厥的患者，脉来多沉滑。凡患尸厥的，都是因于气血先虚，再感受四时不正之气，以致卒然昏厥，口鼻气微，其状如尸，唯脉搏仍然在跳动。假使邪气深入五脏，便现身凉肢冷；如仅在六腑，虽人事不省，但身体还照常温暖着。

以上中风、中痰两病，习惯称为“真中风”。中气、尸厥两病，习惯称为“类中风”。无论真中风、类中风，都会忽然昏倒，人事不省。但是，“类中风”是不会见口眼㖞斜、偏废不用、麻木不仁等“真中风”症状的。

原文

风伤于卫，浮缓有汗。寒伤于营，浮紧无汗。暑伤于气，脉虚身热。湿伤于血，脉缓细涩。伤寒热病，脉喜浮洪。沉微涩小，证反必凶。汗后脉静，身凉则安。汗后脉躁，热甚必难。阳病见阴，病必危殆。阴病见阳，虽困无害。

【语译】

此段讲外感风、寒、暑、湿诸邪的脉症。外感病人中有风、寒、暑、湿等不同，它的脉象和症状也各不同。外感风邪，初期多是卫气受伤，而见浮缓脉，自汗症；外感寒邪，初期多是营气受伤，而见浮紧脉，无汗症。因为风性散发，寒性收敛，所以虽同属表证，伤于风的便脉浮缓而有汗；伤于寒的便脉浮紧而无汗。暑热的特征最容易耗散正气，所以尽管身上发热，脉来却见虚。湿邪容易闭着血分，影响到血液的运行，故脉来多细缓而滞涩。寒邪尽管属阴，但受到伤害以后，变化成为热病时，经脉来浮数较好，这是因为阳证阳脉、脉症相合的缘故。如果脉来沉、微、涩、小，是阳证见阴脉，是邪热有余、正气大伤的反映。这种脉症相反的病变，比较复杂，治疗过程中不一定顺利。凡是外感病，经过出汗以后，脉来平静，热退身凉。这是表邪已解，逐渐恢复的表现；假使既经出汗以后，热不退而反加甚，脉不静而反躁急，说明病变还在发展，在治疗时较前者要困难些。

【原文】

上不至关，阴气已绝。下不至关，阳气已竭。代脉止歇，脏绝倾危。散脉无根，形损难医。

【语译】

此段讲阴阳绝脉，为病情危重的表现。《素问·生气通天论》曰：“阴平阳秘，精神乃治；阴阳离决，精气乃绝。”阴与阳是互相联系、互根互用。阴阳的正常关系被破坏，人体便产生病变。从脉与症的关系来说，也很明显。假使仅有尺脉的搏动，上不到关脉的，说明阴精已经衰绝于下，无力上升。或者仅有寸脉的搏动，下不到关脉的，说明阳气已经衰竭于上，无力下降。这两者都属于“阴阳离决”之象。假使脉沉伏又有歇止，这说明脏腑真气都已衰绝，整个身体就有崩溃的危险性。或者脉来浮散，重按则无，毫无根蒂，这是阳气已经接近衰绝，身体已经受到严重损害，医治起来就很困难了。

【原文】

饮食内伤，气口急滑。劳倦内伤，脾脉大弱。欲知是气，下手脉沉。沉极则伏，涩弱久深。火郁多沉，滑痰紧食。气涩血芤，数火细湿。滑主多痰，弦主留饮。热则滑数，寒则弦紧。浮滑兼风，沉滑兼气。食伤短疾，湿留濡细。

【语译】

此段讲饮食劳倦内伤脉症。最常见的内伤病，主要可分饮食和劳倦两种，同时还须分辨在气、在血，以及兼见痰、火、寒、湿等的不同。饮食而引起的内伤病，主要病变在于宿食停滞不消,所以“气口”部位（这里指右手关脉而言）多见急数而滑的实邪脉象。至于因劳倦而引起的内伤病，虽然常常是虚实互见，应以虚损为主，所以它的脾脉总是现大而虚弱无力。凡情志变化、起居失调、饮食不节等，都能损耗正气，以致出现乏力少气、懒于言语、动作喘乏、表热自汗、心烦不安等症的，便称之为劳倦。如果气分的劳伤很严重，脉来便多见沉细，只有用力重按，才能摸到脉的搏动，甚至还可能出现极沉的伏脉，或者弱而涩的脉象，这都足以说明气分的劳伤是时间既久、病亦较深的了。伤在血分，又有出血病变的，还会见到芤脉，这都是属于虚症一类。但是，劳倦内伤的病变，毕竟还是有邪实的。如邪火内郁，则脉来多见沉实；痰饮内蓄，脉多见滑；饮食积聚，脉多见紧；阴火内炽，脉见滑数；湿邪留滞，脉见软细；水饮停留，脉多见弦；阴寒内盛，脉多弦紧；外兼风邪，脉来浮滑；内兼气滞，脉来沉滑；兼有伤食，脉来短疾（即快）。习惯称极数的脉叫作“疾”脉，或者叫作极脉。总之，劳倦病变的这些兼症，在临床上是常见的。

原文

疟脉自弦，弦数者热。弦迟者寒，代散者折[1]。泄泻下痢，沉小滑弱。实大浮洪，发热则恶。呕吐反胃，浮滑者昌。弦数紧涩，结肠者亡。霍乱之候，脉代勿讶[2]。厥逆迟微，是则可怕。

【注释】

[1] 折：这是作“折寿”解，即生命不能长久的意思。

[2] 讶（yà）：惊讶。

【语译】 此段讲疟疾、泄痢、呕吐、霍乱脉症。疟疾患者，多出现弦脉。但因疟疾是属于寒热不和的病变，在辨认弦脉的时候，首先要分辨它是弦数还是弦迟。弦而数的为热邪盛，弦而迟的为寒邪盛，这是疟疾的辨证要领。疟疾本来多为邪实证，所以出现弦迟、弦数一类的实脉，都是脉症相合的。如果突然出现了代脉或散脉，这是极虚的脉象，说明邪气还没有消除而正气已衰了。实证而见虚脉，这是最不好的象征。

泄泻，就是腹泻。下痢，就是痢疾。无论腹泻或痢疾，主要胃肠功能先有了虚损，传化失常，而后发生风、湿、寒、热等症。这时脉来沉小或滑弱，就是胃肠虚损的反映，是理所当然的；如果脉来实大或浮数，甚至发热不退，说明病变还在急剧的发展，正衰邪盛，这种症候是比较严重的。

呕吐或反胃，都是胃气上逆的病变，最易损伤津液。如脉来浮滑，证明精气还没有大伤，故是好的现象。如脉来弦、数、紧、涩，甚至还肠结便秘，是气已大虚，津亦枯竭，而热邪犹未消退，这种病变的转化，多半是不好的。

霍乱，多为传染秽毒而成。上吐下泻，急剧发作，以脉来洪大、手足温和为佳。即偶或出现歇止的代脉，亦只是脾胃功能紊乱、一时清浊不分，干扰脉气，脉气不相继续所致，不能因此惊讶而疑为死候。如见四肢厥冷，脉来迟弱，这才是阳气衰竭、寒邪大盛，是不好的征兆。

原文

咳嗽多浮，聚胃关肺[1]。沉紧小危，浮濡易治。喘急息肩，浮滑者顺。沉涩肢寒，散脉逆症。

【注释】

[1] 聚胃关肺：原作“聚肺关胃”，今据《素问》“聚于胃，关于肺”的原文改。

【语译】

此段讲咳喘脉症。咳嗽是肺气上逆的病症。根据《素问·咳论》“聚于胃，关于肺”的说法，此种咳嗽，其病邪聚于胃，并循肺的经脉而上及于肺。浮是肺病常见的脉象，故此种咳嗽的脉象一般见浮。既病咳嗽，脉来沉小，是肺胃之气大伤；更兼紧象，说明肺中的邪气犹重。正气虚，邪气实，这种情况是很不好的。相反，如脉来浮软，肺气虽然虚弱，但邪气并不严重，就易于治疗了。

气上逆而不能降，轻则咳嗽，重则喘息。气喘紧迫的，当它发作的时候，要振动两肩来帮助它的呼吸运动，才能勉强维持其气息的出入，便叫“息肩”。这时脉来浮滑，说明只是风痰滞于肺，肺气不能下降的缘故。只要风痰一去，喘息就可以平静下来，实症实脉，所以为顺。如果脉来沉涩而散，是肺气虚弱已极的反映。阳气大虚，四肢失去温养，自然就会寒冷，所以是属于逆症了。

原文

病热有火，洪数可医。沉微无火，无根者危。骨蒸发热，脉数而虚。热而涩小，必殒[1]其躯。劳极诸虚，浮耎[2]微弱。土败双弦，火炎急数。

【注释】

[1] 殒（yǔn）：死亡。

[2] 耎：音同软。

【语译】

此段讲火热、骨蒸、劳极脉症。凡属火热的病变，脉来洪数，热症热脉，显而易见，便于治疗。如脉来沉微，便当考虑是虚热或假热，而不是实火。如果脉来散漫无根，更应当考虑到是否虚阳外脱，那就有危险性了。

骨蒸发热，是属于阴虚阳亢的病变，主要是肾阴虚损，不能养阳，阳气亢奋，所以脉见虚（阴亏的反映）数（阳亢的表现）。假使发热而脉来涩小，说明不是一般的阴虚，而是阴精枯竭了，精竭而热犹不止，进一步便会发展到“阴阳离决，精气乃绝”的地步，就有生命危险了。骨骼中存在有骨髓，是由肾中的精气变化而成，精髓充足，骨骼强壮；精髓不足，气反化为热，热邪从骨骼里蒸腾而出，便叫作骨蒸发热，为虚劳发热的一种。

无论“五劳”和“六极”诸种虚症，都是由于阴精阳气虚损的病变。多见浮软、微软等虚脉，这是易于理解的。若劳极病而见双手关脉都弦，习惯称作“双弦”。脾胃功能又极其衰败的，这是肝阳亢盛损伤脾胃的结果。若劳极病而见脉来急数，这是阴虚至极，阳亢成火的必然反映。

原文

诸病失血，脉必见芤。缓小可喜，数大可忧。瘀血内蓄，却宜牢大[1]。沉小涩微，反成其害。

【注释】

[1] 大：这里读作“太”。

【语译】

此段讲失血、瘀血脉症。诸种失血病，无论是吐血、下血、血崩，月经大量出血之后，必然见到血液虚少的芤脉。在失血的过程中，脉来缓小，则虚症虚脉，脉症相应，是一种较好的现象。若脉来数大，说明邪热病变还在发展，还有出血的可能，应严加注意。如果有瘀血停蓄在内，脉来牢大，实症实脉，脉症相应，仍属相宜；假使脉见沉、小、涩、微种种虚脉，那就是实邪既没有消除，阳气又已大虚，实症虚脉，攻补两难，所以“反成其害”了。

原文

遗精白浊，微涩而弱。火盛阴虚，芤濡洪数。三消之脉，浮大者生。细小微涩，形脱[1]可惊。小便淋閟[2]，鼻头色黄。涩小无血，数大何妨。大便燥结，须分气血。阳数而实，阴迟而涩。

【注释】

[1] 形脱：凡久病或大病，肌肉消瘦病到两颊、两臑（nào，上肢两臂的肥肉）、两腨（chuài，下肢的肥肉，即腿肚）都没有肉了，叫作“形脱”。

[2] 閟（bì）：音弊。闭也。

【语译】

此段讲遗精、白浊、三消、淋閟、便结脉症。遗精、白浊的病变，基本上是属于虚证的多，所以都可能出现微涩而弱的虚脉。但当遗精见于阴虚火旺，或白浊见于湿热下注时，就可见到洪而芤或数而软的脉象。洪与数是由于火旺，芤与软则为阴液虚竭的反映。

消渴病有“三多”症状，所以叫作三消。渴而多饮为上消，饥而多食为中消，饮而多尿为下消。三者多由燥热太盛所致，所以脉来浮大，甚至数大。因都是脉症相符的，故主生。如果出现了细、小、微、涩等虚脉，同时肌肉消瘦已经到了“脱形”的程度，说明精气耗散已经极为严重，为病重。

淋和闼，是排尿困难的两种不同病变。淋是小便点滴而出，排泻不能通畅；闼是小便闭结不通。患淋病或小便闭而鼻头色发黄，是由于脾胃的湿热内盛（因鼻头是脾所主的部位），所以脉来数大，是脉症相应的，没有什么妨碍。相反，脉来涩小，这是精血大伤，不能化津化气的重症。

大便燥结不通，必须分辨燥热邪气究竟结在气分，还是在血分。在气分为阳结，为燥热伤津的结果，故脉来多数而实；在血分为阴结，由津枯不润造成，故脉来多迟而涩。

原文

癫乃重阴，狂乃重阳。浮洪吉兆，沉急凶殃。痫脉宜虚，实急者恶。浮阳沉阴，痰滑热数。

【语译】

此段讲癫、狂、痫脉症。由于痰浊阴邪太重，以致神志不清的，便发为癫病，主要症状为语言错乱、哭笑无常。火热阳邪太重，煎熬成痰，蒙蔽心窍，以致神志失常，便发为狂病，主要症状为无端怒骂、猖狂躁急。这两种病都是由于有实邪的存在，如脉来浮洪，则为实症实脉，病变单纯，易于治疗，故为吉兆；假使脉来沉急，说明病变已经深入，不易治疗，故为凶殃（殃，即是凶，凶殃互词，就是不好的意思）。

痫病，是心神虚弱，又为风痰所扰的病变。如见虚脉，仅为心气不足，风痰邪气并不太重，故为相宜；假使脉来实而急数，便说明风痰重、邪气盛，这是不好的。例如：脉浮为阳证，脉沉为阴证，脉滑为痰症，脉数为热症，这和一般的辨证并没有什么区别。

原文

喉痹之脉，数热迟寒。缠喉走马，微伏则难。诸风眩晕，有火有痰。左涩死血，右大虚看[1]。头痛多弦，浮风紧寒。热洪湿细，缓滑厥痰。气虚弦耎，血虚微涩。肾厥弦坚，真痛短涩。

【注释】

[1] 看（kān）：这里应读作“刊”。

【语译】

此段讲喉痹、眩晕、头痛脉症。喉痹，即喉中闭塞不通。主要症状为咽喉肿痛、面赤腮肿，甚至颈项漫肿、汤水难咽，多由阴火内亢、外感风寒相凑而成。脉来见数，总属热症；脉来见迟，则为火被寒郁。缠喉风，系喉痹的一种，主要症状为喉连项肿大，项部及喉内都可看到红肿发炎，喉部发紧、发麻、发痒，痰鸣气壅，手指发青，手心壮热，发热恶寒，甚至手足厥冷，多由情志先伤，再感风热邪毒而成。喉痹而急剧发作，病情发展极为迅速的，叫作“走马喉痹”，多由肝脾两脏火郁而成。无论缠喉风或走马喉痹，均为热毒内攻的病变。如果脉来微伏，说明精气枯竭，毒势蔓延，故属难治。

眩晕，即头目昏眩甚或晕厥。致病的原因虽然复杂，但一般以精气虚损、痰火上攻为最常见。属痰的脉来滑实，属火的脉来洪数。左手脉涩，多为死血，即有瘀血；右手脉来虚大的，多属于气虚。

头痛病的患者，多见弦脉。大凡疼痛，经脉往往变得很紧急，所以脉搏亦因之而见弦。头痛脉来见浮，多属外感风邪，痛的特点为有抽掣的感觉，恶风出汗。头痛脉来见洪，多属热病，痛的特点为耳和额部胀痛，无论有汗无汗都恶热。头痛脉来见细，多属湿病，痛的特点为头部感觉沉重，遇着阴雨天更厉害。头痛脉来缓弱，多为暑痛，痛的特点为感觉空痛，汗出恶热。头痛脉来见滑，多为痰病，痛的特点为昏重而痛，心烦欲吐。头痛脉来弦软，多为气虚，痛的特点为稍为劳动，痛即加重。头痛脉来微涩，多为血虚，痛的特点为痛连项后发际，并时常发生惊惕。头痛脉来弦坚，多为肾气厥逆，痛的特点为痛连齿根，时发时止，入夜加重，只是恶寒不恶热。头痛脉来短涩，多为真头痛，痛的特点为痛连脑内，四肢厥冷。

原文

心腹之痛，其类有九。细迟从吉，浮大延久。疝气弦急，积聚在里。牢急者生，弱急者死。腰痛之脉，多沉而弦。兼浮者风，兼紧者寒。弦滑痰饮，濡细肾着。大乃肾虚，沉实闪肭[1]。

【注释】

[1] 肭：音纳（nà）。肥软的意思，这是指腰部的肌肉而言。

【语译】

此段讲心腹痛、疝痛、腰痛脉症。传统的所谓心腹痛，实际主要是指胃脘痛而言。心，作“中”字解，胃脘在人体中央，所以胃脘痛叫作心腹痛。这里所谓的 9 种心腹痛：①饮痛。痛而腹鸣，胀满食减，足跗（fū，足背）水肿。②食痛。痛而痞闷，吐逆吞酸，嗳腐臭气。③冷痛。痛而腹冷，作刺痛，四肢清冷。④热痛：痛而胸热欲呕、心烦而渴，大便秘结。⑤气痛。痛而胀满，游走不定，时作时止。⑥血痛。痛而腹中有积块，牵引两胁部；⑦虫痛。痛时腹中呈索状物，痛止即散，甚至吐出蛔虫，或大便中有虫。⑧悸痛。痛而脐上悸动，劳动即发，头面发赤而下重。⑨疰（zhù。灌注，即传染的意思）痛。痛而神昏卒倒，昏愦妄言，甚至口噤。凡因感染秽浊恶气而有以上症状的，便叫作疰痛。上面所述 9 种心腹痛，如脉来细迟，只说明正气不足，但病邪并不严重，因而可望其速愈。如脉来浮大，不仅正气虚衰，而且病邪也很严重，便会迁延难愈。

疝气痛，少腹急痛，手足厥冷，有的痛而牵引睾丸，阴囊肿大，痛时腹中有积块，可上可下。多因寒湿郁滞，浊液凝聚，阻塞经脉血络而成，少数也有因为湿热壅遏的。所谓“积聚在里”，就是这样的病变。正因为经脉拘急不通而痛，所以一般疝痛的脉搏，也是弦而紧急有力。如脉见牢急，说明阴寒实邪在里，只是用温散寒邪的方法，便可治愈。如果脉来弱中带急，是指阳气已经大虚、寒湿阴邪又特盛，治疗就困难了。

腰痛的成因，主要是肾脏虚损，阳气不充，风、寒、湿、痰等病邪乘虚而入，阻滞经络，以致疼痛。腰痛的病变，因于内伤里证为主，故脉来多沉；因于疼痛，故脉兼弦。这是一般患腰痛的脉象。如果兼见浮脉，痛而左右牵连，脚和膝部发生拘急的，属于风邪。兼见紧脉，痛而足冷背强，拘急怕冷的，属于寒邪。兼见弦滑，痛而有形，皮肤呈苍白色的，属于痰饮。兼见软细，痛而腰冷发沉，下肢浮肿的，叫作“肾着”（肾阳虚，水气闭着不行，故名）腰痛。脉见虚大，痛而隐隐不甚，乏力酸软的，属于肾虚。脉见沉实，痛而不能俯仰，不能动摇转侧的，多属闪挫外伤。

原文

脚气有四，迟寒数热。浮滑者风，濡细者湿。痿病肺虚，脉多微缓。或涩或紧，或细或濡。风寒湿气，合而为痹。浮涩而紧，三脉乃备。五疸实热，脉必洪数。涩微属虚，切忌发渴。

【语译】

此段讲脚气、痿病、痹病、黄疸脉症。脚气病，为寒湿或湿热等侵袭足胫而成。主要症状是，从膝到足，麻痹冷痛，痿弱挛急，有的发肿，有的不肿，有的下肢肉逐渐萎缩枯细，有的甚至从腿肚子感觉有气上冲，直冲到心胸部，习惯叫作“脚气攻心”。临床上诊察，一般可分做4个方面：脉来见迟，为寒湿邪盛；脉见数，为热湿邪盛；脉来浮滑，为风湿邪盛；脉来软细，为湿邪盛。

痿病，即手足痿软无力，关节缓纵，不能伸屈自如。多因肺胃燥热，精气两伤，以致筋骨、血脉、肌肉等渐次随之痿废，失去了它的正常功能。此病脉来多微弱而迟缓。但是只言肺虚，没有谈到胃，是不够全面的。痿病无论脉来见涩、紧、细、软，都是由于精血不足，筋骨、经脉失去了濡养。

痹病，先由气血亏损，肌肉松弛，以致风、寒、湿三种病邪壅塞经络，阻碍了气血的运行而成。最常见的症状：大小关节疼痛，运动障碍，或者某一部分发生麻痹，失去知觉；或者周身有沉重的感觉；或者下肢浮肿，关节奇冷、变形。它的脉象以浮、涩、紧三种最为常见。因涩是气血不足的表现，浮紧是风、寒、湿邪痹着于经脉的反映。

疸病，又叫“黄疸病”。主要为周身皮肤及两眼发黄，多因于湿热蕴积，胆汁与胃中的湿浊合并，熏蒸郁遏，不能发越所致。这种湿热，属于实邪，所以便常出现洪数的实脉。古书记载，把疸病分为5种。①黄疸：皮肤呈鲜明的黄色，两眼和小便都发黄，发热，这是属于热盛的病变。②酒疸：身黄而心烦欲吐，腹胀满，小便不利，为酒湿毒气郁蒸而成。③谷疸：身黄而腹满不欲食，食即头眩，小便不利。由饮食停滞，胃中浊气郁积而成。④女劳疸：身黄，头额部现黑色，大便亦色黑，手足心灼热，到晚上热更显著，因房事过度，有瘀血蓄积而成。⑤黑疸：身黄目青，头面部全呈黑色，大便黑，心中烦热，肌肉麻痹。多因酒疸或女劳疸误治而来。以上任何一种黄疸病，如脉来涩微，是精气两虚的表现；如见发渴不止，是热邪盛而精液枯竭，邪盛正衰，病变恶化，所以最忌见到此种脉象。

原文

脉得诸沉，责其有水。浮气与风，沉石或里。沉数为阳，沉迟为阴。浮大出厄[1]，虚小可惊。胀满脉弦，脾受肝虐[2]。湿热数洪，阴寒迟弱。浮为虚满，紧则中实。浮大可治，虚小危极。

【注释】

[1] 出厄（è）：困苦；出厄，即困苦解除。

[2] 脾受肝虐：原作“土制于木”。

【语译】

此段讲水肿、胀满之脉症。水肿病，多因水湿阴邪太盛，不能正常流行，以致肌肉肿满，所以多出现阴邪盛的沉脉（一般有沉小、沉紧、沉数、沉迟等，故叫“诸沉”）。水肿而脉见浮，多属“气水”或“风水”。气水肿的特征：皮厚色苍，自上而下，一身都肿。风水肿的特征：面目肿大，骨节疼痛，身发沉，恶风出汗。脉沉则多见于“石水”和“里水”。石水肿的特征：脐以下少腹肿硬如石，扣之有声。里水肿的特征：面目和周身肿，发黄，小便不利。脉沉而数的，多见于阳水肿病，症见身肿烦渴，小便赤涩，大便秘结。脉沉而迟的，多见于阴水肿病，症见遍身浮肿，大便稀溏，小便短少。辨认水肿病，一般说来，以脉来浮大较好，因实证实脉，病邪虽在，正气却没有衰败，容易治疗。如脉来虚小，是实证见虚脉，病邪未去，而正气衰败，所以可惊。

胀满病，多因肝气郁而不伸，导致脾胃虚弱，不能运化水谷精微，以致湿浊邪气积聚而成，故叫作“脾受肝虐（虐，侵害的意思）”。胀满多数是“肝强脾弱”的病变，所以出现肝强的弦脉。胀满而脉来数洪，为湿热内蕴、浊气滞留胸腹的缘故。胀满而脉来迟弱，为阳气大虚、阴寒邪气积而不散所造成。如果脉来浮细，多为虚胀，症见小便淡黄，大便溏薄，色泽枯槁，神倦懒言。脉来紧急，多为实胀，症见小便不能，大便秘结，胀而坚满，气逆喘促。一般胀满病都是外皮绷急，中空无物。惟实症则湿浊壅滞而坚硬，故叫作“中实”。胀满病多为“本虚证实”的证候。也就是说单见其胀满形状似为实证，但多数都是脾胃虚弱的，所以称为“本虚”。假使脉来浮大，病邪虽没有减退，正气却还存在，故云“可治”；脉来虚小，则是正气衰败，难以抵抗病邪，故云“危极”。

原文

五脏为积，六腑为聚。实强者生，沉细者死。中恶腹胀，紧细者生。脉若浮大，邪气已深。

【语译】

此段讲积聚、中恶脉证。积和聚的分别：由于痰或血积，积而不散，固定在一定的部位，有形迹可见的，叫作“积”，多属于五脏方面的病变。积块能够移动，有的疼，有的不疼，时而发作，时而消失，叫作“聚”，多属于六腑方面的病变。总的说来，多因脾胃虚弱，气血两衰，再结合四时的外感，都可引起本病。也就是先因正气不足，然后邪气得以积聚。因此，积聚而脉来实强的，是正气还没有完全衰败，病变较轻；积聚而脉来沉细，说明正气虚损已极，这种病变，就较为急剧了。

中恶，多见于病后，忽然气绝不省，包括现在的“休克”“假死”。中恶而见腹胀，脉来紧细，说明正气虽衰，邪气不盛，容易回苏。若脉来浮大，是邪气已经深入的表现，病情比较严重了。

原文

痈疽浮散，恶寒发热。若有痛处，痈疽所发。脉数发热，而痛者阳。不数不热，不疼阴疮。未溃痈疽，不怕洪大。已溃痈疽，洪大可怕。

【语译】

此段讲痈疽脉症。痈为胃中热毒蕴结，经脉受到热毒的侵袭，血液壅塞腐败而成。发痈的地方，往往是高肿、色红、热烫、疼痛，皮很薄润，化脓较快，收敛也较快，属阳证。疽为疮毒蕴结在脏，渐次侵及肌肉、筋骨等组织，虽然也可腐化为热，但热并不盛，所以发疽的地方皮厚而坚，但红、肿、热、痛均不厉害，甚至不红、不肿、不热、不痛，属阴证。这是痈和疽的基本分辨。但一般又把较大的疮疡叫作痈疽，疮处坚硬，根蒂深固，外软内坚，平陷无脓，多因先有情志内伤、湿浊蕴结成毒，以致经脉凝滞而成。患痈疽而脉来浮散，恶寒发热，这是开始发病时所出现的表证，在这个时候如身上有刺痛的地方，很可能就是痈疽发生的地方。因疮毒开始影响经脉，干扰营气、卫气的运行，所以往往都会出现表证。痈疽已经发生后，发热肿痛而脉数，这是属于热邪盛的阳证；相反，既不发热，又不疼痛，脉亦不数，便属于寒邪盛的阴证。还没溃脓的痈疽，而脉来洪大，这也是阳证，说明很快就要溃脓了，溃了脓，热毒即自行消散而愈，故用不着害怕。已经溃脓的痈疽，脉搏还继续洪大，说明疮毒未除而气血已伤，故曰“可怕”。其实这也用不着害怕，只需及时重用清热解毒、托里调中的方法，也可治愈。

【原文】

肺痈已成，寸数而实。肺痿之形，数而无力。肺痈色白，脉宜短涩。不宜浮大，唾糊呕血。肠痈实热，滑数可知。数而不热，关脉芤虚。微涩而紧，未脓当下。紧数脓成，切不可下。

【语译】

此段讲肺痈、肺痿、肠痈脉症。肺痈的主要症状：咳喘胸痛、吐浊痰脓血。多因痰涎垢腻蕴结成热、熏灼肺脏所致。如痈疡已成，必因热毒内盛，故寸脉多数而实。肺痿，多因脾胃津伤，不能养肺，以致肺脏逐渐枯燥，而现痰咳喘息、咳声嘶哑、痰不易吐、饥瘦神疲、恶寒潮热等症。肺痿的病变，主要是由于精气两虚，所以脉来虽数，却是无力的。患肺痈而面色发白，同样是气血极虚的表现，故以脉来短涩为宜。如果脉来浮大，说明肺热犹盛，还会出现吐如糊粥样的浊唾、脓血等症，说明病势还在不断地发展。

肠痈，即肠内发生痈疡。症见腹部固定性的疼痛，不能转动，按着它更显得疼痛，皮肤粗糙枯涩，腹皮发胀，可触到腹中有硬块，为湿热或瘀血郁积肠内而成。肠痈热盛，脉来滑数，这属实症。如果不是实热，虽见数脉，也往往是数而无力，甚至还会出现芤虚的脉象，尤其在关部出现，这是痈疡溃脓、血液耗散的缘故。肠痈而见脉微涩而紧，微涩脉虽属虚象，但紧脉却是湿浊凝滞的象征，可以趁它还没有成脓的时候，用温通轻泻的方法，下其湿浊，如通肠饮（银花、归尾、白芷、皂角刺、乳香、没药、大黄、甘草、薏苡仁、花粉）之类。如脉来紧数，是已经溃脓的信号，只可以采用托里透脓的办法，切不可再用攻下剂，防它溃破穿孔。

▶ 妇儿脉法

原文

妇人之脉，以血为本。血旺易胎，气旺难孕。少阴动甚，谓之有子。尺脉滑利，妊娠可喜。滑疾而[1]散，胎必三月。但疾不散，五月可别。左疾为男，右疾为女。女腹如箕，男腹如釜。欲产之脉，其至离经。水下乃产，未下勿惊。新产之脉，缓滑为吉。实大弦牢，有证则逆。

【注释】

[1] 而：原作“不”，今据《脉经》“脉滑疾，重以手按之散者，胎已三月也”的原文改。

【语译】

此段讲妇人胎产脉法。诊察妇人的脉象，最基本的是要从营血的虚、实、寒、热来分辨它。人体内的气和血都很重要，但妇人的营血比起男子来尤为重要。所以对于妇女营血的生理和病理变化的认识，在临床上更有特殊的意义。例如妇人营血旺盛，便容易受精成胎；如果阳气偏旺而营血不足，便难于受孕。这是因为阴血偏虚，便不能养精；阳气偏旺，更足以伤精的缘故。正因为血能养精成胎，所以一般妇女怀孕以后，首先从脉象方面反映出来的，就是手少阴心经的脉搏，也就是左手寸部脉的搏动，往来流利，颇带滑象，进一步尺关脉也流利而滑，那就是妊娠的征象了。因寸脉属心，尺脉属肾，心主血脉，肾主藏精，精血调和，便能养胎。胎成3个月以后，尺脉来更显得滑而疾数，惟稍加重按，便略带软散，这是胎气初成，还没有至于壮实的征象。胎成5个月以后，胎气逐渐壮实起来，尺脉只是滑而疾数，而没有软散的现象了。胎儿的男女不同，在孕妇的脉象和腹部的形状方面，也有点区别。男胎左尺脉来多滑疾，腹部胀大有似釜（锅）底，圆而尖凸；女胎右尺脉来多滑疾，腹部胀大呈簸箕形，圆而稍平。前人虽有此说，但并不完全如此，只供参考。

孕妇快到临产的时候，脉象也有较大的改变。因为它与平常（经常）所见的脉象有区别、有距离，所以把这种脉叫作“离经”脉。凡孕妇临产，已见“羊水”的，说明生产就快了。如未见“羊水”，说明生产还要稍待时刻，不要遽然惊慌忙乱，造成不必要的紧张。生产以后，胎去血虚，但脉来犹见缓滑，是气血没有大伤的表现。若脉来见实、大、弦、牢，或者出现风病、痉病种种症状时，是正气初虚，邪气又盛，正虚邪实，便为“逆”症。这里所谓“逆”，仅与脉来缓滑和没有病症的情况相对而言，并不是什么危险。

原文

小儿之脉，七至为平。更察色症，与虎口纹。

【语译】

此段讲小儿脉法。诊小儿脉只须用一个指头，遍诊寸、关、尺三个部位。小儿脉的搏动比成年人的快，3～5岁以下一呼一吸脉来七至，便算是正常的。八九至为有热，四五至为寒。小儿脉法，不如大人复杂，只须分辨出强、弱、缓、急就行了。强为实，弱为虚，缓为正，急为邪，这就是小儿脉诊的大纲。除切脉以外，还可以观察小儿的面色，大概是青白色，主阴邪；黄赤色，主阳热；青色主风、主肝邪、主脾胃虚寒、主心腹疼痛、主暴惊、主惊风；白色主气虚、气脱、主脾肺不足、主寒泻、主慢惊；赤色主火、主痰热、主急惊、主闭结、主伤寒热症；黑色主水湿、主阴寒、主厥逆、主痛极；黄色主积聚、主蓄血、主脾病胀满；两颧鲜红，时显时隐，这是虚阳外越，为阴虚，不同于实热症。诊察小儿疾病，还有诊察“虎口”脉纹一法。大指和食指的交叉处叫“虎口”，所谓诊“虎口”，实际上是看食指的脉纹，食指第一节为“风关”，第二节为“气关”，第三节为“命关”，在这里主要是观察指纹的颜色，紫色为热，红色为寒，青色为风，白色为疳，黑色为中恶，黄色为脾胃病。指纹见于“风关”，病轻；见于“气关”则稍重；见于“命关”为严重。疳，多为小胃肠病，是饮食减少、气血虚衰的总称。习惯上对这种病在15岁以上的患者叫作“劳”，15岁以下的便称为“疳”。

▶ 奇经八脉诊法

原文

奇经八脉，其诊又别。直上直下，浮则为督。牢则为冲，紧则任脉。寸左右弹，阳跷[1]可决。尺左右弹，阴跷可别。关左右弹，带脉当诀。尺外斜上，至寸阴维。尺内斜上，至寸阳维。

【注释】

[1] 跷：原作“蹻”，现已统一改作“跷”。

【语译】

此段讲奇经八脉诊法。人身十二经脉，每一经各有一脏或一腑，如手太阴经肺，手阳明经大肠，足阳明经胃，足太阴经脾，手少阴经心，手太阳经小肠，足太阳经膀胱，足少阳经肾，手厥阴经心包络，手少阳经三焦，足少阳经胆，足厥阴经肝。以上叫作十二正经。它们有了病变，在两手寸、关、尺部都可以通过不同脉象反映出来。至于奇经八脉，除冲、任、督三脉起于少腹胞中而外，一般都不与脏腑直接联系，与正经大不相同，所以才叫作“奇”。奇，即奇异，有异于正经的意思。属于奇经的，有任脉、督脉、冲脉、带脉、阳跷脉、阴跷脉、阳维脉、阴维脉八种。这里主要就是谈这 8 条经脉发生病变后，在临床上的另一种诊察方法。督脉病变反映在寸、关、尺三部脉来都浮，而且直上直下，颇有弦长的形象。冲脉病变反映在寸、关、尺三部，脉来都现牢象，也是直上直下，颇有弦实的形状。任脉的病变，寸部脉来见紧，或者从寸到关见细实而长的脉象。阳跷脉的病变，寸部脉来现紧，同样具有左右弹动的情况。阳跷脉的病变，足部脉来现紧，具有左右弹动的情况。带脉的病变，关部脉来现紧，也是左右弹动不休的。阴维脉的病变，尺部脉多见斜向大指（外斜）而上至寸部，它的搏动往往是沉大而实。阳维脉的病变，尺部脉多见斜向小指（内斜）而上至寸部，它的搏动往往是浮大而实的。

原文

督脉为病，脊强癫痫。任脉为病，七疝瘕坚。冲脉为病，逆气里急。带主带下，脐痛精失。阳维寒热，目眩僵仆。阴维心痛，胸胁刺筑。阳跷为病，阳缓阴急。阴跷为病，阴缓阳急[1]。癫痫瘛疭[2]，寒热恍惚[3]。八脉脉症，各有所属。

【注释】

[1] 阳跷为病，阳缓阴急。阴跷为病，阴缓阳急：按《难经·二十九难》《十四经发挥》应作“阳跷为病，阴缓而阳急。阴跷为病，阳缓而阴急”。但因现在针刺治疗小儿麻痹的足内外翻病，以内翻属阳跷病的阳缓阴急，外翻属阴跷病的阴缓阳急，临床上有较好的疗效。因此，暂不改变，留待继续研究。

[2] 癫痫瘛疭（chì zòng）：瘛，筋脉拘急；疭，筋脉驰张。瘛疭，即抽搐。

[3] 恍惚：即神志恍惚，不能自主。

【语译】

此段讲奇经八脉主病。督脉沿着背脊循行，主持一身的阳气，故督脉的病变，多为阳虚。阳气虚弱不能温养脊髓，或者同时外邪入侵，都可能使脊柱强直。阳虚而痰湿阴邪盛的，还可能发生癫病或痫病。任脉沿着腹部正中由下而上行，主持一身的阴血，故任脉病变，多为血分的虚寒，运行阻滞，便发而为寒疝（腹痛，手足厥冷）、水疝（肾囊肿痛，阴汗湿痒，小腹时鸣）、筋疝（阴茎痛，筋急缩，或缓弛不收）、血疝（刺痛如锥、手不可近）、气疝（阴囊痛上连肾俞穴、偏坠，生气即发）、狐疝（睾丸偏有大小，时上时下）、㿗（tuí，音颓）疝（阴囊肿大，麻痹不仁，妇女则阴户凸出），或瘕积一类的硬块病。冲脉挟脐左右上行，为身中血海之一，发为病变，则见气往上逆，腹内里急。带脉从季胁部环身一周，它的病变主要为妇女带下病，以及脐腹疼痛、遗精等。阳维脉循足外侧上行，维系一身卫气。发为病变，卫虚不能固外，便见恶寒发热等表证；不上于头，便见两目眩晕，甚至突然颠仆、僵直不省人事，有如尸厥。阴维脉循足内侧上行，维系一身的阴血。发为病变，营血虚不能滋养心脏便心痛，甚至胸胁刺痛，筑筑（这时作心悸的形容词解释）悸动不安。阳跷脉循足外侧上行，发为病变，内踝以上经脉拘急，外踝以上经脉弛缓。内为阴，外为阳，故曰“阳缓阴急”。阴跷脉循足内侧上行，发为病变，外踝以上经脉拘急，内踝以上经脉弛缓，故叫作“阴缓阳急”。总之，癫痫、瘛疭、寒热、恍惚等病，在奇经八脉中，都可能出现，但都各有所属的不同部位、不同脉症，必须仔细地进行分辨。

▶ 真脏绝脉

原文

平人无脉，移于外络。兄位弟乘，阳溪列缺。病脉既明，吉凶当别。经脉之外，又有真脉。肝绝之脉，循刀责责。心绝之脉，转豆躁疾。脾则雀啄，如屋之漏。如水之流，如杯之覆。肺绝如毛，无根萧索。麻子动摇，浮波之合。肾脉将绝，至如省客。来如弹石，去如解索。命脉将绝，虾游鱼翔。至如涌泉，绝在膀胱。真脉既形，胃已无气。参察色症，断之以臆。

【语译】

此段讲寸口脉的生理异位和真脏脉。正常人在寸口部触及不到脉象，可能是因为寸口部的脉反移到手臂外侧，如同弟弟占据了哥哥的位置，所以不是病脉。若出现在阳溪、列缺等部位，称为反关脉或者斜飞脉。对各种病变的脉象，既已基本明白了，从而对于各种病症的预后好坏，也应该能做出鉴别。不过，这些脉象，都是通过经脉的变化反映出来的，还有所谓“真脏脉”的，不仅是经脉一般变化的反映，而且是脏腑本身功能到了“一蹶不振”的地步的表现。所以叫作“真脏脉”的含义，就是说这种脉象是脏腑的真气（即正气或元气）都已衰败至极的表现。肝脏真气衰绝的脉象，好像摸着刀刃，极细而坚急（责责，坚急的形容词）。心脏真气衰绝的脉象，短而坚硬躁急，像一颗豆粒的旋转。脾脏真气衰绝的脉象，细弱极了，时而搏动很快，时而又极慢，好比鸟雀啄食一般，又好比屋漏滴水、细水缓流、覆杯的水滴，总是点点滴滴、时断时续的，没有一定规律。肺脏真气衰绝的脉象，大而虚软，好比羽毛着在皮肤上一样，既漂浮无根，还萧索零散；又好比麻子仁的转动，轻虚而涩，并不圆活；又好比水面的波浪，来去极快，但模糊不清。肾脏真气衰绝的脉象，坚搏无神，有不规则的歇止；又好比客人的来访，来来去去，没有规律。来的时候有如弹石般坚急有力；去的时候便又像解散的绳索，散乱无根。命门真气衰绝的脉象，来去模糊，很难辨识，时而好似游虾，脉在沉部突然间搏动一下；时而好似鱼翔，仅在尺部搏动，寸部毫无影响，首尾不相应。膀胱真气衰绝的脉象，脉的搏动，有升无降，好像泉水的上涌一般。凡是出现以上种种真脏脉象形象的，都足以说明脉中已经不存在胃气了。当然，尽管出现了这种种坏脉，仍然须要参考形色、症状的情况，仔细地进行分析研究，然后取得正确的判断，这还是比较容易的。

第九章　明代万密斋《万氏秘传片玉心书》卷之三

一、传承概要

万密斋（1499—1582）。原名万全，号密斋。生于罗田（今属湖北）大河岸。万密斋的医术与李时珍的药齐名。他治学严谨，医德高尚，行医50多年，在儿科、妇科、痘诊科享有盛誉，在养生保健理论和实践方面独树一帜。所著《万密斋医学全书》对临床医学具有较高的参考价值，子目有《万氏儿科》《妇科发挥》等10多种，108卷。其专著《养生四要》对养生保健、预防疾病、优生优育等方面具有独到的见解，他提出的“寡欲、慎动、法时、却疾”的养生理论比世界卫生组织提倡的“心理平衡、营养均衡、适当运动、戒烟限酒”的养生理念早几百年。

二、学术价值

万密斋除在《伤寒摘锦》谈到脉学内容稍多外，其他篇幅论述脉学比较少。万密斋精于儿科，在家传十三方的基础上，归纳小儿生病的3种病因，提出不滥吃药、以防为主的见解。万密斋所著《万氏秘传片玉心书》论述三关脉纹形态结构，及看三关诊病、入门候歌三首、辨虎口指脉纹诀、小儿脉法。万密斋《幼科发挥》也详细记载了三关脉纹变见歌，并且其内容多以歌赋形式出现，便于唱颂、便于记忆、便于传承。万密博采众方，其诊断书言简意明，处方施药少而疗效好，被时人称为“神医”。万密斋倾注毕生精力，整理和总结医学理论及临床经验，遗著很多。所著《万密斋医学全书》是继《千金要方》后的又一部中医学全书，许多篇章采用诗词歌赋形式，脍炙人口，对后世和海外产生深远影响。

三、原文解读

（一）水镜诀

夫阴阳运合，男女成形，已分九窍四肢，乃生五脏六腑。部位各分，顺逆难明，若凭寸口之浮沉，必乃横亡于孩子。须明虎口，辨别三关，参详用药，必无差误。未至三岁，只看虎口，男左女右，从第二指第一节名风关，若脉见，初交病；第二节为气关，脉见，则难治；第三节为命关，脉见，则死。又当辨其色，若三关青，四足惊；三关赤，水惊；三关黑，人惊。紫色泄痢；黄色雷惊。三关脉通度，是急惊之症，必死，余病可治。

或青或红，有纹如线一直者，是乳食伤脾及发热惊；左右一样者，是惊与积齐发。

有三条，或散是肺生风痰，或似齁鮯声，有青是伤寒及嗽，如红火是泻，有黑相兼主下痢。红多白痢，黑多是赤痢，有紫相兼加渴不虚。

虎口脉纹乱，乃气不和也。盖脉纹见有色者，曰黄、红、紫、青、黑，由其病甚，色能加变。如黄红之色，红盛作紫；红紫之色，紫盛作青；紫青之色，青盛作黑；青黑之色，至于纯黑之色者，不可治矣。又当辨。

1. 长珠形

主夹积伤滞，肚腹疼痛，寒热，饮食不化。

2. 来蛇形

主中脘不和，积气攻刺，脏腑不宁，干呕。

3. 去蛇形

脾虚冷积泄泻，神困多睡。

4. 弓反里形

主感寒热邪气，头目昏重，心神惊悸、倦怠，四肢稍冷，小便赤色。

5. 弓反外形

主痰热，心神恍惚，作热，夹惊夹食，风痫证候。

6. 枪形

主邪热，痰盛生风，发搐惊风。

7. 鱼骨形

主惊痰热。

8. 水字形

主惊，积热烦躁，心神迷闷，夜啼痰盛，口噤搐搦。

9. 针形

主心肺受热，热极生风，惊悸烦闷，神困不食，痰盛搐搦。

10. 透关射指

主惊、风、痰、热四症，皆聚在胸膈不散。

11. 透关射指（甲）

主惊风恶候，受惊传入经络，风热发生，十死一生，难治。此十一位形脉，悉有轻重，察其病根，则详其症。

（二）指掌形图

虎口者，叉手处是也。三关者，二指三节是也。风关，第一节寅位是也。气关，第二节卯位是也。命关，第三节辰位是也。辰关（命关），指头上节。卯关（气关），指中节。寅关（风关），指下节。命关死候。气关病深。风关易治。末关命门。中关气候。初关风候。（图 9–1）

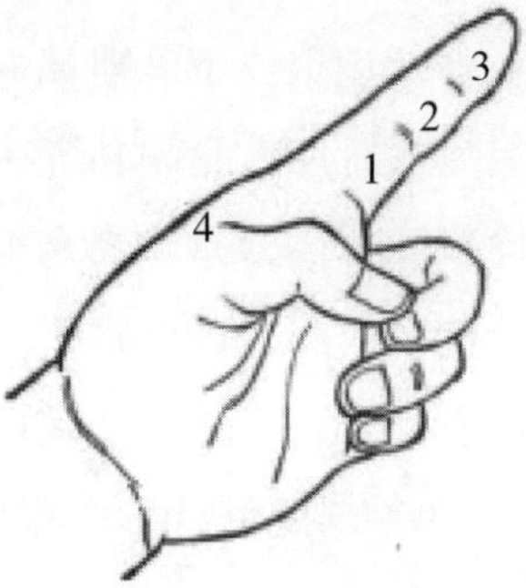

图 9-1 三关脉图

1. 风关（寅位）；2. 气关（卯位）；3. 命关（辰关）；4. 虎口。男以左手侧看之，女以右手侧看之。

凡婴儿生下一月至三岁以前，须看虎口脉次指，辰节为命关，次气关，次风关。所谓初得风关，病犹可，传入气命，定难陈。汤氏云：小儿初生至五岁，血气未定，呼吸至数太过，必辨虎口脉色，方可察病之的实。男验左手，女验右手。盖取左手属阳，男以阳为主；右手属阴，女以阴为主。然男女一身均具此阴阳，左右两手亦当参验。左手之纹，病应心肝；右手之纹，病应肺脾。知此消息，又得变通之意。惊风初得，纹出虎口。或在初关，多是红色。传至中关，色赤而紫。看病又传过，其色紫青，病势深重；其色青黑而纹乱者，病深重。若见纯黑，危恶不治。大抵红者风热轻，赤者风热甚，紫者惊热，青者惊积。青赤相半，惊积风热俱有，主急惊风。青而淡紫，伸缩来去，主慢惊风。或紫系、青系、黑系，隐隐相杂，似出不出，主慢脾风。

脉纹从寅关起，不至卯关者，病易治。若连卯关者，有病难治。如寅关连卯关，侵过辰关者，十难救一。若脉纹小或短者，看病不妨。如纹势弯曲入里者，病势虽重而症顺，犹可用力。纹势弓反出外，骎骎靠于指甲者，断不可回。其有三关纹，如流珠流来，三五点相连，或形于面，或形于身，危恶尤甚。

（三）入门候歌三首

五指梢头冷，惊来不可安。若逢中指热，必定是伤寒。

中指独自冷，麻痘症相传。女右男分左，分明仔细看。

初起寅关浅，纹侵过卯深。生枝终不治，辰位实难禁。

辨虎口指脉纹诀：

气纹黄盛作红，红盛作紫，紫盛作青，青盛变黑，纯黑则难治矣。黄色无形者，即安乐脉也。红若无形，亦安宁脉也。止有前数样形者，即病之脉。次第而变，初作一点，于气多红，脉至风关，其病危急，纯黑分明，不可疗治。

左有红纹似线形，定知发热又兼惊。右有双纹如左状，脾伤惊积一齐生。纹头有似三叉样，肺气生痰夜作声。青赤应是伤寒症，只是空红泄定生。

又歌：

虎口乱纹多，须知气不和。色青惊积聚，下乳泄如何。

青即慢惊发，入掌内瘹多。三关忽通过，此候必沉疴。

指上辨青纹，认是四足惊。虎口脉青色，是猪犬马惊。

黑色因水扑，赤色火人惊。紫色多成泻，黄色是雷惊。

曲反风还盛，弯弓食上蒸。但看叉手处，方可辨其形。

凡小儿三岁以上有病，深重危急者，指甲口鼻多作黑色，盖儿脉绝神困，症候恶极，且有良药，断断乎不可保矣。

（四）小儿脉法

小儿一岁以上，可以看脉。以六至为平和，七至八至为实热，三至四至为迟，为虚弱。

西江月：

小儿寻常脉候，一息六至平和，七至八至热生多，三四虚寒病作。九十连来雀啄，一二动指沉疴，微虚紧数不差讹，补泻分明用药。

身热脉浮可汗，身寒脉细休攻，喘咳紧数药无功，肿胀细微堪痛。泄痢沉迟易愈，痘出洪数宜从。若还吐衄怕浮洪，腹疼沉微拈弄。

万密斋“看小儿虎口纹”：

今人专看虎口纹，风关气关命关分。风关病轻气关重，命关若过死将临。青筋红热黑势恶，直轻斜曲重看云。

脉法：小儿一指分三位，息数须将六至看，七至八至数为热，三至四至迟虚寒。坚实平和无病断，细小沉迟有病看。

按《全婴》等书云：小儿三岁已[1]前，虎口第一指上寅卯关有脉纮[2]见者，可验病状[3]。男左女右，视之脉弦。从寅关起不至卯关者，病易治；若连于卯关者，病难治；如寅连卯，卯过辰关者，十难救一。若脉弦小或短者，病可治。宜参视之[4]。

[1] 已：古与“以”通。下同。

[2] 纮：古“纮”与”弦”通。下同。

[3] 可验病状：山东泰安州李雨沾方悦父发梓版为“可验病伏”。

[4] 宜参视之：汉阳鹤湄张伯琮校定版为“宜参观之”。

万密斋《幼科发挥》三关脉纹变见歌：

鱼刺惊风证莫疑，气关疳病热相随，命关见此为难治，此是肝家传到脾。

初节悬针泻痢生，气关肺热更疳凝，三关直透黄泉近，此症须知是慢惊。

水字生惊肺受风，气关咳嗽积痰攻，医人仔细辨虚实，出命惊疳火证凶。

乙字惊风肝肺随，气关形见发无时，此形若直命关上，不久相将作慢脾。

曲虫为候主生疳，若见气关积秽肝，直到命关为不治，须知心脏已传肝。

双环肝脏受疳深，入胃气关吐逆临，若是命关为死候，枉候医人免劳心。

流珠形见死来侵，面上如斯也不生，纵有神丹不可救，医人仔细更叮咛。

第十章　明代李时珍《濒湖脉学》《脉诀考证》、《奇经八脉考》脉法

一、传承概要

李时珍（1518 — 1593），字东璧，晚年自号濒湖山人。湖北蕲州（今湖北省蕲春县蕲州镇）人。父亲李言闻曾任太医院吏目。李时珍自幼热爱医学，并不热衷于科举。

李时珍在数十年行医以及阅读古典医籍的过程中，发现古代本草书中存在着不少错误，决心重新编纂一部本草书籍。1552 年，李时珍着手开始编写《本草纲目》，以《证类本草》为蓝本，参考了 800 多部书籍。经过 27 年的长期努力，于 1578 年完成《本草纲目》初稿，以后又经过 10 年的 3 次修改。1596 年，《本草纲目》在金陵正式刊行。

李时珍对脉学及奇经八脉也有研究，著述有《奇经八脉考》《濒湖脉学》等多部著作，被后世尊为“药圣”。

二、学术价值

1.《濒湖脉学》完善、简化脉学，便于记忆

李时珍感其时代的中医脉学存有缺憾甚至谬误繁多，便依其父李言闻所著《四诊发明》及历史上其他医家脉论精华，于 1564 年编著成《濒湖脉学》。全书分为两大部分，采用歌赋体形式，分《七言诀》和《四言诀》两部分，前一部分论述了浮、沉、迟、数、滑、涩、虚、实、长、短、洪、微、紧、缓、芤、弦、革、牢、濡、弱、散、细、伏、动、促、结、代，共 27 种脉象；后一部分系李言闻根据崔嘉彦《四言脉诀》删补而成的《四言举要》，比较全面地介绍了脉学。《濒湖脉学》对每种脉象，先简明地援引前人之记载，继而以“体状诗”“相类诗”“主病诗”及“体状相类诗”等栏目，分别叙述各种脉象之特点、鉴别及所主疾病。如对论述浮脉，首先说“浮脉，举之有余，按之不足，如微风吹鸟背上毛，厌厌聂聂，如循榆荚，如水漂木，如捻葱叶”。体状诗：“浮脉惟从肉上行，如循榆荚似毛轻，三秋得令知无恙，久病逢之却可惊。”相类诗：“浮如木在水中浮，浮大中空乃是芤，拍拍而浮是洪脉，来时虽盛去悠悠。浮脉轻平似捻葱，虚来迟大豁然空，浮而柔细方为濡，散似杨花无定踪。”区别各种情况下之浮脉：“浮而有力为洪；浮而迟大为虚，虚甚为散；浮而无力为芤；浮而柔细为濡。”主病诗：“浮脉为阳表病居，迟风数热紧寒拘，浮而有力多风

热，无力而浮是血虚。寸浮头痛眩生风，或有风痰聚在胸，关上土衰兼木旺，尺中溲便不流通。”说明各种病证中所出现的不同特点的浮脉：“浮脉主表，有力表实，无力表虚，浮迟中风，浮数风热，浮紧风寒，浮缓风湿，浮虚伤暑，浮芤失血，浮洪虚热，浮散劳极。”内容切合临床实际，易于记诵，流传甚广，适合初学中医者学习脉法，历来受医家推崇。《濒湖脉学》对中医基础理论研究和临床实践具有重大的指导意义，为中医典范之作，历来受医家推崇。

2.《奇经八脉考》脉学依据

李时珍在《奇经八脉考》中对八脉的循行路线及腧穴，均做了详尽考证、整理和补充。李时珍在整理奇经八脉循行路线的同时，对以往所载腧穴也做了详细考证，既订正或删除重复，又增补不少新穴。奇经八脉除任、督二脉有专穴外，其余六经之穴皆交会于十二正经之中。元代医家滑寿《校注十四经发挥》记载奇经八脉穴共 141 个，其中督脉单穴 27 个，任脉单穴 24 个，其他双穴 90 个，但多有重复。《奇经八脉考》订正后为 158 穴，督脉补入屏翳、中枢、会阳（双）穴，冲脉补入气冲穴，带脉补入章门、五枢穴，阳跷脉补入睛明、风池穴，阴跷脉补入照海穴，阳维脉补入臂臑、臑会、目窗、承灵、臑腧穴；并认定阴维脉有 14 穴，阳维脉有 32 穴；还纠正了滑寿将居髎归入阴维脉之误，使奇经八脉之穴更为完善。

《奇经八脉考》中将奇经八脉按阴维、阳维、阴跷、阳跷、冲、任、督、带的顺序排列，显见其对阴、阳二维的重视。李时珍说：“阳维起于诸阳之会，由外踝而上行卫分；阴维起于诸阴之交，由内踝而上行于营分，所以为一身之纲维也。”并进一步强调：“阳维主一身之表，阴维主一身之里。”明确了阴维、阳维二维脉职司表里营卫，乃气血之维系。认为“阴维之脉，虽交三阴而行，实与任脉同归，故心痛多属少阴、厥阴、任脉之气上冲而然”，强调治阴维之虚寒腹痛证，应合三阴虚寒辨治。兼少阴及任脉者，投四逆汤；兼厥阴者，投当归四逆汤；兼太阴者，投理中汤。若属阴维实热腹痛之证，宜合三阴热实证辨治。如热痛兼少阴及任脉者，取金铃散、延胡索散；兼厥阴者，取失笑散；兼太阴者，取承气汤。若在表，营卫气血虚弱，或在里，冲任气血亏损，又宜舍标从本先固气血，选用黄芪建中、四物、养营汤等方。

李时珍对奇经八脉在寸口上确立对应关系，此八脉亦不能混列统类二十七脉中，故又附人迎气口二脉之后。八脉不拘制于十二正经，无表里相配，故名曰奇。凡诊，八脉所见，统两手皆然，其从寸部斜至外、斜至内者，左手之外，即右手之内，左手之内，即右手之外，相反推之自见。可以通过寸口脉反应奇经八脉经气和气血盛衰，以及奇经八脉所表现疾病症状，从而确立治疗方法，并且绘制寸口脉对应奇经八脉走向，为后世医家研究奇经八脉脉象提供了考证依据。

三、原文解读

《濒湖脉学》

序

李时珍曰：宋有俗子，杜撰《脉诀》，鄙陋纰缪，医学习诵，以为权舆，逮臻颁白，脉理竟昧。戴同父常刊其误，先考月池翁著《四诊发明》八卷，皆精诣奥室，浅学未能窥造。珍因撮粹撷华，僭撰此书，以便习读，为脉指南。世之医病两家，咸以脉为首务，不知脉乃四诊之末，谓之巧者尔，上士欲会其全，非备四诊不可。

明嘉靖甲子上元日谨书于濒湖寓所。

（一）浮（阳）

浮脉，举之有余，按之不足（《脉经》）。如微风吹鸟背上毛，厌厌聂聂[1]（轻泛貌），如循榆荚[2]（《素问》），如水漂木（崔氏），如捻[3]葱叶（黎氏）。

浮脉法天，有轻清在上之象，在卦为乾，在时为秋，在人为肺，又谓之毛。太过则中坚旁虚，如循鸡羽，病在外也。不及则气来毛微，病在中也。

《脉诀》言，寻之如太过，乃浮兼洪紧之象，非浮脉也。

【体状诗】浮脉惟从肉上行，如循榆荚似毛轻。三秋得令知无恙[4]，久病逢之却可惊。

【相类诗】浮如木在水中浮，浮大中空乃是芤。拍拍而浮是洪脉，来时虽盛去悠悠[5]。浮脉轻平似捻葱，虚来迟大豁[6]然空。浮而柔细方为濡[7]，散似杨花无定踪。

浮而有力为洪，浮而迟大为虚，虚甚为散，浮而无力为芤，浮而柔细为濡。

【主病诗】浮脉为阳表病居，迟风数热紧寒拘。浮而有力多风热，无力而浮是血虚。寸浮头痛眩生风，或有风痰聚在胸。关上土衰兼木旺，尺中溲[8]便不流通。

浮脉主表，有力表实，无力表虚，浮迟中风，浮数风热，浮紧风寒，浮缓风湿，浮虚伤暑，浮芤失血，浮洪虚热，浮散劳极。

【注释】

[1] 厌厌聂聂：聂舒缓、轻微。

[2] 榆荚：榆钱。

[3] 捻（niē）：这里作“按”解。

[4] 恙（yàng）：这里作“病”解。

[5] 悠悠：这里作“慢慢地”解。

[6] 豁：开通，敞亮。

[7] 濡（ruǎn）：柔软。

[8] 溲：大小便，一般指小便。

【语译】

轻取叫作举，重按叫作按。诊察“浮”的脉象，手指轻轻地按上便觉得搏动有力；稍加重按，就显得没有力量了。打个比方，轻按浮脉的感觉，好像微风吹动鸟背上的毛羽一样，舒缓而轻微地搏动着；又像摸到轻柔和软的榆钱一般；又像感到如同木块浮在水面上的轻浮；又像按在葱管上，表面似乎有劲，里面却很虚软。

（二）沉（阴）

沉脉，重手按至筋骨乃得（《脉经》）。如绵裹砂，内刚外柔（杨氏）。如石投水，必极其底。

沉脉法地，有渊泉在下之象，在卦为坎，在时为冬，在人为肾。又谓之石，亦曰营。太过则如弹石，按之益坚，病在外也。不及则气来虚微，去如数者，病在中也。《脉诀》言，缓度三关，状如烂绵者，非也。沉有缓数及各部之沉，烂绵乃弱脉，非沉也。

【体状诗】水行润下脉来沉，筋骨之间软滑匀。女子寸兮[1]男子尺，四时如此号为平。

【相类诗】沉帮筋骨自调匀，伏则推筋着骨寻。沉细如绵真弱脉，弦长实大是牢形。（沉行筋间，伏行骨上，牢大有力，弱细无力。）

【主病诗】沉潜水蓄阴经病，数热迟寒滑有痰。无力而沉虚与气，沉而有力积并寒。寸沉痰郁水停胸，关主中寒痛不通。尺部浊遗并泄痢，肾虚腰及下元痌[2]。

沉脉主里，有力里实，无力里虚。沉则为气，又主水蓄，沉迟痼冷，沉数内热，沉滑痰食，沉涩气郁，沉弱寒热，沉缓寒湿，沉紧冷痛，沉牢冷积。

【注释】

[1] 兮（xī）：古汉语助词，相当于现代的“啊”或“呀”。

[2] 痌（tōng）：疼痛。

【语译】

诊察沉脉，必须加重手指的力量直按到筋骨之间才能触得到它的搏动。沉脉的脉象，有如绵絮裹砂，外表好像柔和，里面却是刚劲有力。因为沉脉是出现在较深的部位，就像投入水里的石子一样，必须摸到水底，才能摸到。

（三）迟（阴）

迟脉，一息三至，去来极慢（《脉经》）。

迟为阳不胜阴，故脉来不及。《脉诀》言：重手乃得。是有沉无浮。一息三至，甚为易见。而曰隐隐，曰状且难，是涩脉矣，其谬可知。

【体状诗】迟来一息至惟三，阳不胜阴气血寒。但把浮沉分表里，消阴须益火之原。

【体状诗】脉来三至号为迟，小快于迟作缓持[1]。迟细而难知是涩，浮而迟大以虚推。（三至为迟，有力为缓，无力为涩，有止为弦，迟甚为败，浮大而软为虚。黎氏曰：迟小而实，缓大而慢；迟为阴盛阳衰，缓为卫盛营弱，宜别之。）

【主病诗】迟司脏病或多痰，沉痼癥瘕仔细看。有力而迟为冷痛，迟而无力定虚寒。寸迟必是上焦寒，关主中寒痛不堪。尺是肾虚腰脚重，溲便不禁疝牵丸。迟脉主脏，有力冷痛，无力虚寒。浮迟表寒，沉迟里寒。

【注释】

[1] 持：这里作“看待”解释。

【语译】

一呼一吸，叫作一息。在一息的时间内，脉的搏动仅有三至，说明脉搏的起落过程是极其缓慢的，所以叫作“迟”脉。

（四）数（阳）

数脉，一息六至（《脉经》）。脉流薄[1]疾（《素问》）。

数为阴不胜阳，故脉来太过焉。浮、沉、迟、数，脉之纲领。《素问》《脉经》皆为正脉。《脉诀》立七表八里，而遗数脉，止歌于心脏，其妄甚矣。

【体状诗】数脉息间常六至，阴微阳盛必狂烦。浮沉表里分虚实，惟有儿童作吉看。

【相类诗】数比平人多一至，紧来如数似弹绳。数而时止名为促，数见关中动脉形。数而弦急为紧，流利为滑，数而有止为促，数甚为疾，数见关中为动。

【主病诗】数脉为阳热可知，只将君相火来医。实宜凉泻虚温补，肺病秋深却畏之。

寸数咽喉口舌疮，吐红咳嗽肺生疡。当关胃火并肝火，尺属滋阴降火汤。

数脉主腑，有力实火，无力虚火。浮数表热，沉数里热，气口数实肺痈，数虚肺痿。

【注释】

[1] 薄：迫急，极快。

【语译】

一呼一吸，脉来六至，说明脉搏动的速度是快的，所以叫作“数”。这是因为血脉中的脉气流动迫急的缘故。

（五）滑（阳中阴）

滑脉，往来前却[1]，流利展转，替替[2]然如珠之应指（《脉经》）。漉漉[3]如欲脱。

滑为阴气有余，故脉来流利如水。脉者，血之府也。血盛则脉滑，故肾脉宜之；气盛则脉涩，故肺脉宜之。

《脉诀》云：按之即伏，三关如珠，不进不退，是不分浮滑、沉滑、尺寸之滑也，今正之。

【体状相类诗】滑脉如珠替替然，往来流利却还前。莫将滑数为同类，数脉惟看至数间。（滑则如珠，数则六至。）

【主病诗】滑脉为阳元气衰，痰生百病食生灾。上为吐逆下蓄血，女脉调时定有胎。

寸滑膈痰生呕吐，吞酸舌强或咳嗽。当关宿食肝脾热，渴痢㿗[4]淋看尺部。

滑主痰饮，浮滑风痰，沉滑食痰，滑数痰火，滑短宿食。《脉诀》言：关滑胃寒，尺滑脐似水。与《脉经》言关滑胃热，尺滑血蓄，妇人经病之旨相反，其谬如此。

【注释】

[1] 却：退，这是作“后”解释。

[2] 替替：这里作为形容词，形容持续不断的意思。

[3] 漉漉（lù）：水慢慢地渗下。这里作“水流动”解。

[4] 㿗（tuí）：同“癞”。㿗疝，即㿗疝，其症状见前《四言诀》部分。注：㿗，原字病旁内是颓，即癞。

【语译】

滑脉的搏动，一往一来，一前一后，都是极其流利的，令人有一种反复旋转、圆活自如的感觉。滑脉的搏动，是很流利地持续不断地旋转着，很像一颗圆滑的珠子在指下转动一般，同时又有些像水的流动，总是一往无前地（欲脱）流着。

（六）涩（阴）

涩脉，细而迟，往来难，短且散，或一止复来。(《脉经》) 参伍[1]不调。(《素问》) 如轻刀刮竹。(《脉诀》) 如雨沾沙（通真子）如病蚕食叶。

涩为阳气有余，气盛则血少，故脉来蹇滞，而肺宜之。《脉诀》言：指下寻之似有，举之全无。与《脉经》所云，绝不相干。

【体状诗】细迟短涩往来难，散止依稀应指间。如雨沾沙容易散，病蚕食叶慢而艰。

【相类诗】参伍不调名曰涩，轻刀刮竹短而难。微似秒[2]芒微软甚，浮沉不别有无间。

细迟短散，时一止曰涩。极细而软，重按若绝曰微。浮而柔细曰濡，沉而柔细曰弱。

【主病诗】涩缘血少或伤精，反胃亡阳汗雨淋。寒湿入营为血痹，女人非孕即无经。

寸涩心虚痛对胸，胃虚胁胀察关中。尺为精血俱伤候，肠结溲淋或下红。

涩主血少精伤之病，女人有孕为胎病，无孕为败血。杜光庭云：涩脉独见尺中，形散同代，为死脉。

【注释】

[1] 参伍（cēn wǔ）：即“三、五”，错综的意思。

[2] 秒：禾芒。

【语译】

涩脉的形象，细小而短；涩脉的搏动，往来迟滞，极不流利；甚至三五不均，前人诊察涩脉有多种比方：有的比作“轻刀刮竹”，这是形容滞涩不前的样子；有的比作“如雨沾沙”，这是形容涩而不流的状态；有的比作“病蚕食叶”，这是形容迟缓艰涩的情况。

（七）虚（阴）

虚脉，迟大而软，按之无力，隐指豁豁然空（《脉经》）。

崔紫虚云：形大力薄，其虚可知。《脉诀》言：寻之不足，举之有余。上言浮脉，不见虚状。杨仁斋言：状似柳絮，散漫而迟。滑氏言：散大而软，皆是散脉，非虚也。

【体状相类诗】举之迟大按之松，脉状无涯[1]类谷空。莫把芤虚为一例，芤来浮大似慈葱[2]。

虚脉浮大而迟，按之无力。芤脉浮大，按之中空，芤为脱血。虚为血虚，浮散二脉见浮脉。

【主病诗】脉虚身热为伤暑，自汗怔忡惊悸多。发热阴虚须早治，养营益气莫蹉跎[3]。

血不荣心寸口虚，关中腹胀食难舒。骨蒸痿痹伤精血，却在神门两部居。

《经》曰：血虚脉虚。曰：气来虚微为不及，病在内。曰：久病脉虚者死。

【注释】

[1] 无涯：无涯，即无边际，这里可作“极度”解释。

[2] 慈葱：食用葱的一种，以其茎叶柔软香美而得名。

[3] 蹉跎（cuō tuó）：音蹉跎，把岁月白白耽误了。这里可作“失时”解释。

【语译】

脉来浮大而软，搏动迟缓，稍加重按，便全然无力，在指下仅有一种隐隐蠕动，豁然空虚的感觉，这就是虚脉。

（八）实（阳）

实脉，浮沉皆得，脉大而长，微弦，应指然愊愊然。（《脉经》）

愊愊，坚实貌。《脉诀》言：如绳应指来，乃紧脉，非实脉也。

【体状诗】浮沉皆得大而长，应指无虚愊愊强。热蕴三焦成壮火[1]，通肠发汗始安康。

【相类诗】实脉浮沉有力强，紧如弹索转无常。须知牢脉帮筋骨，实大微弦更带长。浮沉有力为实，弦急弹指为紧，沉而实大，微弦而长为牢。

【主病诗】实脉为阳火郁成，发狂谵语吐频频。或为阳毒或伤食，大便不通或气疼。

寸实应知面热风，咽疼舌强气填胸。当关脾热中宫[2]满，尺实腰肠痛不通。

《经》曰：血实脉实。曰：脉实者，水谷为病。曰：气来实强，是谓太过。《脉诀》言：尺实小便不禁，与《脉经》尺实小腹痛、小便难之说何反。洁古不知其谬，诀为虚寒，药用姜附，愈误矣。

【注释】

[1] 壮火：火热强盛的意思。

[2] 中宫：即指“脾胃”。

【语译】

实脉，无论在浮或沉部都可以出现，脉来大而且长，略带弦象。它的搏动，在指下颇有一种坚实的感觉。

（九）长（阳）

长脉，不大不小，迢迢[1]自若[2]（朱氏）。如揭长竿末梢为平；如引绳，如循长竿，为病（《素问》）。

长有三部之长，一部之长，在时为春，在人为肝；心脉长，神强气壮；肾脉长，蒂固根深。《经》曰：长则气治，皆言平脉也。

【体状相类诗】过于本位脉名长，弦则非然但满张，弦脉与长争较远，良工尺度自能量。（实、牢、弦、紧皆兼长脉。）

【主病诗】长脉迢迢大小匀，反常为病似牵绳。若非阳毒癫痫病，即是阳明热势深。（长主有余之病。）

【注释】

[1] 迢迢（tiáo tiáo）：音调调，长远的意思。

[2] 自若：安定。

【语译】

长脉的脉象，不大不小，它的搏动，虽长而具有一种柔和安定的状态，这就是所谓“如揭（手持的意思）长竿末梢”（以比喻柔软的感觉）的正常长脉。如果脉来“如引绳”，就像拉直的绳索那样，毫无柔和气象；或者像顺着摸抚长竿那样地感到硬直，便都是属于异常脉象。

（十）短（阴）

短脉，不及本位（《脉诀》）。应指而回，不能满部（《脉经》）。

戴同父云：短脉只见尺寸，若关中见短，上不通寸，下不通尺，是阴阳绝脉，必死矣。故关不诊短。黎居士云：长短未有定体，诸脉举按之，附过于本位者为长，不及本位者为短。长脉属肝宜于春。短脉属肺宜于秋。但诊肝肺，长短自见。短脉两头无，中间有，不及本位，乃气不足以前导其血也。

【体状相类诗】两头缩缩名为短，涩短迟迟细且难。短涩而浮秋喜见，三春为贼有邪干。（涩、微、动、结，皆兼短脉。）

【主病诗】短脉惟于尺寸寻，短而滑数酒伤神。浮为血涩沉为痞，寸主头疼尺腹疼。（《经》曰：短则气病，短主不及之病。）

【语译】

短脉与长脉相反，它在寸、尺部位，都表现为不满足，或者是寸部不满足，或者是尺部不满足。它的搏动也非常短暂，刚一应指，便立即回避开了。

（十一）洪（阳）

洪脉，指下极大（《脉经》）。来盛去衰（《素问》）。来大去长（通真子）。

洪脉在卦为离，在时为夏，在人为心。《素问》谓之大，亦曰钩。滑氏曰：来盛去衰，如钩之曲，上而复下。应血脉来去之象，象万物敷布下垂之状。詹炎举言如环珠者，非。《脉诀》云：季夏宜之，秋季、冬季，发汗通阳，俱非洪脉所宜，盖谬也。

【体状诗】脉来洪盛去还衰，满指滔滔应夏时。若在春秋冬月分，升阳散火莫狐疑。

【相类诗】洪脉来时拍拍然，去衰来盛似波澜。欲知实脉参差处，举按弦长愊愊坚。（洪而有力为实，实而无力为洪。）

【主病诗】脉洪阳盛血应虚，相火炎炎热病居。胀满胃翻须早治，阴虚泄痢可踌躇[1]。

寸洪心火上焦炎，肺脉洪时金不堪。肝火胃虚关内察，肾虚阴火尺中看。

【语译】

洪主阳盛阴虚之病，泄痢、失血、久嗽者忌之。《经》曰：形瘦、脉大、多气者死。曰：脉大则病进。

【注释】

[1] 踌躇（chóu chú）：音仇除，犹豫不定，这里可作“慎重考虑”解。

【语译】

洪脉的形体在指下的感觉是极其粗大的，它的搏动，不仅来的时候显得势极充盛，即使去的时候也是缓缓减弱，要在较长的时间内才能消逝，这就叫作“去衰”。

（十二）微（阴）

微脉，极细而软，按之如欲绝，若有若无（《脉经》）。细而稍长（戴氏）。

《素问》谓之小。又曰：气血微则脉微。

【体状相类诗】微脉轻微潎潎[1]乎，按之欲绝有如无。微为阳弱细阴弱，细比于微略较粗。

轻诊即见，重按如欲绝者，微也。往来如线而常有者，细也。仲景曰：脉潎潎如羹上肥者，阳气微；萦萦如蚕丝细者，阴气衰；长病得之死，卒病得之生。

【主病诗】气血微兮脉亦微，恶寒发热汗淋漓。男为劳极诸虚候，女作崩中带下医。寸微气促或心惊，关脉微时胀满形。尺部见之精血弱，恶寒消瘅[2]痛呻吟。

微主久虚血弱之病，阳微恶寒，阴微发热。《脉诀》云：崩中日久为肝阴竭，漏下多时骨髓枯。

【注释】

[1] 潎潎（pì pì）：音譬，原作“轻快”的形容词，这里作“轻软无力”的形容词。

[2] 消瘅（dǎn）：音胆，黄病、劳病。消瘅，即消渴，包括现代医学所称的“糖尿病”在内。

【语译】

微脉的脉象，既极细而又极软，稍用力按，便有些像快要断的细丝一样，这时脉的搏动，只是隐隐约约的，似有似无的。所谓“细而稍长”，是说微脉虽然极其细弱，但它还是隐隐约约地在指下可以摸到，并不曾断绝。这个“长”字，不同于长脉。

（十三）紧（阳）

紧脉，来往有力，左右弹人手（《素问》）。如转索无常（仲景），数如切绳（《脉经》），如纫箄[1]线（丹溪）。

紧乃热为寒束之脉，故急数如此，要有神气。《素问》谓之急。《脉诀》言：寥寥入尺来。崔氏言：如线，皆非紧状。或以浮紧为弦，沉紧为牢，亦近似耳。

【体状诗】举如转索切如绳，脉象因之得紧名。总是寒邪来作寇，内为腹痛外身疼。

【相类诗】见弦、实。

【主病诗】紧为诸痛主于寒，喘咳风痫吐冷痰。浮紧表寒须发越，紧沉温散自然安。寸紧人迎气口分，当关心腹痛沉沉。尺中有紧为阴冷[2]，定是奔豚[3]与疝疼。

诸紧为寒为痛，人迎紧盛伤于寒，气口紧盛伤于食，尺紧痛居其腹。况乃疾在其腹。中恶浮紧、咳嗽沉紧，皆主死。

【注释】

[1] 纫箄（rèn pái）：音认牌，纫，连缀；箄，这里作“筏”解。

[2] 阴冷：男子、女子外阴寒冷的病症。

[3] 奔豚（tún）：豚。奔豚，是因肾阳虚，寒气上冲的一种病症，其主要症状为脐下悸动，气上冲咽喉，胸腹疼痛。

【语译】

紧脉，不仅来去都有力，更主要的是它在指下搏动，令人有一种左右旋绞而紧急的感觉，好像摸到无数次转动的绳索；又好像按切绳索；又好像摸到联缀竹木筏的绳索那样地紧急有劲。

（十四）缓（阴）

缓脉，去来小快于迟（《脉经》），一息四至（戴氏），如丝在经，不卷其轴，应指和缓，往来甚匀（张太素），如初春杨柳舞风之象（杨玄操），如微风轻飐[1]柳梢（滑伯仁）。

缓脉在卦为坤，在时为四季，在人为脾。阳寸、阴尺，上下同等，浮大而软，无有偏胜者，平脉也。若非其时，即为有病。缓而和匀，不浮不沉、不疾不徐、不微不弱者，即为胃气。故杜光庭云：欲知死期何以取？古贤推定五般土。阳土须知不遇阴，阴土遇阴当细数。详《玉函经》。

【体状诗】缓脉阿阿[2]四至通，柳梢袅袅[3]飐轻风。欲从脉里求神气，只在从容和缓中。

【相类诗】见迟脉。

【主病诗】缓脉营衰卫有余，或风或湿或脾虚。上为项强下痿痹，分别浮沉大小区。寸缓风邪项背拘，关为风眩胃家虚。神门濡泄[4]或风秘[5]，或者蹒跚[6]足力迂。

浮缓为风，沉缓为湿，缓大风虚，缓细湿痹，缓涩脾薄，缓弱气虚。《脉诀》言：缓主脾热口臭、反胃、齿痛、梦鬼诸病。出自杜撰，与缓无关。

【注释】

[1] 飐（niān）：风吹浪动。

[2] 阿阿：这里作“舒缓”的形容词。

[3] 袅袅（niǎo）：柔软的东西，随风摆动。

[4] 濡（rú）泄：泻下如水，清浊不分。

[5] 风秘：风热内动，以致津液燥涩的便秘。

[6] 蹒跚（pán shān）：走路一瘸一拐。

【语译】

缓脉的来去搏动，只是比迟脉稍快一点，一呼一吸刚好四至。它搏动的形态，很像排列在织机上还没有把机轴转紧时的经线，在指下极和缓而均匀地搏动着。“舞风”和“微风轻飐”，是在形容脉搏搏动的和缓。

（十五）芤（阳中阴）

芤脉，浮大而软，按之中央空，两边实（《脉经》）。中空外实，状如慈葱。

芤，慈葱也。《素问》无芤名。刘三点云：芤脉何似？绝类慈葱，指下成窟，有边无中。戴同父云：营行脉中，脉以血为形，芤脉中空，脱血之象也。《脉经》云：三部脉芤，长病得之生，卒病得之死。《脉诀》言：两头有，中间无，是脉断截矣。又言主淋沥、气入小肠。与失血之候相反，误世不小。

【体状诗】芤形浮大软如葱，边实须之内已空。火犯阳经血上溢，热侵阴络下流红。

【相类诗】中空旁实乃为芤，浮大而迟虚脉呼。芤更带弦名曰革，芤为失血革血虚。

【主病诗】寸芤积血在于胸，关里逢芤肠胃痈。尺部见之多下血，赤淋[1]红痢漏崩中。

【注释】

[1] 赤淋：即血淋，尿中有血。

【语译】

所谓芤脉，轻取之觉其浮大而柔软，稍加重按，便觉得脉管空虚似的。正因为它有外实内空，形状很像慈葱；又因芤为葱的别名，故叫作芤脉。

（十六）弦（阳中阴）

弦脉，端直以长（《素问》），如张弓弦（《脉经》），按之不移，绰绰如按琴瑟弦（巢氏），状若筝弦（《脉诀》），从中直过，挺然指下（《刊误》）。

弦脉在卦为震，在时为春，在人为肝。轻虚以滑者平，实滑如循长竿者病，劲急如新张弓弦者死。池氏曰：弦紧而数劲为太过，弦紧而细为不及。戴同父曰：弦而软，其病轻；弦而硬，其病重。《脉诀》言：时时带数，又言脉紧状绳牵。皆非弦象，今削之。

【体状诗】弦脉迢迢端直长，肝经亢盛胃脾伤[1]。怒气满胸常欲叫，翳蒙瞳子泪淋浪[2]。

【相类诗】弦来端直似丝弦，紧则如绳左右弹。紧言其力弦言象，牢脉弦长沉伏间。（又见长脉。）

【主病诗】弦应东方肝胆经，饮痰寒热疟缠身。浮沉迟数须分别，大小单双有重轻。寸弦头痛膈多痰，寒热症瘕察左关。关右胃寒心腹痛，尺中阴疝脚拘挛。

弦为木盛之病。浮弦支饮外溢，沉弦悬饮内痛。疟脉自弦，弦数多热，弦迟多寒。弦大主虚，弦细拘急。阳弦头痛，阴弦腹痛。单弦饮癖，双弦寒痼。若不食者，木来克土，必难治。

【注释】

[1] 肝经亢盛胃脾伤：原作“肝经木王土应伤”。

[2] 淋浪：流泪的形容词。

【语译】

弦脉有两个特点：一是具有挺直而长的形象，并极稳重地搏动，而不会轻易地变换。“端直以长”“按之下移”“从中直过，挺然指下”都是关于这方面的形容。挺，就是直的意思。二是张力较大，所谓“如张弓弦”“绰绰如按琴瑟弦”，都是在形容弦脉的弛张力。即以琴弦为例，两端绷紧以后，便显得整个弦的紧张度大大增加了，这种紧张的力量，便叫作“弛张力”。

（十七）革（阴）

革脉，弦而芤（仲景），如按鼓皮（丹溪）。

仲景曰：弦则为寒，芤则为虚，虚寒相搏，此名曰革。男子亡血失精，妇人半产[1]漏下。《脉经》曰：三部脉革，长病得之死，卒病得之生。

时珍曰：此即芤弦二脉相合，故均主失血之候。诸家脉书，皆以为牢脉，故或有革无牢，有牢无革，混淆不辨。不知革浮牢沉，革虚牢实，形证皆异也。又按：《甲乙经》曰，浑浑革革，至如涌泉，病进而危；弊弊绰绰，其去如弦绝者死。谓脉来混浊革变，急如涌泉，出而不反也。王贶以为溢脉，与此不同。

【体状诗】革脉形如按鼓皮，芤弦相合脉寒虚。女人半产并崩漏，男子营虚或梦遗[2]。

【相类诗】见芤、牢。

【注释】

[1] 半产：即小产。

[2] 梦遗：有梦称遗精，无梦称滑精。

【语译】

脉来弦急而中空，好像按着鼓皮似的，这就是革脉。

（十八）牢（阴中阳）

牢脉，似沉似伏，实大而长，微弦（《脉经》）。

扁鹊曰：牢而长者，肝也。仲景曰：寒则牢坚，有牢固之象。沈氏曰：似沉似伏，牢之位也；实大弦长，牢之体也。《脉诀》不言形状，但云寻之则无，按之则有。云脉入皮肤辨息难，又以牢为死脉，皆孟浪谬误。

【体状相类诗】弦长实大脉牢坚，牢位常居沉伏间。革脉芤弦自浮起，革虚牢实要详看。

【主病诗】寒则牢坚里有余，腹心寒痛木乘脾。疝癞症瘕何愁也，失血阴虚却忌之。

牢主寒实之病，木实则为痛。扁鹊云：软为虚，牢为实。失血者，脉宜沉细，反浮大而牢者死，虚病见实脉也。《脉诀》言：骨间疼痛，气居于表。池氏以为肾传于脾，皆谬妄不经。

【语译】

牢脉在极沉的部位出现，颇近于伏脉的部位。它的形状，不仅实大而长，还带有弦急的样子。因而牢脉颇具深沉而坚实的意义。

（十九）濡（阴）（濡即软字）

濡脉，极软而浮细，如帛在水中，轻手相得，按之无有（《脉经》），如水上浮沤[1]。

帛浮水中，重手按之，随手而没之象。《脉诀》言：按之似有举还无，是微脉，非濡[2]也。

【体状诗】濡形浮细按须轻，水面浮绵力不禁。病后产中犹有药，平人若见是无根。

【相类诗】浮而柔细知为濡，沉细而柔作弱持。微则浮微如欲绝，细来沉细近于微。浮细如绵曰濡，沉细如绵曰弱，浮而极细如绝曰微，沉而极细不断曰细。

【主病诗】濡为亡血阴虚病，髓海[3]丹田[4]暗已亏。汗雨夜来蒸入骨，血山崩倒湿侵脾。寸濡阳微自汗多，关中其奈气虚何。尺伤精血虚寒甚，温补真阴可起疴[5]。濡主血虚之病，又为伤湿。

【注释】

[1] 沤（ōu）：水泡。

[2] 濡（ruǎn）：义同。

[3] 髓海：即脉。髓海空虚，为阴精虚损病之一，其主症为脑转耳鸣、胫酸眩冒、目不能视、全身困乏。

[4] 丹田：在脐下 3 寸，男子精室、女子胞宫的精气都和丹田相通。丹田不足，则男子精亏，女子宫冷。

[5] 疴（kē）：病。沉疴，即久病。

【语译】

濡脉在浮部出现，极其细软无力，好像棉絮或水泡飘浮在水面上一样，只能用手轻轻地接触它，如果稍微重按，便摸不着了。

（二十）弱（阴）

弱脉，极软而沉细，按之乃得，举手无有（《脉经》）。弱乃濡之沉者。《脉诀》言：轻手乃得。黎氏譬如浮沤，皆是濡脉，非弱也。《素问》曰：脉弱以滑，是有胃气。脉弱以涩，是谓久病。病后老弱见之顺，平人少年见之逆。

【体状诗】弱来无力按之柔，柔细而沉不见浮。阳陷入阴精血弱，白头犹可少年愁。

【相类诗】见濡脉。

【主病诗】弱脉阴虚阳气衰，恶寒发热骨筋痿[1]。多惊多汗精神减，益气调营急早医。寸弱阳虚病可知，关为胃弱与脾衰。欲求阳陷阴虚病，须把神门两部推。

弱主气虚之病。仲景曰：阳陷入阴，故恶寒发热。又云：弱主筋，沉主骨，阳浮阴弱，血虚筋急。柳氏曰：气虚则脉弱，寸弱阳虚，尺弱阴虚，关弱胃虚。

【注释】

[1] 痿：这里应读作“蕤（ruí）”。

【语译】

弱脉，沉细而极其软弱，须用力重按才可能接触到，若仅在浮部轻取，是摸不着它的。

（二十一）散（阴）

散脉，大而散。有表无里[1]（《脉经》），涣漫不收[2]（崔氏），无统纪，无拘束[3]，至数不齐，或来多去少，或去多来少。涣散不收，如杨花散漫之象（柳氏）。

戴同父曰：心脉浮大而散，肺脉短涩而散，平脉也。心脉软散，怔忡；肺脉软散，汗出；肝脉软散，溢饮；脾脉软散，胻肿，病脉也。肾脉软散，诸病脉代散，死脉也。《难经》曰：散脉独见则危。柳氏曰：散为气血俱虚，根本脱离之脉，产妇得之生，孕妇得之堕。

【体状诗】散似杨花散漫飞，去来无定至难齐。产为生兆胎为堕，久病逢之不必医。

【相类诗】散脉无拘散漫然，濡来浮细水中绵。浮而迟大为虚脉，芤脉中空有两边。

【主病诗】左寸怔忡右寸汗，溢饮[4]左关应软散。右关软散胻胕[5]肿，散居两尺魂应断。

【注释】

[1] 有表无里：表指浮部，里指沉部。轻取觉虚大，叫“有表”；重按涣散，甚至摸不着，叫“无里”。

[2] 不收：脉气不敛。

[3] 无统纪，无拘束：即不规则、不整齐的意思。

[4] 溢饮：水饮病的一种，其症状为暴渴多饮，无汗，水饮流于四肢，身体疼重。

[5] 胻胕（háng fū）：胻，足胫；胕，足背。

【语译】

所谓散脉，就是涣散不收的脉象。轻取觉得虚大，稍重按便有些涣散不清楚，再加重按就摸不着了。总之，散脉不外乎两大特点：一是脉的搏动极不整齐，不是来多（这是作“快”解）去少（这里作“慢”解），就是去多来少，也就是脉搏的一来一去不十分清楚；一是浮而虚大，好似杨花的飘散无根，渐轻渐有，渐重渐无，散漫到了极点。

（二十二）细（阴）

细脉，小于微而常有，细直而软，如丝线之应指（《脉经》）。

《素问》谓之小。王启玄言如莠蓬，状其柔细也。《脉诀》言：往来极微，是微反大[1]于细矣，与《经》相背。

【体状诗】细来累累细如丝，应指沉沉无绝期。春夏少年俱不利，秋冬老弱却相宜。

【相类诗】见微、濡。

【主病诗】细脉萦萦[2]血气衰，诸虚劳损七情乖[3]。若非湿气侵腰肾，即是伤精汗泄来。

寸细应知呕吐频，入关腹胀胃虚形。尺逢定是丹田冷，泄痢遗精号脱阴。《脉经》曰：细为血少气衰。有此证则顺，否则逆。故吐衄得沉细者生。忧劳过度者脉亦细。

【注释】

[1] 大：原无。据《脉经》补。

[2] 萦萦（yíng yíng）：细长不断的意思。

[3] 乖（guāi）：不顺，不和谐。

【语译】

细脉的形象，比微脉稍大一点，在指下感觉到只像一根丝线那么小，而且是软弱无力的。它不同于微脉的地方：尽管细小，却始终都可明显地摸着它，不像微脉那样模糊不清。

（二十三）伏（阴）

伏脉，重按着骨，指下裁[1]动（《脉经》）。脉行筋下（刊误。）

《脉诀》言：寻之似有，定息全无，殊为舛谬。

【体状诗】伏脉推筋着骨寻，指间裁动隐然深。伤寒欲汗阳将解，厥逆脐疼证属阴。

【相类诗】见沉脉。

【主病诗】伏为霍乱吐频频，腹痛多缘宿食停。蓄饮[2]老痰[3]成积聚，散寒温里莫因循。食郁胸中双寸伏，欲吐不吐常兀兀[4]。当关腹痛困沉沉，关后疝疼还破腹[5]。

伤寒，一手脉伏曰单伏，两手脉伏曰双伏，不可以阳证见阴为诊。乃火邪内郁，不得发越，阳极似阴，故脉伏，必有大汗而解。正如久旱将雨，六合阴晦，雨后庶物皆苏之义。又有夹阴伤寒，先有伏阴在内，外复感寒，阴盛阳衰，四脉厥逆，六脉沉伏，须投姜附及灸关元，脉乃复出也。若太溪、冲阳皆无脉者，必死。《脉诀》言：徐徐发汗。洁古以附子细辛麻黄汤主之，皆非也。刘元宾曰：伏脉不可发汗。

【注释】

[1] 裁：通“才”字。

[2] 蓄饮：即积水。水饮积聚不散的意思。

[3] 老痰：即陈旧的痰。

[4] 兀兀（wù）：这里作“不安”“难受”解。

[5] 破腹：这里形容疼痛剧烈。

【语译】

诊察伏脉，必须用力重按至骨，指下才能感觉到脉搏的搏动，它好像是在筋膜下搏动似的。

（二十四）动（阳）

动乃数脉，见于关上下，无头尾，如豆大，厥厥[1]动摇。

仲景曰：阴阳相搏名曰动，阳动则汗出，阴动则发热，形冷恶寒，此三焦伤也。成无己曰：阴阳相搏，则虚者动，故阳虚则阳动，阴虚则阴动。庞安常曰：关前三分为阳，后三分为阴，关位半阴半阳，故动随虚见。《脉诀》言：寻之似有，举之还无，不离其处，不往不来，三关沉沉。含糊谬妄，殊非动脉。詹氏言其形鼓动如钩、如毛者，尤谬。

【体状诗】动脉摇摇数在关，无头无尾豆形团。其原本是阴阳搏，虚者摇兮胜者安。

【主病诗】动脉专司痛与惊，汗因阳动热因阴。或为泄痢拘挛病，男子亡精女子崩。

仲景曰：动则为痛为惊。《素问》曰：阴虚阳搏，谓之崩。又曰：妇人手少阴脉动甚者，妊子也。

【注释】

[1] 厥厥：脉来短而坚紧的形容词。

【语译】

动脉，可以说是数脉的一种，也就是数而兼紧、兼滑、兼短的脉象。之所以叫作动，是因为动脉搏动时，鼓动有力，无头无尾地像豆粒般大一点，陇然高起而摇动不休。动脉不是仅见于关部，寸尺两部也可以出现，所以说“见于关上下”。

（二十五）促（阳）

促脉，来去数，时一止复来（《脉经》)。如蹶[1]之趣[2]，徐疾不常（黎氏）。

《脉经》但言数而止为促，《脉诀》乃云：并居寸口，不言时止者，谬矣。数止为促，缓止为结，何独寸口哉！

【体状诗】促脉数而时一止，此为阳极欲亡阴。三焦[3]郁火炎炎盛，进必无生退可生。

【相类诗】见代脉。

【主病诗】促脉惟将火病医，其因有五细推之。时时喘咳皆痰积，或发狂斑与毒疽。

促主阳盛之病。促、结之因，皆有气、血、痰、饮、食五者之别。一有留滞，则脉必见止也。

【注释】

[1] 蹶（jué）：跌倒。

[2] 趣（cù）：醋，同“促”，急走。

[3] 三焦：六腑之一，人身元气和水液，都是通过三焦腑来运行的。

【语译】

促脉的搏动，一去一来都较快，颇与数脉类似，但它不同于数脉的，就是随时都有间歇，而间歇次数的多少又极不规律，就好像急速行走的人，突然跌倒似的。

（二十六）结（阴）

结脉，往来缓，时一止复来（《脉经》)。

《脉诀》言：或来或去，聚而却还，与结无关。仲景有累累如循长竿曰阴结，蔼蔼如车盖曰阳结。《脉经》又有如麻子动摇，旋引旋收，聚散不常者曰结，主死。此三脉，名同实异也。

【体状诗】结脉缓而时一止，独阴偏盛欲亡阳。浮为气滞沉为积，汗下分明在主张。

【相类诗】见代脉。

【主病诗】结脉皆因气血凝，老痰结滞苦沉吟[1]。内生积聚外痈肿，疝瘕（假）为殃病属阴。

结主阴盛之病。越人曰：结甚则积甚，结微则气微，浮结外有痛积，伏结内有积聚。

【注释】

[1] 沉吟：即呻吟，形容病人发出低沉的痛苦之声。

【语译】

脉来迟缓，时或有一次歇止，歇止后又再搏动，这叫作结脉。

（二十七）代（阴）

代脉，动而中止，不能自还，因而复动（仲景）。脉至还入尺，良久方来（吴氏）。

脉一息五至，肺、心、脾、肝、肾五脏之气，皆足五十动而一息，合大衍之数，谓之平脉。反此则止乃见焉，肾气不能至，则四十动一止；肝气不能至，则三十动一止。盖一脏之气衰，而他脏之气代至也。《经》曰：代则气衰。滑伯仁曰：若无病，羸瘦脉代者，危脉也。有病而气血乍损，气不能续者，只为病脉。伤寒心悸脉代者，复脉汤主之。妊娠脉代者，其胎百日。代之生死，不可不辨。

【体状诗】动而中止不能还，复动因而作代看。病者得之犹可疗，平人却与寿相关。

【相类诗】数而时止名为促，缓止须将结脉呼。止不能回方是代，结生代死自殊涂[1]。

促、结之止无常数，或二动、三动，一止即来。代脉之止有常数，必依数而止，还入尺中，良久方来也。

【主病诗】代脉元因脏气衰，腹痛泄痢下元亏。或为吐泻中宫病，女子怀胎三月兮[2]。

《脉经》曰：代散者死，主泄及便脓血。

五十不止身无病，数内有止皆知定。四十一止一脏绝，四年之后多亡命。三十一止即三年，二十一止二年应。十动一止一年殂，更观气色兼形证。两动一止三四日，三四动止应六七。五六一止七八朝，次第推之自无失。

戴同父曰：脉必满五十动，出自《难经》，而《脉诀·五脏歌》皆以四十五动为准，乖于经旨。柳东阳曰：古以动数候脉，是吃紧语。须候五十动，乃知五脏缺失。今人指到腕臂，即云见了。夫五十动，岂弹指间事耶？故学者当诊脉、问证、听声、观色，斯备四珍而无失。

【注释】

[1] 殊涂：即殊途，这里作“不相同”解。

[2] 女子怀胎三月兮：本句后，原有“五十不止身无病”至“次第推之自无失”等十二句，系缺乏临床根据的“预测生死”法，故删。

【语译】

所谓代脉，就是脉搏动到一定的至数，必然要歇止一次，再行搏动。但是，代脉的歇止有两个特点：第一，前后歇止的距离，是均匀而有定数的，非常规律。第二，歇止的时间比较长，即所谓“良久方来”。血脉流到寸口，总是首先经过尺泽，再经过关部，再到寸部，也就是由内向外的。当它歇止的时候，血脉好像是还流入尺泽里似的，所以三部都没有脉搏的跳动了，这就是“脉至还入尺”的意思。凡脉歇止一次后，再来时能极快地连续搏动两次，这叫作“脉能自还”，说明它颇有自行补偿的能力。如果歇止一次之后，再来时仅仅是照常的搏动，只是减少了一次，没有自行补偿的能力，就叫作“不能自还”了。

附七言诀汇总

1. 浮脉

【体状诗】浮脉惟从肉上行，如循榆荚似毛轻。三秋得令知无恙，久病逢之却可惊。

【相类诗】浮如木在水中浮，浮大中空乃是芤。拍拍而浮是洪脉，来时虽盛去悠悠。浮脉轻平似捻葱，虚来迟大豁然空。浮而柔细方为濡，散似杨花无定踪。

【主病诗】浮脉为阳表病居，迟风数热紧寒拘。浮而有力多风热，无力而浮是血虚。

【分部诗】寸浮头痛眩生风，或有风痰聚在胸。关上土衰兼木旺，尺中溲便不流通。

2. 沉脉

【体状诗】水行润下脉来沉，筋骨之间软滑匀。女子寸兮男子尺，四时如此号为平。

【相类诗】沉帮筋骨自调匀，伏则推筋着骨寻。沉细如绵真弱脉，弦长实大是牢形。

【主病诗】沉潜水蓄阴经病，数热迟寒滑有痰。无力而沉虚与气，沉而有力积并寒。

【分部诗】寸沉痰郁水停胸，关主中寒痛不通。尺部浊遗并泄痢，肾虚腰及下元痌。

3. 迟脉

【体状诗】迟来一息至惟三，阳不胜阴气血寒。但把浮沉分表里，消阴须益火之原。

【相类诗】脉来三至号为迟，小快于迟作缓持。迟细而难知是涩，浮而迟大以虚推。

【主病诗】迟司脏病或多痰，沉痼症瘕仔细看。有力而迟为冷痛，迟而无力定虚寒。

【分部诗】寸迟必是上焦寒，关主中寒痛不堪。尺是肾虚腰脚重，溲便不禁疝牵丸。

4. 数脉

【体状诗】数脉息间常六至，阴微阳盛必狂烦。浮沉表里分虚实，惟有儿童作吉看。

【相类诗】数比平人多一至，紧来如数似弹绳。数而时止名为促，数见关中动脉形。

【主病诗】数脉为阳热可知，只将君相火来医。实宜凉泻虚温补，肺病秋深却畏之。

【分部诗】寸数咽喉口舌疮，吐红咳嗽肺生疡。当关胃火并肝火，尺属滋阴降火汤。

5. 滑脉

【体状相类诗】滑脉如珠替替然，往来流利却还前。莫将滑数为同类，数脉惟看至数间。

【主病诗】滑脉为阳元气衰，痰生百病食生灾。上为吐逆下蓄血，女脉调时定有胎。

【分部诗】寸滑膈痰生呕吐，吞酸舌强或咳嗽。当关宿食肝脾热，渴痢㿗淋看尺部。

6. 涩脉

【体状诗】细迟短涩往来难，散止依稀应指间。如雨沾沙容易散，病蚕食叶慢而艰。

【相类诗】参伍不调名曰涩，轻刀刮竹短而难。微似秒芒微软甚，浮沉不别有无间。

【主病诗】涩缘血少或伤精，反胃亡阳汗雨淋。寒湿入营为血痹，女人非孕即无经。

【分部诗】寸涩心虚痛对胸，胃虚胁胀察关中。尺为精血俱伤候，肠结溲淋或下红。

7. 虚脉

【体状相类诗】举之迟大按之松，脉状无涯类谷空。莫把芤虚为一例，芤来浮大似慈葱。

【主病诗】脉虚身热为伤暑，自汗怔忡惊悸多。发热阴虚须早治，养营益气莫蹉跎。

【分部诗】血不荣心寸口虚，关中腹胀食难舒。骨蒸痿痹伤精血，却在神门两部居。

8. 实脉

【体状诗】浮沉皆得大而长，应指无虚愊愊强。热蕴三焦成壮火，通肠发汗始安康。

【相类诗】实脉浮沉有力强，紧如弹索转无常。须知牢脉帮筋骨，实大微弦更带长。

【主病诗】实脉为阳火郁成，发狂谵语吐频频。或为阳毒或伤食，大便不通或气疼。

【分部诗】寸实应知面热风，咽疼舌强气填胸。当关脾热中宫满，尺实腰肠痛不通。

9. 长脉

【体状相类诗】过于本位脉名长，弦则非然但满张。弦脉与长争较远，良工尺度自能量。

【主病诗】长脉迢迢大小匀，反常为病似牵绳。若非阳毒癫痫病，即是阳明热势深。

10. 短脉

【体状相类诗】两头缩缩名为短，涩短迟迟细且难。短涩而浮秋喜见，三春为贼有邪干。

【主病诗】短脉惟于尺寸寻，短而滑数酒伤神。浮为血涩沉为痞，寸主头疼尺腹疼。

11. 洪脉

【体状诗】脉来洪盛去还衰，满指滔滔应夏时。若在春秋冬月分，升阳散火莫狐疑。

【相类诗】洪脉来时拍拍然，去衰来盛似波澜。欲知实脉参差处，举按弦长愊愊坚。

【主病诗】脉洪阳盛血应虚，相火炎炎热病居。胀满胃翻须早治，阴虚泄痢可踌躇。

【分部诗】寸洪心火上焦炎，肺脉洪时金不堪。肝火胃虚关内察，肾虚阴火尺中看。

12. 微脉

【体状相类诗】微脉轻微瞥瞥乎，按之欲绝有如无。微为阳弱细阴弱，细比于微略较粗。

【主病诗】气血微兮脉亦微，恶寒发热汗淋漓。男为劳极诸虚候，女作崩中带下医。

【分部诗】寸微气促或心惊，关脉微时胀满形。尺部见之精血弱，恶寒消瘅痛呻吟。

13. 紧脉

【体状诗】举如转索切如绳，脉象因之得紧名。总是寒邪来作寇，内为腹痛外身疼。

【相类诗】见弦、实脉。

【主病诗】紧为诸痛主于寒，喘咳风痫吐冷痰。浮紧表寒须发越，紧沉温散自然安。

【分部诗】寸紧人迎气口分，当关心腹痛沉沉。尺中有紧为阴冷，定是奔豚与疝疼。

14. 缓脉

【体状诗】缓脉阿阿四至通，柳梢袅袅飐轻风。欲从脉里求神气，只在从容和缓中。

【相类诗】见迟脉。

【主病诗】缓脉营衰卫有余，或风或湿或脾虚。上为项强下痿痹，分别浮沉大小区。

【分部诗】寸缓风邪项背拘，关为风眩胃家虚。神门濡泄或风秘，或是蹒跚足力迂。

15. 芤脉

【体状诗】芤形浮大轻如葱，边实须知内已空。火犯阳经血上溢，热侵阴络下流红。

【相类诗】中空旁实乃为芤，浮大而迟虚脉呼。芤更带弦名曰革，芤为失血革血虚。

【主病诗】寸芤积血在于胸，关里逢芤肠胃痈。尺部见之多下血，赤淋红痢漏崩中。

16. 弦脉

【体状诗】弦脉迢迢端直长，肝经木旺土应伤。怒气满胸常欲叫，翳蒙瞳子泪淋浪。

【相类诗】弦来端直似丝弦，紧则如绳左右弹。紧言其力弦言象，牢脉弦长沉伏间。

【主病诗】弦应东方肝胆经，饮痰寒热疟缠身。浮沉迟数须分别，大小单双有重轻。

【分部诗】寸弦头痛膈多痰，寒热癥瘕察左关。关右胃寒心腹痛，尺中阴疝脚拘挛。

17. 革脉

【体状诗】革脉形如按鼓皮，芤弦相合脉寒虚。女人半产并崩漏，男子营虚或梦遗。

【相类诗】见芤、牢脉。

18. 牢脉

【体状相类诗】弦长实大脉牢坚，牢位常居沉伏间。革脉芤弦自浮起，革虚牢实要详看。

【主病诗】寒则牢坚里有余，腹心寒痛木乘脾。疝癫症瘕何愁也，失血阴虚却忌之。

19. 濡脉

【体状诗】濡形浮细按须轻，水面浮绵力不禁。病后产中犹有药，平人若见是无根。

【相类诗】浮而柔细知为濡，沉细而柔作弱持。微则浮微如欲绝，细来沉细近于微。

【主病诗】濡为亡血阴虚病，髓海丹田暗已亏。汗雨夜来蒸入骨，血山崩倒湿侵脾。

【分部诗】寸濡阳微自汗多，关中其奈气虚何。尺伤精血虚寒甚，温补真阴可起疴。

20. 弱脉

【体状诗】弱来无力按之柔，柔细而沉不见浮。阳陷入阴精血弱，白头犹可少年愁。

【相类诗】弱脉阴虚阳气衰，恶寒发热骨筋痿。多惊多汗精神减，益气调营急早医。

【分部诗】寸弱阳虚病可知，关为胃弱与脾衰。欲求阳陷阴虚病，须把神门两部推。

21. 散脉

【体状诗】散似杨花散漫飞，去来无定至难齐。产为生兆胎为堕，久病逢之不必医。

【相类诗】散脉无拘散漫然，濡来浮细水中绵。浮而迟大为虚脉，芤脉中空有两边。

【主病诗】左寸怔忡右寸汗，溢饮左关应软散。右关软散胻胕肿，散居两尺魂应断。

22. 细脉

【体状诗】细来累累细如丝，应指沉沉无绝期。春夏少年俱不利，秋冬老弱却相宜。

【相类诗】见微、濡脉。

【主病诗】细脉萦萦血气衰，诸虚劳损七情乖。若非湿气侵腰肾，即是伤精汗泄来。

【分部诗】寸细应知呕吐频，入关腹胀胃虚形。尺逢定是丹田冷，泄痢遗精号脱阴。

23. 伏脉

【体状诗】伏脉推筋著骨寻，指间裁动隐然深。伤寒欲汗阳将解，厥逆脐疼症属阴。

【主病诗】伏为霍乱吐频频，腹痛多缘宿食停。蓄饮老痰成积聚，散寒温里要因循。

【分部诗】食郁胸中双寸伏，欲吐不吐常兀兀。当关腹痛困沉沉，关后疝疼还破腹。

24. 动脉

【体状诗】动脉摇摇数在关，无头无尾豆形圆。其原本是阴阳搏，虚者摇兮胜者安。

【主病诗】动脉专司痛与惊，汗因阳动热因阴。或为泄痢拘挛病，男子亡精女子崩。

25. 促脉

【体状诗】促脉数而时一止，此为阳极欲亡阴。三焦郁火炎炎盛，进必无生退可生。

【相类诗】见代脉。

【主病诗】促脉惟将火病医，其因有五细推之。时时喘咳皆痰积，或发狂斑与毒疽。

26. 结脉

【体状诗】结脉缓而时一止，独阴偏盛欲亡阳。浮为气滞沉为积，汗下分明在主张。

【相类诗】见代脉。

【主病诗】结脉皆因气血凝，老痰结滞苦呻吟。内生积聚外痈肿，疝瘕为殃病属阴。

27. 代脉

【体状诗】动而中止不能还，复动因而作代看。病者得之犹可治，平人却与寿相关。

【相类诗】数而时止名为促，缓止须将结脉呼。止不能回方是代，结生代死自殊涂。

【主病诗】代脉元因脏气衰，腹疼泄痢下元亏。或为吐泻中宫病，女子怀胎三月兮。

《脉诀考证》

脉诀非叔和书

晦庵朱子曰：古人察脉非一道，今世惟守寸关尺之法。所谓关者多不明，独俗传脉诀，词最鄙浅，非叔和本书，乃能直指高骨为关。然世之高医，以其书赝，遂委弃而羞言之。(跋郭长阳书。)

东阳柳贯曰：王叔和撰《脉经》十卷，为医家一经，今《脉诀》熟在人口，直谓叔和所作，不知叔和西晋时尚未有歌括，此乃宋之中世人伪托，以便习肄尔。朱子取其高骨为关之说，不知其正出《脉经》也。

庐陵谢缙翁曰：今称叔和《脉诀》，不知起于何时，宋熙宁初，校正《脉经》，尚未有此，陈孔硕始言《脉诀》出而《脉经》隐，则《脉诀》乃熙宁以后人作耳。惟陈无择《三因方》，言高阳生剽窃作歌诀，刘元宾从而和之，其说似深知《脉经》者，而又自著七表八里九道之名，则陈氏亦未尝详读《脉经》矣。

河东王世相曰：诊候之法不易精也。轩岐微蕴，越人、叔和撰《难经》《脉经》，犹未尽泄其奥，五代高阳生著《脉诀》，假叔和之名，语多牴牾，辞语鄙俚，又被俗学妄注，世医家传户诵，茫然无所下手，不过借此求食而已，于诊视何益哉。

云间钱溥曰：晋太医令王叔和著《脉经》，其言可守而不可变。及托叔和《脉诀》行，而医经之理遂微。盖叔和为世所信重，故假其名而得行耳。然医道之日浅，未必不由此而误之也。

七表八里九道之非

金陵戴起宗曰：脉不可以表里定名也。轩岐、越人、叔和皆不言表里，《脉诀》窃叔和之名，而立七表八里九道，为世大惑。脉之变化从阴阳生，但可以阴阳对待而言，各从其类，岂可以一浮二沉为定序，而分七、八、九之名乎？大抵因浮而见者皆为表，因沉而见者皆为里，何拘于七、八、九哉？庐山刘立之以浮沉迟数为纲，以教学者，虽似捷径，然必博学反约，然后能入脉妙，若以此自足，亦画矣。

攖宁滑寿曰：脉之阴阳表里，以对待而为名象也。高阳生之七表、八里、九道，盖凿凿也，求脉之明，为脉之晦。

谢氏曰：《脉经》论脉二十四种，初无表里九道之目，其言芤脉，云中央空两边实，云芤则为阴。而《脉诀》以芤为七表属阳。云中间有，两头无。仲景脉法云，浮、大、数、动、滑为阳，沉、涩、弱、弦、微为阴，而《脉诀》以动为阴，以弦为阳。似此背误颇多，则《脉诀》非叔和书，可推矣。

草庐吴澄曰：俗误以《脉诀》为《脉经》，而王氏《脉经》，知者或鲜，脉书往往混牢、革为一，夫牢为寒实，革为虚寒，安可混乎？脉之浮沉、虚实、紧缓、数迟、滑涩、长短之相反，匹配自不容易，况有难辨，如：洪、散俱大，而洪有力，微、细俱小，而微无力；芤类浮，而边有中无，伏类沉，而边无中有；若豆粒而摇摇不定者动也，若鼓皮而如如不动者革也，俱对待也。又有促、结、代，皆有止之脉，促疾，结缓，故可为对，代则无对。总之凡二十七脉，不止于七表、八里、九道，二十四脉也。（详文集。）

濒湖李时珍曰：《脉经》论脉，止有二十四种，无长短二脉，《脉诀》歌脉，亦有二十四种，增长短而去数散，皆非也。《素》《难》、仲景论脉，只别阴阳，初无定数。如《素问》之鼓抟、喘横，仲景之惵平、荣章、纲损、纵横、逆顺之类是也。后世脉之精微失传，无所依准，因立名而为之归着耳。今之学者，按图索骥，犹若望洋，而况举其全旨乎？此草庐公说，独得要领也。

男女脉位

齐褚澄曰：男子阳顺，自下生上，故右尺为受命之根，万物从土而出，故右关为脾，生右寸肺，肺生左尺肾，肾生左关肝，肝生左寸心；女子阴逆，自上生下，故左寸为受命之根，万物从土而出，故左关为脾，生左尺肺，肺生右寸肾，肾生右关肝，肝生右尺心。（详《褚氏遗书》。）

华谷储泳曰:《脉诀》以女人尺脉盛弱，与男子相反为背看，夫男女形休绝异，阴阳殊途，男生而复，女生而仰；男则左旋，女则右转；男主施，女主受；男之至命在肾，处脏腑之极下，女之至命在乳，外脏腑之极上；形气既异，脉行于形气之间，岂略不少异耶？此褚氏之说，为有理也。（详《祛疑说》。）

戴起宗曰:《脉诀》因男子左肾右命，女子左命右肾之别，遂言反此背看，而诸家以尺脉盛弱解之，褚氏又以女人心、肺诊于尺。倒装五脏，其谬又甚。不知男女形气精血虽异，而十二经脉所行始终，五脏之定位则一也，安可以女人脉位为反耶？

丹溪朱震亨曰：昔轩辕使伶伦截嶰谷之竹，作黄钟律管，以候天地之节气；使岐伯取气口，作脉法，以候人之动气。故黄钟之数九分，气口之数亦九分，律管具，而寸之数始形。故脉之动也，阳得九分，阴得一寸，吻合于黄钟。天不足西北，阳南而阴北，故男子寸盛而尺弱，肖乎天也；地不满东南，阳北而阴南，故女子尺盛而寸弱，肖乎地也。黄钟者，气之先兆，故能测天地之节候；气口者，脉之要会，故能知人命之死生。世之俗医，诵高阳生之妄作，欲以治病，其不杀人也几希！龙丘叶氏曰：脉者天地之元性，故男女尺寸盛弱，肖乎天地，越人以为男生于寅、女生于申，三阳从天生、三阴从地长，谬之甚也。独丹溪推本律法，混合天人而辟之，使千载之误，一旦昭然，岂不韪哉！

脏腑部位

绍兴王宗正曰：诊脉之法，当从心肺俱浮、肝肾俱沉、脾在中州之说，王叔和独守寸关尺分部位，以测五脏六腑之脉者，非也。

慈溪赵继宗曰:《脉诀》言左心小肠肝胆肾，右肺大肠脾胃命者，非也。心、肺居上，为阳、为浮，肝、肾居下，为阴、为沉，脾居中州，半阴半阳、半浮半沉。当以左寸为心，右寸为肺，左尺为肝，右尺为肾，两关为脾，关者，阴阳之界限；前，取阳三分；后，取阴三分。所谓土居金、木、水、火之中，寄王于四时，不独右关为脾也。肝既为阴，岂宜在半阴半阳、半浮半沉之左关耶？命门即是肾，不宜以右尺为诊。(详《儒医精要》。)

吴草庐曰：医者于寸关尺，辄名之曰：此心脉、此肺脉、此肝脉、此脾脉、此肾脉者，非也。五脏六腑，凡十二经，两手寸关尺者，手太阴肺经之一脉也。分其部位，以候他脏之气耳，脉行始于肺，终于肝，而复会于肺，肺为气所出之门户，故名曰气口，而为脉之大会。以占一身焉。(详《文集》。)

李时珍曰：两手六部，皆肺之经脉也，特取此以候五脏六腑之气耳，非五脏六腑所居之处也。凡诊察皆以肺、心、脾、肝、肾各候一动，五十动不止者，五脏皆足，内有一止，则知一脏之脉不至。据此推之，则以肺经一脉，候五脏六腑之气者，可心解矣。褚、储、赵氏不知脉随五脏之气，行于经隧之间，欲以男女脏腑，颠倒部位，执泥不通。戴同父言，褚氏倒装五脏，丹溪别男女尺寸，草庐明三部皆肺，三说皆有真见，学人所当宗师。若夫赵氏所云，盖本于宋人王宗正《难经图解》，岂知脉分两手，出于《素问·脉要精微论》，而越人推明关脉，及一脉十变于《难经》，非始于叔和也。若如其说，则一脉十变何从推之，可谓凿而任矣。命门即肾之说，乃越人之误也。予尝著《命门考》《命门三焦客难》二说，凡二千余言云。

《奇经八脉考》脉法

此八脉亦以不能混列统类二十七脉中，故又附人迎气口二脉之后。八脉不拘制于十二正经，无表里相配，故名曰奇。凡诊，八脉所见，统两手皆然，其从寸部斜至外、斜至内者，左手之外，即右手之内，左手之内，即右手之外，相反推之自见。

（一）阳维脉

阳维候一身之表。(以左手为主，其脉从寸部斜至外者是也。右手反看，下同。)

本脉起于诸阳之会，所以维于阳，盖人身之卫分即是阳，阳维维阳即维卫，卫主表，故阳维受邪为病亦在表。寸为阳部，外亦为阳位，故阳维之脉，从寸斜至外，不离乎阳也。

（二）阴维脉

阴维候一身之里。(以左手为主，其脉从寸部斜至内者是也。右手反看。)

本脉起于诸阴之交，所以维于阴，盖人身之营分即是阴，阴维维阴即维营，营主里，故阴维受邪为病亦在里，寸虽为阳部，内实为阴位，阴维之脉，从寸斜至内，是根于阳而归于阴也。

（三）阳跷脉

阳跷候一身左右之阳。（其脉从寸部左右弹者是也。不论左右手。）

本脉为足太阳经别脉，起跟中，循外踝上行于身之左右，所以使机关之跷捷也。阳跷在肌肉之上，阳脉所行，通贯六腑，主持诸表，故其为病，亦表病里和。

（四）阴跷脉

阴跷候一身左右之阴。（不论左右手，其脉从尺部左右弹者是也。）

本脉为足少阴经别脉，起跟中，循内踝上行于身之左右，所以使机关之跷捷也。阴跷在肌肉之下，阴脉所行，通贯五脏，主持诸里，故其为病，亦里病表和。

（五）督脉

督候身后之阳。（不论左右手，其脉三部中央俱浮，直上直下者是也。）

本脉起肾下胞中，循背而行于身之后，为阳脉之总督，故曰阳脉之海，故其为病，往往自下冲上而痛。

（六）任脉

任候身前之阴。（不论左右手，其脉丸丸，横于寸口者是也。）

本脉起肾下胞中，循腹而行于身之前，为阴脉之承任，故曰阴脉之海，故其为病，亦往往自下冲上而痛。

（七）冲脉

冲候身前之阴。（不论左右手，其脉来寸口中央坚实，径至关者是也。）

本脉起肾下胞中，夹脐而行，直冲于上，为诸脉之冲要，故曰十二经脉之海。又以其为先天精血之主，能上灌诸阳，下渗诸阴，以至足跗，故又曰血海，而其为病，多气逆而里急。

（八）带脉

带候诸脉之约束。（不论左右手，其脉来关部左右弹者是也。）

本脉起少腹之侧，季胁之下，环身一周，络腰而过，如束带状，所以总约诸脉，故名曰带。而冲任二脉，循腹胁，夹脐旁，传流于气街，属于带脉，络于督脉，冲任督三脉，同起而异行，一源而三岐，皆络带，因诸经上下往来，遗热于带脉之间，客热郁抑，白物淫溢，男子随溲而下，女子绵绵而下，皆湿热之过，故带脉为病，即谓之带下（图 10-1）。

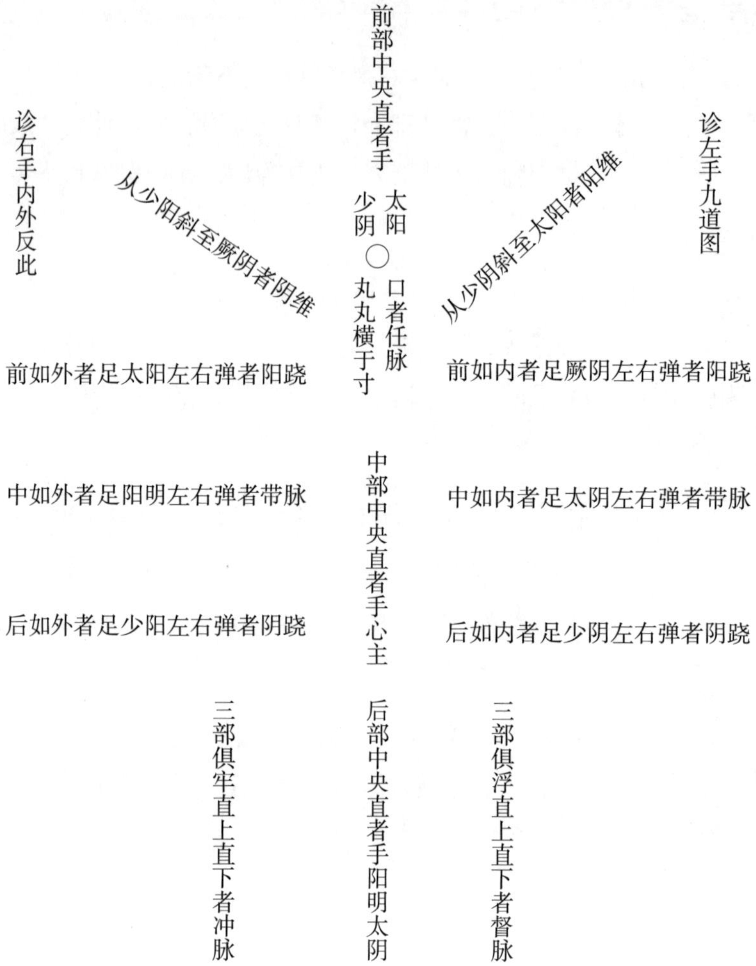
诊右手内外反此
前部中央直者手
太阳
少阴
口者任脉
丸丸横于寸
诊左手九道图
从少阳斜至厥阴者阴维
从少阴斜至太阳者阳维
前如外者足太阳左右弹者阳跷
前如内者足厥阴左右弹者阳跷
中如外者足阳明左右弹者带脉
中部中央直者手心主
中如内者足太阴左右弹者带脉
后如外者足少阳左右弹者阴跷
后如内者足少阴左右弹者阴跷
三部俱牢直上直下者冲脉
后部中央直者手阳明太阴
三部俱浮直上直下者督脉

图 10–1　九道脉图

第十一章　明代李盛春《医学研悦·脉理原始》

一、传承概要

李盛春，字太和，明代湖北江陵人（今湖北省荆州市），后移居枣阳。李盛春于1626年汇编《医学研悦》一部，计函十册。李盛春集其父李燕山多年经验之传述，并与弟李占春考古证今，审运察气，宗张仲景、陶节庵之训，采薛立斋之说，据家传“悦诸心，研诸虑，施之有验者”汇编而成。《医学研悦》为海内珍本医籍，对医学理论和临床实践都有指导意义。

二、学术特色

李盛春吸收了《脉诀举要》《脉经》《伤寒论》以及东垣、丹溪等医家脉学思想，并进行了总结。“论人禀天地及脉行应天之由”“脉行考”“论寸关尺”“论寸关尺所主脉法”“诊脉法”“平脉贼脉歌”“时脉歌”“论八脉为诸病提纲”“下手捷诀”“论人迎脉”“论气口脉”“论色与脉”“附诸症脉”等总结内容简明扼要、条理清晰，对论脉，不啻详者，然症之所见，脉有所宜；似是而非。

三、原文解读

《脉理原始》

（江津伯二父周长应评阅，仁寿于天父黄昌续辑，江陵日新父李盛春汇集，新都肩吾父戴任阅梓。）

（一）论人禀天地及脉行应天之由

甚哉！脉之难言矣。苟不求其故，纵行于斯，习于斯，只如瞽之冥行耳。人之生也，禀阴阳之灵气，得五行之变化，故《易》曰：乾道成男，坤道成女。而资始资生，无一不本之天地。试以其肖形天地处言之，头固肖天，足方肖地，两目肖日月，四肢肖四时，五脏肖五行，六腑肖六气，呼吸肖气机，寤寐肖昼夜，血脉肖江河，毛发肖草木，一身之中，脏五而腑六，犹之十五而支六[1]，声五而律六，皆阴阳自然之理也。人有十二经，十二络，犹天时十有二月，地支十有二辰，音之十有二律。天周二十八宿，人经络二十八脉，气周五十度，而乃复会于手太阴，即漏水下百刻，分昼夜，为次日之平旦也。故人一呼一吸为一息，脉行六寸。十呼十吸为十息，脉行六尺。凡二刻，约呼吸二百七十息，脉行十六丈二尺，营卫一周于身。凡四刻，约呼吸五百四十息，脉行三十二丈四尺，营卫二周于身。凡二十刻，约呼吸二千七百息，脉行一百六十二尺，营卫十周于身。一昼一夜，约呼吸一万三千五百息，营卫五十周于身，脉行八百零十丈焉。

自子至午属阳，脉行于阳者，计二十五度；自午至亥属阴，脉行于阴者，计二十五度。是阴阳脉络，如水之流，如日月之运行。阴脉营脏，阳脉营腑，流溢之气，外濡腠理，若环之无端，终而复始。此人所以成形之理。不侔[2]于天地如此，乃知天地万物，一气所分，为位为育，一气之运行也。《中庸》曰：致中和，天地位焉，万物育焉。《孟子》曰：唯圣人，然后可以践形。盖圣人得医之最上义者也，轩辕致中和之圣人也。命伶伦截溪谷之竹，作黄钟律管，以候天地之节气，而岁运缘之以不忒，使岐伯取气口作脉法，以候人之动气，而一身之休咎亦于指下，此《素》《难》所以为千古不易之经也。后秦越人、晋叔和，尊《素》《难》为经者。至五代时，有高阳生，托叔和着《脉诀》，杂以洁古《伤寒入式歌》，继而，褚储赵氏，不思脉随五脏之气，行千经隧之间，欲以男女脏腑颠倒部位，戴同父言褚氏倒装五脏，皆缘议论错出之故，幸有张仲景、李东垣、朱彦修诸君子，立法分类，原病处方，以集医学之大成，而后讹以传讹者始正。第诸书充栋，学者望洋，安得起群公而就正删述之。唯期尊《素》《难》如六经，以诸子为羽翼，使医道不沦于远泥，而有以达中和位育之功者，是在今日已。

【注释】

[1] 十五而支六：指天干地支。十，当为“干”字之误。

[2] 侔：《说文》：“侔，齐等也。”

（二）变化考

《易》曰：天一地二，天三地四，天五地六，天七地八，天九地十。注曰：一变生水，而六化成之，水犹未有渣滓也。二化生火，而七变成之，火则薰灼混浊矣。三变生木，而八化成之，木则刚柔各半，体质凝焉。四化生金，而九变成之，金则至刚，体质坚实。五变生土，而十化成之，土则广大厚实，而成形矣。

（三）地支从变化生

寅卯属（木），巳午属（火），申酉属（金），亥子属（水），四行皆二支，独辰戌丑未属（土）四支，共十二支。

（四）十二经从变化生

手太阴肺、阳明大肠，属（金）；足厥阴肝、少阳胆，属（木）；足太阴脾、阳明胃，属（土）。足太阴肾、太阳膀胱，属（水）；手少阴心、太阳小肠、手厥阴心包、少阳三焦，属（火）。共十二经。

（五）脏腑考

脏者藏也。心藏神，肝藏魂，脾藏意，肺藏魄，肾藏精。腑者，府也。胆为清净府，胃为水谷府，膀胱为精液府，小肠为受盛府，大肠为传道府。

（六）三焦考

三焦者，上焦、中焦、下焦也，上焦司纳，中焦司化，下焦司出，为诸气运行之府。

（七）经络考

直行曰经，旁行曰络，络，兜也，如络之兜物也。

（八）脉行考

每二刻，脉行十六丈二尺，终于足厥阴肝，复会于手太阴肺也。

手三阳从手至头，长五尺，五六合三丈；手三阴从手至胸，长三尺五寸，三六一丈八尺，五六三尺，合二丈一尺。

足三阳从足至头，长八尺，六八合四丈八尺；足三阴从足至胸，长六尺五寸，六六三丈六尺，五六三尺，合三丈九尺。

人两足跷脉，从足至目，长七尺五寸，二七一丈四尺，二五一尺，合一丈五尺。督脉、任脉，各长四尺五寸，二四八尺，二五一尺，合九尺。凡脉长一十六丈二尺，此所谓经脉长短之数也。

曰手者，以其井营输[1]经合等穴，皆始于手；曰足者亦然。

【注释】

[1] 输：原文为“俞”，与“输”通。

（九）论寸关尺

夫漏下百刻，为次日之平旦，脉周五十度复会于手太阴肺，是肺者，脏腑之所终始，脉络之所会归也。古人于鱼际下，定为寸口；尺泽中定为尺部。又于寸下尺前定为关者，取寸为阳，尺为阴，关者阴阳之界限也。人一身从肘腕横纹[1]至掌鱼际，得同人尺之一尺一寸，于尺内，十分之取第十寸，为脉之尺位。尺者，十也，老阴之数终于十，故阴得尺内一寸，退不致过肘腕之九寸，又于一寸中十分之，取第九分，为脉之寸口，阳穷于九，故阳得寸内九分，九乃老阳之数也，前不及鱼际一分，此寸关尺之所由分也。

【注释】

[1] 纹：原本为“文”，“文”通“纹”。

（十）论寸关尺所主脉法

1. 左寸关尺

左寸下指，如六菽之重，为心与小肠之本位。同感交合，故小肠为腑，脉从心。

心居肺下，主血脉，故诊其脉，如六菽之重乃得曰心。又曰：近指升为阴，为心，其脉浮大而散者是也。在指节为阳，为小肠，其脉浮滑而长者是也。凡指升属脏，指节属腑，下仿此。

左关以十二菽为肝胆之本位，肝胆同窍，故胆为肝腑，而脉从肝。

肝主筋，在脾下，故诊其脉如十二菽之重乃得之。又曰：近指节为肝，弦细而长，在指节为胆，弦紧而短者是也。

左尺以至骨，为肾膀胱之本位，同主精径（同津），故膀胱肾腑，而脉从肾。

肾主骨，在肝下，故诊其脉，至骨乃得之。沉而有力者，肾也；沉而稍疾者，膀胱也。

2. 右寸关尺

右寸以三菽，为肺大肠本位。同气通泄，故大肠为肺腑。

肺主皮毛，居上，故诊其脉，三菽之重，即得之，浮涩而短者，是也。浮短而疾者，大肠也。

右关以九菽，为脾胃本位，同化谷味，故脾脏胃腑。

脾主肌肉，在心下，诊其脉，如九菽之重，乃得之。缓而大者，脾也；缓而疾者，胃也。

右尺以至骨，为命门三焦本位。右尺命门，又云：手厥阴心包络。

命门与肾脉通，沉而实者命门，沉实而疾者三焦。

3. 脉分左右者，左手三部主左体，右手三部主右体

4. 脉分寸关尺者

左寸主胸以上，左关主膈，左尺主脐。

右寸，主至头分，右关至脐，右尺至足。

5. 脉分人迎气口者

左寸后关前为人迎，谓足阳明胃，受谷气而养五脏，故阳经取决于斯。

右寸后关前为气口，为手太阴肺，朝百脉而定权衡，故阴经取决于斯。

6. 每日十二经，合十二辰用事歌

每日寅时肺气生，卯时传入大肠经，辰胃巳脾心居午，小肠未上细推寻，申属膀胱酉临肾，戌居包络亥焦存，子胆丑肝须定位，流注其间仔细论。

7. 附注

凡人经脉，行血气，通阴阳，以荣于身，始于中焦。饮食入胃，其精微之化，以次相传。初注手太阴肺、阳明大肠；次注足阳明胃、太阴脾；再次手少阴心、太阳小肠；依次注足太阳膀胱、少阴肾、手厥阴心包络、少阳三焦、足少阳胆、厥阴肝，由足厥阴复注于手太阴肺。以平旦为纪者，上合天鸡鸣，下合地潮水。

（十一）诊脉法

夫脉者，禀二五之精以为体，资气血之充以为用。经云：血非气则滞而不行，气非血

则散而无依，气如橐籥，血如波澜，气畅血流而脉因之充周也。然血气生于胃之饮食，饮食之多少，根于元气之盛衰。饮食入胃，由肺而贯通于十二经之脉，清者为荣血，心主之，始于左手，寸口人迎而下二部，浊者为卫气，肺主之，充于右手，寸口气口而下二部，故气血盛则脉亦盛，气血衰则脉亦衰，气血热则脉数，气血寒则脉迟，气血微则脉[1]，气血治则脉平。长人脉长，宜疏排指；矮人脉短，宜密排指；性急人气禀偏盛，其脉急，阳之燥也；性缓人血禀偏盛，其脉缓阴之静也。人瘦小，轻取之；人肥大，重取之。男子尺脉常弱；女子尺脉常盛。小儿三五岁，脉常八九至，皆其常也。有反关脉，在三部之后，或在臂侧，若过寸口至鱼际者，名鱼际脉。有左大右小者，在男子为顺；有左小右大者，在女子为顺；有两手清微，如无脉者，此皆未可一例论也。但诊脉者，先须静其心，目无他视，耳无别听，均调呼吸，男左女右，先以中指向掌后高骨处，认定关位。然后下前后二指；以定寸尺，却诊左寸心与小肠。脉轻手于皮肤之上消息之，谓之浮候，以辨其表，脉应于腑也；次稍重于肌肉之间，如上所云，参菽之重消息之，谓之中候，以探其胃气，即所云半表半里之间，再次重按于筋骨之间消息之，如上所云六菽之重，谓其沉候，以探其里，脉应于脏也。如此三候毕，方诊关部肝胆脉，亦如上浮中沉三候，又诊尺部肾与膀胱脉，亦如上浮中沉三候。三部共成九候，复诊右寸肺与大肠脉，关部脾胃脉，尺部心包络三焦脉，俱如左手九候，逐部寻求，大约一呼一吸之间，脉行四至，呼出心与肺，脉动二至，吸入肾与肝，脉动二至，共四至也。再至为脾脉，脾受谷味，[2]概诸脏，诸脏皆受气于脾土，土性和顺，其脉常缓，以参于四脏之中，故五至也。叔和曰：一息四至号平和，更加一至大无疴，如加一至则为数为热，减一至则为迟为寒，病所由生焉。

【注释】

[1] 原本缺字，待考。

[2] 原本缺字，待考。

（十二）平脉贼脉歌

1. 浮大而散心脉平

心脉循血脉而行，按至血脉而得曰浮，稍重脉粗大曰大，再重脉阔软曰散。此心之平脉也。

2. 若因水克便滑沉

沉滑，肾脉也。心部反得肾脉，是肾水克心火，不治。

3. 肺脉平兮浮涩短

肺循皮毛而行，按至皮毛而得曰浮。稍加力，脉道不利曰涩，不及本位曰短。

4. 勃然洪大火克金

肺部得心脉，由心火克肺金也。

5. 脾宫缓大为本脉

脾脉循肌肉而行，按至肌肉如春风舞柳曰缓；加重，脉道敦实曰大。

6. 一沾弦急木来侵

四时皆以胃为本，弦急，是肝之乘脾，木克土也。

7. 弦细而长肝本等

肝脉旺于春，循筋而行，按至筋而得脉道如筝弦曰弦，加力，脉道迢迢曰长。

8. 但逢浮涩便不仁

肝部得浮涩脉，是肺之乘肝，金克木也。

9. 沉濡而滑肾之治

肾脉旺于冬，循骨而行，按至骨而得曰沉；无力曰濡；往来流利曰滑。

10. 骤加缓大土来乘

脾之乘肾，土克水也。

11. 此为贼脉干平脉

以上本脉得克脉曰贼，大逆不治。

12. 智者临之辨认真

知其平脉，又知贼脉，生死昭然矣。

（十三）时脉歌

春肝木旺脉宜弦，夏脉洪兮心脏安；若逢秋令浮为吉，交冬沉濡肾当然；四时更宜和缓应，是为时脉无病干。叔和云：春弦夏钧秋似毛，冬时依经分节气，是也。

（十四）论八脉为诸病提纲

人之病不同，不离乎表里虚实寒热邪正之八要；脉虽纷赜，不越乎浮沉迟数滑涩缓大之八名。表者，病不在里也，其脉浮；里者，病不在外也，其脉沉；虚者，五虚也，脉常涩；实者，五实也，脉常滑；寒者，脏腑积冷也，脉来迟，一息三至；数者，脏腑积热也，脉来数，一息六至；邪者，外邪所干，脉必大；正者，外无邪干，脉必缓。故洪弦长散，浮之属也；伏石短牢沉之属也；细小微败，迟之属也；疾促紧急，数之属也；动摇流利，滑之类也；芤虚滞结，涩之类也；坚实钩革，大之类也；濡弱柔和，缓之类也。八脉之中，有力为实，无力为虚。滑属血分，其有余为痰，凡有形者从之；涩属气分，其有余为火，无形者从之。以此提纲，而诸脉俱已领其要矣。

（十五）下手捷诀

诊脉别有三捷诀，气口人迎两尺泽，万病都作一般看，大意如此要明白。

（十六）论人迎脉

且如人迎脉一盛，风寒暑湿燥火症；浮缓无力为伤风，浮紧有力伤寒症。浮虚主暑缓主湿，燥□[1]涩兮弱火症；六邪交并为外因，欲得其由审右寸。阳见阳脉可无疑，发表散邪须审定；若见阴脉元气亏，邪侵其主药难应。

人迎紧盛，外感风寒也，宜表而散之，气口大人迎一倍为内伤，宜救里而平之。

【注释】

[1] □：原本缺字，待考。

（十七）论气口脉

气口之脉主内因，喜怒忧思悲恐惊。喜则伤心，脉常散；怒弦悲紧动缘惊，忧涩恐沉思脉结，病从内得属于阴，怕添邪火来销铄，再加阳脉病为真。

内伤者，脉盛有力，心下饱胀，恶心恶食曰伤食。脉大而虚，倦怠，自汗，气虚，手心热，曰内虚。内因外因，病之则受病，从此得玄诀，又兼形色见荣枯，生死吉凶可预测。

（十八）论色与脉

五色青黄赤白黑，各人禀受不相协，阳见荣华光泽明，阴晦驳杂昏暗涩。若然色脉俱是阴，元阳消索乏火接，色见阳时邪火侵，合前阳脉从剖别。人迎一盛六脉平，此为风寒暑湿乘，气口一盛六脉小，不因他病缘七情。两尺若见洪数脉，男则为虚女安宅。男人两尺见微涩，便浊遗精小水白。女子两尺沉紧无，腰痛带下经衍月，肺大肝小无孕娠，肝大肺小孕在身。眼见火星腰阵痛，是为临产儿奔生。大凡两手关脉上，未饮食时脉不旺，才得饮食气便充，日日如斯本脉壮。左关脉紧缘客邪，右关脉涩食不克，左关脉涩因血少，右关脉数为脾热，寸关尺部俱分明，免使开言作俗论。

（十九）论望闻问切

1. 望诊

经云：望而知者谓之神。望者，望见五色，以知其病也。肝青象木，肺白象金，心赤火，肾黑水，脾土色黄。一或有病，色亦见于面矣。然肺主气，气虚则色白；肾属水，水涸则面黧。青为怒气伤肝；赤为心火炎上。痿黄者，内伤脾胃；紫浊者，外感客邪。憔悴，黚黑必郁抑而神伤；消瘦淡黄乃久病而体惫。山根明亮，须知欲愈之疴，环口黎黑，是为已绝之肾，盖有诸中，形诸外；见其表，知其里也；如色与脉应，谓之本病。如色青，而其脉浮，涩而短，为金克木；若大而缓，为木克土，此相胜也。若浮大而散，为木生火；若沉而滑，为水生木，此相生也。余仿此。又云：头者，精明之府，头倾视深，精神将夺；背者，胸中之府，背曲肩随，府将坏矣；腰者，肾之府，转摇不能，肾将惫矣；膝者，筋之府，屈伸不能，行则偻附，筋将惫矣；骨者，髓之府，不能久立，行则振棹，骨将惫矣。此可望而知者，故谓之神。

2. 闻诊

经云：闻而知者谓之圣。闻者，闻其五音，以知其病也。五脏有五声，以合于五音，肝呼应角，心言应徵，脾歌应宫，肺哭应商，肾呻应羽是也。故声诊为次，诊时呻吟者，痛也。言迟者，风痰謇涩也；言而微，终复言，或停半响乃言，为气弱不相接，谓夺其气也。衣[1]被不敛，语言骂詈，不避亲疏，此神明之乱，风狂症也。言出懒怯，先轻后重，内伤元气也。出言壮厉，先重后轻，外感邪盛也；攒眉呻吟，苦头痛也。叫喊抚心，中脘痛也；呻吟不能转身，腰痛也。摇头以手扪腮，唇齿痛也。呻吟不能行起，腰脚痛也。诊时吁气，知为郁结。坐而气促，痰火喘哮。诊时独语，言谈不知首尾，思虑伤神，形羸声哑，咽中有肺花疮，暴哑风痰伏火，或暴怒叫喊所致，虽病而声音响亮者，吉。声嘶色败，不治。

【注释】

[1] 衣：原本为“不”字，据文义改。

3. 问诊

经云：问而知者谓之工。凡有请先问所看何人，或男或女，或老或幼，或婢妾或童仆，次问得病之由，及饮食若何？二便若何？日间若何？夜寐若何？膈间胀闷痛否？曾服药否？问病不答，必耳聋。即询是素聋否？或汗下过伤，以致虚聋？问而懒言点头，中气虚也。心腹痛，问新举旧发。临病先审形志之苦乐，问所欲何味，所嗜何物，或纵酒，或斋素。喜酸则知肝虚；喜甘则知脾弱；喜辛则知肺气不足；喜咸则知肾水亏伤；喜苦则知心无血辅矣。

4. 切诊

经云：切而知者谓之巧。切者，切脉也。脉与色宜相应。假令色青，其脉当弦细而衰；若浮涩而短，是肺之乘肝也，金克木也。色赤，其脉浮大而散，若沉濡而滑，是水之克火也。色黄，其脉宜缓大，若弦急，是木克土也。色白，其脉宜浮涩而短。若逢洪大，火之克金也。色黑，其脉沉濡而滑。若缓大，是土之克水也。

经云：脉贵相生。相生者，如土之生金，金之生水，水之生木，木之生火也。

又云：脉宜相时。相时者，谓春弦夏钩，秋毛冬石也。

又云：四时皆以胃气为本，胃之脉缓大，言六。

脉俱宜带缓大也，是为易治。

夫望闻问切，已备神圣工巧之妙，余犹以为未也。增论治二法，以觇调治者之苦心，又于论治之外，增调摄禁忌二法，俾病者知所遵守，庶药与症合，而奏效易矣。

（二十）论病

论者，论其所望、所闻、所问、所切之症，在表、在里、在上、在下、在脏、在腑、在经络血脉，属寒、属热、属火、属郁，何者为标、何者为本也。

（二十一）施治

治者，因其标本缓急以治之也。有正治、有反治、有从治、有表攻、有里下、有和解。

宜主以某方。以某药为君，某药为臣，某药为佐，某药为使。加某药治其急，某药以治其本，用某药以引经。凡在上之症，勿复用引下药；在下之症，勿复用引上药，庶有专功矣。

（二十二）调摄

调摄者，调其不调而摄之，以复其天和也。譬之悲，可摄怒，以凄怆苦楚之言感之，而怒可调，金克木也。喜可摄悲，以谑浪亵狎之言娱之，而悲可调，火克金也。恐以摄喜，以急遽死亡之语怖之，而恐可调，水克火也。怒以摄思，以污辱欺罔之言触之，而思可调，水克土也。各各调摄有法，又在临症商之。

（二十三）禁忌

禁忌者，禁其与病相反者，而忌之勿用也。如五脏有恙，则有五脏之禁忌；男子气失其平，则有调气之禁忌；妊娠有妊娠之禁忌，详载后集之中。

上八法，虽觉琐碎，然天和稍违，须药力与摄养禁忌，兼收其功，在轻微小恙，或可不用，而疑难重大之症，非此莫能竟其功也，敬赘之于篇。

（二十四）附诸症脉

篇首论脉，不啻详也。然症之所见，脉有所宜，似是而非，脉有所辨，细阅先哲，历历可验，谨附于篇，临症详玩。

1. 中风

中风脉浮，滑兼痰气，其或沉滑，勿以风治，沉伏浮迟，虚为易，急实大数，坚疾难为。

2. 中风辨

类中因乎气，身凉无痰是，下手脉沉虚，八味真为最。

类中因痰，形肥脉滑，膏粱之人，痰治无差。

类中因火，便结便黄，色赤脉数，火治为良。

3. 预防中风

中风先兆证，大指次指麻，不仁与无力，肉掣是风家。

4. 破伤风

头目青黑，汗出不流，眼小目瞪，四证难留。

5. 胃风

由饮食讫，乘风凉致，右弦缓浮，对证端的。

6. 风痫（附崇脉）

癫痫之脉，浮洪大长，滑大坚疾，痰蓄心狂，乍大乍小，乍长乍短，此皆祟脉神志昏乱。

7. 风痹

风多引注，寒多痛掣，湿多肿著，证类亲切，风寒湿气合而为痹，浮涩而紧，三脉乃备。

8. 伤寒

寒中太阳，浮紧而涩，及传而变，脉非一则，阳明则长，少阳则弦，太阴入里，迟沉必兼，及入少阴，沉细而紧，厥阴热深，脉伏厥冷，在阳当汗，次利小便，表解里病，其脉实坚。此其大略，治法详参。

9. 伤寒辨

阳浮而滑，阴濡而弱，此名中风，勿用寒药。阳濡而弱，阴小而急，此非风寒，乃湿温脉。

10. 伤暑

暑伤于气，所以脉虚，弦细芤迟，体状无余。暑不传经，得于夏月，浮洪有力，用药效捷。芤细无力，莫作易说。

11. 呕吐

滑数为呕，代者霍乱。虚细易治，实大难安。

12. 霍乱

霍乱之候，脉代勿讶，转筋绝伏，温中为佳。

13. 泄泻

夏月泄泻，脉应暑湿。洪而数溲，脉必虚极。治暑湿泻，分利小便，虚脱固肠，罔或不全。

14. 疟

疟脉自弦，弦迟多寒，弦数多热，随时变迁。

15. 痢

无积不利，脉宜滑大，浮弦急死，沉细无害。

16. 呃逆

脉结或促，或微可治，右关脉弦，木乘土位。

17. 气

下手脉沉，便知是气，沉极而伏，涩弱难愈。

18. 吞酸

胸中吐酸水，翻胃之端倪，脉沉而迟者，胞中寒所滞，脉滑而数者，痰饮在胸臆。

19. 消渴

消渴脉数，而大者活，虚小病深，其厄难脱。

20. 晕眩

风寒暑湿，气郁生涎，下虚上实，皆晕而眩，风浮寒紧，湿细暑虚，涎弦而滑，虚脉则无，治眩晕法，尤当审谛。先理痰气，次随证治。

21. 痞

胸痞脉滑，痰气郁结，饮食停滞，气口紧涩，坚实者顺，虚弱难克。

22. 梦遗

遗精白浊，当验于尺，结芤动紧，二证之的。

23. 淋闭

鼻准色黄，小便必难，细涩不利，大实易全，若是溺闭，脉浮涩弦。

24. 积聚

五脏为积，六腑为聚，强实者生，沉小难治。

25. 五积

心为伏梁，沉芤色赤，肝积肥气，弦细青色，脾积痞气，浮长色黄，肺积息贲，浮毛色白，奔豚属□[1]，沉急面黑。

【注释】

[1] □：原本空字，待考。

26. 咳嗽

咳嗽之脉，浮风紧寒，数热细湿，房劳涩难，浮短伤肺，弦短伤肝，弦涩血少，洪滑多痰，惟有浮大，而嗽者安。沉小浮匿，即是死端。

27. 痰

偏弦为饮，或沉弦滑，或结或伏，俱是痰家。

28. 怔忡惊悸健忘

心中动悸，脉必代结，饮食之悸，沉伏滑决。

29. 噎

脉浮者易，紧涩难医，数热滑痰，二者可治，口中出沫，粪如羊屎，见此二证，药不可施。

30. 头痛

头痛阳弦，浮风紧寒，风热洪数，湿细而坚。

31. 心痛

沉弦细动，皆属于痛，若是心痛，于□[1]见重。

【注释】

[1] □：原本字不清楚，待考。

32. 腹痛

绵绵无增为寒痛，其脉迟，时痛时止，热相煎□[1]脉数，痛处不移，真死血。其脉实，小便不利，湿痰涎，其脉滑，甚欲便后痛减者，分明食积不须言。

【注释】

[1] □：原本字不清楚，待考。

33. 腰痛

腰痛之脉，皆沉而弦，兼浮者风，兼紧者寒，濡细皆湿，实则闪者。

34. 胁痛

胁痛之疾，右痰食积，左实肝火，不可不知。

35. 脚气

浮弦为风，濡弱湿气，迟涩因寒，洪数热郁。

36. 疝

疝脉弦急，积聚成坠，牢急成瘕，伏弱者危。

37. 疸

五疸实热，脉必洪数，其或微涩，证属虚弱，不必分五，俱是湿热，利清小便，即是上策。

38. 肿

肿胀之脉，浮大无妨，或见虚细，后必为殃。

39. 血

诸凡失血，必见芤脉，沉小身凉，吉可言决。身热脉大，后不可测。

40. 汗

汗脉浮虚，或涩或濡，软散洪大，渴饮无余。

41. 郁

郁脉沉涩，积脉弦坚，实强者活，沉小难言。

42. 厥

手足厥冷，脉见细沉，虽热身倦，不渴为真。

43. 火

洪数实为实，浮大虚是虚，沉细而或数，无火病难除，病热有火者，可治在洪舒。

44. 骨蒸

骨蒸劳热，脉数而虚，热而涩小，必损其躯，加汗加热，非药可除。

45. 痈疽

发疽之脉，弦洪相搏，细沉而直，肺肝俱数。寸数而实，肺痈已成，寸数虚涩，肺痿之形。肺痈色白，脉宜短涩，死者浮大，不白而赤，肠痈难知，滑数可推，数而不热，肠痈何疑？迟紧未溃，下以平之，洪数脓成，不下为宜。

46. 妇人

阴搏于下，阳别于上，血气和调，有子之象，手之少阴，其脉动甚，尺按不绝，此为有孕。左疾为男，右疾为女，右女左男，可以预剖，离经六至。沉细而滑，阵疼连腰，胎即时下。

47. 又妇人

尺盛左大，女脉为从，涩微易补，涩实易通。冲任不足，损卫益荣，病自六气，男女相同。

48. 经闭

血瘕弦急，而大者生，虚小弱者，即是死形。

49. 崩漏

崩漏之脉，急则难治，浮实亦然，迟则可医。

50. 胎前

胎前脉细弱，面青母难活，子死舌必青，切莫又用药。

51. 产后

产后寸浮洪，喘衄总皆凶，产后用凉药，医家理不通。

52. 小儿

太冲无脉，鱼际不匀，鱼口自动，忽作鸦声，身上黑点，五心肿形，舌出虚掉，喉中空鸣，泻出黑血，惊叫咬人，指甲青黑，齿落瘖形，额肿或塌，泻止又行，鼻开黑燥，赤贯瞳仁，鱼口气急，睡濁不定，颊赤如胭，俱是死形，忽然大叫，亦不可存。

脉理脉案阐述

《脉诀举要》曰：暑伤于气，所以脉虚，弦细芤迟，体状无余。

刘复真曰：暑脉虚而微弱，按之无力，又脉来隐伏，弦细芤迟，皆暑脉也。脉虚身热，得之伤暑。中暍，脉虚而微者是也。寒病传经，故脉日变；温热不传经，故脉不变。寒病浮洪有力者易治，芤细无力者难治，无脉者不治。若温热则不然，温有一二部无脉者，暑热有三四部无脉者，被火所逼而藏伏耳，非绝无也，于病无妨，攻之亦易，医人一切惊走不知，照经用辛寒药，火散而脉起，脉起而病愈，徒骇何益乎？要在辨之详耳。盖温热病有中一二经，始终止在此一二经，更不传递别经者。其一二经或洪数，则别经弱且伏，依经络调之，则洪者平，伏者起，乃愈征也。昔在万历丁未三月间，予寓京师，备员太仓库差，忽一日吏部同乡刘蒲亭驰报曰：病剧求救，予就其寓。吏部同僚诸公环守之，已备后事。谵语捻衣，不寐者已七八日。御医院吴思泉，名医也，偕医数人治之。予诊其脉，止关脉洪大，其余皆伏，乃书方竹叶石膏汤。诸公皆惊曰：吴等已煎附子理中汤，何冰炭如是？予诘之。吴曰：阳证阴脉，故用附子。予曰：两关洪大，此阳脉也。其余经为火所伏，非阴脉也。吴厉声相争，予亦动色自任，诸公从之，一剂甫时，即止谵语，就寐片时。予视其脉已洪者平，而伏者起。诸公相视曰：此真张仲景也。又用辛凉药调理痊愈。脉证有相合者易知，有相左者难知，脉明而后可以辨证，证真而后可以施药，要在虚心细察，不可执己见，而以百药尝试，令命在反掌间也。慎之，慎之！

参 考 文 献

[1] 杨运高 . 张仲景脉学特色探讨 [J]. 中国中医基础医学杂志 ,2013,19(11):1247–1248.

[2] 黄丽慧 , 程传浩 , 白清林 . 张仲景“脉证”思想探析 [J]. 中医研究 ,2008(11):1–2.

[3] 郝万山 . 郝万山伤寒论讲稿 [M]. 北京：人民卫生出版社 , 2008.

[4] 吴承玉， 王鲁芬 . 脉经 [M]. 北京：中国医药科技出版社 , 1998.

[5] 孟永亮 , 梁永宣 , 师建平 . 北宋校正医书局对《脉经》校勘考释 [J]. 中医文献杂志 ,2020,38(01):3–19.

[6] 甄雪燕 . 北宋医王——庞安时 [J]. 中国卫生人才 ,2020(08):70–71.

[7] 高小威 . 庞安时《伤寒总病论》学术思想研究 [D]. 武汉：湖北中医药大学 ,2016.

[8] 丘瑞香 , 罗致强 , 朱雅宜 , 等 . 寸口脉分候脏腑理论的实验研究——正常人左右关脉与肝脾内在联系的探讨 [J]. 中医药研究 ,1991(05):26–28.

[9] 李果刚 , 费兆馥 . 高血压病寸口六部脉图心功能观察 [J]. 上海中医药杂志 ,1993(01):44–47.

[10] 潘迪 . 寸口脉六部脏腑分候文献研究 [D]. 北京：中国中医科学院 ,2016.

[11] 赵冠英 , 王瑞鹏 , 王翠珍 , 等 .643 例健康成人左侧脉象的脉搏图形分析 [J]. 中西医结合杂志 ,1987(04):221–223.

[12] 边振 , 辛超 , 臧翠翠 , 等 . 浅析中医脉诊客观化的新思路 [J]. 辽宁中医杂志 ,2015,42(01):70–71.

[13] 辛超 , 金伟 . 浅释“金氏脉学”对疾病的定位诊断 [J]. 中医临床研究 ,2014,6(30):23–25.

[14] 金伟 , 臧翠翠 , 边振 . 金氏脉诊的临床思维 [J]. 中医临床研究 ,2014,6(06):30–32.

[15] 聂绪发 . 局部解剖学 中西医结合 [M]. 北京：中国中医药出版社 , 2008.

[16] 朱文锋 . 中医诊断学 [M]. 北京：中国中医药出版社 , 2002.

[17] 施雪筠 . 生理学 [M]. 2 版 . 北京：中国中医药出版社 , 2007.

[18] 徐玮斐 , 顾巍杰 , 杨德才 , 等 .“寸口脉分候脏腑”理论的古代文献探源 [J]. 中华中医药学刊 , 2016, 34(07):1624–1626.

[19] 潘迪 . 寸口脉六部脏腑分候文献研究 [D]. 北京：中国中医科学院 ,2016.

[20] 齐凤军 , 程井军 . 左右关脉与脾肝内在联系的探讨 [J]. 中华中医药学刊 ,2011,29(01):212–214.

[21] 黄杰熙 . 实践脉学 [M]. 太原：山西科学技术出版社 , 1994.

[22] 史俍元 , 齐向华 . 寸口脉基础参数解 [J]. 四川中医 ,2015,33(11):22–23.

[23] 饶艳秋 , 韩乃沂 .《灵枢经》中脉诊与针灸的关系 [J]. 中华中医药学刊 ,2007(03):586–587.

[24] 陈斌 . 五运六气 中医精准诊疗解密 [M]. 北京：中国中医药出版社 , 2019.

[25] 张润杰 . 岐轩脉法实战窍诀 [M]. 北京：中国中医药出版社 , 2013.

[26] 韦永红 , 郭遂 .“独取寸口”脉法的形成原因探析 [J]. 四川中医 ,2004(12):26–28.

[27] 许跃远 . 中华脉神 现代脉诊篇 [M]. 合肥：安徽人民出版社 , 2007.

[28] 高大伦 . 张家山汉简《脉书》校释 [M]. 成都：成都出版社 , 1992.

[29] 金伟 . 金氏实用脉学 [M]. 济南 : 山东科学技术出版社 , 1991.
[30] 黄杰熙 . 实践脉学 [M]. 太原 : 山西科学技术出版社 , 1994.
[31] 金伟 . 金氏脉学 [M]. 济南 : 山东科学技术出版社 , 2000.
[32]《中国医籍大辞典》编纂委员会 . 中国医籍大辞典 [M]. 上海 : 上海科学技术出版社 , 2002.
[33] 周幸来，姜子成 . 脉诊入门图解 [M]. 沈阳 : 辽宁科学技术出版社 , 2012.
[34] 杨杰 . 中医脉学 [M]. 北京 : 北京科学技术出版社 , 2013.
[35] 金伟 . 我的脉学探索 [M]. 北京 : 中国中医药出版社 , 2014.
[36] 王敬义 . 中医脉诊点位新探图文详解 [M]. 北京 : 人民卫生出版社 , 2020.
[37] 张家山二四七号汉墓竹简整理小组编著 . 张家山汉墓竹简 二四七号墓 [M]. 北京 : 文物出版社 , 2001.
[38] 郭霭春 . 中国分省医籍考 上 [M]. 天津 : 天津科学技术出版社 , 1987.
[39] 李今庸 . 湖北中医学史稿 [M]. 武汉 : 湖北科学技术出版社 , 2016.